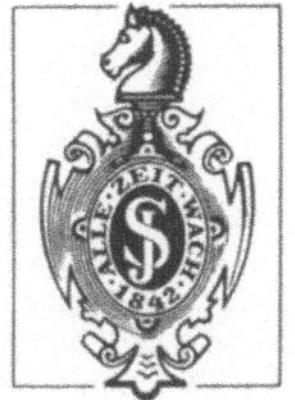
ALLE ZEIT WACH
1842

Laser in der Medizin
Laser in Medicine

Vorträge des 10. Internationalen Kongresses
Proceedings of the 10th International Congress

Laser 91

Herausgegeben von/Edited by
W. Waidelich, R. Waidelich, A. Hofstetter

Mit 173 Abbildungen/With 173 Figures

Springer-Verlag
Berlin Heidelberg New York London Paris
Tokyo Hong Kong Barcelona Budapest

Dr. rer. nat. Wilhelm Waidelich

Universitätsprofessor, em. Vorstand des Instituts für Medizinische Optik der Universität München, em. Direktor des Instituts für Angewandte Optik der Gesellschaft für Strahlen- und Umweltforschung, Neuherberg

Dr. med. Raphaela Waidelich

Ärztin, Urologische Klinik, Klinikum Großhadern der Universität München

Dr. med. Alfons Hofstetter

Universitätsprofessor, Direktor der Urologischen Klinik, Klinikum Großhadern der Universität München
ISBN 978-3-540-54934-5 ISBN 978-3-642-50234-7 (eBook)
DOI 10.1007/978-3-642-50234-7

Die Deutsche Bibliothek – CIP-Einheitsaufnahme
Laser in der Medizin : Vorträge des 10. Internationalen Kongresses Laser 91 – Laser in medicine / hrsg. von A. Hofstetter ... – Berlin ; Heidelberg ; New York ; London ; Paris ; Tokyo ; Hong Kong ; Barcelona ; Budapest : Springer, 1992

NE: Hofstetter, Alfons [Hrsg.]; Internationaler Kongress Laser <10, 1991, München>; PT
WG: 33 DBN 92.043058.9 92.03.05
0864 man

Satz: Reproduktionsfähige Vorlagen der Autoren

62/3020- 5 4 3 2 1 0 – Gedruckt auf säurefreiem Papier

Vorwort

Die Fortschritte in der Anwendung des Lasers in der Medizin beruhen auf einer Kooperation zwischen Physikern, Technikern und Ärzten. Der seit 1973 in zweijährigem Turnus in München durchgeführte Verbund des Internationalen Kongresses Lasermedizin mit der bedeutendsten Laser-Messe der Welt und ihren technischen Kongressen stellt daher ein einzigartiges Forum dar. Das Münchner Treffen der Lasermediziner ermöglicht durch Informationsaustausch und durch kritische Diskussionen eine Bewertung bisheriger Ergebnisse und eine Stimulation neuer Aktivitäten in Forschung und klinischem Einsatz.

Die Anwendungsgebiete des Lasers in der Medizin erweitern sich ständig. Vorausetzungen sind neue Laserwellenlängen und neue Technologien der Laser-, Applikations- und Auswertesysteme. High Lights des Kongresses Laser 91 waren Photodynamische Diagnostik und Therapie, Lithotripsie, Angioplastie, endoskopische Verfahren zur Realisierung der "minimal invasive surgery", Anwendung von Laserstrahlungen im ultravioletten und infraroten Spektralbereich, Untersuchungen zur Photobiologie und Biostimulation.

Die Ergebnisse des Kongresses LASER 91 MEDIZIN dokumentieren den neuesten Stand der Lasermedizin. Der vorliegende Band vermittelt sowohl erprobte und bewährte Laseranwendungen als auch offene Fragen und experimentelles Vordringen in Neuland.

Medizinische Anwendungen der Laserstrahlung kommen unmittelbar der Gesundheit des Menschen zu Gute. Die internationale Verbreitung neuester Ergebnisse ist von großer Bedeutung. Den Autoren, der Münchner Messe und Ausstellungs-Gesellschaft sowie dem Springer-Verlag gebührt daher besonderer Dank für die vorliegende Publikation.

München, im Januar 1992 Wilhelm Waidelich

Preface

Progress in the application of lasers in medicine is based on cooperation among physicists, engineers and doctors. For this reason, the international congress on laser in medicine together with the world's most significant laser trade fair and technical congress program, which have been held every two years since 1973 in Munich, represent a unique forum.

The range of laser applications in medicine is expanding constantly. Prerequisites include new laser wavelengths and development of new technologies in laser, application and evaluation systems. Photodynamic diagnosis and therapy, lithotripsy, photobiology, angioplasty, endoscopic procedures for use in minimal invasive surgery and the use of laser irradiation in the ultraviolet and infrared spectral ranges were highlights of the LASER 91 MEDICINE congress.

The outcome of the congress LASER 91 MEDICINE documents the state of the art in laser medicine. This volume contains information on tried-and tested laser applications as well as unanswered questions and experimental advances into new territory.

The medical applications of laser irradiation are of immediate benefit to human health. Thus the international distribution of latest findings is of extreme importance. We would like to extend special thanks for this publication to the authors, the Munich Trade Fair Corperation and the Springer Verlag.

Munich, January 1992 Wilhelm Waidelich

Inhaltsverzeichnis-Contents

THORAXCHIRURGIE

GEFÄSSCHIRURGIE

UROLOGIE / UROLOGY

GYNÄKOLOGIE / GYNECOLOGY

NEUROCHIRURGIE / NEUROSURGERY

ANGIOPLASTIE /ANGIOPLASTY

HNO / ENT

BILDGEBENDE LASERVERFAHREN / IMAGING LASER TECHNIQUES

DERMATOLOGIE / DERMATOLOGY

PHOTOBIOLOGIE /PHOTOBIOLOGY

LASERBIOSTIMULATION / LOW POWER LASER

BIO - PHOTONENEMISSION

Sitzungsleiter-Session Chairmen

Anders, A.	Photobiologie
Ascher, P.W.	Neurochirurgie
Beck, J.O	Neurochirurgie
Burian, K.	HNO
Dinstl,K.	Chirurgie
Fercher, F.A.	Bildgebende Laserverfahren
Herrmann, U.,	Gynäkologie
Hofstetter, A.	Urologie
Hohla, K.	Angioplastie
Ischinger, T.	Angioplastie
Landthaler, M.	Dermatologie
Mertz, M.	Ophthalmologie
Reidenbach, H.-D.	Lithotripsie
Rück, A.	Optische Diagnoseverfahren
Schildberg, F.W.	Chirurgie
Schneckenburger,H.	Photodynamische Therapie
Seidlitz, H.	Fluoreszenz-Verfahren
Unsöld, E.	Fluoreszenz-Verfahren
Vahl, J.	Zahnmedizin
Waidelich, W.	Laser-Sicherheit
Willital, G.H.	Chirurgie
Zimmer, M.	Orthopädie
Zinth, W.	Diagnoseverfahren

Referenten-Contributors

Chirurgie
Surgery

Allgemeinchirurgie/General Surgery
Thoraxchirurgie
Gefäßchirurgie

Vorteile in der Anwendung der Laser-Kombination CO_2 – Nd:YAG in der Allgemeinchirurgie

K. Dinstl, Ch. Armbruster, St. Kriwanek, A. Tuchmann
Ludwig-Boltzmann-Institut für Laserchirurgie und der I. Chir. Abt. der KA Rudolfstiftung, A-1030 Wien, Juchgasse 25

Der CO2-Laser eignet sich in der Chirurgie insbesondere zum Schneiden, der ND:YAG Laser im "non-contact" Verfahren zur Koagulation. Da die Blutstillung bei Verwendung des CO2-Lasers nicht den Erwartungen entsprach, war man bestrebt, beide Systeme in einem Strahl zu vereinigen, um die Eigenschaften beider kombiniert in der Chirurgie einsetzen zu können.
Erste diesbezügliche Versuche wurden von und MEYER und M.A. (2) in Hannover sowie von SULTAN und MA (4) in Paris durchgeführt, jedoc war die technische Lösung nicht befriedigend. Mit der Entwicklung des sogenannten "Combolasers" konnte auch dieses Problem gelöst werden (Dinstl u. MA (1)).

Seit Mai 1989 wurde an unserem Institut der Combolaser der Firma Lasermatic eingesetzt. Während anfangs das Gerät mit einer CO2 Leistungskomponente bis 27 Watt für die Allgemeinchirurgie weniger geeignet erschien, steht uns nun das Gerät mit einer CO2-Laserleistung von 50 Watt und ND:YAG Laserleistung von 80 Watt zur Verfügung. Mit dem Handstück können beide Laserarten gemeinsam in einem Strahl oder getrennt angewendet werden ("non-contact" Verfahren), die ND:YAG Komponente kann jedoch auch getrennt durch einen Lichtleiter eingesetzt werden (sowohl "contact" als auch "non-contact").

Bis Ende des Jahres 1990 hatten wir mit diesem Gerät 292 Eingriffe durchgeführt (siehe Tab.).

Bei kombiniertem Einsatz ist die Wahl der Leistungsstärke der einzelnen Komponenten wesentlich, da bei den jeweiligen Indikationsgebieten unterschiedliche Probleme auftreten könnten. In der Analchirurgie zum Beispiel (Operation von Noduli hämorrhoidales) ist nach unserer Erfahrung nach die ND:YAG Komponente möglichst niedrig zu halten (maximal 5 bis 10 Watt), da bei stärkerer Nd-YAG-Leistung (20 - 30 Watt) die Blutstillung zwar ausgezeichnet, die postoperative Nekrosezone aber zu ausgedehnt ist und dem Patienten über längere Zeit beträchtliche Beschwerden verursacht. Bei Operationen an relativ blutreichen Organen ist die ND:YAG Laserleistung sehr hoch zu wählen (fallweise bis 75 Watt), da sonst bei suffizienter Schneideleistung des CO2-Strahles die Koagulationswirkung des ND:YAG Strahles nachhinkt und die Blut-stillung insuffizient wird. Anhand einer einer modifizierten Radikaloperation der weiblichen Brust kann diese Problematik etwas verdeutlicht werden.

1. 50 W CO2 + 20 W Nd-YAG: gute Blutstillung bei guter Schnittleistung

2. 50 W CO2 : gute Schnittleistung, wesentlich geringere Blutstillung

3. 45 W Nd-YAG: schlechte Schnittleistung, gute Blutstillung. Verwendbar bei vorsichsichtiger Präparation der Axilla, um eine ausreichende Lymphgefäßversiegelung zu erzielen.

Bemerkenswert ist der Vorteil der unmittelbaren Leistungs- und Gerätewahl. Zusammenfassend ergibt sich als Vorteil des Kombi-

Tabelle: Operationen mit dem Combi-Laser

(n = 292)

	n
Anorectale Chirurgie	102
Mamma Ca.	24
Leberrandresektionen	5
Pankreasresektion	1
Lymphadenektomie (abdominal)	4
Weichteiltumore	15
Condylome, Verrucae, Pilonidal-Fisteln	72
Dupuytren'sche Kontraktur	12
Resektion bei diabetischem Gangrän	5
Endoskopische Operationen	39
HNO-Operationen	11
Lungen-, Segmentresektion	1
Schilddrüsenca.-Operation (palliativ)	1

nationsgerätes die zusätzliche verbesserte Koagulationswirkung durch die ND:YAG Komponente, auch das Problem der Versiegelung der Lymphgefäße scheint in diesem System lösbar, während, wie eigene Erfahrungen und Untersuchungen zeigten (3), mit dem CO2-Laser allein dies nicht erzielt werden kann. Außerdem ist die individuelle Umschaltbarkeit und Benützung nur eines Strahls aus diesem System bei einigen Operationsschritten von Vorteil und die Verwendbarkeit des Nd-YAG Strahles in flexiblen Lichtleitersystem vom ökonomischen Standpunkt sinnvoll, da kein 2. Gerät angeschafft werden muß.

Literatur:

1. DINSTL K., DITTRICH K., KRIWANEK St., TUCHMANN A.: "Anwendungsmöglichkeiten des Kombo-Lasers in der Allgemeinchirurgie". Bericht 6. Jahrestagung der Deutschen Gesellschaft für Lasermedizin 1990, Berlin, in Druck
2. MEYER H.J., HAVERKAMPF K., FRANK F., OSTERTAG H.: "Nd:YAG-Lasers in abdominal surgery". In: Laser Optoelektronics in Medicine. Hrsg: W. Waidelich, P. Kiefhaber; Springer Verlag, Berlin-Heidelberg-New York, 1986
3. PLENK H., KYRLE P., FISCHER P.L.: "Bringt der Laserschnitt Vorteile? Morphologische und experimentelle Untersuchungen". Wien. Klin. Wochenschr. 93, 230 (1981)
4. SULTAN R.A., FALLOUH H., LEFEBVRE-VILARDEBO N., LADOUCH-BARDE A.: "Separate and combined use of Nd-YAG and CO2-Lasers in liver resection: A prelimminary report." Laser Med. Sci. 1: 101, (1986)

Clinical Application of Flexible Plastic Waveguides for CO_2 Laser Power Radiation

N. Croitoru*, I. Kaplan**, S. Calderon***, I. Gannot* and J. Dror*

* Faculty of engineering, Tel-aviv University, Tel-aviv 69778 Israel

** The Sacler school of medicine, Tel-aviv university

*** Dept. of Oral & Maxillofacial surgery, Beilinson medical center, Petah tikva, Israel

Abstract

Flexible plastic hollow fibers were developed in our laboratory. The fiber's physical and optical properties are specified. Clinical procedures were applied in several fields of medicine and promising results were achieved.

Introduction

CO_2 laser is the most used laser in the medical field. To broaden even more its applications and use it it in an easier and more comfortable way, a flexible waveguide was developed in our laboratory. The waveguide (Plastic hollow fiber) is made of a teflon tubing which its inner walls are coated with a patetnted [1] chemical method. The coating consists of two layers: A metal layer made of silver (Ag) and a dielectric layer made of silver-Iodide (AgI). The AgI itself is not uniform and is found to be β-AgI and τ-AgI. The boundery between the metal layer and the dielectric layer is not a sharp line but its a midle layer between the two materials with a combination of changing percents of $Ag_x I_{1-x}$.

The fiber can be multiple bent in every direction with bending angles of 360° (full circle) and with radii of curvature down to 2.5 cm on every segment of the fiber even at the distal end [2]. The fiber can be inserted into any other tubings such as working channels of an endoscope with outer diameters down to 1.3 mm. Vulnerable segments along the fiber which is inserted into endoscope's working channels (such as the sharp angle at the begining or the bendings at the distal tip) can be secured with external coatings to double secure from breaking through. To keep the fiber fro heating, a stream of cooling gas is delivered through the fiber (Gas used is Dry nytrogen and air). The gas is inserted through a nozzle in the coupler and is flowing when the foot switch is pressed. The cooling gas has two more important benefits. The emerging gas from the fiber prevents the plume that rises from the laser irradiated tissue, to enter to the fiber and by that decrease the yield of the fiber. The emitted ray may impinge the particles and cause much energy loss. The second benefit is cooling the irradiated tissue and thus inhibits heat build-up. The fiber is wraped with a metal corrugated tube. The fiber is coupled through a lens with focal length ca. 100 mm which was calculated and measured to be optimal for laser energy delivery in this wavelength. There are several distal tips with various bendings according to the planed use.

The beam spot size varies according to the fiber I.D. (There are several) and the distance from the outlet. The emerging beam has a diverging angle of 150 mrad so the distance of the irradiated tissue from the outlet determines the spot size and the power density. The fiber is multi-used as it can be sterilysed after usage in Ethylene-oxide. The sterilization does cause any decrease in the fiber's specifications.

Clinical applications.

The fiber used in various fields of medicine. All the cases are followed up and very good results were obtained.

Maxillo-Facial surgery.

The fiber are used in the oral and maxillo-facial surgery department (Beilinson medical center) for the past 18 months in various pathological conditions of oral mucosa.

The fiber that was used was 80 cm long, 1.9 mm I.D. The input power was ca. 16 watts and the average yield in an arbitrary curve was 75% (12 watts at the distal tip). The distance between the distal tip of the fiber and the tissue was 1-2 cm. That gives an effective treatment area with a diameter of 4.9 mm on the human tissue.

During this period of research we found out that the fiber has many advantages compared to other conventional treatments.

The Fiber was used in two ways:

1. Excision of soft tissue either tumor or putches of mucosa in a

manner similar to yhe cutting scalpel or diathrmy.

2. Vaporization of surface mucosa. This includes various types of superficial growths such as:

- Leukoplakia.
- Erytroplakia
- Lichen planus (erosive and atropic forms)
- Hemangiomas
- White sponge nevus.
- Physiologic pigmentation.

All these pathological conditions are superficial less then 1 mm in depth and do not involve the deep levels of the tissue as submucosa or the muscle layer. All these growths were treted with the laser through the fiber in a pulsed way. The number of pulses and their duration varied according to the size and depth of the growths.

The major advantages that were found:

- No scar formation.
- Well tolerated by the patient.
- No bleeding.
- No damage to the orifice of major salivary glands and no visual evidence of stenosis of the orifice of partial and the submandibular gland duct.
- no visual damage of the stenosis of the salivary glands and their ducts (stenosis of stenton duct of submandibular gland ducts).
- Reduction of posoperative pain and discomfort.
- Prevention of seeding the lession.
- Sterilization of the wound (no antibiotic therapy was given).
- Easy access to all parts of the oral cavity (using the curved head tip).
- Short operation time.
- No stiches needed.

Laser beam transmitted by the plastic hollow fiber used in the above described manner does not penetrate deeper than 250 μm, therefore most of the superficial pathologic conditions of the oral mucosa can be treated successfully.

Dermatology

Pegmented areas with various dimensions on the skin were treated using the fiber. Here we used the the bigger O.D. fiber with with large spotsize. This was done in order to ablate the lesion with one pulse of laser so there was almost no rise of temprature around the area treated, thus small nacrotic area around. The tratments took very short time and in most of the cases without the need of local anaesthesia. The patients did not feel almost any pain.

Gynecology

Several cases of condiloma acuminata, on the vulva inside the vagina and inside the anus, were treated. The growths were treated with 8 watt output power in a pulsed mode. The growths which were a few centimeters inside the anus were trated with the fiber through a rectoscope.All the patients were under full anaesthesia, because of the very sensitive area of traetments. The patients were followes up till complete healing occured.

Conclusions

The fiber was proved to be a very useful tool in CO_2 laser treatments. The cases reported above opened the options to make more complicated treatments within body cavities which can be reached through existing orifices with the use of flexible or rigid endoscopes.

Reference

1. N. Croitoru, J. Dror, E. Goldenberg, D. Mendlovic and I. Gannot U.S. Patent 4,930,863, June 5, 1990.
2. O. Mor-haim, D. Mendlovic, I. Gannot, J. Dror and N. Croitoru, Optical Engineering, accepted for publication, July, 1991
3. S. Calderon, I. Gannot, J. Dror, R. Dahan and N. Croitoru, SPIE OE/LASE, Los-angeles, CA, USA January 1991

Operative Anwendung des Nd:YAG Lasers als Kontaktinstrument

K. Dinstl, W. Blauensteiner, F. Hoffer, St. Kriwanek
Ludwig-Boltzmann-Institut für Laserchirurgie und der I. Chir. Abt. der KA Rudolfstiftung, A-1030 Wien, Juchgasse 25

In der Allgemeinchirurgie ist der ND:YAG Laser im Kontaktverfahren als präzises Präparationsinstrument einsetzbar. Es bestehen folgende Möglichkeiten:

1. Verwendung von Saphirspitzen
2. Verwendung eines sogenannten Diamantmessers
3. Verwendung des Lichtleiters als sogenannte "Bare-Fiber"

In folgenden Indikationsgebieten läßt sich der ND:YAG Laser sinnvoll als Präparationsinstrument im Kontaktverfahren einsetzen:

1. intraabdominell
2. laparoskopisch (auch intraabdominell)
3. endoskopisch
4. transanal
5. Fascienpräparation

Welche Vorteile bietet der ND:YAG Laser als Kontaktinstrument gegenüber dem elektrischen Messer, das vergleichsweise ebenfalls für Präparationen geeignet ist:
Nach unserer Erfahrung ist die thermische Schädigung des zurückbleibenden Gewebes bei Verwendung des Lasers wesentlich geringer als bei Einsatz des elektrischen Messers, da die Nekrosezone und Karbonisationszone wesentlich schmäler ist. Dies bringt

Vorteile bei Präparationen in der Nähe von Nerven oder anderen zu schonenden Gebilden wie z.B. Darmwand !. Eigene Erfahrungen liegen bei intraabdomineller (Adhäsiolyse, Lymphadenektomie bei Magencarcinomoperationen), endoskopischer (Oesophagusstenose, Rektumstenose, Magenpolypabtragung), transanaler und Fascien-Präparation (Dupuytren) vor (Tab. 1). Der Einsatz in der laparoskopischen Cholecystektomie ist bereits an vielen Stellen zur Routine geworden. Die Ausschälung der Gallenblase gelingt wesentlich exakter und weniger traumatisch für die Umgebung (2). Im endoskopischen Einsatz lassen sich maligne oder benigne Stenosen z.B. des Ösophagus wesentlich rascher wieder eröffnen, dasselbe gilt auch im transanalen Einsatz. Allerdings ist bei endoskopischen Einsatz besonders im Bereich des Magens und des Colons die Gefahr der Perforation wesentlich höher als beim "non-contact" Verfahren.

Tab. 1. Anwendung des Nd-YAG-Laser im Kontaktverfahren (n 50)

		n
Intraabdominell:	Lymphadenektomie	4
	Adhaesiolyse, Netzpräparation	4
Endoskopisch:	Oesophagusstenose (ben.)	6
	Oesophagusstenose (mal.)	10
	Magenpolypen	2
Transanal:	Rektumstenosen (mal.-pall.)	12
Fasciektomien	Dupuytren	12

Im eigenen Krankengut erlebten wir dies bei Abtragung eines Magenpolypens, wobei sich durch eine plötzliche peristaltische Welle eine Unübersichtlichkeit ergab und möglicherweise die Spitze der "Bare-Fiber" die Schleimhaut perforiert hat. Durch thermische Schädigung der Wand entstand so die Perforation.

Der Vorteil des Contact-Laser als präzises Präparationsinstrument läßt sich anhand der Operation der Dupuytren'schen Kontraktur in unserem Krankengut deutlich darstellen (Greiner u. MA (1)).
Die bisher durchgeführten Operationen zeigten eine signifikant niedrigere Tendenz zur Hämatom- und Serombildung als bei konventioneller Technik (Tab. 2 und 3).

Vom ökonomischen Standpunkt aus ist die Verwendung der nackten "Bare-Fiber" am günstigsten (2), da sowohl die Saphirspitzen und vor allem das Diamantmesser deutliche Störanfälligkeiten und damit erhöhte Folgekosten zeigten. Das Diamantmesser muß nach 1 bis 2 maliger Verwendung nachgeschliffen werden, was Folgekosten von etwa 1.400 DM bedeuten.

Tab. 2. Operation der Dupuytren'schen Kontraktur

59 Operationen (55 Patienten) Durchschnittsalter 62,5 Jahre	
16 CO2-Laser (non contact)	31 konventionelle Technik
12 Nd-YAG-Laser (contact)	

Zusammenfassend stellt der ND:YAG Laser im Kontaktverfahren ein präzises Präparationsinstrument in der Allgemeinchirurgie dar, weitere klinische Erfahrungen werden zeigen, inwieweit sich konkurrenzlose Indikationen ergeben.

Tab. 3. Postoperativer Verlauf nach Operation der Dupuytren'schen Kontraktur

	CO2-Laser (non contact)	Nd-YAG-Laser (contact)	ohne Laser
p.p. Wundheilung	93,4 %	100 %	80,7 %
p.s. Wundheilung	6,6 %	0 %	19,3 %
Hämatom	6,6 %	0 %	12,9 %
Serom	0 %	0 %	6,4 %
Mobilisierungsdauer	20-30 Tage	15 Tage	20-30 Tage

Literatur:

1. H. GREINER, H. GÜNTER, F. HOFFER; "Die Operation der Dupuytren'schen Kontraktur mit dem Laserstrahl - non contact versus contact". Bericht 6. Jahrestagung der Deutschen Gesellschaft für Lasermedizin, Berlin 1990, im Druck
2. St. M. FRY: "Laser Laparoscopic Cholecystectomy: A State-of-the-Art Assessment". J. Clin. Laser Med. and Surg. 9, 97 (1991)

3. D. WALLWIENER, D. POLLMANN, W. STOLZ, M. KAPPLER, G. BASTERT, G. KRAMPE: "Die Nd-YAG-Laser-Kontakttechnik mit nackten Glasfasern - Lasertechnischer Background und Gewebeeffekte im Vergleich zur Präparation mit Saphirschneidespitzen". Laser in Medicine and Surgery 5, 1989, 36

Indikation und sinnvoller Einsatz des Nd:YAG Lasers in der Allgemeinchirurgie

Dittrich K., Blauensteiner W., Dinstl K., Hoffer F.

Einleitung

Im Vergleich zu anderen operativen Disziplinen wie Neurochirurgie, Urologie oder Ophthalmologie sind dem Einsatz des Neodym-YAG Lasers im "non-contact"-Verfahren in der Allgemeinchirurgie trotz zahlreicher technischer Modifikationen bis dato engen Grenzen gesetzt. Die postulierten Vorteile wie berührungsloses Schneiden und die Versiegelung kleiner Blut- und Lymphgefäße konnten im klinischen Bereich nicht in dem erhofften Ausmaß verifiziert werden (7).

Im Rahmen von tierexperimentellen Untersuchungen wurde schon recht früh die Praktikabilität des Lasereinsatzes an parenchymatösen Organen erprobt, wobei auch Vergleiche zwischen CO_2- und Neodym-YAG-Laser angestellt wurden (2,4,5). Als größtes parenchymatöses Organ stand die Leber im Vordergrund. Positive Ergebnisse erhoffte man sich vor allem in der Tumorchirurgie, aber auch bei der Blutstillung infolge eines Traumas.

Im klinischen Einsatz in der Erwachsenenchirurgie konnten diese tierexperimentellen Ergebnisse jedoch nicht reproduziert werden. Starke Blutungen an den Resektionflächen von Leber, Lunge und Milz waren mit dem Laser nicht unter Kontrolle zu bringen. Es kam im Gegenteil sogar auf Grund der schwierigen Blutstillung zu einer wesentlichen Verlängerung der Operationszeiten (7).

Patienten

Diese Tatsachen erklären auch den nur marginalen Einsatz des Neodym-YAG-Lasers an parenchymatösen Organen in unserem Krankengut. An ingesamt 537 Patienten wurden 768 Eingriffe mit dem Neodym-YAG-Laser vorgenommen. Nahezu 2/3 Drittel der Eingriffe wurden mittels flexibler Lichtleiter mit Endoskopen im Gastrointestinaltrakt getätigt. Weitere Einsatzgebiete waren die Mammachirurgie, der äußere Genitaltrakt sowie Eingriffe im Rahmen der Oberflächenchirurgie, wobei Weichteiltumore, Verrucae und die Dypuytren'sche Kontraktur im Vorgrund standen (Abbildung 1 und 2).

Die Anwendung des Neodym-YAG Lasers mittels endoskopischer Verfahren zur Behandlung maligner und benigner Tumore des Gastrointestinaltraktes steht in unserem Krankengut im

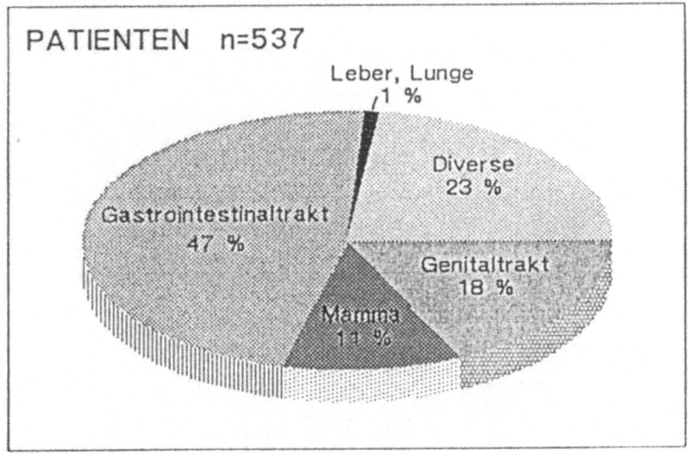

Abbildung 1

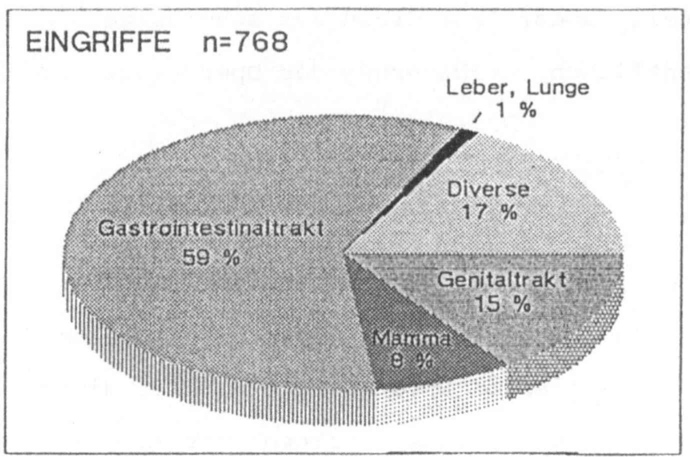

Abbildung 2

Oesophagus	Patienten n	Eingriffe n
Tumor (maligen)	20	57
Tumor (benigen)	5	5
Varizenblutung	5	5
	30	67
Magen/Duodenum	**Patienten n**	**Eingriffe n**
Tumor (maligen)	12	21
Tumor (benigen)	10	16
Ulcusblutung	5	5
	27	42
Kolon	**Patienten n**	**Eingriffe n**
Tumor (maligen)	7	14
Tumor (benigen)	7	9
Blutung	1	1
	15	24
Rektum	**Patienten n**	**Eingriffe n**
Tumor (maligen)	61	174
Tumor (benigen)	43	61
	104	235

Tabelle 1

Vordergrund (Tab. 1). Maligne Ösophagusstenosen konnten in praktisch allen Fällen rekanalisiert werden, wobei im Durchschnitt 3 Eingriffe pro Patient notwendig waren. Wenig erfolgreich war in diesem Bereich nur der Einsatz bei Varizenblutungen, wobei praktisch nie eine suffiziente Blutstillung erreicht werden konnte; auch bei Blutungen aus Magen- und Duodenalulcera gelang es meist nicht, eine suffiziente Blutstillung zu erreichen. Andererseits erübrigt sich z.B. bei Polyposis ventriculi ein resezierender Eingriff wenn die Verschorfung der Polypen mittels Neodym-YAG Laser möglich ist.

Eine Domäne des Neodym-YAG Lasereinsatzes ist die palliative Lasertherapie colorectaler Carcinome. Indikationen waren fortgeschrittenes Tumorstadium, allgemeine Inoperabilität, Lokalrezidive nach vorausgegangener Resektion, sowie in einem Fall die Ablehnung eines konventionellchirurgischen Eingriffes. Vorteile des Neodym-YAG-Lasers sind: der endoskopische Einsatz, die Rekanalisierung von Stenosen, die Verminderung der Beschwerden wie Blutungen, Schleimabgänge etc. sowie der ambulante Einsatz und das geringe Operationsrisiko, wobei die Eingriffe auch in Regionalanästhesie durchgeführt werden können (3).

Negative Erfahrungen machten wir mit dem Einsatz des Neodym-YAG Lasers in der Behandlung von Noduli hämorrhoidales. Nach ermutigenden Ergebnissen mit dem CO2-Laser in einer prospektiv randomisierten Studie (1) bei einer standardisierten Operationsmethode nach Milligan-Morgan mit vor allem geringem postoperativen Wundschmerz und verkürzter Rekonvaleszenz mußten gegenteilige Erfahrungen bei Einsatz des Neodym-YAG-Lasers gemacht werden. Tiefe, zum Teil erst nach mehreren Tagen auftretenden Nekrosen im Bereich des Operationsgebietes und konsekutive Entzündungen ließen den Einsatz an weiteren Patienten nicht mehr rechtfertigen.

Zusammenfassung

Die wesentlichen Einsatzgebiete des Neodym-YAG-Lasers in der Allgemeinchirurgie liegen in der endoskopischen Anwendung bei der Behandlung maligner und benigner Tumore des Gastrointestinaltraktes sowie in der Behandlung von Condylomata accuminata am Genitaltrakt. Durch Einsatz des Contactverfahrens konnten auch gute Ergebnisse bei der Operation der Dupuytren'schen Kontraktur erreicht werden (6). Die Mammachirurgie bietet ebenfalls Einsatzmöglichkeiten wobei der Kombination eines CO2-Lasers mit dem Neodym-YAG-Laser in diesem Falle der Vorzug zu geben ist. Keine Berechtigung erlangte bis jetzt der Neodym-YAG Laser in der Behandlung von Blutungen des Gastrointestinaltraktes und beim Einsatz an parenchymatösen Organen in der Erwachsenenchirurgie.

Literatur

1. ARMBRUSTER Ch. et al: Operative treatment of hemorrhoids with CO2-laser and Nd:YAG laser respectively. In: Laser Optoelectronics in Medicine. Hrsg: WAIDELICH W., KIEFHABER P.; Springer Verlag, Berlin-Heidelberg-New York-London-Paris-Tokyo, 127-129, (1988)

2. DINSTL K. et al: Leberfunktion und Morphologie nach Resektion mit dem Neodym-YAG Laser, Elektrokauter und Infrarotkoagulator im Experiment. In: Verhandlungsbericht der Deutschen Gesellschaft für Lasermedizin. Hrsg. STAEHLER G., HOFSTETTER A.; Zuckschwerdt Verlag München-Bern-Wien, S 62-64 (1982)

3. DITTRICH K. et al: Indikationen zur Anwendung des Nd:YAG-Lasers bei Karzinomen des Oesophagus, Kolon, Rektum und Analkanals. Laser Med. Surg. 6, vol 4, 178-180 (1990)

4. FIDLER J.P. et al: Laser Surgery in exsanguinating liver injury. Am. Surg. 181: 74 (1975)

5. GODLEWSKI G. et al: Hepatic resection with an Nd:YAG laser in pig. Lasers Surg. Med. 3: 217 (1983)

6. GREINER H. et al: Die Operation der Dupuytren'schen Kontraktur mit dem Laserstrahl - non contact versus contact. Bericht 6. Jahrestagung der Deutschen Gesellschaft für Lasermedizin, Berlin 1990, im Druck

7. MEYER H.-J., DINSTL K.: Anwendung der Laser-Chirurgie an parenchymatösen Organen. Chirurg 59: 68-75 (1988)

Untersuchungen mit einem wirkungsgeregelten Nd:YAG Laser (Fibertom) zur Kontaktanwendung in der Chirurgie

G. Hauptmann, F. Frank
MBB-Medizintechnik GmbH, Applikationsforschung
Postfach 80 11 68, D-8000 München 80

Zusammenfassung

Der Nd:YAG Laser wird in der Chirurgie und bei den angrenzenden endoskopischen Techniken im "non-contact mode" zum Koagulieren und Vaporisieren und im "contact mode" zum Schneiden von Gewebe verwendet. Im Kontakt-Verfahren treten am distalen Enue des Lichtleiters aufgrund von anhaftenden Geweberückständen sehr hohe Temperaturen auf, die zum Abbrand des Lichtleiters führen können.
Unter Verwendung eines Lasergerätes mit speziellen Regeleigenschaften ist es möglich, unmittelbar mit dem Lichtleiter in Gewebekontakt zu schneiden ohne Gefahr einer Zerstörung des Lichtleiters. Das beim Verbrennungsprozeß des Gewebes entstehende Licht wird über den Lichtleiter zurückgeleitet, im Lasergerät detektiert und zur Leistungsregelung verwendet. Vor Erreichen einer kritischen Temperatur an der Lichtleiterspitze wird in Bruchteilen von Sekunden die Laserleistung auf einen Wert reduziert, der unter der Zerstörschwelle des Lichtleitermaterials liegt. Durch Variation dieser Regelgröße und der maximal erreichbaren Laserleistung können unterschiedliche Schnittparameter erreicht werden.

Einleitung

Die verschiedenen Wechselwirkungsmechanismen der Nd:YAG Laserstrahlung mit biologischem Gewebe bei kontaktfreier Anwendung sind hinreichend bekannt. Die Schädigungstiefe in Gewebe durch Laserstrahlung hängt zum einen von den Eigenschaften des Gewebes, die durch die Struktur, den Wassergehalt und die Vaskularisation bestimmt werden, und zum anderen von den Laserparametern wie der Wellenlänge, der Leistungsdichte und der Bestrahlungsdauer ab (BOULNOIS J.-L.).
Bei einer Laserleistung von beispielsweise 30 W, übertragen durch eine Lichtleitfaser mit 365 um Durchmesser und einer Divergenz von 19°, wird im Abstand von 20 mm eine Leistungsdichte von 660 W/cm^2

erreicht, die ausreichend ist, Gewebe zu koagulieren, wie dies bei der medizinischen Anwendung erforderlich ist. Bringt man dagegen die Faser direkt in Kontakt mit dem Gewebe, so erhöht sich die Leistungsdichte auf das 800-fache. Eine derartig hohe Leistungsdichte führt, insbesondere bei dem wesentlich geringeren Gewebevolumen, das bei Konataktanwendung im Gegensatz zur kontaktfreien Anwendung vom Laserlicht erfaßt wird, zu einer schlagartigen Karbonisation des Gewebes und schließlich zur Vaporisation. Diese Prozesse ermöglichen es, mit dem Nd:YAG Laser in Gewebekontakt zu schneiden.

Methode

Das Präparieren von Gewebe mit einer blanken Lichtleitfaser wird dadurch problematisch, daß es unmittelbar zur Kontaminierung des Faserendes mit Geweberückständen kommt. Dies verbessert zwar einerseits die Effizienz des Schneidevorgangs, führt aber bei fehlendem Gewebekontakt unter Verwendung der üblichen Lasergeräte mit fest einstellbarer Laserleistung sofort zur Zerstörung der Lichtleitfaser. Letzteres stellt insbesondere bei Endoskopieverfahren aufgrund der stark eingeschränkten räumlichen Darstellung eine besondere Schwierigkeit dar, da es dem Anwender häufig nicht gelingt, die blanke Faser in gleichbleibendem Gewebekontakt während des gesamten Schneidevorgangs zu halten.
Mit den verschiedenen Saphirspitzentechniken (DAIKUZONO N. et al.) wurde versucht, hier Abhilfe zu schaffen. Diese Methode ist jedoch technisch aufwendig und erfordert eine detaillierte Schulung des Anwenders. Neben den Beschränkungen aufgrund des vergleichsweise großen Durchmessers, besteht zusätzlich die Gefahr von Gasembolien als Folge der erforderlichen Kühlung von solchen Saphirspitzen.
Ausgehend von der Erkenntnis, daß eine konstante Temperatur am Faser-Gewebe-Übergang zum einen eine gleichmäßige Schnittwirkung gewährleistet und zum anderen die thermische Belastung, die zur Zerstörung des Faserendes führt, kontrollierbar macht, ist ein dosiswirkungsgeregeltes Nd:YAG Lasersystem* entwickelt worden.
Während des Schneidevorgangs von Gewebe mit dem Nd:YAG Laser entsteht aufgrund von Verbrennungs- und Karbonisationsprozessen am Faser-Gewebe-Übergang sichtbares rückgestreutes Licht. Da eine gute Korrelation zwischen der rückgestreuten Lichtintensität und der Temperatur an der Faserendfläche besteht, ist es möglich, diese Lichtintensität als Regelgröße für die Temperatur am Faser-Gewebe-Übergang zu nutzen.

---

* MBB-Medizintechnik GmbH, mediLas 4060 fibertom

Das beim Verbrennungsprozess erzeugte Licht wird als Rückkoppelsignal über die Therapiefaser in das Lasergerät zurückgeleitet und auf einen Detektor fokussiert. Eine Regeleinheit mit integriertem Mikroprozessorsystem verwendet dieses Signal als Regelparameter für die distale Laserleistung. Hierdurch wird am Lichtleiterende während des Schneidevorgangs Licht konstanter Helligkeit und somit eine konstante Temperatur erzeugt (Fig. 1).

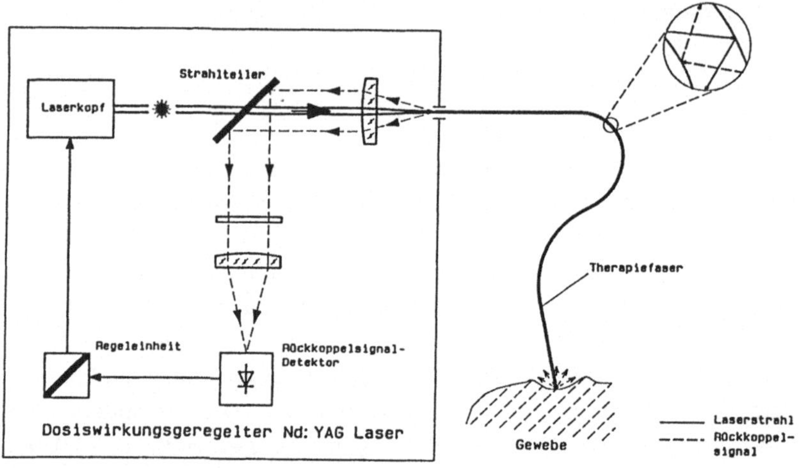

Fig. 1: Dosiswirkungsgeregelter Nd:YAG Laser mit Therapiefaser für die Kontaktchirurgie. Das Rückkoppelsignal wird über die Therapiefaser übertragen.

Durch Variation von Lichtintensität und maximal erreichbarer Laserleistung, die vom Anwender dem zu behandelnden Gewebe angepaßt werden können, werden unterschiedliche Schnittparameter erreicht.
Vergleicht man das Leistungs- und Temperaturverhalten am Gewebe zwischen einem konventionellen Nd:YAG Lasersystem und dem dosiswirkungsgeregelten Nd:YAG Lasersystem, so kommt es beim konventionellen System, das immer eine konstante Ausgangsleistung liefert, unmittelbar bei fehlendem Gewebekontakt zum Anstieg der Temperatur und somit zur Zerstörung der Lichtleitfaser. Beim temperaturgeregelten System dagegen variiert die Ausgangsleistung in sehr kurzen Zeiten entsprechend dem tatsächlich benötigten Energiebedarf und führt dadurch zu einer optimalen Schnitteffizienz ohne Faserzerstörung (Fig. 2).

Während des Schneideprozesses werden an der Faserspitze für sehr kurze Zeiten punktuell an der Oberfläche Temperaturen erreicht, die die Viskosität von Quarzglas soweit herabsetzen, daß kleine Karbo-

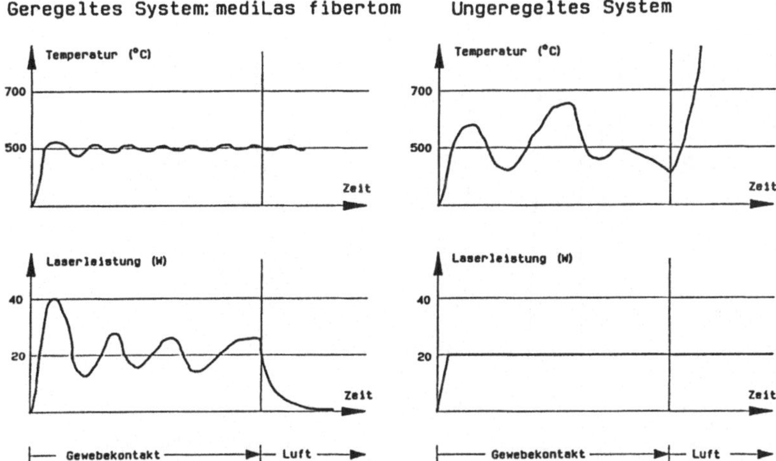

Fig. 2: Regelverhalten der Temperatur an der distalen kontaminierten Faserspitze im Vergleich zu einem ungeregelten System.

nisations- und Gewebepartikel in die Oberfläche der Faserspitze eingeschmolzen werden. Aufgrund dieses Einbrennprozesses ist die Faser so kontaminiert, daß die an der Faser haftenden Partikel einen Teil der Laserenergie absorbieren und in Wärme umsetzen, was für eine hohe Schnittwirkung erforderlich ist. Nach Gebrauch mit einem temperaturgeregelten Lasersystem stellt sich die Faserspitze zwar kontaminiert, aber unbeschädigt und stabil dar.
Die Kontaminierung verändert auch die Abstrahlcharakteristik der Faser, was in axialer Richtung die Leistungsdichte reduziert. Dies führt zu einer Herabsetzung der Tiefenschädigung im Gewebe und somit zu einer wesentlich erhöhten Sicherheit beim Schneiden (Fig. 3). Das System bietet die Möglichkeit, die mittlere Temperatur an der distalen Faserspitze in drei Stufen (ca. 400 °C, 500 °C, 600 °C) einzustellen. Diese Variationsbreite ist ausreichend, um einerseits die Schnittwirkung des Systems den unterschiedlichen Geweben anzupassen und andererseits die Läsionen hinsichtlich Vaporisationstiefe und Koagulationssaum auf die therapeutische Notwendigkeit einzustellen.

Ergebnisse

In vitro Untersuchungen an Uteruspräparaten vom Schwein mit einer konstanten Schnittgeschwindigkeit von 2,5 mm/s, wie dies etwa endoskopischen Operationstechniken entspricht, wurden histologisch hin-

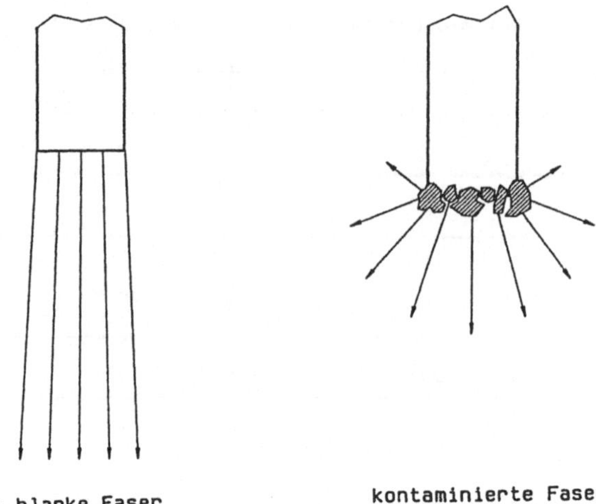

Fig. 3: Abstrahlcharakteristik einer blanken Standardfaser für die kontaktlose Anwendung und einer eingebrannten Faser für die Kontaktchirurgie.

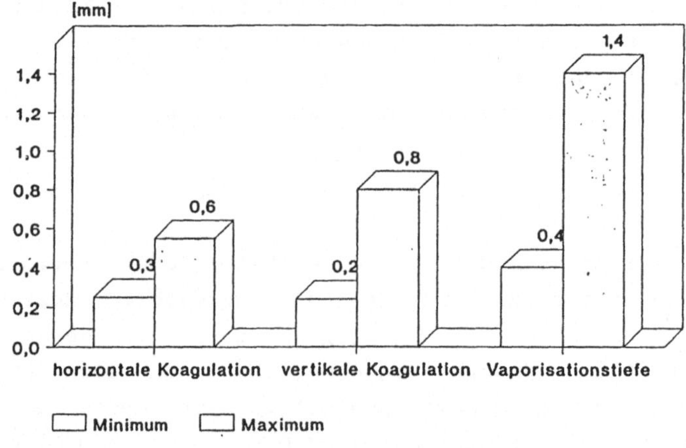

Fig. 4: Bandbreite für die verschiedenen Schnittparameter anhand von in vitro Untersuchungen am Schweineuterus bei einer Schnittgeschwindigkeit von 2,5 mm/s mit einem dosiswirkungsgeregelten Nd:YAG Laser.

sichtlich horizontaler und vertikaler Koagulationsbreite sowie der Vaporisationstiefe beurteilt.

Je nach Einstellung der Faserspitzentemperatur beträgt die horizontale Koagulation 0,3 mm bis 0,6 mm, die vertikale Koagulation 0,2 mm bis 0,8 mm und die Vaporisationstiefe 0,4 mm bis 1,4 mm. Diese Werte führen zu einer ausreichenden Koagulationszone am Schnittrand bei gleichzeitiger geringer Tiefenschädigung (Fig. 4).

Damit steht für die endoskopische Operationstechnik ein Nd:YAG Lasersystem zur Verfügung, das neben der bekannten tiefen Koagulationswirkung zusätzlich eine überzeugende Schnitteigenschaft aufweist.

Literatur

1. Boulnois J.-L., Photophysical Process in Recent Medical Laser Developments: a Review. Lasers in Medical Science 1: 47, 1986

2. Daikuzono N., Joffe S. N., Artificial sapphire probe for contact photocoagulation and tissue vaporization with Nd:YAG laser. Med. Instrum 19: 173-178, 1985

Acousto-Optical Q-Switched CW Nd:YAG Laser – A possible new Approach to Laser Liver and Lung Surgery

Horák L., Marek J., Fanta J.,Mandys J., Řehák F.

I. Medical Faculty of Charles University Prague

Faculty of Nuclear Science and Physical Engineering Prague

The basic difficulty of non contact laser surgery of parenchymatous organs is relatively slow cutting speed when we use CW Nd:YAG laser 1,06 um.

Our personal experience with using the CW Nd:YAG laser in liver surgery in unsatisfactory. We suppose that there is an advantage in comparison with classic procedure in liver resection. To obtain a reasonable treatment duration, high power lasers - more than 120 W have been used recently.
A different approach is an acousto-optical modulation of continuous wave Nd:YAG laser. The difference from the standard CW laser is a presence of acousto-optical Q switched element inside the lasers resonator (fig.1). Due to high modulation frequences the laser produces the pulses of intensing in kilowats range. The technical problem which was necessary to solve is the transmission of these pulses by guart fibre.
In our experiments on rabbits we have watched the following parametres.
The speed of cutting of liver and lungs which was approaciated by the surgeon himself. So we have used histological control. We have used 1,06 um CW Nd:YAG laser, power 40 W and acousto-optical modulation of this laser with frequency 100 Hz, 1 kHz and 10 kHz. The diameter of spot was 2 mm, the

LASER RESONATOR CONFIGURATION

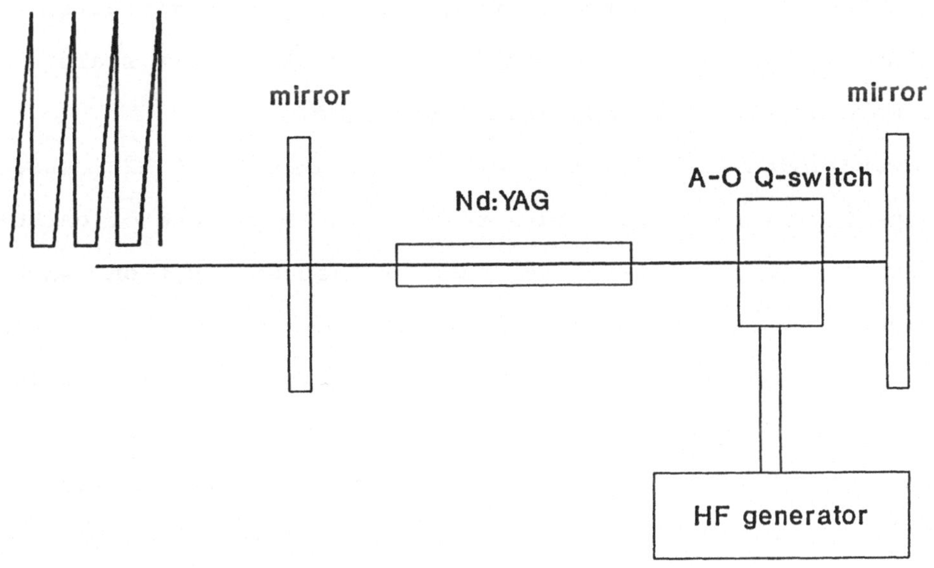

time of interaction of laser irradiation with tissue of liver and lungs was 5 seconds in all cases.

In our subjective observation the speed of cutting in liver and lungs was twice as quick as when we used the frequency of modulation 10 kHz than 40 W CW 1,06 um without modulation. No differences of the speed of cutting between 40 W CW 1,06 um and acousto-optical modulation of 1 kHz was observed. The laser action with modulation of 100 Hz didn´t cause any macro- and microscopic changes in the interaction with liver anu lungs tissue.

In our histological observation we received the following conclusions.

Modulated Nd:YAG laser beam by acousto-optical part causes other changes in tissue than non modulated Nd:YAG laser beam. The shape of destruction has the form of the letter "V" like at CO^2 laser and has not the form like the letter "omega" which is observed after radiation of non modulated Nd:YAG laser beam. The defect in the tissue is very sharp and more gentle with modulated parametres.

The wavelength of 1,06 um with the modulation of 1 kHz causes a superficial necrosis with a relatively large zone of carbonisation which is followed by zone of "net-destruction" with regions of free air. The next part of the tissue is a zone is the zone of hyperemia. The wavelength of 1,06 um with modulation of 10 kHz causes a larger destruction of the tissue we are not able to distinguish zones of hyperemia and layer of transision. In histological view we observe only a zone of necrosis in the shape "V" and a zone of destruction.

Conclusion.

It seems from this first examination that modulated acousto-optical laser beam of Nd:YAG laser could be a very good surgical knife, more suitable than the CO^2 laser. Next experiments in this field are necessary to be done.

Excimer Laser: A Powerful Tool in Accident Surgery Laser als Ersatz für Säge und Schere in der Unfallchirurgie?

Eine vergleichende experimentelle Studie

M. Dressel*, R. Jahn**, H.U. Langendorff**, W. Neu*, K.H. Jungbluth**
* Laser-Laboratorium Göttingen e.V., Im Hassel 21, D-3400 Göttingen
** Universitätskrankenhaus Eppendorf, Abt. Unfallchirurgie, Martinstr. 52, D-2000 Hamburg 20

Die Entwicklung des Excimerlasers und dessen athermischer Abtragungsvorgang (Photoablation) eröffnen viele Möglichkeiten des Einsatzes in dem Gebiet der Unfallchirurgie, seitdem es mit Hilfe eines speziellen Einkoppelverfahrens gelungen ist, sehr hohe Strahlintensitäten durch Glasfasern zu transportieren. Die Charakteristika von Schnitten und Bohrungen an avitalem Meniskusknorpel und Knochen, die wir zum Studium der Gewebetrennung mit Hilfe von fasergeführten Excimerlasern durchführten, sind vergleichbar zu konventionellen chirurgischen Methoden.

Für die Ablation des Gewebes wurde der Excimerlaserstrahl (Wellenlänge 308 nm) mittels Quarzglasfasern eines Kerndurchmessers zwischen 400 μm und 1100 μm und einem trichterförmigen Einkoppelstück an den Ort der Intervention geführt. Bei Energiedichten bis zu 18 J/cm^2 konnten Ablationsraten von 3 μm/Schuß erzielt werden. Eine Karbonisation findet nicht statt, wenn in feuchtem Medium gearbeitet wird; auch bei längerer Bestrahlung erhöht sich die Temperatur in umliegenden Bereichen nur um wenige Grad. Der Nekrosesaum ist nur wenige Mikrometer stark.

Durch Variation der applizierten Energiedichte (0,5 J/cm^2 bis 18 J/cm^2), der verwendeten Repetionsrate (bis zu 100 Hz) und der Pulsdauer (25 ns, 60 ns und 300 ns) des Excimerlasers konnten optimale Parameter gefunden werden, um damit Schnitte und Bohrungen in Knochen und Knorpel herzustellen, deren Qualität mit der konventioneller Methoden vergleichbar ist.

Es sind zur Zeit Schnitte mit einer Breite von 0,5 mm bis 1,5 mm möglich. Die Bohrgeschwindigkeit beträgt 2 mm/s im Meniskus, und 0,1 mm/s im Knochen. Ein Meniskus (4 mm x 13 mm) ist in ca. 100 s zu durchtrennen. Das Profil zeigt scharfe Ränder und ist auch bei großer Tiefe (> 3 mm) im wesentlichen rechteckig; nur die Spitze läuft leicht konisch zu. Die Schnittflächen sind glatt. Diese Resultate werden durch rasterelektronenmikroskopische und histomorphologische Untersuchungen bestätigt.

The Morphology of Laser Wounds: The Study of the Laser Effects on the Biological Objects

V.I. Yelissenko, G.D. Litvin, A.R. Evstigneev, S.V.Vorobyov, G.G. Ryazhsky
National Center of Laser Medicine,USSR,Moskau,Sudencheskaya str. 40

Biopsies of various organs from 3000 patients were studies morphologically following operations with the aid of CO_2, NdYAG and Argaon lasers in abdominal purulent and plastic surgeries as well as endoscopic recanalisation of obstructive tumors of the eosophagous and rectum. In the area of the laser injury of different tissues the coagulative thermal necrosis about 60 mcm takes place. The general width of the thermal damages in biological tissues is 132 $^{+}$ 18,3 mcm. The pecularities of laser wounds healing are the absence of the demarcation leucocytic infiltration at the tissues adjacent to the area of the thermal necrosis. The application of the high power laser irradiation (CO_2, NdYAG, Argon) for the treatment of purulent wounds Of soft tissues and for the abdominal surgery leafds to the reduction of exudative phase of inflammatory reaction and to the healing of these wounds in a type of an aseptic productive inflammation. The same type of an inflammatory rection developes during the treatment of different diseases (gastric and duodenum ulcers, ischemic heart diseases, trauma etc.) by means of low laser irradiation (GaAs laser-diode 2 W, 80 - 1500 Hz). The macrophagel cells play an important role in the formation and progress of reparative process. Their proliferation was observed at the end of the 1st day after laser treatment. The granulation tissue to the 3rd day after laser treatment was formed. The whole regeneration of biological tissues was completed to 30 day after exposure to laser and limited from the degree of the differentiation of the granulative tissue into the fibrous one.

A transformation of the light energy into thermical one with extremly high temparatures, an evaporation of interstitial and intracellular fluids, a cytoplasmic proteins coagulation are of the most importance in the mechanisms of high power lasers irradiation effects on the biological tissues. A set of dystrophic disorders developes in tissues as a result, right up to the coagulative necrosis, which lays in the basis of the laser thermical scab at incision edges. With CO_2 laser the damage is evident from the first cell layers and its size is in linear correlation with the exposition time.

The Nd-YAG and Argon lasers light penetrates the superficial cell layers without no damage practically and realises in more deepest well vascularised tissue layers - submucous layers of the gastrointestinal hollow organs, in particularly. It depends on the closeness of the irradiation spectrum of absorption of hemoglobine and result in blood coagulation in the vessels lumine with formation of the so called "coagulative laser thrombs", and that explains a wide use of the laser irradiation in the urgent endoscopy for the acute gastrointestinal haemorrhages stoppage.

That reasons cause subsequent development of Nd-YAG laser "Contact scalpel" technique with sapphire tips for incisions on parenchymatous organs with simultaneous blood coagulation in vessels lumina with good hemostasis and holestasis (hepatobiliar surgery), and for pancreas and thyroid surgery, in gynecology and other surgical areas.

Morphological investigation of various tissues showed a minimal size of thermical damage, which was 132,7 $^+$ 16,3 mcm (CO_2 laser), 198,6 + 24,4 mcm (contact Nd-YAG laser).

If the volume of thermical damage of biological tissues depends on spectral and energy parameters of continous light energy laser irradiation, the tissue damage and inflammation reaction during the reparative process are of the universal nature.

A minimal volume of thermical damages, sterilization of wound surface, complete hemostasis result in a very mild exudative process and quick proliferative phase of the inflammatiom with laser wounds healing by "primary intention" mechanism. The peculiarity of the reparative process is in development of aseptic productive inflammation, where the main role belongs to macrophages - the cell elements of mononuclear phagocyte system.

The effect of low energy lasers of both, continous and impulse, modes (HeNe, wave length 0.63 mcm; GaAs 0.89 mcm) does not result in thermal damage of biological tissues but influence upon the reparative process, like an irradiation of high-energy lasers. It results in microcirculatory actvation with thr following reduction of the inflammation exudative phase,that is oedema moderation, which exerts the analgetic effect and the activation of cell elements of macrophagal line wich stimulate amin and fibrillogenesis and which are the stimulators of the last (proliferative) phase of the reparative process.

The spectral parameters of hemoglobine and its dissociation curves as an integral index of this function were registered for low energy effects study on oxygen transportation function. The tests were carried on donor's blood, heparin was used as anticoagulent. The effects of HeNe and GaAs laser were studied. Oxyhemoglobine dissoziation curves were determined by "GEM-O_2-SCAN"(USA). Clerk's electrode was used as an oxygen sensing element.

The analysis of oxyhemoglobine dissociation curves showed that laser irradiation of blood caused an increase of P_{50} and corresponded with decrease affinity of hemoglobine to oxygen in normal partial pressure.

To study erythrocyte homeostasis the erythrocyte mebrane ion-transport system was examined by radio-isotop analysis and precise ph-metering methods.

The parameters studied were:

Na^+ -K^+ -ATPase - active transport of K and Na ions by ATP hydrolyse energy

Ca^2+-ATPase - provide intacellular CO^{2+} low concentration

Na^+ - H^+ antiport - cytoplasmic ph-regulator

Ca^{2+}-depending, K^+-channels - membrane potential regulators.

The obtained data analysis of red and infrared laser irradiation effects on erythrocyte membrane ion-transport function in isolated and washed erythrocytes revealed no changes.

In view of the well known data on the role of cell elements of mononuclear phagocytes (macrophages) sysetem in inflammation after high- and low energy irradiation, interleukinw-1 producing function was studied on peritoneal macrophages in mise.

It was shown that the irradiation of macrophages influenced the activity of their interleukin-1 production function. The analysis of experimental data revealed that the quantity of increase of this index depended on the irradiation dose and in optimal conditions it mounted to 100 %. The increase dependence of the irradiation dose was of non-monotonous mode.

The data that the low energy laser irradiation provides pain cessation gives logical direction - a rhythmic pulse excitation study. So the mechanism of energy migration under laser irradiation in nerve was examined.

The registration of electrical nerve parameter (membrane potential,action potential) showed that nerve irradiation in red and infrared regions led to hyperpolarization of membrane potential in the first minutes of laser irradiation and this was in accordance with pulse block of nerve obviously, that was an explanation of analgetic effect of laser irradiation, but then 10-15 % increase of action potential and its pulse velocity occured, it could be in accordance with trophic improvement of nerve tissue.

Thus these experiments allow to suggest some schemes of laser influence mechanisms on biological objects depending on their biological organization level.

Low level laser irradiation of blood transforms hemoglobine in a new, more adventage conformation state for molecular oxygen transportation in organism and can result in metabolism improvement.

Low level laser irradiation effect on mononuclear phagocytes system, probably activates enzymes of lipide peroxide oxydation complex, which metabolise active oxygen forms, and their stimulation lead to amplification of correlated enzyme systems of cell.

Lasergestützte laparoskopische Appendektomie und Cholezystektomie

A. Pier, F. Götz

Zentrum f. laparoskopische Chirurgie und Laseranwendung,
Chirurgische Klinik am KKH Grevenbroich,
Akademisches Lehrkrankenhaus der RWTH Aachen

Einleitung

In der laparoskopischen Chirurgie spiegelt sich der rasche Fortschritt medizinisch-technischer Neuerungen in beeindruckender Weise wieder. Die Weiterentwicklung und Perfektionierung der Lasertechnik, lichtelektronischer Verfahren und endoskopischer Instrumente, sowie deren Kombination ermöglichen Operationen hoher Komplexität bei minimalem Trauma.

Die laparoskopische Appendektomie und Cholezystektomie sind in diesem Zusammenhang ein Paradebeispiel, an dem sich dieser Wandel besonders deutlich demonstrieren läßt. Für die chirurgische Anwendung haben sich der CO_2- und der ND-YAG-Laser als praktikabel herauskristallisiert. Als äußeres Unterscheidungsmerkmal zeichnet sich der CO_2-Laser durch sein starres Applikations-System im Gegensatz zur flexiblen Lichtleitfaser des ND-YAG-Lasers aus [1].

Die biophysikalischen Eigenschaften des CO_2-Lasers beruhen insbesondere auf seiner guten Oberflächenabsorption und somit einer geringen Eindringtiefe, wodurch wiederum ein exaktes Schneiden bei weniger guter Koagulation resultiert. Der ND-YAG-Laser weist hingegen sehr gute Koagulationseigenschaften (Eindringtiefe 5-6mm) bei weniger guten Schneideffekten auf. Es hat sich gezeigt, daß eine deutliche Verbesserung des Schneideffektes durch die Verwendung einer Bare-Fiber möglich ist.

I. Laserassistierte laparoskopische Appendektomie

Im Zeitraum von Dezember 1988 bis Januar 1992 wurde bei 46 Patienten im Alter von 3 - 21 Jahren die laparoskopische Appendektomie lasergestützt durchgeführt.

a) CO_2-Laser:

Im Gegesatz zur herkömmlichen laparoskopischen Appendektomie wird es bei der Benutzung des CO_2-Lasers erforderlich, den Wurmfortsatz, nach der mit dem Back-Stop erfolgten Skelettierung, mit 2 Schlingen (Seralene) zu ligieren. Zwischen diesen beiden Schlingen wird die Appendix mit Hilfe des Back-Stops sozusagen aufgeladen und im Dauerstrichbetrieb bei ca. 25 Watt durchtrennt.

*Die Untersuchungen wurden durch das BMFT, Förderschwerpunkt Endoskopie unterstützt.
Förderkennzeichen: 01KF90010

b) ND-YAG Laser

Die Verwendung des ND-YAG Lasers ist analog dem Vorgehen bei der bisherigen laparoskopischen Appendektomie mit Hf-Koagulation zur Skelettierung [2]. Auch hier wird nur eine Schlinge am proximalen Ende der Appendix benötigt. Zum ausreichenden Verschluß des Appendixlumens reicht eine Leistung von 25 Watt im Dauerstrichbetrieb. Das Durchtrennen erfolgt im Kontaktverfahren ebenfalls bei 25 Watt im Dauerstrichbetrieb.

Der so isolierte Wurmfortsatz kann berührungsfrei mit Hilfe des Appendix-Extraktors aus der Bauchhöhle entfernt werden.

II. Lasergestützte laparoskopische Cholezystektomie

Auf der Suche nach einer Alternative zur laparoskopischen Cholezystektomie mit Hilfe des monopolaren Hakenmessers haben Reddick und Olsen 1989 ihre ersten Ergebnisse zur lasergestützten laparoskopischen Cholezystektomie veröffentlicht [3]. Im Zeitraum von Dezember 1988 bis Januar 1992 wurden bei 34 Patienten der ND-YAG-Laser und bei 12 Patienten der CO_2-Laser zur laparoskopischen Cholezystektomie eingesetzt.

a) CO_2-Laser

Bei der Anwendung des CO_2-Lasers sind wir sehr rasch zu der Erkenntnis gelangt, daß dieser für die laparoskopische Cholezystektomie nicht geeignet ist. Ausschlaggebend waren insbesondere die unzureichenden Koagulationseigenschaften im Leberbett. Außerdem ist die Präparation im Lig. hepatoduodenale nicht ratsam.

b) ND-YAG-Laser

Das verwendete Applikationssystem unseres ND-YAG-Lasers (Sharplan 3000) besteht aus einer 600 µm Bare-fiber.

Nach Anlegen des Pneumoperitoneums und zuvor durchgeführtem diagnostischen Rundblick erfolgt das Plazieren der Arbeitstrokare [4]. Ist das Operationsgebiet dargestellt, wird die Gallenblase am Fundus gefaßt und nach cranial hochgeschlagen, so daß sich das Lig. hepatoduodenale mit dem Calot`schen Dreieck darstellt.

Die Laserfaser kann durch eine separate Inzision mittels großvolumiger Kanüle oder auch über einen durch den Arbeitstrokar geführten Röderschlingen-Applikator in die Bauchhöhle eingebracht werden. Zuvor werden jedoch D. cysticus und A. cystica teils stumpf, teils scharf präpariert. Nach einwandfreier Identifikation können beide Gefäße ligiert und durchtrennt werden. Die Präparation der Gallenblase aus dem Leberbett wird erleichtert durch den Einsatz einer zweiten Gallenblasenfaßzange, die infundibulumnah angelegt wird.

Im Non-Contact-Verfahren und im continuous-wave-mode bei einer Leistung von 25 - 30 Watt werden die sichtbaren Gefäße zunächst koaguliert. Anschließend erfolgt das Herausschälen der Gallenblase im Contact-Verfahren bei einer Leistung von 15 - 20 Watt.

Es ist darauf zu achten, daß die Laserspitze möglichst orthograd auf das Gewebe trifft, nicht aber durch übermäßigen Druck in das Gewebe hineingestochen wird.

Ist die Gallenblase isoliert, können Blutungen im Leberbett im Non-Contact Verfahren bei Leistungen zwischen 25-30 Watt im continuous wave mode gestillt werden. Hierbei ist es hilfreich, und aufgrund der biophysikalischen Eigenschaften des ND-YAG-Lasers möglich, das Leberbett zu spülen und gleichzeitig Blutungsquellen mittels Laserstrahlung zu koagulieren. Durch die zusätzlich Oberflächenkühlung wird die tiefgreifende Koagulation des ND-YAG-Lasers verstärkt. Zusätzlich kann der Operateur durch den Spülvorgang auch kleinste Blutungen aufgrund der Schlierenwirkung identifizieren und stillen.

Schlußfolgerung

Die Entwicklung der Laserchirurgie paßt sich immer mehr den Bedürfnissen des Chirurgen an. So bietet die Industrie derzeit Geräte an, deren Energie automatisch geregelt wird, sobald die Laserfaser nicht mehr mit dem Gewebe in Kontakt ist (sog. "intelligente Laser")

Auch die Lichtleitfasern unterliegen einer ständigen Entwicklung. Es sind jetzt Laserfasern verfügbar, die in der Handhabung verbessert wurden und deren optische Eigeschaften sowie Standfestigkeiten sich von den bisherigen Fasern deutlich unterscheiden.

Gerade im Hinblick auf die laparoskopische Cholezystektomie ist die Entwicklung der Lasertechnik sicherlich noch nicht abgeschlossen. Wir werden zu einem späterem Zeitpunkt über weitere Ergebnisse berichten.

Literatur:

1. Pier A, Götz F
Die lasergestützte laparoskopische/endoskopische Appendektomie
in " Verhandlungsbericht der Deutschen Gesellschaft für Lasermedizin e.V."
EBM Verlag München 1989: 291-300

2. Götz F, Pier A, Bacher C (1991)
Die laparoskopische Appendektomie
Chirurg 62: 253-256

3. Reddick E J, Olsen D O, Daniell J F, et al. (1989)
Laparoscopic laser cholecystectomy.
Laser Med. Surg. News Adv. 7, 38-40

4. Pier A, Thevissen P, Ablaßmaier B (1991)
Die Technik der laparoskopischen Cholecystektomie
Erfahrungen und Ergebnisse bei 200 Eingriffen
Chirurg 62: 323-331

2-um Laser for Application in Medicine

I. Shcherbakov
Scientific Research Laboratory of Recovery Surgery of Larynx and Trachea of I.M.Sechenov Medical Academy
107014 Moscow, Rubtsovsko-Dvortsovaya str.

In the laboratory of "Recovery Surgery of Larynx and Trachea for Children" of Moscow i.M.Sechenov nMedical Academy, the surgical laser set-up (operation wavelength is 2 μm) has been clinicaly tested.

The staff-workers of this laboratory prelimunary conducted experimental research on animals, the results of which prove the efficient surgical properties of this radiation and the absence of any negative influence on biological tissue.

In the clinic the radiation of the 2 μm laser was applied to 21 patients with different pathology or anomaly.

6 patients were subjected to destruction of cicatrix tissues in the larynx or oralpharynx

2 patients - to cutting of sinehii (cicatrix union) in the nasal cavity

1 patient was subjected to elimination of Kisselbakh plexus in the nasal partition

5 patients were subjected to destruction of granulation in the tympanic cavity

2 patients were subjected to cosmetic operation on elimination of capillary net of face skin and star angioms (teleangioectasia)

During clinical tests a number of interventions were conducted under narcosis, the rest - under local anaesthesia. The obtained results (duration of observation 3 months) show high clinical effect. The set-up operates reliably, the fiber is not practically destroyed.

The obtained clinical results are promising from the point of view of wide application of the given set-up, especially in endoscopic surgery and cosmetology.

Experimentelle Voraussetzungen und Ergebnisse für den ösophagotrachealen Fistelverschluß beim Kind mit Hilfe des Lasers auf endoskopischem Weg

G. H. Willital[1], K. Schaarschmidt[1], R. R. Lehmann[2], M. Maragakis[1]
E. Unsöld[3], A. Heinze[3]

[1] Kinderchirurgische Universitätsklinik Münster

[2] Anatomisches Institut der Universität Münster

[3] Institut für Angewandte Optik
Zentrales Laser-Labor
GSF mbH München

1 Einleitung

Die Notwendigkeit ösophagotrachealen Fisteln beim Kind zu verschließen, ergibt sich aus den verschiedenen Formen von Fehlbildungen des Ösophagus und der Trachea, deren Formvariaten sich zur Zeit auf 106 unterschiedliche Typen belaufen (5,6,8).

Ösophagotracheale Fisteln mit atretischem Ösophagus machen eine operative Rekonstruktion der Speiseröhre im Thorax notwendig, da einerseits die Fistel unterbunden und durchtrennt werden muß, andererseits eine Rekonstruktion der Speiseröhre aufgrund der Passagebehinderung besteht (2).

Ösophagotracheale Fisteln ohne Passagebehinderung des Ösophagus bzw. postoperativ aufgetretene Rezidivfisteln stellen die Indikation dar, endoskopisch mit Hilfe des Lasers verschlossen zu werden.

Diese Fisteln zwischen Ösophagus und Trachea sind relativ breit und haben einen Durchmesser zwischen 3 und 6 mm. Sie sind kurz aufgrund der engen Nachbarschaft zwischen Ösophagus und Trachea. In diesen anatomisch topographischen Bereich verlaufen in unmittelbarer Nachbarschaft die Vena cava, die Aorta und der Nervus vagus. Aufgrund dieser anatomischen Gegebenheiten ist es wichtig, die richtige Laserdosis, die richtige Dauer der Laserapplikation herauszufinden, und eine Zerstörung bzw. eine Beschädigung von Nachbarorganen zu vermeiden. Hierzu wurden die notwendigen technischen Voraussetzungen und Standardwerte experimentell ermittelt, um mit Hilfe des Endoskops und des Lasers einen permanenten Fistelverschluß zu garantieren.

2 Material/Methode

Hierzu wurde zunächst ein Analogiemodell experimentell geschaffen, das den Verhältnissen beim Säugling bzw. beim Kleinkind entspricht. Zur Endoskopie eignet sich am besten hierfür das starre Endoskop der Firma Storz in Form eines Bronchoskop mit einem Albaran Hebel und einem Durchmesser von 6 mm. Die Darstellung der Fistel bzw. der Fistelöffnung in der Trachea kann mit dieser Technik sehr gut durchgeführt werden. Über den Arbeitskanal dieses Endoskops eine Quarzfaser der Stärke 200 -u vor die Fistelöffnung und in die Fistelöffnung vorgeschoben, über die dann das Laserlicht an die Fistelwand geleitet werden kann. Mit Hilfe des Albaran Hebels gelingt es, die Quarzfaser in die Fistelöffnung selbst zu plazieren (1,4,7).

Zur Orientierung des Verlaufes und der Länge der Fistelverbindung zwischen Trachea und Ösophagus eignet sich dieses System ebenfalls sehr gut: Es erfolgt zunächst eine Bronchoskopie, über den Arbeitskanal des Bronchoskopes wird ein flexibles 2,5 mm dünnes Endoskop durch das Bronchoskop und durch die Öffnung der Fistelverbindung in der Trachea vorgeschoben bis man das Lumen der Speiseröhre über die Fistelverbindung erreicht hat. Durch diese erste orientierende endoskopische Maßnahme kann man sich ein Bild über den Verlauf der Fistel, über die Steilheit des Fistelganges, über die Länge der Fistel und über den Durchmesser machen.

Eingehende Untersuchungen wurden durchgeführt, um herauszufinden, welche Abstrahlcharakteristik das Laserlicht an der Spitze der Quarzfaser haben muß und welche Voraussetzungen gegeben sein müssen, um einen entsprechenden Verschluß der Fistel auf endoskopischem Weg, ausgelöst durch den Laser, zu erzielen. Grundsätzlich erfolgt ein Verschluß derartiger Fisteln nur dann, wenn das Epetil des Fistelganges und die entsprechenden Zellwände eröffnet werden, Schutzproteine erhalten bleiben und durch exsudative reparative Vorgänge - ausgelöst durch Fibrozyten, Histiozyten und Plasmazellen - ein organischer bindegwebiger körpereigener Verschluß dieser Fistel erzielt wird. Bei einer Abstrahlcharakteristik des Laserlichtes am Ende der Quarfaser in einem Winkel von 45 Grad auf die Fistelwandung lassen sich derartige Fisteln am sichersten und dauerhaftesten verschließen. Die Quarzfasern wurden daher in dem eben genannten Winkel unter mikroskopischen Verfahrensweisen entsprechend zurechtgeschliffen (3).

Die genaue Positionierung der endoskopisch vorgeschobenen Quarzfaser läßt sich durch eine simultane endoskopische Beobachtung innerhalb der

Speiseröhre mit Hilfe des vorher erwähnten millimeterdünnen Endoskops ohne weitere Irritation des Säuglings durchführen.

Sobald in der Speiseröhre die Laserfaser erkannt wird und in die Speiseröhre ragt, wird diese bis zur Fistelöffnung zurückgezogen und dann erst erfolgt die Applikation des Lasers.

3 Ergebnisse

Experimentelle Untersuchungen über einen Zeitraum von drei Jahren haben ergeben, daß zum Fistelverschluß folgende Laserparameter notwendig sind:

1. Starres Endoskop vom Typ Storz
2. Quarzfaser der Stärke 200 -u
3. Ablenkungsmöglichkeit der Quarzfaser über einen Albaran Hebel bis zu einem Winkel von 65 Grad
4. Lokalisationskontrolle der vorgeschobenen Quarzfaser im Ösophagus mit Hilfe eines flexiblen Endoskops
5. Mikrobearbeitung des Endes der Quarzfaser mit einer zirkulären Abstrahlcharakteristik an der Spitze der Quarzfaser in einem Winkel von 45 Grad
6. Applizierte Laserengerie 10 Watt/20 Sek.
7. Verwendete Laserlichtlänge 1320 nm
8. Bewegungsgeschwindigkeit der Quarzfaser im Fistelkanal 0,5 mm/Sek.

Nach intraluminaler Laserbestrahlung ist das Gewebe der Fistelwand im Laserzentrum in seiner ganzen Dicke avital. Aus dem benachbarten intakten Gewebe wandern in der Folge neutrophile Leukozyten und Makrophagen in das avitale Gewebe ein. Es beginnt die Resorption des toten Gewebes. Gleichzeitig wird dieser Bereich durch Fibroblasten neu besiedelt. Das tote Epithel wird im Fistelbereich von einem neuen Epithel, daß aus dem benachbarten intakten Gewebe hier einsproßt, unterwandert und so in das Lumen abgestoßen. Nach drei Wochen ist eine junge Narbe entstanden. Sie ist durch zahlreiche Fibroblasten und Blutkapillaren sowie noch relativ wenig kollagene Fasern charakterisiert. Die alte Narbe nach sechs Wochen ist durch ein faserreiches kollagenes Bindegewebe gekennzeichnet. Es ist zellärmer und enthält weniger Blutkapillaren als das junge Narbengewebe. Zu beiden Seiten (tracheale und ösophageale Seite) wird die Narbe von einem intakten Epithelgewebe vollständig überzogen. Typischerweise ist das Lumen auf der trachealen Seite des Verschlusses - bedingt durch die Atmung - weiter als auf der ösophagealen Seite.

4 Literaturverzeichnis

(1) Frank F:
Biophysical basis and technical prerequisites for the endoscopic and surgical use of the neodymium-yag laser
Laser 2 (1986): 124-132

(2) Gdanietz K, Krause:
Plastic adhesives for closing esophageal fistulae in children.
Z Kinderchir Suppl 17 (1975): 137 - 145

(3) Heinze A, Beyer W, Krug M, Schaarschmidt K, Sroka R, Stepp H, Unsöld E, Willital GH: Modified Fiber Tips for Light Application in Hollow Organs, in A Katzir: Optical fibres in Medicine V. Proc SPIE 1201, Los Angeles, 1990

(4) Keiditsch E:
Morphlogical fundamentals in the treatment of tumors with the neodymium-YAG laser. Eur Urol 12 suppl 1 (1986): 12-16

(5) Kluth D:
Atlas of esophageal atresia. J Pediatr Surg 11 (1976): 901-919

(6) Willital GH: Atlas der Kinderchirurgie
FK Schattauer Verlag, Stuttgart - New York, 1981: 188-214

(7) Willital GH, Meier H:
Anwendung des Laser unter endoskopischer Kontrolle zur Behandlung von angeborenen und erworbenen Fistelverbindungen im Gastrointestinalbereich bei Neugeborenen, Säuglingen und Kleinkindern. Forschungsantrag zum BMFT-Forschungsvorhaben 01 KF 8604 0, Münster, 1986

(8) Willital GH, Lehmann R, Meier H, Schaarschmidt K:
Der gegenwärtige Stand der Laseranwendung in der Abdominalchirurgie bei Kindern, in Bünte H, Junginger TH (Eds): Jahrbuch der Chirurgie Vol.2/ 1989: S 167-175
Dr. Hans Biermann Wissenschaftliche Verlagsgesellschaft MBH, Zülpich 1989

Die endobronchiale Lasertherapie: Kritische Indikationsstellung und Komplikationsbewertung

Wittmann, M., Heinl, K.W., Emslander, H.P.
I. Medizinische Klinik, Klinikum rechts der Isar
der Technischen Universität München, Ismaninger Str. 22,
8000 München 80

1978 hat Toty, Paris, erstmals eine endobronchiale Lasertherapie mit dem Neodym-YAG-Laser durchgeführt. Wir haben an unserer Klinik vom Oktober 1981 bis März 1991 insgesamt 333 Patienten behandelt; nach einer Spitze 1984 mit 143 Lasertherapien bewegt sich die Zahl der Behandlungen seit drei Jahren auf einem niedrigeren Niveau mit 40 bis 50 Behandlungen pro Jahr. Dies liegt daran, daß in München mittlerweile fünf Kliniken Laserbehandlungen durchführen, an der Verschärfung der Indikationsstellung und an der Abnahme der durchschnittlichen Lasertherapien pro Patient von 3,3 in den Anfangsjahren auf 1,7.
Als Laser hat sich der Nd-YAG-Laser mit einer Wellenlänge von 1060 nm weltweit durchgesetzt, er zeichnet sich durch eine relativ geringe Blutungsneigung bei tiefer Koagulationsfront aus. Wir verwenden einen Laser Typ Medilas, MBB-AT, mit einem variablen Leistungsspektrum bis 100 Watt.

Methode:
An unserer Klinik wird traditionell die Lasertherapie überwiegend mit dem Fiberbronchoskop durchgeführt, meist in Verbindung mit einer Intubation in Lokalanästhesie und leichter Sedierung.
In der Regel gehen wir in zwei Schritten vor: zunächst wird der Tumor mit niedriger Laserleistung koaguliert, wobei sich 10 bis 15 Watt als ausreichend erwiesen haben. Dann erfolgt bei etwas höherer Energie die Karbonisation, durch die bessere Oberflächen-Absorption der Energie setzt dabei sehr schnell die Vaporisation, die Verdampfung des Tumors, ein. Auch bei diesem zweiten Schritt verwenden wir inzwischen, im Gegensatz zu unseren Anfangsjahren, nur noch Energien bis max.40 Watt. Nach der Koagulation bzw. teilweisen Abtragung des Tumors können nekrotische Anteile auch mit der Zange entfernt werden. Eine zu starke Rauchentwicklung durch eine alleinige Laserabtragung kann dadurch vermieden werden.

Indikationen:
Es sind nur endobronchial exophytisch wachsende Tumoren behandelbar. Ein Vorteil des Lasers besteht darin, daß er mit jedem anderen Therapieverfahren sinnvoll kombinierbar ist. So unterscheiden wir die Anwendung <u>vor</u> potentiell kurativen Maßnahmen, wie der Chirurgie oder auch der Strahlen- und Chemotherapie. Der Laser vor kurativen Methoden ist indiziert bei schwerer klinischer Symptomatik wie respiratorischer Insuffizienz oder Retentionspneumonie. Eine seltene Indikation stellt die Abschätzung der Tumorausdehnung vor einer geplanten Parenchym-sparenden Operation, z.B. Manschettenresektion, bei lokal wachsenden Tumoren dar.
Der Laser bietet sich aber insbesondere bei sogenannten "ausbehandelten" Patienten an, in erster Linie mit dem Ziel, die Lebensqualität zu verbessern. Neben den bereits o.a. schweren Symptomen stellen hier noch rezidivierende Hämoptysen und ein persistierender Husten Indikationen dar. Bei diesen Patienten schreiten wir oft schon bei endobronchialen Rezidiven ein, <u>bevor</u> sich eine klinische Symptomatik entwickeln kann.

Ergebnisse:

Die Aufschlüsselung nach den Ursachen der Bronchialstenosen zeigt mit ca 80 % ein deutliches Überwiegen der malignen Tumore (46 % primäre Bronchialtumore, 32 % endobronchiale Metastasen); der Rest verteilt sich zu gleichen Teilen auf Karzinoide und benigne Stenosen. Diese Verteilung ist seit 1981 etwa gleich geblieben und entspricht der anderer deutscher Zentren. Bemerkenswert erscheint die vergleichsweise hohe Anzahl von 45 % gutartigen Stenosen, Granulomen und gutartigen Tumoren der o.g. französischen Arbeitsgruppe (Personne, 1990). Wir möchten uns im folgenden auf die malignen Bronchialstenosen beschränken.

Unsere Ergebnisse zeigen, daß der Stenosegrad des Bronchiallumens durchschnittlich von 84 % vor auf 45 % nach der Laserbehandlung erweitert werden konnte, was immerhin einer Reduzierung des Strömungswiderstands auf etwa ein 1/10 entspricht. Dies hat eine wesentliche Verbesserung der Ventilation und Drainage zur Folge. So besserte sich die Dyspnoe in 46 %, rezidivierende Pneumonien in 61 %, Hämoptysen in 86 % und der persistierende Husten in 75 % der Patienten.

Entscheidend für die Erfolgsquote ist die Unterscheidung zwischen Total- und Teilstenosen; Teilstenosen weisen wegen der besseren Orientierungsmöglichkeit bedeutend bessere Ergebnisse auf, hier konnte die Mißerfolgsrate bei unseren Patienten in den letzten 3 Jahren von 18 % auf 4 % reduziert werden. Dies dürfte in erster Linie auf die bessere Beurteilung der poststen. Verhältnisse mit Hilfe eines Bronchoskops von 3,5 mm Außendurchmesser (Pentax X 10) zurückzuführen sein.

Schlechter sind die Ergebnisse bei den Totalstenosen, weshalb wir hier die Indikation bei unklarer Dauer der Stenose und unklaren poststenotischen Verhältnissen heute etwas zurückhaltender beurteilen; die Versagerquote liegt immerhin noch bei rund einem Drittel, auch hier konnte die Erfolgsquote gegenüber den Anfangsjahren gesteigert werden.

In den letzten beiden Jahren betrug die Rate vergeblicher Wiedereröffnungsversuche bei allen Stenosegraden 15 %. Die Suche nach den Ursachen zeigt die anatomischen Besonderheiten, die in den meisten Fällen zum Scheitern führten (s. Abb. 1): das nach distal zunehmend konzentrische Tumorwachstum mit

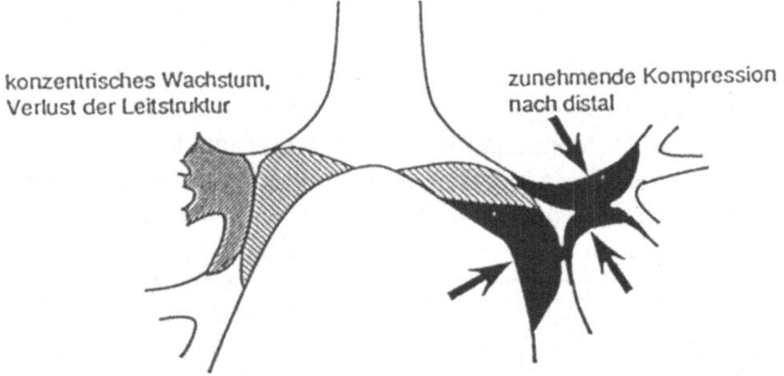

Verlust der anatomischen Leitstruktur oder die nach distal zunehmende Tumor- oder Lymphknotenkompression von außen. Es handelte sich dabei meist um Total- oder zumindest Subtotalstenosen, die eine Aussage über die Stenosenlänge oder die dahinterliegenden anatomischen Verhältnisse weder radiologisch noch endoskopisch mit unserem Stenosebronchoskop zuließen.

Komplikationen:

Von großer Bedeutung für ein primär palliatives Verfahren ist die geringe Komplikationsrate. Unsere Komplikationen sind - gegliedert nach Zeiträumen - der Tabelle zu entnehmen.

In der Literatur ist eine ganze Reihe von Komplikationen beschrieben, wobei man zwischen Sofort- und Spät-Komplikationen unterscheiden kann. Die häufigsten - insgesamt seltenen - letalen Ereignisse traten in Folge respiratorischer Insuffizienz und Hypoxämie-induzierter kardialer Ereignisse auf, meist erst nach der Behandlung; z.T. müssen sie auch der

Zeitraum	10.81-3.85	4.85-5.88	6.88-12.90
Behandlungen	262	352	100
Patienten	122	167	56
Blutungen	5 (2 letal)	2	0
Akuter Asthmaanfall	4	0	0
Restenose d. Membranen	9	2	2
Perforation	1	0	0
Komplikationsrate	15.6%	2,6%	3,6%

Allgemeinnarkose angelastet werden. Durch die kontinuierliche Überwachung der O_2-Sättigung mittels Pulsoxymetrie, das EKG-Monitoring und die Lokalanästhesie hatten wir hier nie Probleme. Rauchvergiftungen haben wir ebenfalls nicht gesehen, was auf die konsequente Rauchabsaugung durch ein kleines zweites Tubus-Lumen und in jüngster Zeit parallel durch den erweiterten Arbeitskanal des Fiberbronchoskops (Olympus XBF 1T20Y3) zurückgeführt werden kann. Explosionen lassen sich vermeiden, wenn konsequent während der Laserung nur mit Raumluft beatmet wird, also die Sauerstoffinsufflation unterbrochen wird. Auch eine Chondromalazie als Spätfolge haben wir nicht beobachtet.
Die bei uns beobachteten Komplikationen konnten im Laufe der Jahre durch Modifikationen des Verfahrens laufend gesenkt werden. So starben im den ersten Jahren noch zwei unserer Patienten, einer sofort und einer 2 Tage nach der Behandlung, an akuten Lungenblutungen, seitdem haben wir in unmittelbarem Zusammenhang mit der Lasertherapie keine tödlichen Verläufe mehr beobachtet. Als Folge einer Perforation sahen wir ein Pneumomediastinum, das sich im Verlauf ohne weitere Maßnahmen spontan zurückbildete. Schwere Asthmaanfälle haben wir in den letzten Jahren durch eine entsprechende Prämedikation vermeiden können. Die Restenosierung durch Membranen versuchen wir durch die Gabe von Cortison - etwa 2x50mg Prednisolon tgl. für 3 Tage - zu verhindern, was bei konzentrischem Wachstum und relativ peripherer Lage, also kleinem Lumen, nicht immer gelingt; diese Membranen sind aber problemlos wieder mit dem Bronchoskop zu entfernen und stellen die einzige Komplikation dar, die wir in den letzten drei Jahren beobachteten in einer Frequenz von 4 %.

Langzeitergebnisse:
Schwerwiegender als die Komplikationen stellen die Langzeitergebnise die Lasertherapie in Frage. So konnten wir zeigen, daß im Durchschnitt nach 3 Monaten nur noch 80 % und nach 6 Monaten noch 1/3 der eröffneten Bronchien offen sind. Diese Ergebnisse sind natürlich sehr stark von der Tumorhistologie, damit seiner Wachstumsgeschwindigkeit und vor allem auch von der lokalen Ausbreitung abhängig.
Als Beispiel sei ein Patient mit einem Plattenepithel-Karzinom aufgeführt (s. Abb.2).

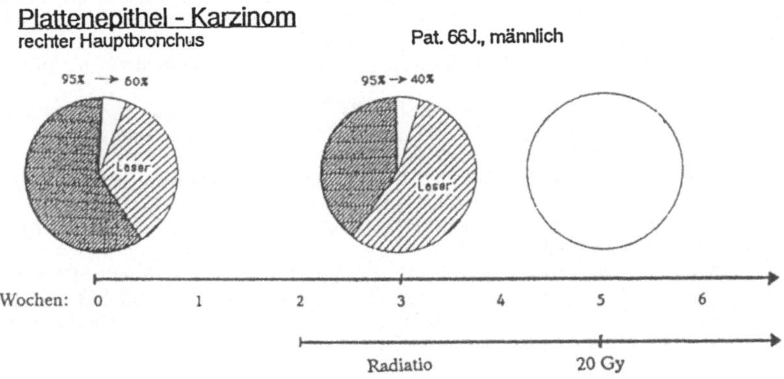

Nach Wiedereröffnung einer subtotalen rechten Hauptbronchus-Stenose mit dem Laser konnte - bei Inoperabilität - die perkutane Bestrahlung nicht sofort eingeleitet werden; so war nach 3 Wo. eine nochmalige Lasertherapie erforderlich. Durch die dann einsetzende Strahlenwirkung war bereits nach 20 Gy der Bronchus praktisch wieder normal weit. Dieses Ergebnis hielt über 8 Monate an, bis ein Rezidiv in der Trachea auftrat, das vor kurzem erfolgreich endobronchial bestrahlt wurde.
Insbesondere bei Tumoren mit schneller Wachstumstendenz sollte deshalb eine Konsolidierungstherapie zur Sicherung des Erfolgs der Laserbehandlung erfolgen. Häufig ist noch eine perkutane Radiatio mit Aufsättigungsdosis durchführbar, oder mindestens ein endobronchiales Afterloading; sollte die Strahlendosis aber schon ausgeschöpft sein, käme eventuell noch eine Stent-Implantation in Frage. Insgesamt muß nach unserer Meinung die Verfügbarkeit einer Konsolidierungstherapie bereits bei der Indikationsstellung zur Laserbehandlung beachtet werden.

Zusammenfassung:
Die endobronchiale Lasertherapie nimmt nach einem Anwendungszeitraum von fast 10 Jahren in unserer Klinik einen festen Platz in der palliativen Therapie endobronchialer Tumore ein. Ihr vorrangiges Ziel gilt der Verbesserung der Lebensqualität. Sie ist bei geeigneter Indikationsstellung mit allen anderen Maßnahmen von kurativer oder palliativer Zielsetzung kombinierbar. Die Laserbehandlung kann auch in Verbindung mit dem Fiberbronchoskop in Lokalanästhesie mit guten Erfolgen und bei geringer Komplikationsrate durchgeführt werden, wenn die Kontraindikationen beachtet werden (s. Tabelle 2).

Kontraindikationen:

- Kompressionsstenose
- Chondromalazie
- hämorrhagische Diathese
- fehlende Perfusion

relative:
- langstreckige, konzentrische Stenose
- infauste Kurzzeitprognose
- Zwerchfellparese
- Konsolidierungstherapie unmöglich (Radiatio - Afterloading - Stent)

Literatur:

1) Cavaliere S, Foccoli P, Farina PL: Nd:YAG Laser Bronchoscopy. Chest 94(1988)15-21
2) Dierkesmann R: Indication and Results of Endobronchial Laser Therapy. Lung (1990)Suppl:1095-1102
3) Dumon JF, Shapshay S, Bourcereau J, Cavaliere S, Meric B, Garbi N, Beamis J: Principles for Safety in Application of Neodymium-YAG Laser in Bronchology.Chest 86(1984)163-168
4) Emslander HP, Schlehe H, Wittmann M, Daum S, Ultsch B: Palliative intrabronchiale Laserbehandlung maligner Bronchusstenosen mit dem Fiberbronchoskop. Fortschr Med 101,23(1983)1084-1090
5) Emslander HP,Präuer HJ, Munteanu J, Heinl KW,Hinke K, Sebening H, Daum S: Palliative endobronchiale Tumorverkleinerung durch Laserbehandlung: Behandlungsmodus - Sofortergebnisse - Langzeitergebnisse. Laser 1(1985)28-34
6) Häußinger K, Cujnik F, Held E, Heldwein W, Zeiner E: Bronchoskopische Laserkoagulation zur Therapie des zentralen Bronchusverschlusses. Prax Klin Pneumol 35(1982)471
7) Personne C, Colchen A, Bonnette P, Leroy M, Bisson A: Laser in Bronchology: Methods of Application. Lung (1990)Suppl:1085-1088
8) Toty L, Personne C, Colchen A, Vourc'h G: Bronchoscopic management of tracheal lesions using the neodymium yttrium aluminium garnet laser. Thorax 36(1981)175-178
9) Vanderschueren RGJRA, Westermann CJJ: Complications of endobronchial Neodymium-Yag (Nd:Yag) Laser Application. Lung (1990)Suppl:1089-1094

New Application of Nd:YAG-Laser – Cauterizaton of Peripheral Lung Tissue of Dog by Thoracoscope

Z.-D. Xu, C.-Q. He, Z.-H. Guo, J. Hou, W.-H. Li et al.
Chinese PLA General Hospital, Beijing, China

The thoracoscope was inserted into the unilateral thoracic cavity on six dogs with sterile technique. The power at the tip of the fiber was 5 W, energy density was 12797-22395 J/sqcm. The dogs were killed at 0,1,3,7,14 and 28 days respectively. The macroscopic findings showed 1x1x1 cm scar tissue formated at 14 and 28 days. The microscopic findings showed the restoration process was excellent. No hemorrhage or air leak could be found in all animals by X ray. This pilot experiment shows that the peripheral lung tumor can be treated with YAG laser by thoracoscope.

Using Nd:YAG-Laser to Treat Bronchostaxis by Bronchscope on Dogs

Z.-D. Xu, C.-Q. He Z.-H. Guo, W.-H. Li, A.-Q. Zhang /PRC

The gastrointestinal hemorrhage has been treated successfully with Nd:YAG laser by fiberoptic endoscope in clinic. A variation of this technique has been used to treat experimentally created bronchostaxis, the feasibility and histological changes were studied with excellent result. Seven health adult dogs of either sex were intubated with the melt brochscope under general anesthetized condition. A 1x1 mm small bronchial epithelial tissue was damped to creat bronchostaxis which treated with laser. The power at the tip of the fiber was 5 W, fiber to surface distance was 2 mm. The time of irradiation was 10 seconds. Cumulative energy consumptions was 50 Joules. The bleeding immediately stopped after laser irradiation. No bronchial perforation occured. All animal surrived. The dogs were killed at 0,1,3,7 and 14 days respectively. The restoration process of lesions corresponded to ordinary inflammation. By 7 days, the mucous membrane surface was smoth and by 14 days there was no any trace can be find. This pilot animal experiment showed that the treatment of bronchostaxis with the YAG laser is safe and feasible.

Keywords: Nd:YAG laser, Bronchostaxis, Bronchoscope

Erste klinische Erfahrungen mit Nd:YAG-Laserresektionen der Wellenlänge 1318 nm am Lungenparenchym

A. Rolle /D

Anhand umfangreicher experimenteller Untersuchungen konnten wir nachweisen, daß die 1 318 nm Wellenlänge des NdYAG-Lasers der Standardwellenlänge von 1 064 nm bei Applikation an parenchymatösen Organen deutlich überlegen ist. Als ideales Applikationsorgan erwies sich die Lunge mit einem Parenchym, das sich durch hohen Wassergehalt von 80%, geringer Dichte und Wärmekapazität und zusätzlicher starker Schrumpfungstendenz auszeichnet. So lassen sich bereits mit niedrigen Leistungsdichten von 7,0 KW/cm² Parenchymschnittstrecken von 1,4 mm/sek. erzielen. Wellenlängenspezifisch findet parallel eine ausgeprägte Koagulation und Versiegelung des Lungenparenchyms statt.

Aufgrund der tierexperimentell gesicherten eindeutigen Überlegenheit der 1 318 nm Wellenlänge konnten wir mit der klinischen Applikation beginnen. Inzwischen liegen Daten und Erfahrungen über Laserresektionen mit dieser Wellenlänge bei 50 Patienten mit Nachbeobachtungszeiträumen bis zu 2 Jahren vor. Neben der Resektion und dem Abtragen von Bullae und Spitzennarben konnten alle klassischen Resektionen von der Keilexcision über die atypische bis zur typischen Segmentresektion komplikationsarm und mit geringem Blutverlust durchgeführt werden. Besonders schonend und parenchymsparend ist der Effekt der Laserresektion multipler Metastasen bei zentraler und tief im Lappen gelegener Lokalisation. Eine weitere interessante Therapiemodalität ist die Laserresektion im Sinne der Tumorektomie oder Lumpektomie ausgedehnter, sonst inoperabler Tumoren bei erheblich eingeschränkter funktioneller Operabilität. Die Vorteile liegen hier in der Übersichtlichkeit der Resektion durch die parallel stattfindende Blutstillung und die Verminderung einer Lokalrezidivrate durch einen begleitenden Nekrosesaum von 3 bis 4 mm Breite.

Physikalische Eigenschaften spezieller Laser-Endotracheal-katheter unter CO_2-Laserlichtapplikation

W. Jeckström, J. A. Werner, J. Schade
Zentrale Abteilung für Anästhesiologie und Intensivmedizin
Schwanenweg 21
2300 Kiel

Einleitung

Tubusnahe Eingriffe im Hypopharynx-, Kehlkopfbereich bzw. subglottisch sollten im Rahmen einer Intubationsnarkose nur mit speziellen "Lasertuben" durchgeführt werden. Von allen Sicherheitsmaßnahmen bei CO_2-Laserchirurgischen Eingriffen im Respirations- und oberen Verdauungstrakt kommt der Beschaffenheit des Endotrachealtubus eine zentrale Stellung zu. Der Endotrachealkatheter birgt die hauptsächliche Gefahrenquelle vor allem in zwei Abschnitten. So kann die Tubuswand durch CO_2-Laserstrahlen beschädigt werden. Aus diesem Grunde verwendete man anfänglich Endotrachealkatheter, die mit einer Aluminiumfolie umwickelt waren. Dieses Verfahren ist jedoch nicht ungefährlich. Wenn der Laserstrahl diese Folie perforiert, kann die darunterliegende Tubuswand verbrennen und es kommt wegen der Ansammlung von Dampf unter der Folie zu Verpuffungen (1). Improvisationen dieser Art entsprechen deshalb heute nicht mehr dem erforderlichen Sicherheitsstandard. Eine weitere Gefahr geht von der Blockermanschette aus. Diese soll nicht mit Luft, sondern mit physiologischer Kochsalzlösung aufgefüllt werden (2). Das senkt die Gefahr, daß sich die Manschette entzündet, wenn sie versehentlich vom Laserstrahl getroffen wird.

Material und Methode

Folgende in der Bundesrepublik am häufigsten verwendeten brandhemmenden Endotrachealtuben wurden untersucht: 1. ein konventioneller, mit einer selbstklebenden Aluminiumfolie umwickelter Silikontubus, 2. der Medimex LTS-Endotracheal-Katheter (Medimex, Hamburg). Bei diesem Endotrachealkatheter ist die Blockermanschette mit Schaumstoff gefüllt, wodurch ein Kollabieren der Manschette beim Auftreffen des Laserstrahls vermieden werden soll. 3. Der Xomed-Lasertubus, (Xomed Jacksonville, USA). Er besteht aus Kunststoff, dessen Oberfläche zum Schutz gegen Laserstrahlen im Schaft- und Cuffbereich mit einer Metallschicht bedampft ist und 4. der MLT Laser™ Tracheltubus Mallinckrodt (Hennef, Deutschland). Er besteht aus Edelstahl. Lediglich die Spitze und der von zwei Blockermanschetten umschlossene

distale Abschnitt besteht aus Kunststoff. Aufgrund von 2 übereinanderliegende Blockermanschetten bleibt die Abdichtung des Tubus bei Perforation einer Manschette durch die zweite Manschette sichergestellt.
Gemessen wurden: 1. Perforationsneigung, Erhitzung und Wärmeleitung an Tubuswandung, Cuffzuleitung und Cuff.(kontinuierlicher und getakteter Betrieb, 2, 5, 10 Watt, 0.05, 0,1, 0.5sec, Fokusoberfläche 0.78mm^2). 2. Reflexion und Streuung der CO_2-Laserstrahlung über fluoreszenzinduzierte Visualisierung der Laserstrahlung. 3. Licht- und rasterelektronenmikroskopische Untersuchungen zur Gewebsschädigung durch Wärmeleitung und CO_2-Laserstrahlreflexion.

Ergebnisse und Diskussion
Wie sich heraustellte, wird die Aluminiumfolie schon bei der niedrigsten Laserleistung und bei einem einzelnen Impuls von 0.1 sec perforiert. Zwar wäre ein Tubus aus Gummi gegenüber Laserstrahlen widerstansfähiger. Dennoch ist die Umwicklung eines Endotrachealkatheters mit einer Aluminumfolie kein optimales Verfahren. Es beinhaltet Gefahren und es dürfte gegebenenfalls schwerfallen, eine einschlägige Komplikation rückblickend als unvermeidbar hinzustellen. Der Mallinckrodttubus besitzt eine hohe Reflexion für auftreffende Laserstrahlen, was im vorliegenden Zusammenhang ein Nachteil ist. Bei direkter Bestrahlung des Tubus werden 50 % der Laserstrahlenergie auf die benachbarte Schleimhaut reflektiert. Das entspricht bei einer Laserleistung von 5 Watt immer noch einer reflektierten Leistung von 2 Watt. Schleinhautschäden entstehen schon bei einer Energiedichte von 0.5 Watt/mm^2. Unter den hier geprüften Endotrachealkathetern besitzt der Xomed-Tubus die geringste Reflexion für CO_2-Laserstrahlen.
Um die Erwärmung des Endotrachealkathters beim Auftreffen eines Laserstrahls zu prüfen, wurde die Temperatur im Abstand von jeweils 2.5 mm bis zu einem maximalen Abstand von 10 mm gemessen. Schleimhautschäden treten bei Temperaturen von mehr als 50 Grad Celsius auf. Richtet man einen CO_2-Laserstrahl mit einer Leistung von 10 Watt für die Dauer von 5 sec auf die fraglichen Endotrachealkatheter, dann tritt am Brennpunkt des Xomedtubus eine Temperatur von mehr als 100 Grad Celsius auf. Beim Xomed und beim Medimextubus wurden noch in einem Abstand von 5 mm vom Brennpunkt Temperaturen von 50 Grad Celsius registriert. Demgegenüber blieb die Oberflächentemperatur beim Mallinckrodt-Tubus in vertretbaren Größenordnungen (3). Während der mit Aluminiumfolie umwickelte Silikontubus bereits ab 3 Watt/mm^2 perforiert, kommt es bei dem Xomed-Tubus erst über 30 Watt/mm^2 zu einer Perforation. Der Medimex-Tubus perforiert im Schaftbe-

reich nicht, doch verbrennt die den Schaft umgebende Silikonschicht bereits ab 0,25 Watt/mm². Die Cuffwandung perforiert bei allen untersuchten Tuben bereits bei niedriger Energiedichte. Am besten schneidet hierbei der mit Metall beschichtete Xomedcuff ab (Perforation ab 0,35 Watt/mm²). Auch diese kommerziellen Lasertuben haben somit keine optimalen physikalischen Eigenschaften. Der Medimex und der Xomed-Lasertubus sind durch auftreffende Laserstrahlen entflammbar. Dies ist nur beim Mallinckrodt-Tubus nicht der Fall. Bei allen 4 Endotrachealkathetern wird jedoch die Wand der Blockermanschette bereits bei niedriger Energie der Laserstrahlen perforiert. Deshalb bedeuted die Tatsache, daß der Mallinckrodt-Tubus zwei übereinanderliegende Blockermanschetten aufweist, in der Tat eine Erhöhung der Sicherheit.

In den histologischen Untersuchungen können bei den oben genannten Reflexionen und Erhitzungen zum Teil erhebliche Gewebsschäden nachgewiesen werden.

Der konventionelle mit Folie umwickelte Tubus ist mit Abstand der Gefährlichste. Der Mallinckrodt-Tubus erweist sich als der Beste in dem hier vorgestellten Sicherheitstest, doch gewährt auch dieser Tubus keine absolute Sicherheit.

Für die Sicherheit der Narkoseführung bei laserchirurgischen Eingriffen am Kehlkopf und der Trachea ist die endotracheale Intubation naturgemäß das beste Verfahren. Bei vielen Eingriffen ist die Behinderung des Chirurgen gering, sofern beim Erwachsenen Endotrachealkathetern der Größe Charriere 24-26 (Umfang in mm) oder 5.5-6.5 mm Innendurchmesser benutzt werden. Behinderungen sind dagegen unbestreitbar, wenn der krankhafte Prozess im mittleren Bereich der Stimmlippen oder der hinteren Kehlkopfregion liegt. Das gleiche gilt für Kleinkinder, für die es bislang keine speziellen Lasertuben geeigneter Größe gibt. Es ist dann unumgänglich, den Endotrachealkatheter während der Laserapplikation zu entfernen, damit am freien Kehlkopf operiert werden kann (4). Dauert die Operation länger, kann die sogenannte "proximale Jetventilation" eine alternative Beatmungsform darstellen (5).

Literatur

1. Berendes S, Schug SA, Bonhoeffer K (1987)
   Zur Patientensicherheit während laserchirurgischer Eingriffe im HNO-Bereich.
   Anästhesiologie und Intensivmedizin 28: 312-324

2. Fried MP (1984) A survey of complications of laser laryngoscopy. Arch Otolaryngol 110: 31-34

3. Werner JA, Schade W, Jeckström W, Lippert BM, Helbig V, Godbersen GS, Rudert H (1990)
Comparison of endotracheal tube safety during carbon dioxide laser surgery.
Laser Med Surg 6: 184-189, 197

4. Cohen SR, Herbert WI, Thompson JW (1988)
Anesthesia management of microlaryngeal laser surgery in children: apneic technique anesthesia.
Laryngoscope 98: 347-348

5. Claes J, Vermeyen K, Van de Heyning PH, Boeckx E (1989)
Preglottic low-frequency Venturi jet ventilation in laryngoscopic microsurgery in adults. The influence of inspiration time and frequency .
Clin Otolaryngol 14: 433-440

Histological Effects of the Laser Photosclerosis on big Saphaenas Veins

L. Longo, L. Corcos
Private Hospital Villa Donatello, 14, 50132 Firenze/Italy

The authors study "in vitro" the intimal changes of big saphaenas veins, induced by different doses of laser irradiations. Argon and Nd-YAG lasers carried by optical fibers in internal wall were used. The big saphaenas veins, with saphaenectomy of the lower limbs were removed and successfully irradiated with laser. Both lasers treated each big saphaena, at different doses. The goal was to verify the possibility of clinical application of the laser photosclerosis by endoscopic way, and its utility. It is necessary then, a correct appraisal on risk/effectiveness ratio of this laser treatment as compared to traditional therapy. Before the clinical approach, it is necessary also, to establish what kind of laser and how should we employ in each venous pathology.

Die experimentelle Laser-assistierte Gefäßanastomose an großen Arterien

W. Schmiedt, H. Jakob, A. Grzimek, B. Pannen, C. Seidl,
R.A. Bürger, H.J. Hennes
Klinik für Herz-, Thorax- und Gefäßchirurgie der Universität Mainz
Langenbeckstr. 1, D-6500 Mainz

Nach der ersten Anwendung der Laserenergie zur Herstellung von Gefäßanastomosen durch JAIN 1979 haben weitere Untersuchungen gezeigt, daß diese Technik in Hinblick auf Thrombogenität, Durchgängigkeitsraten, Fremdkörperreaktion und Entwicklung einer Intimahyperplasie mit der konventionellen Nahttechnik vergleichbar oder dieser sogar überlegen ist. Die meisten dieser Experimente haben sich im Mikrogefäßbereich (< 2 mm) abgespielt, sodaß hier die Frage bearbeitet wurde, ob diese Technik auch an größeren Arterien anwendbar ist und im Vergleich zur konventionellen Nahttechnik ein besseres Mitwachsen der Anastomose mit dem Organismus ermöglicht.

Material und Methodik

Bei 21 Ferkeln der Rasse "Deutsches Landschwein" wurde die A. carotis freigelegt, quer durchtrennt und auf einer Seite mit Laser-Technik, auf der anderen Seite mit konventioneller Nahttechnik anastomosiert. Zur Narkoseeinleitung erhielten die Tiere 9 mg/kg Körpergewicht Azaperon i.m., 15 min danach 11 mg/kg KG Etomidat intraperitoneal. Zur Fortsetzung der tiefen Sedierung wurden, falls nötig, 25 mg Etomidat i.v. alle 30 min verabreicht.

Beide Carotiden wurden über einen medianen Längsschnitt am Hals über der Trachea erreicht. Nach Abklemmen der Gefäße (Durchmesser 3,9-5,1 mm) wurden diese quer durchtrennt und auf einer Seite mit durchschnittlich 10 Einzelknopfnähten (7- 0 Prolene) reanastomosiert. Auf der anderen Seite wurden die Gefäßenden mit durchschnittlich 4 Haltenähten adaptiert und zwischen den Nähten mit Laserenergie fusioniert. Bei dem Lasergerät handelt es sich um einen Nd:Yag Laser der Fa. Messerschmitt Bölkow Blohm, MBB-Medizintechnik GmbH München, Typ Medilas 2 in einer Spezialausführung mit einer Wellenlänge von 1,319 μ. Für die Verschmelzung der Gefäße waren 10 bis 15 Laser-Applikationen mit einer Leistung von 6,5 bis 10,5 Watt bei einer Pulsdauer von 0,2 bis 0,3 sec notwendig, was einer Leistungsdichte von durchschnittlich 2800 Watt/ cm 2 entspricht.

Ergebnisse

An den postoperativen Tagen 0 bis 32 wurden die Gefäße zur histomorphologischen Untersuchung in Narkose entnommen. Bei der Entnahme wurde bereits eine grobe Offenheitsprüfung durch Palpation und mit einem Dopplergerät durchgeführt. Dabei wurden teilweise hochgradige Stenosen festgestellt, die eine Weiterbearbeitung der Ergebnisse für bestimmte Fragestellungen nicht mehr ermöglichte.
Von den 42 Carotiden der 21 Tiere waren 27 mit Lasertechnik und 15 mit konventioneller Nahttechnik durchgeführt worden. 22 der 27 Laseranastomosen waren offen, 5 davon aber so stenotisch, daß sie für weitere Analysen aus der Untersuchung herausgenommen wurden. 10 der 15 konventionellen Anastomosen waren offen. Somit ergibt sich für die Laseranastomose nur eine geringfügig höhere Offenheitsrate von 77,3 % gegenüber 66,6 %.
Beim Gefäßdurchmesser von anfangs durchschnittlich 4,45 mm war im Beobachtungszeitraum bis zu 32 Tagen in der konventionellen Nahttechnik eine Durchmesserabnahme auf durchschnittlich 4,37 mm und bei der Lasertechnik eine Zunahme auf durchschnittlich 4,6 mm feststellbar. Ein statistischer Vergleich ist wegen unterschiedlicher Entnahmezeitpunkte der Präparate nicht möglich, in der graphischen Darstellung wird allerdings ein "Mitwachsen" der Laseranastomose gegenüber der Nahttechnik erkennbar.

Die histomorphologische Untersuchung (Färbung Elastica van Gieson und Hämatoxylin/ Eosin) der Laseranastomose zeigt zunächst eine vollständige Koagulation der Tunica adventitia und teilweise auch media. Der nach "Verschweißung" der Gefäßenden verbliebene Restspalt ist mit Fibrin ausgefüllt. Manchmal ist auch eine fast komplette Nekrose der Gefäßwand durch Laser-Einwirkung sichtbar. Nach 3 Tagen bildet sich Granulationsgewebe im Bereich der Gewebekoagulation, also in der Tunica adventitia und media, gleichzeitig beginnt die Intimaproliferation. Nach einer Woche beginnt der Ersatz von Granulationsgewebe durch Bindegewebe. Diese Vernarbung ist mit der dritten Woche abgeschlossen. Hier fällt dann die Narbengranulombildung um die (durchschnittlich 4) Haltenähte auf, die bei der reinen Nahttechnik noch augenfälliger wird.

Diskussion

Zur experimentellen Anastomosierung von Gefäßen wurden nach den ersten Erfahrungen von JAIN im Mikrobereich mit dem Neodym:YAG Laser auch Argon- (GOMES, WHITE) UND Kohlendioxid (FRAZIER, McCARTHY, ASHWORTH) - Laser verwendet, in der hier vorliegenden Untersuchung erstmals ein Neodym:YAG Laser mit der speziellen Wellenlänge von 1,319 μ an größeren Arterien. Übereinstimmend mit den o.g. und anderen Publikationen sind die Durchgängigkeitsraten der Laseranastomose gleich gut oder höher, die Fremdkörperreaktion und Narbenbildung geringer als bei konventioneller Nahttechnik.Die Studie hat gezeigt, daß die Anastomosierung von großen Gefäßen (Durchmesser 3,9-5,1 mm) mit Lasertechnik möglich ist und relativ schneller durchgeführt werden kann. Sehr wichtig ist allerdings eine absolute Kongruenz und spannungsfreie Adaptation der Gefäßenden. Wenn diese Bedingungen erfüllt sind, ist bereits in einem Zeitraum von 4 Wochen bei der Lasertechnik ein "Mitwachsen der Anastomose" analog der Entwicklung des Tieres gegenüber einer Stagnation bei der alleinigen Nahttechnik erkennbar. Um das Ziel, die Anwendung dieser Technik beim Menschen, zu erreichen, sind weitere Studien notwendig, z. B. erscheint nach den histologischen Befunden eine Kombination von Lasertechnik und resorbierbarem Nahtmaterial sinnvoll.

Literatur

Ashworth EM, Dalsing MC, Olson JF,Hoagland WP, Baughman S, Glover JL: Large-Artery Welding With a Milliwatt Carbon Dioxide Laser. Arch Surg (1987) 122:673-677

Frazier OH, Painvin GA, Morris JR, Thomsen S, Neblett CR: Laser-assisted microvascular anastomoses: Angiographic and anatomopathologic studies on growing microvascular anastomoses: Preliminary report. Surgery (1985) 97:585-590

Gomes OM, Macruz R, Armelin E, Ribeiro MP, Brum JMG, Bittencourt D, Verginelli G, Zerbini EJ: Vascular Anastomosis by Argon Laser Beam. Tex Heart J (1983) 10: 145-149

Jain KK: Sutureless Microvascular Anastomosis Using A Neodymium-YAG Laser. Journal of Microsurgery (1980) 1:436-439

McCarthy WJ, Hartz RS, Yao JST, Sottiurai VS, Kwaan HC, Michaelis LL: Vascular anastomoses with laser energy. (1986) J VASC SURG 3:32-41

White RA, Kopchok G, Donayre C, White G, Lyons R, Fujitani R, Klein SR, Uitto J: Argon laser-welded arteriovenous anastomoses. J VASC SURG (1987) 6:447-53

In Vitro Effects of Argon Laser Exposure of the Human Aorta

R. Ortega, M.d.l. Llata, E. Silva, G. Valero
Centro de Instrumentos, Universidad Nacional Autonoma de Mexico, Circuito Exterior, Cd. Universitaria, Apdo.Postal 70-186, Mexiko, o4510, D.F., MEXIKO

Argon laser exposures in vitro were done on human aortas. The laser power applied on a fresh aorta section varied from 100 mw to 1000 mw. A second aorta section, formalin fixed, was irradiated under saline solution by a fiber optic system. The time exposures were all different in both sections.
The two histologic sections findings of thermal damage were similar. Three zones of tissue injury were observed: 1) carter becasuse of tissue vaporization; 2) coagulative necrosis surrounding it; an 3) multiple vacoules in the adjacent tissue produced by acoustic or shock injury. Tissue damage was related directly with total energy delivered. Atherosclerotic tissue was more resistant to laser thermal injury than normal tissue.
The talk will discuss the experimental arrangement and the preliminary results that were obtain.

Clinical use of the Laser-Speckle-Method for a Non-Contact Detection of skin Circulation in Patients with Diabetes Mellitus

J. Schmand[1], B. Ruth[2] and D.Abendroth[1]

[1]Dept. of Surgery, Klinikum Großhadern, Ludwig-Maximilians-University, Marchioninistr. 15, 8000 Munich 70 and
[2]GSF-Forschungszentrum für Umwelt und Gesundheit, 8042 Neuherberg

Introduction

This study was carried out to evaluate the possibility of a clinical employment of the Laser-Speckle-Method for non-contact determination of the skin-circulation:
In the clinical workaday routine, we find a lot of situations where a simple and non-invasive method for fast, quantitative measurement of the circulation without sideeffects is needed: Not only in terms of diabetic microangiopathy, what we investigated, but also in plastic and reconstructive surgery (e.g. perfusion of free flaps), in transplant surgery (e.g. quality of graft perfusion), in terms of arterial occlusive disease, secondary wound healing and during anesthesia, just to mention a few. Up to now, none of the clinical established methods for blood flow detection is able to fulfill the conditions mentioned above. Either they are indirect measurements only, like thermographia (Abendroth, 1987) or detection of the surface pO_2 (Kessler 1969), or they are not applicable in patients because of their side-effects, like fluorescent markers for intravital microscopy (Zimmerhackl, 1983) or radioactive microspheres (Buckberg, 1971). Even the Laser-Doppler-Method (Nilsson, 1980) has a severe disadvantage: the probe is attached to the skin and therefore disturbes microcirculation.

Methods

The dynamic Laser-Speckle-Effect was primarily described by STERN (1975) and RUTH (1990): according to the mean penetration depth of 0.4 mm in human skin the light of the He-Ne laser (632.8 nm) is partly scattered by the moving red cells in the direct vicinity of the skin surface. Due to the roughness of the skin the scattered light forms a granular structure, called speckle-pattern. Since the skin and the erythrocytes are not stationary the speckle-pattern becomes time-dependent. At a distance of 5 cm, the time-dependent light intensity is measured behind a pinhole by a photomultiplier and the resulting signal is fed into an electronic circuit which provides an output-signal B (blood-flow parameter). It could be shown that B depends on the velocity and the volume of the blood within the range of the laser light (RUTH, 1987). For noise reduction and formation of mean values further signal processing is carried out by a microprocessor. The data obtained are stored by a computer and on an analog strip-chart recorder, simultaneously.

As a control measurement we employed the transcutaneous oxygen pressure measurement ($tcpO_2$): the $tcpO_2$, registered by a skin surface electrode, is an indirect measure of hyperemic flow through nutritional, intradermal skin capillaries. For this reason, the skin is locally heated up to 44° C to achieve maximum intra- and subdermal vessel dilatation (ABENDROTH, 1987).

The skin circulation was studied in the forefoot area (os cuboid II), employing the dynamic method of reactive hyperemia response following ischemia. The subjects were in a comfortable supine position and all registrations were carried out on the dorsum of the properly fixed foot under standardized, temperature-controlled (23°C) conditions. After the $tcpO_2$-electrode was attached to the skin, the laser beam was focussed on the skin surface at a position nearby. A standardized blood pressure cuff was placed around the lower leg. After the $tcpO_2$ had reached its steady-state value within 10 min, the speckle measurement was started. In the first 3 min the basic values, $B_{initial}$ and $pO_{2initial}$, were determined. Then the bp-cuff was inflated to a suprasystolic value and the half-times, HT_{down} and pO_{2down}, were registered. After three min the cuff was suddenly released and the half-times, HT_{up} and pO_{2up}, were measured during the increase of both signals. The peak values, B_{peak} and pO_{2peak}, and the periods to reach them, T_{peak} and TpO_{2peak}, are determined as well as the periods, T_{final} and TpO_{2final} to reach the final values, B_{final} and pO_{2final}. All these values, derived from the time-course of the two methods, are collectivly denoted as characteristic parameters.

We performed our investigations in three different groups: Healthy persons, patients with insulin-dependent diabetes mellitus and patients after successful pancreatic transplantation (no longer insulin-dependent).

Results:

Tab.1 shows the characteristic parameters obtained by the Laser-Speckle for the three groups. The signal B is pointed out in relative units, the time in seconds:

	B_{init}	B_{peak}	B_{final}	Ht_{down}	Ht_{up}	T_{peak}	T_{final}
control	5.8 ±2.6	8.8 ±2.8	5.6 ±3.0	7.0 ±7.7	6.3 ±8.8	28.0 ±37.6	90.0 ±110.2
diabetics	7.4 ±4.0	11.9 ±4.3	7.6 ±3.0	10.6 ±12.2	4.3 ±1.6	13.4 ±8.6	27.3 ±11.6
transplant	6.6 ±3.4	10.4 ±5.5	5.6 ±4.0	21.3 ±25.0	7.7 ±11.4	27.0 ±23.8	51.7 ±33.9

The highest values for the B-signal intially, at peak and at the end are found in the diabetics-group. The longest half-times are found in the group of patients after pancreas transplantation, whereas the longest times to peak and final value are measured in healthy persons.

The data measured by the pO_2-surface-electrode are shown in tab.2 (pO_2 in mmHg, time in seconds).

	O_{2init}	O_{2peak}	O_{2final}	Ht_{down}	Ht_{up}	T_{peak}	T_{final}
control	69 ±7	72 ±6	70 ±7	76 ±19	31 ±15	29 ±6	76 ±7
diabetics	39 ±19	41 ±23	40 ±22	75 ±36	58 ±25	199 ±31	221 ±13
transplant	62 ±10	63 ±16	63 ±9	65 ±20	48 ±26	90 ±20	107 ±19

Here we can see the highest pO_2-levels and the fastest reactions in the control subjects. In contrast, the lowest values in pO_2 and the lowest reaction-times are seen in the diabetics-group.

Discussion:

It was possible to show that the Laser-Speckle-Method is able to fulfill the required conditions: it is a non-invasive, fast, reliable method and did not show any sideeffects. It pointed out that the reactiontimes are the more sensitive parameter than the absolut values, as far as the speckle is concerned. However the standard-deviations of the speckle data are pretty high, it is to take in consideration that it does not require a heated electrode or a contact-gel for its measurement. Additionally, the method is not developped for a quantitative measurement of blood flow, though a semi-quantitative measurement is easy to perform. According to FRANZEK (Franzek, 1982) the delay in reestablishment of the control pO_2 (in the presence of microangiopathy) is characteristic and any therapeutic effect can be registered as a decrease in delay: Both methods employed in this study were able to prove the beneficial effect of pancreas transplantation in patients with insulin-dependent diabetes mellitus.

References:

Buckberg GD, Luck JC, Payne DB, Hoffmann JIE, Archie JP, Fixler DE: Some sources of error in measuring regional blood flow with radioactiv microspheres. J Appl Physiol 31: 598-604, 1971

Franzek UK, Talke P, Fronek A: ^Transcutaneous pO_2-measurements in health and peripheral arterial occlusive disease. Surgery, 91 (2): 156

Kessler M, Grunewald W: Possibilities of measuring oxygen pressure fields in tissue by multiwire platinum electrodes. Progr Resp Res 3:147-152, 1969

Nilsson GE, Tenland T, Öberg A: Evaluation of a laser Doppler flowmeter for measurement of tissue blood flow. IEEE Trans Biomed Eng 27: 10: 597-637, 1980

Ruth B: Superposition of two dynamic speckle patterns - an application to non-contact blood flow measurements. J Mod Optics 34: 257-273, 1987

Ruth B: Blood flow determination by the laser speckle method. Int J Microcirc: Clin Exp 9: 21-45, 1990

Stern M D: In vivo evaluation of microcirculation by coherent light scattering. Nature 254: 56-58, 1975

Zimmerhackl B, Parekh M, Brinkhus H, Steinhausen M: The use of fluorescent labelled erythrocytes for intravital investigation of flow and local hematocrit in glomerular capillaries in the rat. Int J Microcirc: Clin Exp 2: 119-130, 1983

Urologie
Urology

Lithotripsie/Lithotripsy

Laser in der Urologie: Technischer und medizinischer Fortschritt oder Illusion? State of the Art

A. Hofstetter
Urologische Klinik u. Poliklinik der Ludwig-Maximilians-Unversität, Klinikum Großhadern

Die Einsatzmöglichkeiten von Laserstrahlung in der Medizin sind vielgestaltig und dürften in den kommenden Jahren weitere Bedeutung erlangen, wenn man die in der Technik vorgegebenen Möglichkeiten wie Isotopentrennung mit Laserlicht, laserinduzierte Kernfusion, Laserröntgen, laserassistierte, optische Nachrichtenübertragung und Lasercomputer betrachtet.

Das Produkt aus Energiedichte und Einwirkungszeit sowie Wellenlänge beinhaltet eine Bandbreite von Gewebsreaktionen, die zum Teil als etablierte Standardverfahren zum Schneiden, Schweißen und Koagulieren in die Chirurgie und somit auch in die Urologie Einzug gehalten haben.

An erster Stelle steht hier der <u>Lasereinsatz zur Tumorzerstörung</u>, wobei die berührungsfreie Tumorkoagulation besonders zu erwähnen ist. So ist es mit dem Neodym-YAG-Laser erstmals möglich, Wärme gezielt und berechenbar lokal zu applizieren, so daß homogene Nekrosen entstehen bei gleichzeitigem Verschluß der Blut- und Lymphgefäße. Diese Methode hat sich vor allem beim Blasen- und Penis-Karzinom bewährt.

In der <u>Mikrochirurgie</u> sind die "Schweißeffekte" von thermischen Dauerstrichlasern interessant, während die Vorschußlorbeeren, die man dem "Laserskalpell" gab, nicht gerechtfertigt erscheinen. Mikrochirurgische, laserassistierte Verfahren haben vor allem Bedeutung bei Ductus deferens-Reanastomosierungen.

Weitere interessante Möglichkeiten des Einsatzes thermischer und athermischer Lasereffekte ergeben sich bei der <u>Entfernung</u> von <u>Strikturen</u> (z.B. Urethra), <u>Fistelverschlüssen</u> (sog. Haarfisteln) sowie der Angioplastie, wenngleich auch hier die eindeutige Überlegenheit zu anderen Methoden noch nicht belegt werden konnte.

Präparationen von Lymphknoten und -gefäßen bei endoskopischen Lymphadenektomien (pelvine Lymphadenektomie zur N-Stadienfestlegung bei Blasen- u. Prostatakarzinomen) lassen sich mit dem Nd:YAG-Laser im Kontaktverfahren (Fibertom, MBB, Ottobrunn) schnell und sicher durchführen.
Die interstitielle Thermotherapie mit dem Nd:YAG-Laser bei der Prostatahyperplasie sowie kombiniert mit Androgendeprivation und Zytostatika-Therapie beim Prostatakarzinom könnte neue therapeutische Wege eröffnen.
Erste experimentelle und klinische Untersuchungen scheinen dies zu bestätigen. Dieses Verfahren könnte aber auch bei der sog. Metastasenchirurgie Bedeutung erlangen, wenn es gilt, operativ nicht zugängliche Solitärmetastasen zu zerstören (Gehirn-, Leber-, Lungen-, Knochenmetastasen usw.)

Die high-power-Effekte zur Steinzertrümmerung haben zu einer neuen Generation von Lithotriptoren geführt, die sich bereits im klinischen Einsatz befinden und aufgrund ihrer Effektivität (97%) und günstigen Kosten-Nutzen-Relation bestechen.
Dagegen ist der Einsatz von high-power-Laserstrahlung zur Revaskularistion von arteriosklerotischen Gefäßen noch reine klinisch experimentelle Forschung mit möglichen Erfolgsaussichten. Eine Indikation in der Urologie wäre die Revaskularisation der Pudendel-Gefäße bei erektiler Dysfunktion.

Die Photoablation erlaubt athermisches Schneiden und Auftrennen von molekularen Strukturen.
Was die low-power-Laserbestrahlung betrifft, so ist auch hier das Stadium des Experimentierens noch nicht beendet.
Der interessanteste Aspekt ist die photodynamische Diagnostik und Therapie zur Entfernung und Zerstörung oberflächlicher, multifokaler Tumoren oder Carcinomata in situ, wobei die Kombination mit Zytostatika das bestehende Therapiekonzept wesentlich verbessern könnte.

Was wird die Zukunft bringen?
Neben dem therapeutischen Lasereinsatz wird vor allem die diagnostische Anwendung an Bedeutung gewinnen. Aussichtsreich sind die laserinduzierte Fluoreszenz und Holographie zur Gewebedifferenzierung, vor allem, wenn es gilt, endoskopisch oder auf kleinstem Raum Informationen zu sammeln. Die Raman-Spektroskopie könnte es uns ermöglichen, Gas-Analysen in Bruchteilen von Sekunden durchzuführen. Mit dem Laser-Röntgen wird man weit in die Ultrastruktur der Zellen und Zellsubstanzen vordringen. Damit ist aber das Repertoir des Lasereinsatzes in der Medizin noch nicht erschöpft. Die weiteren technischen Entwicklungen werden uns sicherlich neue Möglichkeiten in Thrapie und Diagnostik an die Hand geben. Man bedenke nur die Möglichkeiten durch Verwendung des Lasers als intrazelluläres Op.-Instrument oder "optische Pinzette". Mancher wird sich allerdings fragen, ob dieser technische Aufwand in der Urologie sinnvoll und erstrebenswert ist.
Den Zweiflern sie gesagt, daß es gerade diese neuen Technologien sind, die das endoskopische Operieren vorangebracht haben und die Voraussetzungen dafür bieten, daß viele Eingriffe für den Patienten weniger problematisch geworden sind.
Darüberhinaus darf nicht vergessen werden, daß in vielen Fällen durch die Lasertechnologie der Krankenhausaufenthalt verkürzt und somit auch der Kostenexplosion im Gesundheitswesen gegengesteuert werden kann.
Wenn man dies alles bedenkt, glaube ich, daß man die Einführung des Lasers in die Medizin als echten Fortschritt bezeichnen kann, auch wenn sich mancher ursprünglich eingeschlagene Weg in der Forschung als Illusion erwiesen hat.

Laserkoagulation kavernöser Hämangiome an der Glans penis

N. Schmeller
Urologische Klinik
Klinikum Großhadern,Marchioninistr., D-8000 München

Kavernöse Hämangiome der Glans penis stellen angeborene Fehlbildungen dar, die kosmetisch störend sind und auch zu gelegentlichen Blutungen in der Folge von Irritation oder Trauma führen. Die chirurgische Behandlung dieser Gefäßmißbildung führt zu sehr unschönen Defekten der Glans penis und zu einem nicht befriedigenden kosmetischen Resultat.

Wir berichten über drei Fälle mit ausgedehnten kavernösen Hämangiomen an der Glans penis, einem Kind und zwei jungen Männern. Die Behandlung erfolgte mit dem defokussierten NdYAG-Laser bei 15 Watt Ausgangsleistung unter Einsatz von Oberflächenkühlung durch Auftropfen von Ringerlösung. Die selektive Absorption von Laserstrahlung führt zu einer höheren Erhitzung des kavernösen Hämangioms als des Corpus Spongiosum der gesunden Glans penis. Hierdurch kann eine selektive Koagulation des Hämangioms erzeugt werden. Die Koagulationsintensität wird durch Sichtkontrolle und Palpation des Hämangioms kontrolliert.

In allen drei Fällen war es möglich, das Hämangiom selektiv zu zerstören, ohne einen wesentlichen Defekt in der Glans penis zu hinterlassen. Die Befunde wurden photographisch dokumentiert.

Beim vorliegen eines kavernösen Hämangioms der Glans penis kann die Laserkoagulation als die Therapie der Wahl angesehen werden.

Condylombehandlung mit Neodym:YAG-Laser

P. Schneede, M. Kriegmair, A. Hofstetter
Klinik für Urologie
Klinikum Großhadern
Marchioninistraße 15
8000 München 70

Condylome - oder auch Feigwarzen - sind durch humane Papillomviren (HPV) verursachte Hautveränderungen der Urogenital- und Analregion, in seltenen Fällen auch der Schleimhäute des Respirationstraktes. Man unterscheidet im wesentlichen papillomatöse, vorwuchernde Genitalwarzen, die auch pigmentiert sein können, von flachen Condylomformen, die oft mit bloßem Auge nur schwer erkennbar sind (1, 2).

Das klinische Interesse an diesen lange Zeit als harmlos eingestuften Hautveränderungen wuchs, nachdem in den letzten Jahren bekannt wurde, daß humane Papillomviren ebenfalls in Präkanzerosen und Karzinomen der Cervix uteri, der Vulva und des Penis isoliert wurden und die Inzidenz dieser sexuell übertragbaren Hautveränderungen ständig zunimmmt (3, 4, 5). Eine konsequente Diagnostik und Therapie unter Einbeziehung des jeweiligen Geschlechtspartners ist daher dringend erforderlich.

Während das Erkennen der Condylomata acuminata, der erhabenen Warzenformen, in der Regel keine Probleme bereitet, lassen sich die flachen HPV-Effloreszenzen meist nur mit Lupenvergrößerung und spezieller Markierung nachweisen. Mit 5%iger Essigsäure verfärben sich diese Formen am äußeren Genitale weißlich. Die Analyse der HPV-Subtypen in den unterschiedlichen Hautveränderungen hat gezeigt, daß insbesondere in den unscheinbaren, essigsäurepositiven Formen HPV-Stämme nachgewiesen werden, die möglicherweise über ein onkogenes Potential verfügen. In diesem Zusammenhang sind unter den 60 mit molekularen Hybridisierungstechniken differenzierbaren HPV-Typen die Stämme 16, 18, 31, 33, 35 zu nennen (6).

Da Condylome nicht nur im Bereich des äußeren Genitales auftreten, sondern auch die Portio uteri, die Peri- und Intraanalregion und in seltenen Fällen die Schleimhäute des Respirationstraktes befallen können, sind gegebenenfalls gynäkologische, proktologische und HNO-ärztliche Untersuchungen erforderlich. Bei zirka 30% der Condylompatienten sind in der Harnröhre HPV-assoziierte Läsionen urethrocystoskopisch nachweisbar. Bis zur Behandlung mit Lasern bereitete gerade die Therapie äußerlich nicht zugänglicher Condylome lange Zeit große Probleme. Der Laser erlaubt neben der Therapie äußerlicher Condylome der Anogenitalregion durch die Verwendung von Lichtleitfasern ebenfalls die Behandlung beispielsweise vom Harnröhrencondylomen.

Neben diesem Vorteil lassen sich Laser besonders exakt anwenden und führen zudem zu besonders guten kosmetischen Ergebnissen. Den häufig in der Condylomtherapie verwendeten keratolytischen und zytotoxischen Externa, die lokal auf die Condylome aufgetragen werden, ist die Lasertherapie bezüglich der Rezidivraten weit überlegen. Während nach Lasertherapie nur bei zirka 15-20% der Patienten eine Zweitbehandlung erforderlich ist, liegt die Rezidivrate für Externa bei zirka 70%. Die konservativ, chirurgischen Verfahren, wie Exzision, Kürettage, Elektroresektion und Kryotherapie, führen bei annähernd gleicher Erfolgsrate im Vergleich zur Laserbehandlung zu stärkerer Narbenbildung und Gewebsdefekten. Ein weiterer Vorteil der Laserbehandlung liegt darin, daß durch Koagulation subläsionär gelegener Gefäß- und Nervenendigungen postoperative Schmerzen und Blutungen so gut wie nie auftreten.

Es ist daher nicht verwunderlich, daß sich der Laser in der Behandlung von Condylomen immmer mehr durchsetzt. Die Rate an Laserbehandlungen als Primärtherapie steigerte sich in unserem Patientengut seit den ersten Lasereinsätzen in Jahre 1976 von 7% auf heute 62%.

Bei der Lasertherapie hat sich, aus unserer Sicht, der Neodym-YAG-Laser mit einer Wellenlänge von 1064 nm im Dauerstrichbetrieb bewährt. Die Bestrahlung erfolgt bei externer Anwendung über ein keramikummanteltes Handstück. Durch Veränderung der Distanz zum bestrahlten Objekt wird fokussiert. Durch die exakte Steuerbarkeit des Laserstrahls, die Regulierbarkeit der Leistung und der damit verbundenen Eindringtiefe in das Gewebe gelingt es, die Zerstörung des die Condylome umgebenden, gesunden Gewebes zu minimieren.

Bei der Lasertherapie von Condylomen wird zunächst der Rand des Condyloms zirkulär mit dem Laserstrahl umfahren. Während der anschließenden zeilenförmigen Bestrahlung des Condylomgewebes muß sorgsam darauf geachtet werden, daß bereits koaguliertes Gewebe nicht nochmals bestrahlt wird. Die exakte Führung des unsichtbaren Neodym-YAG-Laserstrahls wird dabei durch einen parallel geführten, rot gefärbten Helium-Neon-Pilotlaserstrahl ermöglicht. Das hellverfärbte, gelaserte Gewebe kann mit Hilfe einer Pinzette leicht aus dem Gewebebett herausgehoben werden; der Gewebegrund wird jetzt nochmals bei niedrigen Energien von 15-20 Watt zeilenförmig bestrahlt. Die entnommene Gewebeprobe erlaubt trotz Laserbestrahlung die histologische Untersuchung, worin sich der Neodym-YAG-Laser vom ebenfalls verbreiteten CO2-Laser unterscheidet. Gewöhnlich heilen die oberflächlichen Läsionen nach Laserbehandlung innerhalb von 6 Wochen mit gutem kosmetischem Ergebnis ab.

Durch die Entwicklung spezieller Laserendoskope (7) ist auch der endoskopische Einsatz möglich. Condylome in der Harnröhre werden über ein Urethroskop mit geradem Schaftabschluß (z.B. Sachse Urethrotom) bestrahlt. Ein spezieller Lasereinsatz ermöglicht die Verwendung einer Quarzglasfaser. Bei Laserbestrahlung der Harnröhre ist darauf zu achten, daß die tangential auftreffenden Lichtstrahlen nicht zirkulär appliziert werden, um Strikturbildungen vorzubeugen. Bei zikulärem Comdylombefall empfiehlt sich die Bestrahlung in zwei Sitzungen mit mehrwöchigem Abstand. Nach wie vor problematisch in der Condylomtherapie ist die Lokalisation in der Fossa navicularis der Harnröhre, da diese Condylome einerseits endoskopisch schlecht einstellbar andererseits von außen selbst unter Zuhilfenahme eines Nasenspekulums nur unvollständig darstellbar sind. Unserer Meinung nach sind die häufig auftretenden Rezidive in diesem Gebiet auf eine unvollständige Condylomentfernung zurückzuführen (8). Kontrolluntersuchungen sollten auch nach Abheilung der Läsionen nach Laserbehandlung in regelmäßigen Abständen durchgeführt werden. Die meisten Rezidive treten in den ersten sechs Monaten nach Laserbehandlung auf. Bei der Beurteilung der Behandlungsergebnisse ist zwischen Früh- und Spätrezidiven - nach mehr als 6 Monaten - zu unterscheiden.

Bei 29 Patienten, die sich im Zeitraum von April 89 bis August 90 einer Lasermonobehandlung unterzogen hatten, sahen wir in 14% Frührezidive, in 3% Spätrezidive. Bei insgesamt 38 Patienten, die im Zeitraum von September 90 bis Mai 91 neben der Lasertherapie adjuvant mit einem Interferon-Gel für 4 Wochen behandelt wurden, konnten keine signifikant niedrigeren Rezidivraten bislang nachgewiesen werden, wie dies andere Arbeitsgruppen behaupten (9). Eine Studie zur systemischen Nachbehandlung mit Interferon nach Lasertherapie ist gerade erst angelaufen.

Zusammenfassend kann festgestellt werden, daß der Laser auf Grund der exakten Steuerbarkeit, der vielfältigen Einsatzmöglichkeiten, der niedrigen Rezidivraten und der guten kosmetischen Ergebisse heute in der Condylomtherapie als Mittel der Wahl gelten kann.

Literatur

1 Gross G.,Ikenberg H.,Gissmann L.,Hagedorn H.: Papillomavirus infection of the anogenital region: correlation between histology, clinical picture and virus type. Proposal of a new nomenclature. J.Invest.Dermatol.85,147 (1985)

2 Krebs H.-B., Schneider V.: Human papillomavirus-associated lesions of the penis: colposcopy, cytology and histology. Obstet. Gynecol.70,299 (1987)

3 Gissmann L., Boshart M., Durst M.: Presence of human papillomavirus in genital tumor. J. Invest. Dermatol.83, 26 (1984)

4 Zur Hausen H.: Human papillomaviruses and their possible role in squamous cell carcinomas. Curr.Top.Microbiol.Immunol. 78, 1 (1977)

5 Champion M.J., Singer A., Clarkson P.: Increased risk of cervical neoplasia in consorts of men with penile condylomata acuminata. Lancet 1, 943 (1985)

6 Howley P., Schlegel R.: The human papillomaviruses. An overview. Am. J. Medicine 85, 155 (1988)

7 Hofstetter A.G., Frank F.: Der Neodym-YAG-Laser in der Urologie. Editions Roche, Basel (1979)

8 Dann Th., Pensel J., Hofstetter A.: Die Behandlung von Condylomata acuminata mit dem Neodym-YAG-Laser. Laser in medicine and surgery 3, 121,146 (1986)

9 Erpenbach K., Goldmann U.: Treatment of anoginital condylomata acuminata with Laser Irradiation and local alpha-Interferon-Laques. Europ.Urol. 18, 370, abstract 713 (1990)

Einfluß niederenergetischer Laserstrahlen auf Nierenepithelzellkulturen

P. Schneede, A. Hofstetter
Klinik für Urologie
Klinikum Großhadern
Marchioninistraße 15
8000 München 70

Im Gegensatz zu den Wärme- und High Power-Effekten leistungsstarker Laser sind die Wirkungen der ebenfalls in der Medizin eingesetzten Laser niedriger Leistungsdichte auf zellulärer Ebene bislang nur ansatzweise geklärt. Über die Wirkungen sowie den therapeutischen Nutzen dieser Lasersysteme, den einige Autoren in einer Stimulierung bestrahlten Gewebes sehen, wird kontrovers diskutiert. Teilweise sind die widersprüchlichen Ergebnisse der Untersuchungen mit Lasern niedriger Leistungsdichte darauf zurückzuführen, daß Laser unterschiedlicher Wellenlängen, Intensitäten und Bestrahlungszeiten an verschiedenartigem Zellmaterial untersucht wurden. Offenbar beeinflußen diese biophysikalischen Parameter die Versuchsergebnisse stark, so daß nicht von einer einheitlichen Wirkung der niederenergetischen Laser auszugehen ist. Allein durch die unterschiedlich starke Absorption von Laserlicht verschiedener Wellenlängen wird verständlich, daß die zellulären Reaktionen bestrahlten Gewebes nicht identisch sein müssen. So wird beispielsweise das Licht eines Argon-Lasers, der bei 476-514 nm arbeitet, durch den Hämoglobingehalt der Zelllen wesentlich stärker absorbiert, als dies bei 633 nm des Helium-Neon(He/Ne)-Lasers der Fall ist. Argon-Laserlicht führt dadurch zu stärkeren Temperaturerhöhungen in Gewebe, dringt jedoch nicht so tief ein wie He/Ne-Laserlicht.

In der hier vorgestellten in vitro-Studie wurde hochdifferenziertes, biochemisch sehr aktives Zellmaterial, das aus der Niere einer Ratte stammte, verwendet (1). An dieser Spezies konnten bislang die meisten Erfahrungen über die Wirkungen von Laserstrahlen geringer Energiedichte gewonnen werden. Die in Mikrokulturplatten als Monolayer gezüchteten Zellkulturen wurden mit einem He/Ne-Gaslaser, der bei einer Wellenlänge von 632,8 nm mit einer maximalen Ausgangsleistung von zirka 25 mW arbeitete, bestrahlt.

In orientierenden Stoffwechselanalysen wurden nach Laserbehandlung mit 142,2 J/cm^2 zunächst der Glukoseverbrauch und die Laktatproduktion im Vergleich zu unbehandelten Kulturen untersucht. Sowohl unmittelbar nach einstündiger Lasereinwirkung als auch bis zu 10 Stunden danach fanden sich signifikant erniedrigte Glukoseverbrauchswerte. Im Gegensatz dazu ergaben Untersuchungen zu späteren Zeitpunkten nach Bestrahlung (24, 30 und 50 Stunden) stets signifikant größeren Glukoseverbrauch in laserbehandelten Kulturen.

Die Laktatproduktion wurde in denselben Zeitabständen nach Laserbehandlung untersucht. Während direkt nach Bestrahlung bzw. 50 Stunden danach die Laktatproduktion in bestrahlten Kulturen nicht signifikant erhöht war, fanden sich nach 10, 24 und 30 Stunden signifikante Unterschiede zu unbestrahlten Nierenzellkulturen.

Um den Einfluß möglicher Temperaturerhöhungen auf den Stoffwechsel der Zellen abschätzen zu können, führten wir während der Bestrahlung Temperaturmessungen mittels hochsensibler Mikrothermosonden, deren auf 10 µm ausgezogene Spitzen innerhalb der Zellschicht plaziert wurden, durch. Die während sämtlicher Versuche konstant gehaltene Leistungsdichte von 40 mW/cm^2 erzeugte dabei keine nennenswerten Temperaturerhöhungen. Die gemessenen Temperaturdifferenzen von maximal 0,065 Grad Celsius unmittelbar nach Einkoppelung des Laserstrahls nahmen auch bei langandauernder Bestrahlung nicht weiter zu.

Da einige Autoren (2) die Beeinflussung der Atmungskette in den Mitochondrien für Stoffwechselveränderungen nach Laserbestrahlung verantwortlich machen, untersuchten wir mittels Biolumineszenzassays den ATP-Gehalt der Zellen. Weder unmittelbar nach einstündiger Laserbehandlung noch 10 oder 24 Stunden danach waren Unterschiede in der ATP-Konzentration bestrahlter im Vergleich zu unbestrahlten Kontrollkulturen festzustellen.

Die Untersuchung der Prostaglandinsynthese bestrahlter Zellen sollte eine mögliche Membranschädigung durch das Laserlicht aufdecken. Hierbei wäre die vermehrt anfallende Arachidonsäure in Prostaglandine verstoffwechselt worden. Interessanterweise fanden sich unmittelbar nach Laserbestrahlung keine signifikant erhöhten Werte, 24 Stunden später jedoch deutlich niedrigere Prostaglandinspiegel. Mit der Beeinflußung der Prostaglandinsynthese könnte möglicherweise ein wichtiger Schlüssel zum Verständnis klinisch beobachteter Phänomene unter Laserbestrahlung gefunden sein. So ist bekannt, daß Prostaglandine als Schmerzmediatoren im Körper fungieren, erniedrigte PGE-Spiegel könnten damit die Schmerzreduktion nach Bestrahlung erklären (3). Weiterhin weiß man, daß die Fibroblastenaktivität prostaglandinabhängig ist. Niedrige PGE-Spiegel enthemmen die Fibroblastenaktivität (4,5). Somit wäre auch eine beschleunigte Wundheilung nach Laserbestrahlung erklärbar.

In transmissions- und rasterelektronenmikroskopischen Studien wurde der Einfluß des Laserlichtes auf die zellulären Ultrastrukturen untersucht. Hierbei wurden Schädigungen nach einstündiger Bestrahlung, bei der sämtliche Stoffwechselveränderungen beobachtet wurden, nicht nachgewiesen. Nach vierstündiger Lasereinwirkung sahen wir dann jedoch deutliche ultrastrukturelle Schädigungen, besonders an Mitochondrien, Mikrovilli, Mikrotubuli und Zellkern.

Neben den biochemischen und strukturellen Analysen wurden ebenfalls Zellzyklusuntersuchungen nach einstündiger Lasertherapie durchgeführt. Hierbei zeigte sich, daß der Einbau radioaktiv markierten Thymidins in die DNA 6-9 Stunden nach Laserbestrahlung für zirka 6 Stunden zurückging, um nach 16-18 Stunden wieder normale Einbauraten zu erreichen. Einen ähnlichen Rückgang der DNA-Synthese zeigten die Kulturen, denen Colcemid zugesetzt wurden. Die Zellzyklusdauer der Epithelzellen betrug 8-9 Stunden, von denen 5-6 Stunden auf die S-Phase entfiehlen. Man muß somit von einem reversiblen Block der Zellen mit vulnerabler S-Phase ausgehen.

Die Ergebnisse der vorgestellten in vitro-Studie zeigten deutlich, daß niederenergetisches Helium-Neon-Laserlicht verschiedenartige Reaktionen auf zellulärer Ebene hervorrufen kann. Wenn auch die Wirkungsmechanismen, die diesen Reaktionen zugrunde liegen, weitgehend noch ungeklärt sind, so konnte mit der Beeinflussung der PGE-Synthese doch wenigstens ein möglicher Erklärungsansatz für einige Phänomene nach Laserbehandlung angeboten werden.

Literatur

1 Jelkmann W., Schramm U., Gießelmann S., Schneede P., Seydel FP.: A new stable epithelial cell line (RK-L) from normal rat kidney. Cell Tissue Res 252, 429 (1988)
2 Passarella S., Casamassima E., Molinari S., Pastore D., Quagliariello E., Catalano IM., Cingolani A.: Increase of proton electrochemical potential and ATP synthesis in rat liver mitochondria irradiated in vitro by helium-neon laser. FEBS Lett 175, 95 (1984)
3 Schneede P., Jelkmann W., Schramm U., Fricke H., Steinmetz M., Hofstetter A.: Effects of the helium-neon laser on rat kidney epithelial cells in culture. Lasers Med. Sci. 3, 249 (1988)
4 Taylor L., Polgar P.: Self regulation of growth by human diploid fibroblasts via prostaglandin production. FEBS Lett 79, 69 (1977)
5 Korn JH., Halushka PV., Le Roy EC.: Mononuclear cell modulation of connective tissue funktion. Suppression of fibroblast growth by stimulation of endogenous prostaglandin production. J Clin Invest 65, 543 (1980)

Alexandrit-Laser-Lithotripsie bei Harnleitersteinen – Erste klinische Erfahrungen

B. Liedl, N. Schmeller, M. Kriegmair, R. Muschter, A. Hofstetter
Urologische Klinik und Poliklinik, Ludwig-Maximilians-Universität München
Marchioninistr. 15, D-8000 München 70

1. Einleitung

Der Dornier Lithotripter Impact wurde zur intrakorporalen Lithotripsie entwickelt. Er besteht aus einem blitzlampengepumpten, gütegeschalteten Alexandrit-Festkörperlaser mit einer Wellenlänge von 755 nm. Bei einer variablen Pulslänge von 150-800 ns kann die Pulsenergie am distalen Ende der 200 Mikrometer dicken Quarzfaser zwischen 30 und 80 mJ gewählt werden. Die Pulsfrequenz beträgt 10 Hz. In einer prospektiven Studie wurde dieses Lasersystem in der Behandlung nicht abgangsfähiger Harnleitersteine getestet.

2. Krankengut und Methode

Zwischen Mai 1990 und November 1990 wurden 29 Patienten mit insgesamt 30 nicht abgangsfähigen Harnleitersteinen einer Ureteroskopie mit Laserlithotripsie unterzogen. Bei 6 Patienten war bereits eine erfolglose ESWL des Harnleitersteins, in 7 Fällen eine perkutane Nierenfistel zur Entlastung einer steinbedingten Harnleiterobstruktion vorgenommen worden. 4 Patienten kamen mit geschientem Harnleiter (Double-J) zur Aufnahme.
Die Ureteroskopie erfolgte ausschließlich mit dünnen, starren, 8,5 Charr. (n=11) oder 9,5 Charr. (n=20) dicken Ureterorenoskopen. Nur in einem Fall war eine Ostiumdilatation zur Einführung des Ureteroskops erforderlich. Die Laserlithotripsie wurde unter endoskopischer Sicht durchgeführt. 9 x wurde ein mobiler Stein primär mit einem 3 Charr Dormiakörbchen eingefangen und im Körbchen desintegriert. Größere desintegrierte Steinfragmente wurden sofort mit dem Dormiakörbchen (N = 16) oder Zangen (N = 2) extra-

hiert. Stets erfolgte eine Harnleiterschieung (Double-J) zur passageren Harndrainage.
Insgesamt kamen 20 untere, 6 mittlere und 4 obere Harnleitersteine zur Behandlung. Die mittlere Steingröße berechnete sich mit 9,1 mm (3 - 18 mm).
Die Kranken wurden bis zu einem Zeitraum von 3 Monaten nach Laserlithotripsie im Hinblick auf mögliche Komplikationen und das angestrebte Ziel Steinfreiheit beobachtet.

3. Ergebnisse

Pro Stein wurden durchschnittlich 1230 Laserpulse (37 - 6153) mit einer durchschnittlichen Energie von 43 mJ (35-60 mJ) appliziert. Eine komplette Steindesintegration, d.h. Konkrementteile kleiner als 2 mm, ließ sich in 20 Fällen (67%) erzielen, in den übrigen Fällen (n=10) erfolgte eine inkomplette Desintegration (siehe Tabelle). Ein unterer Harnleiterstein benötigte zwei Sitzungen bis zur schließlich kompletten Desintegration. Bei 3 Patienten wurde eine ESWL zur weiteren Desintegration von in die Niere zurückgespülten Fragmenten vorgenommen. Ein 18 mm großer reiner Harnsäurestein im mittleren Harnleiterabschnitt konnte trotz einer hohen Anzahl von 6135 Pulsen mit einer Pulsenergie von meist 60 mJ nur oberflächlich abgetragen werden. Dieser Stein wurde percutan entfernt. In keinem Fall war eine offene Operation erforderlich. Je einmal mußte postoperativ eine Harnleiterschiene und eine perkutane Nierenfistel zur Behandlung einer passageren Harnleiterobstruktion gelegt werden. Nach 4 Wochen und nach 3 Monaten war in keinem Fall eine Harnstauung nachweisbar. Steinfreiheit bestand in 29 von 30 Fällen. Bei alleiniger Anwendung von Ureteroskopie mit Alexandrit-Laserlithotripsie konnte somit ein Erfolg von 87%, bei Hinzuziehung der nachträglich mit ESWL behandelten Fälle ein Erfolg von 96% erzielt werden (siehe Tabelle).
Intraoperativ trat in einem Fall eine kleine Harnleiterperforation auf, die der Ureteroskopie und nicht der Laserlithotripsie angelastet wurde und unter konservativer Therapie ohne Hinterlassung einer Striktur ausheilte. Nach erfolgloser Behandlung eines reinen Harnsäuresteines mit 6135 Pulsen von zumeist 60 mJ (selte-

ne Plasmabildung) wurde ein Faserabbrand von ca. 1 cm Länge beobachtet. Dies führte zu keiner klinisch faßbaren Komplikation. Sämtliche Ca-Oxalat-Dihydrat enthaltenden Mischsteine (N = 8) zeigten ein sehr gutes Desintegrationsverhalten mit guter Plasmabildung bei bereits 35 mJ. Reine Ca-Oxalat-Monohydratsteine (N = 8) und Carbonat-Apatit-Steine (N = 3) waren ebenfalls gut zu desintegrieren mit guter Plasmabildung bei 35 bis 50 mJ. Ein Brushit-Stein und 3 Harnsäuresteine ließen sich bei seltener Plasmabildung (60 mJ) nur schwer zertrümmern.

Steinlage im Harnleiter	N	durchschnittliche Pulszahl	komplette Desintegration (< 2 mm)	steinfrei 4 Wochen postoperativ	Auxiliärverfahren zur Steinentfernung
oben	4	1131	2	4	1 x ESWL
Mitte	6	1677	4	5	1 x PCL
unten	20	1177	14	19	2 x ESWL
gesamt	30	1271	20	29	

Tab.: Ergebnisse der Alexandrit-Laserlithotripsie in Abhängigkeit von der Steinlage

4. Diskussion

Die Erfolgsrate der Alexandritlaserlithotripsie mit dem Impact von Dornier (87 bzw. 96 %) ist vergleichbar mit den Ergebnissen die bei Verwendung von Farbstofflasern (DRETLER 1990, SCHMELLER und Mitarb. 1990) oder des Neodym-Yag-Lasers (HOFMANN und Mitarb. 1990) angegeben wurden. Bei der Behandlung von bislang 30 Harnleitersteinen traten klinisch keine Nebeneffekte oder Komplikationen auf, die der Alexandritlaserlithotripsie zuzuschreiben wären. Bei direktem Kontakt der Faserspitze mit dem Gewebe wiesen WEBER und Mitarb. (1990) tierexperimentell energie- und pulszahlabhängige Hämatome der Harnleiterwand nach, die sich spontan ohne Ausbildung von Strikturierungen auflösten.

Entgegen den Untersuchungen von STRUNGE und Mitarb. (1991) konnte bei klinischer Anwendung des Laser Lithotripters Impact nur in 1 Fall ein kurzstreckiger Faserabbrand gesehen werden, der klinisch auch bei sorgfältiger Beobachtung keine Komplikationen verursachte. Trotzdem wird eine Begrenzung der pro Sitzung zu applizierenden Pulszahlen auf weniger als 6000 angeraten. Angesichts der durchschnittlich verwendeten Pulszahl von 1230 wird dadurch die Effektivität der Alexandrit-Laser-Lithotripsie nicht eingeschränkt.

Aufgrund der bisherigen experimentellen und klinischen Erfahrungen, der fehlenden klinischen Komplikationen und Nebeneffekte, der guten Desintegrationsfähigkeit und Praktikabilität, kann die Anwendung der Alexandrit-Laser-Lithotripsie mit dem Impact zur intrakorporalen Lithotripsie von Harnleitersteinen empfohlen werden.

Literatur

Dretler S.P.: An Evaluation of Ureteral Laser Lithotripsy: 225 Consecutive Patients. J. Urol. 143: 267-272, 1990.

Hofmann R., R. Hartung, H. Schmidt-Kloiber, E. Reichel: Intrakorporale laserinduzierte Lithotripsie - Münchner Erfahrungen. In: Ch. Ell et al. (ed.): Extra- und Intrakorporale Lithotripsie bei Harn-, Gallen-, Pankreas- und Speichelsteinen. Georg Thieme Verlag Stuttgart, S. 120-124, 1990.

Strunge Ch., R. Brinkmann, G. Flemming, R. Engelhardt: Interspersion of Fragmented Fiber`Splinters into Tissue During Pulsed Alexandrite Laser Lithotripsy. Laser in Surgery and Medicine 11: 183-187 (1991).

Schmeller N., M. Kriegmair, B. Liedl, A. Hofstetter, R. Muschter, S. Thomas, A. Knipper: Laserlithotripsie mit automatischer Abschaltung bei Gewebekontakt. Urologe A 29: 309-312, 1990.

Weber H.M., K. Miller, J. Rüschoff, J. Gschwend, R.E. Hautmann: Experimentelle Ergebnisse und erste klinische Erfahrungen mit dem Alexandrit-Laserlithotripter. Urologe A 29: 304-308, 1990.

Klinische Erfahrungen mit der Anwendung eines gepulsten Neodym:YAG-Lasers zur Lithotripsie von Harnleitersteinen

J. Weißmüller, H.J. Hochberger, E. Gruber, W. Schafhauser, Ch. Ell
Urologische Universitätsklinik Erlangen
Maximiliansplatz, D-8520 Erlangen

Wir arbeiten in Erlangen mit dem Prototyp eines gepulsten Neodym:YAG-Lasers der Wellenlänge 1064 nm des Schweizer Herstellers LASAG/Thun. Dieses Gerät kann in der Betriebsart "free running mode" für Gallensteine eingesetzt werden. Für Harnsteine ist Betriebsart Q-switch erforderlich. Die Lithotripsie erfolgt bei einer Pulslänge von 20 ns, Pulsfrequenz 20 - 25 Hz und 15 - 30 mJ Pulsenergie an der Faserspitze. Als Lichtleitfaser dient eine hochflexible Quarz-Glasfaser mit Kerndurchmesser 300 µm, deren nackte Spitze annähernd tropfenförmig zugeschmolzen ist. Mit dieser Spitzenausformung waren die höchsten Drucke und die besten Fragmentationsraten in vitro zu erzielen.

Bei der endoskopischen Anwendung der berührungsfreien Laser-Lithotripsie mit dem Nd:YAG-Laser sind folgende Punkte von Bedeutung:

- permanente optische Kontrolle einer optimalen Faserposition
- klare Flüssigkeit zwischen Faser und Stein zur Gewährleistung der optischen Durchbrüche
- Steuerbarkeit der Faser
- kontinuierliche Beseitigung der Steinfragmente.

Diesen Anforderungen entspricht das von uns in Zusammenarbeit mit der Firma Wolf/D-Knittlingen speziell für tiefe Harnleitersteine entwickelte Instrumentarium voll. Es besteht aus einem üblichen 11,5 Fr-Ureteroskop mit Paralleleinblick, durch welches ein distal seitlich gefenstertes Faserführungsrohr von 1,9 mm Durchmesser eingeschoben und vor dem Stein in Position gebracht wird. Durch das Führungsrohr fließt ein faserkonzentrischer

Spülstrom, der die Faserspitze von Steinfragmenten weitgehend freihält und am Ort der optischen Durchbrüche für ein klares Medium sorgt. Über den Ureteroskopschaft erfolgt simultan der kontinuierliche Abstrom von Spüllösung und Steinpartikeln. Durch diesen Spül-Saug-Mechanismus bleiben die oberen Harnwege von Drucken über 20 - 25 cm H_2O nachweislich verschont, einer Steinreposition wird darüber hinaus entgegen gewirkt.

Bei flexiblen und bei Ureteroskopen mit weniger als 9,5 Fr. müssen von diesen Idealbedingungen Abstriche gemacht werden. Ausgezeichnete Erfahrungen haben wir jedoch mit einem semirigiden Fiber-Ureterorenoskop von 6 - 7,5 Fr. der Firma Wolf bei hohen Harnleitersteinen und bei der Behandlung von Kindern gemacht. Übersicht, Fasersteuerung und Spülkapazität sind ausreichend gegeben.

Die Indikation zur ureteroskopischen Lithotripsie stellen wir relativ eng, nachdem wir selbst eine ESWL zur Verfügung haben und die meisten oberen und unteren Harnleitersteine nach Ureterschienung oder Reposition damit erfolgreich behandeln können. Darüber hinaus lassen sich kleine Steine bei einer Ureteroskopie mit dem Dormia-Körbchen kontrolliert fassen und völlig atraumatisch extrahieren. Erst die größeren, problematischeren Steine erfordern die Laserlithotripsie, wobei nach unserer Überzeugung der Nd:YAG-Laser das am meisten atraumatische Verfahren darstellt.

Wir haben in 18 Monaten 40 Patienten mit 44 Steinen in Vollnarkose behandelt. Diese hatten 43 Harnleitersteine und einen großen Stein im Isthmus einer Hufeisenniere, der sich auf ESWL und perkutane Ultraschall-Lithotripsie resistent erwiesen hatte. Die Harnleitersteine waren 5-mal im oberen, 7-mal im mittleren und 31-mal im unteren Ureter gelegen, davon 3 Steine bei einem 13 Monate alten Knaben. Nur bei 12 Patienten war kein anderer Therapieversuch vorausgegangen. Bei 28 Patienten waren Harnleiterschienungen, Repositionsversuche, Schlingenmanöver, perkutane

Nephrostomien und/oder ESWL-Behandlungen bereits abgelaufen, 3-mal eine Ultraschall-Lithotripsie erfolglos geblieben.

Die Behandlung war bei 33 Patienten primär komplett erfolgreich, d.h. Restkonkremente konnten röntgenologisch am 1. postoperativen Tag nicht mehr nachgewiesen werden. Bei 5 Patienten waren größere Fragmente in der Niere nachweisbar und erforderten eine ESWL-Behandlung. Bei 2 älteren Männern konnten die jeweils suprailiacal gelegenen Konkremente mit herkömmlichen Ureteroskopen nicht ausreichend eingestellt und daher nur ungenügend fragmentiert werden; semirigide oder flexible Geräte standen zu dieser Zeit nicht zur Verfügung. In einem Fall konnte der Stein in eine ESWL-gerechte Position reponiert werden, im anderen Fall mußte offen operiert werden. Komplikationen traten in keinem einzigen Fall auf.

Die Belegungsdauer des Operationsraumes für eine Laserlithotripsie betrug durchschnittlich 106 min (75 - 150 min) bei einer reinen Lithotripsiedauer von durchschnittlich 37,5 min (7 - 110 min). Der stationäre Aufenthalt der Patienten dauerte maximal 3 Tage. Die routinemäßig eingelegte Harnleiterschiene wurde nach einer Woche wieder entfernt.

Das vorgestellte Erlanger Laserlithotripsie-System ist kein typisches Einmann-Verfahren mehr, sondern wird an unserer Klinik inzwischen von 2 weiteren Ärzten betrieben. Nach kurzem Einüben des Faserhandlings in vitro war die klinische Anwendung unproblematisch. Auch nach einem vergleichenden Einsatz eines Dye-Lasers favorisieren wir den Nd:YAG-Laser. Seine Merkmale und Vorteile sehen wir in folgenden Punkten zusammengefaßt:

- feinstkörnige und vollständige Fragmentierung aller Steinarten in ausreichend kurzer Zeit
- äußerst atraumatisches, praktisch komplikationsfreies Verfahren
- keine optische oder akustische Irritation des Operateurs
- geringes Risiko einer Steinpropulsion in das Pyelon

- minimaler Druckanstieg im Hohlsystem infolge simultaner Irrigation/Aspiration
- geringer Verbrauch an recyclingfähigen Fasern (1,2 Fasern/-Patient).

Literaturverzeichnis

1. HOCHBERGER J., WEIßMÜLLER J., GRUBER E., WIRTZ P., KUCH P., DÜRR U., KOLB A., HAHN E.G., ELL CH.
Laser Lithotripsy of Biliary and Urinary Calculi by Means of a Q-switched Nd:YAG-Laser and highly flexible Fiber Systems.
In: W.+R. Waidelich (ed.), Laser Optoelectronics in Medicine (1990), Springer Berlin - Heidelberg, pp 189-196

2. WEIßMÜLLER J., HOCHBERGER J., SCHAFHAUSER W.
Laserlithotripsie: Erfahrungen mit einem gepulsten Neodym:YAG-Laser.
Z. Urologie Poster 2 (1990): 266-268

3. WEIßMÜLLER J., SCHAFHAUSER W., SCHROTT K.M., HOCHBERGER J., ELL CH.
Laserlithotripsie von Harnleitersteinen.
Urologe [A] (1991) 29: im Druck

Untersuchungen zum Risiko der Gewebeschädigung bei der Laserlithotripsie

R. Muschter, *G. Baretton, **R. Brinkmann, **R. Engelhardt, **M. Scheu
Klinik und Poliklinik für Urologie der Ludwig-Maximilians-Universität München
Marchioninistr. 15, D-8000 München 70
*Institut für Pathologie der Medizinischen Universität Lübeck
**Medizinisches Laserzentrum Lübeck

Einleitung

Zur Abschätzung des Risikos der Gewebeschädigung der Laserlithotripsie bei versehentlicher Applikation der Laserstrahlung direkt auf das Gewebe und der klinischen Relevanz solcher Schäden war es notwendig, alle in der experimentellen und klinischen Anwendung befindlichen Lasersysteme an einem identischen Versuchsmodell vergleichend zu untersuchen.

Material und Methodik

Die Versuche wurden in vivo an den Harnleitern junger gesunder Schweine von jeweils ca. 35 kg Körpergewicht durchgeführt.
14 Harnleiter wurden durch einen subcostalen Zugang möglichst atraumatisch präpariert, um die Blutversorgung nicht zu beeinträchtigen. Die Harnleiter wurden längs inzidiert und durch Nähte spannungsfrei offen gehalten. Blutungen wurden sorgfältig koaguliert. Anschließend wurde der Situs mit physiologischer Kochsalzlösung bedeckt gehalten.
Bei weiteren 6 Harnleitern wurde transurethro-transvesikal ein starres Ureteroskop des Kalibers 9 Ch. über einen 4

Ch.-Ureterkatheter unter Sicht in den Harnleiter eingeführt. Die Applikationsfaser des Lasers wurde über den Arbeitskanal des Ureteroskopes in den Ureter vorgeschoben.
In beiden Versuchsreihen wurde die Faserspitze tangential an die Schleimhaut des Harnleiters gelegt. Bei einer Pulsfrequenz von 4 Hz und einer am distalen Ende des Transmissionssystems gemessenen Pulsenergie von 40 bis 50 mJ wurden 10 bis 40 Einzelpulse auf denselben Punkt der Schleimhaut appliziert. In einem Abstand von jeweils mindestens 10 mm von proximal beginnend konnten in einem Harnleiter mehrere Areale bestrahlt werden. Die permanente Videoaufzeichnung half bei der Analyse des Versuchs und ermöglichte die Angabe, nach wieviel Stoßwellen der erste Durchbruch auftrat.
Die bestrahlten Areale wurden nach 1 Stunde bzw. bei ureteroskopischer Applikation auch nach 3 Wochen in HE-Färbungen mikroskopisch untersucht.
Der gütegeschaltete Nd:YAG-Laser (Wellenlänge 1.064 nm, Pulsdauer 12 ns) wurde mit einer 600 μm-Faser mit sphärisch polierter Spitze und mit einer 600 μm-Faser mit optomechanischem ("Schräg"-)Koppler untersucht. Der blitzlampengepumpte Farbstofflaser der Wellenlänge 504 nm und der Pulsdauer 2 μs wurde mit unbehandelter 200 μm-Faser getestet. Ebenfalls mit nackter 200 μm-Faser wurde der Farbstofflaser bei 595 nm sowohl ohne, als auch mit einem optoelektronischen Steinerkennungssystem untersucht, das die abgegebene Laserenergie automatisch auf ca. 10% des eingestellten Wertes begrenzte, falls die Faserspitze nicht im Steinkontakt war. Ein gütegeschalteter Alexandritlaser (Wellenlänge 755 nm) wurde bei verschiedenen Pulslängen von 250, 750 und 1500 ns jeweils mit nackter 200 μm-Faser untersucht.

Ergebnisse

Die Wirkung der Laserstrahlung auf das Gewebe war bei den getesteten Lasersystemen nahezu uniform hinsichtlich ihrer

Art und Ausprägung. Ein Plasma trat - mit Ausnahme des rückkopplungsgeschützten Systems - spätestens mit dem 12. Laserpuls auf, weitere Pulse führten zu erneuten Durchbrüchen. Bei der Rückkopplung kam es nie vor dem 35. Laserpuls zur Plasmaentstehung. Die Zahl der Pulse, die bis zum ersten Durchbruch verabreicht werden konnte, war trotz reproduzierter Behandlungsdaten sehr verschieden. Manchmal kam es bereits beim ersten Laserpuls zu einem Plasma.

Die histologische Untersuchung zeigte thermische und mechanische Schäden. Erstere zeigten sich am deutlichsten beim Nd:YAG-Laser mit beiden Applikationssystemen, konnten allerdings auch bei den Farbstoff- und Alexandritlasern gefunden werden. Diese Schäden waren kleine Koagulationszonen des submucösen Stromas und der inneren Muskelschichten. Mechanische Effekte ließen sich in Form von Gewebszerreissungen, Ablösungen der Mucosa und Perforationen in tiefere Gewebeschichten, sogar in das periureterale Fettgewebe nachweisen. Auch komplette Perforationen mit vollständigem Wanddefekt konnten gefunden werden. Weitere Effekte waren das Auftreten von Blutungen und Hämatomen in allen Wandschichten und dem periureteralen Fettgewebe, und von Exsudationen, Ödemen und vereinzelten Entzündungszellen. Diese Schäden waren beim Alexandritlaser kurzer Pulsdauer (der klinisch nicht benutzt wird) am stärksten ausgeprägt.

Die histologische Untersuchung der nach 3 Wochen entnommenen Präparate zeigte keinen Hinweis für eine Narbenbildung, jedoch mag die Ursache hierfür darin zu suchen sein, daß der Ort der Läsionen nicht gefunden wurde. Makroskopisch waren keine Residuen oder gar Strikturen festzustellen.

Diskussion

Über potentielle Schäden der Laserlithotripsie bei direkter Exposition des Gewebes ist bereits von anderen Autoren berichtet worden (NISHIOKA et al., THOMAS et al., WATSON et al., WEBER et al.). Prinzipiell herrscht Übereinstimmung über die Effekte, die im wesentlichen denen von uns gefundenen entsprechen. Unterschiede in der Ausprägung mögen in unterschiedlichen Versuchsmodellen begründet sein. Die klinische Relevanz der beobachteten Gewebeschäden ist aufgrund der guten Heilungsverläufe als eher gering einzustufen. Spätschäden sind offensichtlich nicht zu erwarten. Im Verhältnis zu den früher routinemäßig durchgeführten Ureterolithotomien sind die Risiken einer Laserlithotripsie minimal. Andererseits kann eine stärkere Blutung oder eine Perforation mit Flüssigkeitsextravasation - wenn diese auch problemlos beherrscht werden kann - einen vorzeitigen Abbruch der Behandlung erzwingen, bevor der Erfolg eingetreten ist.

Aus diesem Grunde sollte die Laserlithotripsie sichtkontrolliert oder unter Verwendung einer optoelektronischen Steinerkennung durchgeführt werden

Literatur

Nishioka NS, Kelsey PB, Kibbi AG, Delmonico F, Parrish JA, Anderson RR: Lasers Surg Med 8 (1988) 357-362

Thomas S, Pensel J, Engelhardt R, Meyer W, Hofstetter AG: Lasers Surg Med 8 (1988) 363-370

Watson G, Murray S, Dretler SP, Parrish JA: J Urol 138 (1987) 199-202

Weber HM, Miller K, Rüschoff J, Gschwend J, Hautmann RE: Urologe (A) 29 (1990) 304-308

Laserinduzierte Stoßwellenlithotripsie von Speichelsteinen

J. Tschepe**, P. Gundlach*, J. Hopf*, N. Leege*, H. Scherer*, G. Müller**

* Hals- Nasen- Ohrenklinik und Poliklinik der Freien Universität Berlin, Klinikum Steglitz

** Laser- Medizin- Zentrum GmbH, Berlin
Krahmerstr. 6-10, D-1000 Berlin 45

Seit eineinhalb Jahren wird an der HNO-Klinik der Freien Universität Berlin, Klinikum Steglitz, in Zusammmenarbeit mit dem Laser-Medizin-Zentrum Berlin die endoskopisch kontrollierte Laserlithotripsie von Speichelsteinen durchgeführt. Diese wird ambulant am liegenden, nicht narkosierten und nicht sedierten Patienten vorgenommen. Unter Lokalanästhesie sind bisher 51 Patienten mit dem Ergebnis der Steinfreiheit behandelt worden.

Es kommen drei gepulste Lasersysteme zum Einsatz: Der Excimer-Laser (308nm, MAX 10, Fa. TECHNOLAS), der Dye-Laser (504 nm, MDL2000, Fa. CANDELA) und bisher nur in vitro der Alexandrit-Laser (755 nm, IMPAC Vorserienmodell, Fa. DORNIER) [HOFSTETTER].
Von den 51 Patienten wurden 31 mit dem Excimer-Laser behandelt. Bei 9 Patienten konnten in einer, bei 10 in zwei und bei einem in drei Behandlungen Symptomfreiheit erreicht werden. 11 Patienten wurden nach der ersten Behandlung mit dem Dye-Laser weiterbehandelt.
Mit dem Dye-Laser konnte bis auf bei einen Patienten bei allen anderen 30 Patienten mit nur einer Behandlungssitzung Symptomfreiheit erreicht werden. Dieser Patient war nach der zweiten Lithotripsie ebenfalls steinfrei.

Das verwendete, an den Drüsengang angepaßte 1,6 mm dünne Endoskop (Fa. OMEGA UNIVERSAL TECHNOLOGIES LTD.) hat einen Arbeitskanal von 500 μm Durchmesser und ist in einer Ebene lenkbar. Durch dieses wird ein Lichtwellenleiter (LWL) auf das Konkrement positioniert. Durch den LWL (Kerndurchmesser: 200 - 400 μm) wird die Laserstrahlung auf das Konkrement appliziert und dieser unter Sicht fraktioniert.Die Behandlungsdauer beträgt in der Regel weniger als 1 Stunde. [GUNDLACH]

Nachfolgende Anforderungen und Probleme stellten sich bei der Entwicklung des Endoskops ein: Es muß flexible und in einer Ebene aktiv lenkbar sein. Ferner muß es einen stabilen Arbeitskanal besitzen, da dieser sonst durch den LWL aufgeschlitzt werden kann. Desinfektionsmittel müßen auf die bei der Herstellung des Endoskops verwendeten Klebstoffe abgestimmt sein und dürfen nicht im Endoskop auskristallisieren.

Mit in vitro Untersuchungen wurden folgende Kriterien für eine sichere und effektive Anwendung am Patienten geprüft:
Es wurde die Größenverteilung der Steinfragmente für den Excimer-Laser und den Alexandrit-Laser untersucht. Sowohl der Excimer-Laser (Pulshalbwertsbreite (FWHM): 50ns, Repititionsrate: 10Hz, Energie: 10mJ) als auch der Alexandrit-Laser (FWHM: 300-430ns, Repititionsrate: 10Hz, Energie 40-60mJ) fragmentiert die Steine überwiegend in Partikel mit einer Größe von 0,8-1,0mm. Für den Alexandrit-Laser nimmt der Anteil der Partikel dieser Größe mit wachsender Energie zu. Desweiteren wurde für den Alexandrit-Laser die Effizienz der Fragmentierung untersucht. In Abb.I ist deutlich zu erkennen, daß bei der Laserlithotripsie von Speichelsteinen erst mit Energien >60mJ eine ausreichende Fragmentierung erreicht wird.

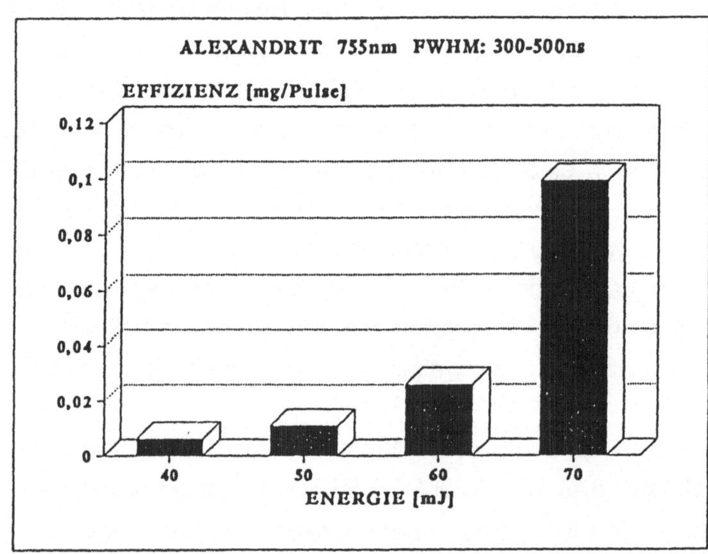

Abb.I

Bei der Laserlithotripsie von Speichelsteinen [GUNDLACH] ist für die Behandlung mit dem Alexandritlaser das Arbeiten mit Einzelpulsen (Repititionsrate 1Hz) vom Interesse. Der untersuchte Alexandritlaser hat die Eigenschaft, daß er die

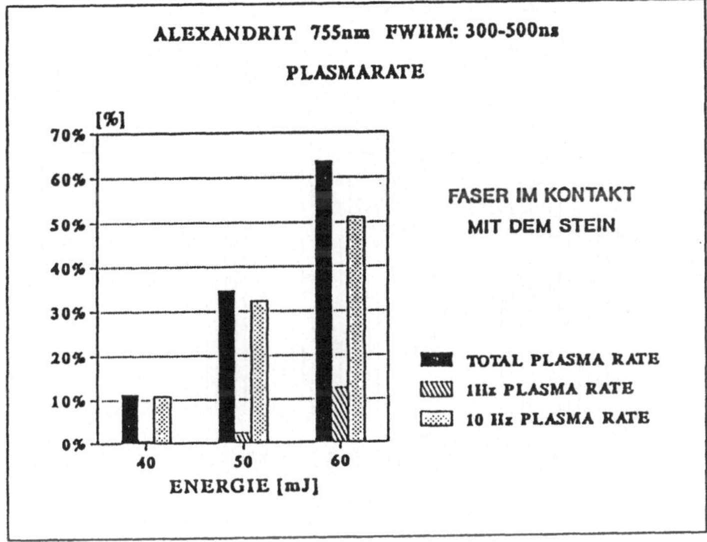

Abb.II

ersten 3 Pulse mit 1Hz und alle folgenden mit 10 Hz abgibt. In Abb.II ist die erreichbare Plasmarate, welche maßgebend für die Steinzerstörung ist, abgebildet.

Es wird deutlich, daß mit zunehmender Energie der Plasmaanteil mit der Repititionsrate von 1Hz zunimmt. Dieses findet seine Begründung in dem typischen Verhalten des Festkörperlasers [HELFMANN]. In Ab.III sind die ersten 50 Pulse des Lasers bei 30 und bei 60mJ aufgezeigt. Deutlich ist das thermische Einschwingverhalten des Lasers zu erkennen. Der Laser erreicht distal bei 30mJ nur selten diese vorgewählte Energie. Dies wird mit zunehmender Energie besser. Deutlich zu erkennen ist der Alexandrit-Laser bei 60mJ thermisch wesentlich stabiler. Schon die ersten drei Pulse erreichen die vorgewählten 60mJ.

Im Unterschied zu dem verwendeten Dye-Laser ist bei der stoßwelleninduzierten Lithotripsie mit dem Excimer-Laser und dem Alexandrit-Laser ein ständiger Faserabbrand während der Therapie zu beobachten [STRUNGE, ENGELHARDT]. Dieser stellt ein nicht zu vernachlässigendes Problem und ein nur schwer kalkulierbares Patientenrisiko da. Zu unterscheiden sind :

- primäre Schädigungen, welche durch direkten Faserabbrand und durch Ausspülen der Faserpartikel entstehen;
- sekundäre Schäden, die durch Verbleib von Faserrückstände im Gewebe hervorgerufen werden.

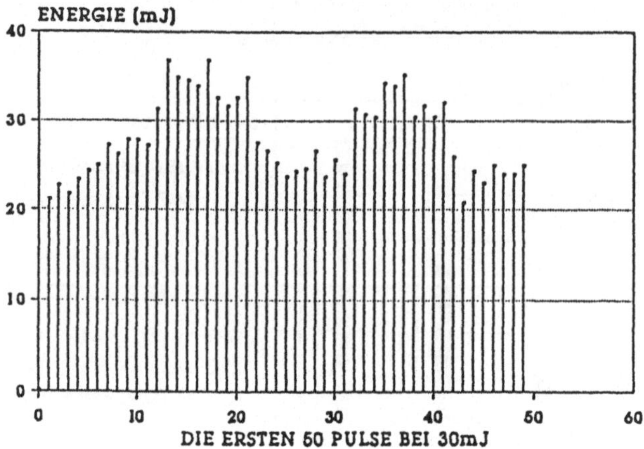

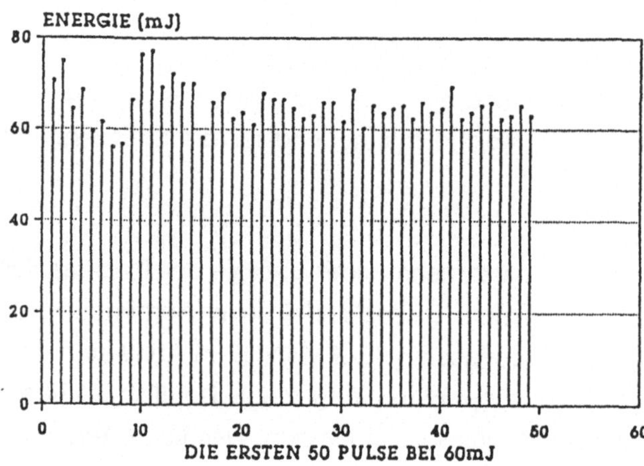

Abb.III

Untersucht wurde der Faserabbrand bei dem Excimer-Laser und dem Alexandrit-Laser. Bei dem Excimer-Laser wurden vereinzelnd zwischen den Steinfragmenten Faserbruchstücke mit einer Länge von bis zu 1,4mm gefunden. Bei dem Alexandrit-Laser erreichen die Faserbruchstücke eine Länge von bis zu 0,6mm. Die Faserreste haben bei beiden Lasern zum Teil scharfkanntige Formen.

Für den Alexandrit-Laser wurden zwei Fasern mit unterschiedlichem Coating (Polyimid & Acrylat) getestet. Beim Mikroskopieren der Faserrückstände zeigte es sich, daß die Polyimid-Coatingreste deutlich anders geformt sind wie die Quarzpartikel von Kern und Cladding. Sie besitzen die Form von stumpfen Lappen. Das Acrylat zerfällt in Pulver ähnlich des Quarzes, dessen Partikel kleiner sind als die des Quarzes.

Dem Bundesminister für Forschung und Technik wird für die Förderung dieser Untersuchungen (FKZ:01KF8901/7) ausdrücklich gedankt.

Literatur

ENGELHARDT R.,W. MEYER, S. THOMAS, P. OEHLERT
"Laserinduzierte Schockwellenlithotripsie mit μs Pulse"
Laser und Optoelectronik 21(6),1989

GUNDLACH P., J. HOPF, N. LEEGE, J. TSCHEPE, C. SCHOLZ, H. SCHERER, G. MÜLLER
"Der klinische Einsatz des Lasers bei der Speichelsteinzerstörung"
Proccedingband der DGLM 1990 und Vortrag

HELFMANN J., G. MÜLLER
"Machbarkeitsstudie zur laserinduzierten Lithotripsie"
BMFT 13N551, 1990

HOFSTETTER A., R. HAUTMAN
"Clinical Informations"
DORNIER Medizintechnik GmbH Info Biography 1990

STRUNGE C., R. BRINKMANN, G. FLEMMING, R. ENGELHARDT
"Interspersion of Fragmented Fiber's Splinters into Tissue During Pulsed Alexandrit Laser Lithotripsy"
Laser in Surgery and Medicine 1991, 11:183-187

A Versatile Modular Solid-State Laser System for Laser-Lithotripsy, Laser-Angioplasty and Dental Treatment

E.Steiger
E.Steiger Lasertechnik GmbH, Medizintechnik
Spatzenwinkel 7, D-8038 Gröbenzell

Abstract
Modular and multiwavelengths solid-state laser systems are gaining increased interest in different disciplines of medical laser treatments. Above all others, tunable solid-state lasers rank high, because they are reliable, easy to handle and can be physically constructed as small and compact units.
Furthermore they give the physicians the possibility to use them in a multidiscipline way, because they can provide tunable wavelengths in the UV, visible and near-IR with different, easy to exchange optional optical modules.
We report here on the concept of a compact, pulsed solid-state laser system on the basis of an alexandrite laser crystal for the endoscopic laser-induced shock wave lithotripsy of urinary, biliary and salivary stones, for the recanalization of atherosclerotic diseased vessels, for the ablation of hard and soft dental tissue and for endodontic treatments.

Introduction

The first-generation laser systems used for the destruction of renal and ureteral stones, and the treatment of choledocholithiasis, were the Q-switched Nd:YAG laser at 1064 nm with pulse durations of 5-20 nsec and the flashlamp-pumped, pulsed dye laser at wavelengths between 500 to 600 nm and pulse durations in the range of 1-2 µsec. They either used special irrigation fluids to facilitate plasma formation, specially designed opto-mechanical couplers or single light transmitting applicators mainly consisting of fused silica fibers with different core diameters and different shapes of the distal fiber end /1-3/.

Mid 1987, the pulsed and Q-switched alexandrite laser - also a solid-state laser - showed the potential to ideally combine the features of the Nd:YAG and the dye laser in one system, concerning ease of operation and transmittability of laser power through extremely flexible fibers with only 200 µm core diameters /4,5/. With its tunability both in the fundamental optical wavelength region of 720-860 nm and the frequency-doubled region of 360-430 nm, the alexandrite laser (a chromium doped chrysoberyl crystal) can be adapted to all kind of stones, either dark or light and independant of the stone composition. And also with its unique possibility to stretch its Q-switched pulse duration into the temporal range of 50-1000 nsec, the alexandrite laser is thus the only solid-state laser to effectively perform fragmentation such as the pulsed dye laser, but with a considerable reduced technical expense and much longer lifetime of the exciting flashlamp.

The Concept

Fig. 1 schematically shows the different optical and mechanical steps associated with the physical process of a laser-induced optical breakdown, responsible for the emission of shock waves that - together with cavitation - fragment stones. In detail the different temporal steps are described elsewhere /6/.

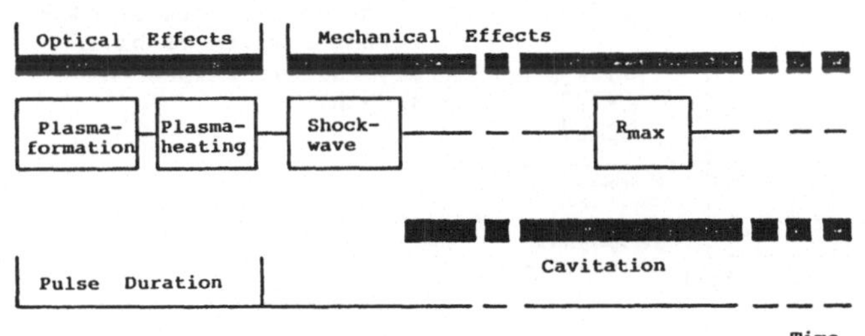

Fig.1 : Optical and mechanical steps in the laser-induced shock wave formation

To trigger the whole mechanism, however, a ionized gas or plasma must be created in the surrounding liquid or on the stone surface itself. Within the total laser pulse duration - in the case of the fundamental Q-switched alexandrite laser 50-1000 nsec - the plasma is formed by multiphoton-ionization in a process called 'Inverse Bremsstrahlung'. The remaining pulse energy not triggering the optical process is scattered and absorbed, thus heating the plasma to high temperatures. The steps following this optical process are mainly mechanical, independant of the wavelength of the laser system. But nevertheless, shorter wavelengths with higher photon energies easier create a plasma than longer wavelengths, e.g. in the near-IR optical region.

Detailed studies with a Q-switched Nd:YAG laser of 5-20 nsec pulse duration and both a fundamental wavelength of 1064 nm and a frequency-doubled region of 532 nm showed - especially for critical stones like the calciumoxalate monohydrate stone or the pure cholesterol gallstone - an increase in the fragmentation rate by at least a factor of 4 to 5 compared to the fragmentation rate with the fundamental wavelength alone /7/.

Fig. 2 and 3 show the relative absorption of samples of urinary and biliary stones, respectively /8/.

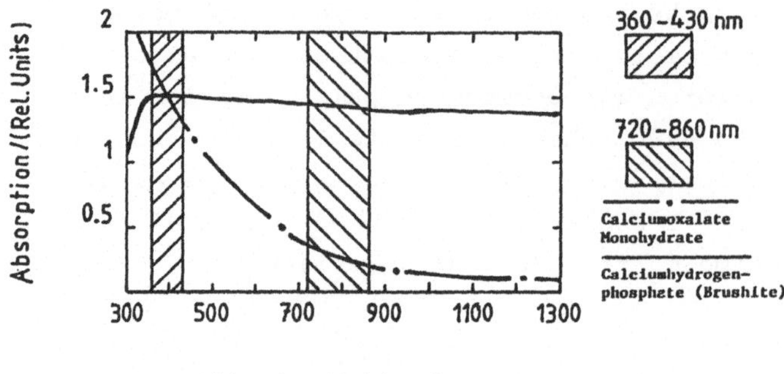

Fig.2 : Relative absorption coefficients of different samples of urinary calculi versus wavelength

Ref.: W.v.Waldhausen et al.

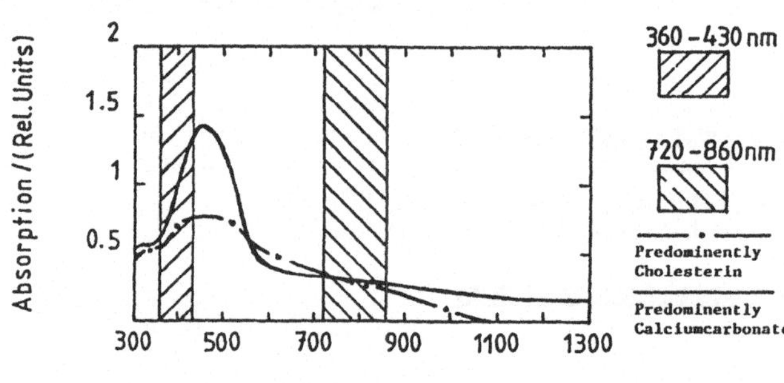

Fig.3 : Relative absorption coefficients of different samples of biliary calculi versus wavelength

Ref.: W.v.Waldhausen et al.

For urinary stones (Fig.2) the absorption in the frequency-doubled wavelength region of the alexandrite laser (360-430 nm) is nearly identical and orders of magnitudes higher than for the wavelengths at 1064 and 720-860 nm, although those stones like calciumoxalate monohydrate or calciumhydrogen phosphate (brushite) have completely different surface colours. Nearly the same happens with biliary stones (predominantly cholesterin and calciumcarbonate), although the increase in absorption is not as pronounced as for urinary stones. Nevertheless fragmentation efficiencies are much higher than for near-IR wavelengths.
Even for soft tissue - e.g. aorta abdominalis - the pulse energy fluencies needed to ablate tissue material, are orders of magnitudes lower for the frequency-doubled region of the alexandrite laser. In the blue spectral range the threshold fluences for ablation are comparable to those of the excimer lines (Fig.4).

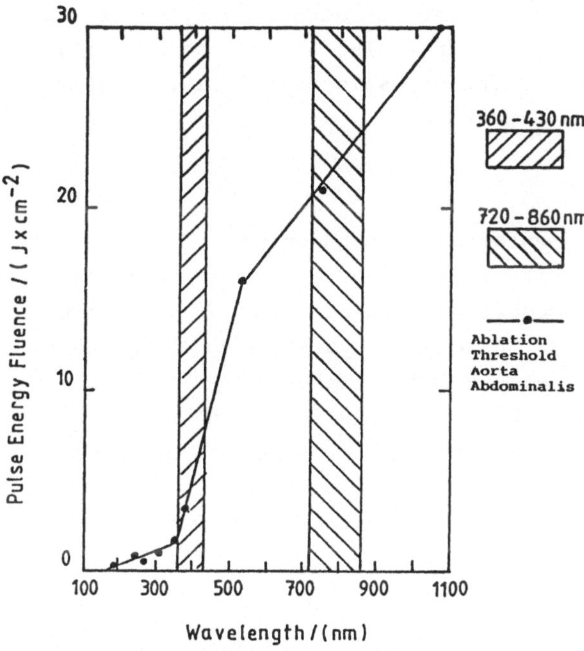

Fig.4 : Ablation threshold for soft tissue (aorta abdominalis) versus wavelength

The Laser System

The laser system with its different optical modules for creating various wavelengths regions is outlined in Fig.5. The fundamental unit incorporates a very efficient alexandrite oscillator that can be Q-switched (Module A), frequency-doubled (Module B) or can provide tunable wavelengths in the near-IR region at 1.85-2.16 µm (Module C). The therapeutic laser beam is coupled into single fused silica optical fibers with core diameters ranging from 200 to 600 µm via a universal optical coupling unit that automatically positions the coupling optic for opti-

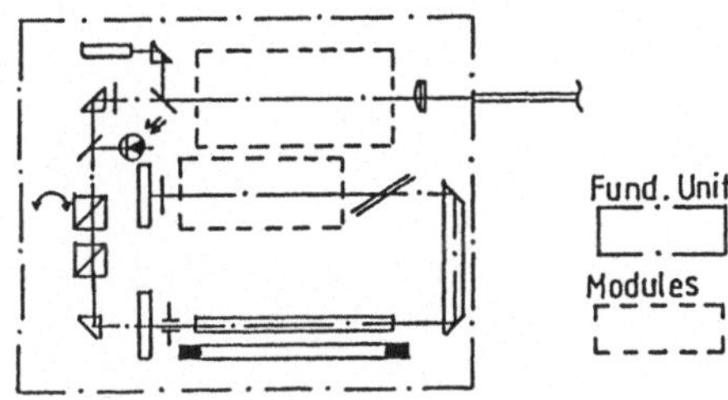

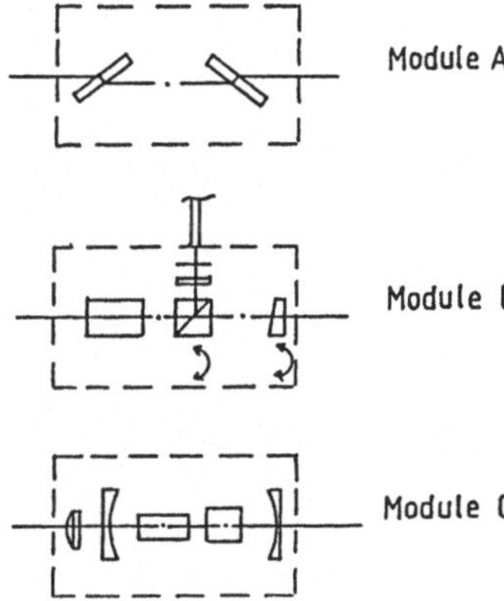

Fig.5 : Optical head of the pulsed alexandrite laser consisting of a fundamental unit and different additional optional optical modules

mum coupling efficiency via encoded fiber connectors. Due to its high flexibility, the fiber optic coupling unit also allows the adaptation of multifiber catheter systems for angioplastic procedures. Repetition rates up to 100 Hz are easily achievable.

Summary

The ideal laser system for fragmentation of both urinary, biliary and salivary stones has to be effective to all kind of stones, independant of its colours, surfaces and compositions. It has also to be competitive to existing techniques, like the electrohydraulic or ultrasound lithotripsy, not only regarding safety and efficiency, but also regarding compactness and ease to use. With its modular design the pulsed, Q-switched and frequency-doubled alexandrite laser may be the laser of choice for intracorporeal laser-lithotripsy, the recanalization of arteriosclerotic diseased vessels and for the ablation of hard and soft dental tissue.

References

/1/ A.Hofstetter,F.Frank et al.:Intracorporale,laserinduzierte Stoßwellen-Lithotripsie (ILISL),Laser in der Medizin u. Chirurgie,3:155-158,1985

/2/ S.P.Dretler,G.Watson et al.:Pulsed dye laser fragmentation of ureteral calculi: Initial clinical experience,The Journal of Urology,137:386-389,1987

/3/ N.S.Nishioka,P.C.Levins et al.:Fragmentation of biliary calculi with tunable dye lasers,Gastroenterology,93:250-255,1987

/4/ J.W.Kuper,E.Steiger et al.:Medical applications of alexandrite laser systems, Topical Meeting on Tunable Solid State Lasers,Williamsburg,1987

/5/ E.Steiger,J.W.Kuper:A Q-switched alexandrite laser for laser induced shock wave lithotripsy (LISL)-Basics and in vitro studies,Laser Med.Surg.,2:43-47,1988

/6/ H.Schmidt-Kloiber,E.Reichel et al.:Laserinduced shock-wave lithotripsy (LISL), Biomedizinische Technik,30:173-181,1985

/7/ J.Helfmann,K.Dörschel et al.:Laserlithotripsy using double pulse technique, Symposium on Biomedical Optics,SPIE-1201,Los Angeles,1990

/8/ W.v.Waldhausen,R.Fitzner et al.:Identification of biliary and urinary calculi by optical spectroscopy compared to x-ray diffractometry,1st International Symposium on Laser Lithotripsy,Ulm,1987

Alexandrite Laser with a Two-Wavelength Mixed Pulse (750/375 nm) for Lithotripsy

Th. Meier and R. Steiner

Institut für Lasertechnologien in der Medizin an der Universität Ulm

The alexandrite laser combines the advantages of a solid state laser (compactness) and a dye laser (long pulses). A systematic comparison is described e.g. in [1]. It turned out that - once the fragmentation threshold is exceeded - the question of the right wavelength is less important than expected. In some cases, however, the fragmentation threshold may be so high that up to pulse energies of 60 mJ there is still no fragmentation. One necessary prerequisite for fragmentation is the plasma ignition either in the surrounding liquid or on the surface of the stone, concommitant with the so-called "ticking". There are, in principal, three possibilities to lower the threshold for this process:

- enhancement of absorption of surrounding liquid (adding of appropriate solution)
- enhancement of absorption of stone material (staining of stone surface)
- admixing of a (low energy) pulse of strongly absorbed wavelength (optical staining)

In the latter case the admixed low energy pulse is only necessary to lower the plasma threshold, while the main puls still delivers the fragmentation energy. As demonstrated by Dörschel et al. [2] this method of "optical painting" can be easily realized by frequency doubling of a q-switched Nd:YAG laser. The alexandrite laser should be even better suited for that purpose because the absorption of most material, in particular organic material, is higher at the second harmonic wavelength of the alexandrite laser (375 nm) than at 532 nm of the frequency doubled Nd:YAG laser.

In order to check this hypothesis we looked for stones with a high threshold for plasma ignition (and consequently for fragmentation) and expected pure cholesterol stones to be excellent candidates. As described by Nishioka et al. [3] the ablation threshold for cholesterol stones is remarkably higher in the red than in the blue, see table 1.

Table 1: Ablation threshold for cholesterol stones after Nishioka et al. (dye laser, pulse length 800 ns, 200 um fiber)

Wavelength	ablation threashold
450 nm	10 mJ
577 nm	20 mJ
700 nm	30 mJ

In our own experiments with the alexandrite laser at 750 nm and a fiber of 320 um core diameter the threshold was even higher (> 60 mJ). This higer threshold may be explained by the clear white color of the stone material after the outer yellowish layer had been removed.

For the investigations with the 375/750 nm mixed pulse we used a KDP cristal as frequency doubler. The cristal was placed near the output coupler and the beam was slightly refocused to app. 1 mm diameter. Fundamental pulses of 100 mJ resulted in UV pulses of app. 5 mJ, i.e. the SHG efficiency was relatively poor 4-5 %.

Results of the fragmentation experiments with pure and mixed pulses unde various conditions are summarized in table 2.

Table 2: In-vitro results with the two wavelength 750/375 nm alexandrite laser on pure cholesterol stones.

experimental conditions	pulse	stone fragmentation			
600 um fiber stone in water	0.8 mJ UV 79 mJ red	no			
	3.5 mJ UV 66 mJ red	no			
wet stone beam focused with lens		30	40	50	80 mm
	4 mJ UV	yes	yes	yes	no
	4 mJ red	no	no	no	no
wet stone beam focused with lens		50 mm			
	4 mJ UV 76 mJ red	yes			
	80 mJ red	(no)			
stone immersed in water beam focused with lens		30	40	50 mm	
	4 mJ UV 76 mJ red	yes	yes	no	
	80 mJ red	yes	no	no	

The results are disappointing in so far as an effect of threshold lowering is hardly to be seen, except in the experiments with wet stone and directly focused beam with 40 mm lens. Two reasons may be responsible for this observation:

1. The UV energy of the mixed pulse is too low. This would be a trivial reason and a better (more expansive) SHG cristal could solve the problem.

2. The optical absorption is not the only parameter influencing the threshold for plasma ignition on the surface.

Our observations support very much the second reason. If a fundamental pulse of 60 mJ is transmitted via a 320 um fiber and directed on transparent materials like glas or plexiglas under water a clearly audible "ticking" occurs, whereas on pure colesterol stones with obviously higher absorption no effect is detectable.

In order to determine how much of the pulse energy is absorbed in the stone surface we performed some extinction measurements. Because of the inhomogeneity of the stone matrix and the unknown scattering coefficient transmission results obtained from thin stone cuts are hard to interpret. Instead, we measured the extinction of pulverized material gained from pure cholesterol stones by diffuse reflection in a integrating sphere (fig. 1). The results give an idea how much of the penetrating radiation remains in the surface.

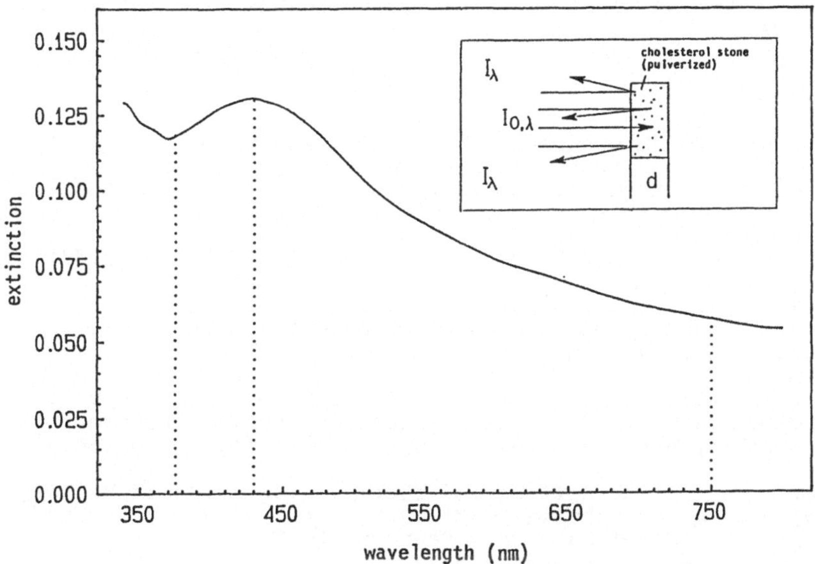

Fig.1.: Extinction of 1 mm layer of pulverized cholesterol versus wavelength measured in reflection with integrating sphere.

According to the measured extinction only a small fraction of the pulse energy can contribute to the plasma ignition process (12 % in the red, 24 % in the UV). Moreover, this energy may be spread over a large volume due to scattering. This is strongly supported by the observation that with pure cholesterol stones reducing the fiber diameter from 400 um to 200 um does not influence plasma and fragmentation thresholds.

The idea of lowering the plasma threshold by adding a frequency doubled pulse was verified when the fiber was immersed in a solution of laser dye (Coumarin 102, strong absorption band at 380 nm) and the laser was fired under various pulse conditions. A distinct threshold for optical breakdown could be observed with the mixed pulse at app. 20 mJ. In contrast, the fundamental pulse showed no effect up to 80 mJ. On the other hand, the pure UV pulse was too low in energy (2.3 mJ) to give any effect.

The question why materials with certainly lower absorption coefficients have lower plasma tresholds than cholestrol is still open. The fact that cholesterol is unsoluble in water may be a hint that the chemical environment plays an additional role. Similar observations were reported by Hofmann et al. [4], who demonstrated that addition of special solutions to the irrigation fluid can result in a remarkably lower threshold for the optical breakdown.

C o n c l u s i o n : Pure cholsterol stones are difficult to fragment with a alexandrite laser of 750 nm wavelength. Although the optical absorption of cholesterol at the SHG wavelength (375 nm) is obviously higher, the observed thresholds are still high. Possibly, the chemistry of the surrounding fluid plays a role comparable to that of the optical absorption.

References:

1. Vergleichende Untersuchungen zur Laserlithotripsie mit unterschiedlichen Lasersystemen und Applikatoren
   Meier, Th., Reimer, P., Steiner, R.
   in: Verhandlungsbericht der Deutschen Gesellschaft für Lasermedizin e.V. 4. Tagung (Wien 1988),
   eds. F. Frank and E. Keiditsch, EBM Verlag, München (1989)

2. Primary Results in the Laser Lithotripsy Using a Frequency Doubled Q-Switched Nd:YAG Laser
   Dörschel, K., Berlien H. P., Brodzinski, T., Helfmann, J., Müller, G., Scholz, C.
   in: Laser Lithotripsy - Clinical Use and Technical Aspects (Proceedings of the 1st International Symposium on Laser Lithotripsy, Ulm (1987)), Hrsg. R. Steiner, Springer-Verlag, Heidelberg

3. Measurement of the Optical and Thermal Properties of Biliary Calculi Using Pulsed Photothermal Radiometry
   Long, F. H., Nishioka N. S., Deutsch, T. F.
   Lasers Surg Med 7:461-466 (1987)

4. Laser-Induced Shock Wave Lithotripsy (LISL)
   Hofmann, R., Hartung, R., Schmidt-Kloiber, H., Reichel, E.
   in: LASER Optoelectronics in Medicine
   (Proceedings of the 9th International Congress, Munich (1989)
   Hrsg. W. u. R. Waidelich, Springer Verlag, Heidelberg (1990)

PDT – Photodynamische Therapie
Photodynamic Therapy

Kontrastmittelgestützte Kernspintomographie nach photodynamischer Lasertherapie experimentell induzierter Tumore

W. Lumper, M. Naegele*, F. Gamarra**, M. Leunig**, M. Kriegmair, A.E. Goetz**

Urologische Klinik und Poliklinik der LMU München

*) Radiologische Universitätsklinik Bonn

**) Institut für Chirurgische Forschung der LMU-München

Die photodynamische Lasertherapie (PDT) ist eine neue und wenig invasive Methode im Bereich der Onkologie. PDT beschreibt eine Methode, bei der eine photosensibilisierende Substanz angewendet wird, die selbst im wesentlichen therapeutisch inaktiv ist, aber durch ultraviolettes, sichtbares oder nahes infrarotes Licht aktiviert und somit therapeutisch und diagnostisch nutzbar gemacht werden kann (Benson et al 1983, Dougherty et al 1979). Die meisten therapeutischen Erfahrungen liegen mit dem Photosensibilisator Photofrin^{R} II, einem Dihämatoporphyrin-Ester und -äthergemisch vor. Neben der durch Sauerstoff-Radikale erzeugten Zellschädigung (Gibson et al 1983; Hilf et al 1984) wird eine Verringerung der Tumordurchblutung für das Eintreten eines therapeutischen Effektes als mitentscheidend angesehen (Star et al 1986, Goetz et al 1987). Dies konnte in videofluoreszenzmikroskopischen Untersuchungen anhand einer unterschiedlichen Aufnahme von Natrium-Fluoreszein vor und nach photodynamischer Therapie nachgewiesen werden (Lumper et al 1984). In der vorliegenden Studie sollte untersucht werden, ob die kontrastmittelgestützte Kernspintomographie eine geeignete Methode ist, eine durch photodynamische Therapie hervorgerufene Verringerung der Tumordurchblutung in vivo nachzuweisen. Dabei sollten durch Kernspintomographie die Signalintensitäten sowohl von photodynamisch behandelten im Vergleich zu Kontrolltumoren als auch Unterschiede vor und nach Gabe einer paramagnetischen Substanz gemessen werden.

Methodik

Wir untersuchten männliche syrische Goldhamster (mittleres Körpergewicht: 60-70g) mit je zwei subkutan paravertebral in thorakaler bzw. lumbaler Höhe gelegenen amelanotischen Hamstermelanomen (Tumorvolumen: 160-180 cmm; Tumordurchmesser: 6-10 mm) 6 bis 8 Tage nach Tumorzellimplantation. Für die i.v.-Gabe von Photosensibilisator und Kontrastmittel wurde jedem Hamster ein Polyäthylenkatheter über die rechte Vena jugularis externa in die Vena cava superior vorgeschoben. Zur Photosensibilisierung injizierten wir 5 mg/kg KG Photofrin

II. 48 Stunden nach Farbstoffgabe wurde einer der beiden Tumore mit einem Argon-Dye-Laser mit einer Gesamtenergie von 100 Joule bei 630 nm photodynamisch behandelt. Der als intraindividuelle Kontrolle dienende zweite Tumor wurde vom Laserlicht geschützt. 24 Stunden nach photodynamischer Therapie erfolgte die Kernspintomographie mit einem Siemens-Magnetom bei 1,0 Tesla Feldstärke bei einem Spinecho TR/TE 500/30 msec. Zur Verbesserung der Ortsauflösung und des Signal-zu-Rauschverhältnisses wurde eine Helmholtz-Oberflächenspule (Durchmesser 10 cm) verwendet. Die in Längsachse des Hamsters aufgespannte tumortragende Rückenhaut positionierten wir in sagittaler Ausrichtung zur Magnetmitte. Nach Abschluß der ersten Meßfrequenz wurde jedem Tier zur Kontrastverstärkung Gadolinium-DTPA in einer Dosis von 0,2 mmol/kg KG intravenös als Bolus injiziert.

Ergebnisse

Kontrollversuche ergaben, daß eine der Kontrastmittelflüssigkeit entsprechende Injektion von isotoner Kochsalzlösung keine meßbare Signalintensitätsveränderungen im Bereich der Tumoren und der Haut ergaben. Ebenfalls führte die Injektion des Photosensibilisators alleine zu keinen Signalintensitätsveränderungen.
Der Vergleich der gemessenen Signalintensitäten der Gruppe der Kontrolltumore vor und nach Kontrastmittelgabe zeigten eine im Vergleich zur photodynamisch behandelten Tumorgruppe hochsignifikanten Signalanstieg nach Kontrastmittelgabe (ΔSI mean 650 $\pm$ 40 SEM). Über den PDT-behandelten Tumoren war ein leichter Signalintensitätsanstieg zu messen, der jedoch bei jedem Tier signifikant unter dem korrespondierenden Kontrolltumor lag (ΔSI mean 196 $\pm$ 23 SEM; $p < 0{,}001$ rs control).

Diskussion

Nach intravenöser Gabe wird Gadolinium-DTPA ungebunden im Plasma transportiert. In Abhängigkeit von der lokalen und kapillären Permeabilität und der Gewebeperfusion tritt es in den extravasalen Raum über (Brasch et al 1984). Kernspintomographische Kontrastmittel führen aufgrund ihrer paramagnetischen Eigenschaften zu einer Interaktion mit den Protonen ihrer Umgebung und verkürzen deren Relaxationszeiten. Somit sind paramagnetische Kontrastmittel nicht selbst, sondern durch ihre Wirkung auf das Gewebe indirekt sichtbar (Mendonca-Dias et al 1983). Diese signalintensitätsverstärkende Wirkung ist konzentrationsabhängig.
Da der Extrazellulärraum des Tumorgewebes im Vergleich zum Normalgewebe vergrößert ist (Vaupel 1983) und somit ein großer Verteilungsraum für das Kontrastmittel und lange Relaxationszeiten vorhanden ist, lassen sich signifikante Änderungen der Signalintensitäten durch paramagnetische Kontrastmittel im Tumor erzielen (Naegele et al 1988).

Nach photodynamischer Lasertherapie konnte durch fluoreszenzmikroskopische Untersuchungen ein deutlicher Abfall der Tumorperfusion ab dem Zeitpunkt 3 Stunden nach durchgeführter Therapie nachgewiesen werden. Diese Durchblutungsverminderung führt zu einem reduzierten Antransport von Kontrastmittel in das behandelte Tumorgewebe. Der Signalintensitätsanstieg nach Kontrastmittelgabe läuft im Vergleich zum Kontrolltumor signifikant langsamer ab.
Somit läßt sich schlußfolgern, daß die durch photodynamische Behandlung im Tumor reduzierte Perfusion sich in vivo durch einen stark reduzierten Signalintensitätsanstieg im Tumor nach i.v.-Gabe von Gadolinium-DTPA bildlich darstellen und meßtechnisch erfassen läßt. Inwieweit dies Aussagen über den therapeutischen Erfolg ermöglicht, muß noch weiter untersucht werden.

LITERATUR

1. Benson, R.C., J.H. Kinsley, D.A. Cortesa, G.M. Farrow, D.C. Utz: Treatment of transitional cell carcinoma of the bladder with hematoporphyrin derivate phototherapy. J.Urol. 130 (1983) 1090-1095

2. Brasch R.C., Weinmann, H.J., Wesley G.E.: Contrast-enhanced NMR imaging: Animal studies using Gadolinium-DTPA complex. AJR 142: 625-630, 1984

3. Dougherty, T.J., Lawrence, G., Kaufman, J.E., Boyle, D., Weishaupt, K.R., Goldfarb, A.: Photoradiation in the treatment of recurrent breast carcinoma. J.Nath.Cancer Inst. 62 (1979) 231-237

4. Gibson, S.L., Hilf, R.: Photosensitization of mitochondrical cytochroma oxidase by hematoporphyrin derivate and related porphyrins in vitro and in vivo. Cancer Res. 43 (1983) 4191

5. Goetz, A.E., Koenigsberger, R., Feyh, J., Conzen, P., Lumper, W.: Breakdown of tumor microcirculation induced by shock-waves or photodynamic therapy. In: Baethmann A. und Meßmer K. (eds):Surgical Research: Recent Concepts and Results, S. 82-93 (Springer,Berlin,87)

6. Hilf, R., Warne, N.W., Smail, D.B. et al: Photodynamic inactivation of selected intracellular enzymes by hematoprophyrin derivative and their relationship to tumor cell viability in vitro. Cancer Lett. 24 (1984) 165

7. Lumper, W., Goetz, A.E., Müller, W., Fritsch, C., Feyh, J., Conzen, P., Brendel, W.: Fluorescein-flowmetry prior to and after photodynamic therapy (PDT). Photochem.Photobiol. 49: 96, 1989

8. Mendonca-Dias, M.H., Gaggelli, E., Lauterbur, P.C.: Paramagnetic contrast agents in nuclear magnetic resonance medical imaging. Nuclear Med 4: 1983

9. Naegele, M., Hahn, D., Seelos, K., Lissner, J.: Gd-DTPA-Kontrastverstärker in der kernspintomographischen Diagnostik thorakaler Raumforderung. Fortschr.Röntgenstr. 149: 69-75, 1988

10. Star, W.M., Marijnissen, P.A., von den Berg-Blok, A.E., Verstoeg, J.A.C., Franken, K.A.P., Reinhold, H.S.: Destruction of rats mammary tumor and normal tissue microcirculation by hematoporphyrin derivate photoradiation observed in-vivo in sandwich observation chambers. Cancer Res. 46 (1986) 2532-2540

11. Vaupel, P., Müller-Klieser, W.: Interstitieller Raum und Mikromilieu in malignen Tumoren. Mikrozirk.Forsch.Klin. 2: 78-90, 1983

Uptake Mechanism of Different Photosensitizers in Fibrosarcoma Cells, Fibroblasts and in Epithelial Cells

J.M Wessels[1], W. Beisker[2], H.K. Seidlitz[1], E. Unsöld[1]

GSF-Forschungszentrum für Gesundheit und Umwelt

[1]Zentrales Laserlaboratorium, [2]AG Durchflußzytometrie

Ingolstädter Landstr.1

W-8042 Neuherberg, FRG

Introduction

Several photosensitizing dyes with different photochemical and photophysical properties have been developed and have caused considerable interest for use in photodynamic therapy [1]. Beside the photochemical and photophysical properties, the abilitiy of accumulation in the tumor, the distribution in the cells and the ability to produce cytotoxic agents are the key factors determining the efficiency of the therapy.

The mechanism by which the sensitizers are taken up is related to their localisation. Therefore it is important to study the uptake mechanism of different photosensitizers.

Several studies on uptake and retention kinetics of photosensitizers in cells have been done. The results depend on the fact, whether fresh trypsinized cell solutions [2] or cell monolayers [3] were incubated with the photosensitizers. Efforts to detect a higher affinity of photosensitizers for malignant cells than for 'normal' cells yielded controversal results [4] and [5].

The present study is intended to elucidate the uptake kinetics of a hydrophilic and a lipophilic sensitizer in 'normal' and malignant cells with respect to their cell cycle.

Materials and Methods

Chemicals:

Meso-tetraphenylporphyrin tetrasulfonated ($TPPS_4$), protoporphyrin disodiumsalt were obtained from Porphyrin Products, Logan, Utah and Sigma Chemicals, Deisenhofen, Germany respectively. Photofrin II was obtained from QLT, Vancouver, Canada and bis-benzimiadol H33342 from Aldrich, Frankfurt, Germany. All chemicals were used without further purification.

Cells:

NIH3T3 mouse fibroblasts, SSK2 fiborsarcoma cells of the mouse and RR1022 epithelial cells from rats were grown in culture flasks.

48 h before incubation 125000 cells were seeded in 6 cm diameter petri dishes. The cells where incubated with a sensitizer concentration of 10 µg/ml in FCS free medium. Additionally 10^{-6} M H33342 [6] was added for the cell cycle studies. During incubation cells where kept either in the incubator (37 °C, 5% CO_2) or at 4 °C. Before flowcytometric measurement cells where washed, trypsinized and reincubated with medium with 5% FCS.

Flowcytometrie:

Flowcytometeric measurements were done with a flowcytometer from Becton and Dickenson, a laser-based flow cytometer with orthogonal configuration (Fig.1). The wavelength of the two Ar^+-lasers were

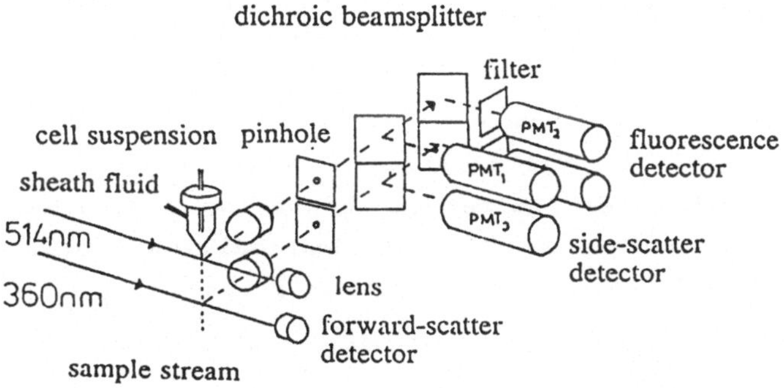

Fig.1: Schematic representation of the flow cytometer

set at 360 nm and 514 nm for the bis-benzimiadol and porphyrin excitation respectively. Fluorescence of both dyes is detected at right angles to the laser beam with appropiate filters in front of each detector.

Results and Discussion:

A dotplot of protoporphyrin fluorescence vs. bis-benzimiadol fluorescence in NIH3T3 cells after 3h of incubation time is shown in Fig. 2. The pattern of the bis-benzimiadol fluorescence does not alter substantially for other incubation times. Bis-benzmiadol is that is used to mark

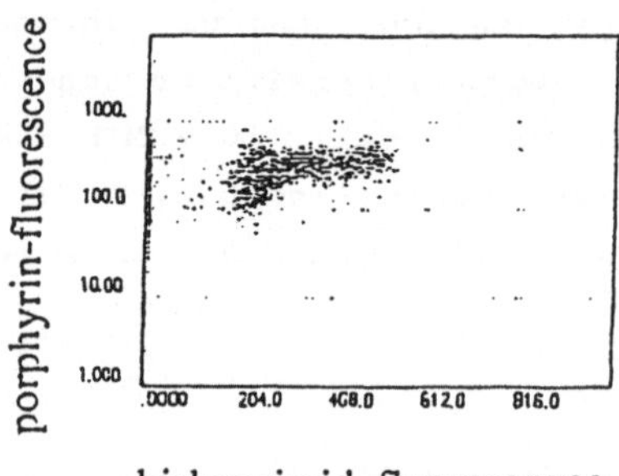

the DNA of living cells. Therefore the intensity of the bis-benzimiadol fluorescence is directly correlated with the DNA-content of each cell and represents therefore the stage of the cell cycle. The dotplot shows that the uptake of the sensitizer is equal over the whole cell cycle.

Figure 2:
Dotplot of protopoporphyrin fluorescence vs. bisbenzimid fluorescence

Fig. 3a shows the the uptake kinetics of PPIX in NIH3T3 and in SSKII cells at 37 °C. The relative fluorescence intensity 583 ± 220 (a.u.) in SSKII cells after an incubation time of 13 hours is not plotted. The uptake in 'normal' and malignant cells exhibits no significant difference within the error margin.

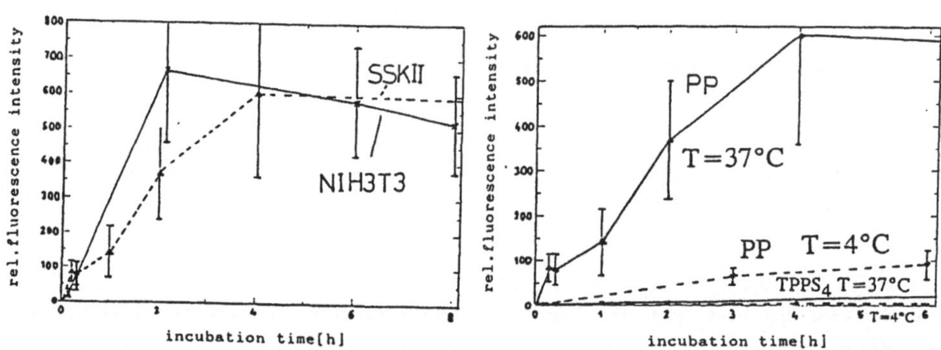

Figure 3: a) Uptake of Protoporphyrin in SSKII and NIH3T3 cells
b) Uptake of $TPPS_4$ and PPIX in RR1022 and SSKII cells, respectively

This indicates that the malignancy of a cell is not the cause for the tumor selectivity of a sensitizer. It is more likely that the

selectivity is a result of the physiology of the tumor.
Fig.3b shows the uptake kinetics of PPIX in SSKII and $TPPS_4$ in RR1022 cells at 37 °C and at 4 °C [8]. Since $TPPS_4$ is localized within the lysosomes we expect an endocytotic pathway for the uptake. RR1022 cells were used for the studies on $TPPS_4$ because they exhibit high endocytotic activity [7]. The fluorescence intensities 583 ± 220 (a.u.) after 13 hours for PPIX and 22 ± 14 (a.u) after 23 h for $TPPS_4$ at 37 °C are not plotted. The hydrophilic $TPPS_4$ exhibits a very slow and not effective uptake compared to PPIX. Both sensitizers show a distinct smaller uptake at 4°C. The fluorescence signal of $TPPS_4$ at 4°C is below the noise level. Since the endocytotic activities of the cells disembark at 4 °C this demonstrates that endocytosis is responsible for the uptake of $TPPS_4$. This confirmes the assumption of an endocytotic uptake of $TPPS_4$ at 37 °C [8]. The small fluorescence signal of PPIX at 4 °C results probably from a diffusion controlled uptake. At 37 °C the uptake is a combination of diffusional uptake and endocytosis.

References

[1] T.J. Dougherty, Photosensitizers: therpay and detection of malignant tumours, Photochem. Photobiol., 45 (1987) 879-889
[2] J. Moan, H.B. Steen, K. Feren and T. Christensen, Uptake of hematoporphyrin derivative and sensitized photoinactivation of C3H cells with different oncogenic potential, Canc. Lett., 14 (1981) 291-296
[3] W.G. Roberts and M.W. Berns, In vitro photosensitization I: cellular uptake and subcellular localisation of mono-l-aspartyl chlorine e_6, chloro-aluminium sulfonated phthalocyanine and Photofrin II, Las. Surg. Med., 9 (1989) 90-101
[4] C.T. Chang and T.J. Dougherty, Photoradiation Therapy:kinetics and thermodynamics of porphyrin uptake and loss in normal and malignant cells in culture, Radiat. Res., 74 (1978) 498
[5] R.M. Böhmer and G. Morstyn, Uptake of hematoporphyrin derivative by normal and malignant cells: effect of serum, pH, temperature and cell size, Cancer Res., 45 (1985) 5328-5334
[6] D.J. Arndt-Jovin, T.M. Jovin, Analysis and sorting of living cells according to deoxyribonucleic acid content, J. Histochem. Cytochem, 25 (1977) 585-589
[7] J.M. Wessels, W.Strauß, H.K.Seidlitz, A.Rück, H. Schneckenburger, Intracellular localization of meso-tetraphenyl porphyrin tetrasulfonate probed by time-resolved and microscopic fluorescence spectroscopy, submitted to J.Photochem.Photobiol. B
[8] J.M. Wessels, thesis in preparation, University of Munich

Acknowledgement
The authors wish to thank A. Gierlinger, E. Müller and K. Kießner for technical assistence and the Federal Ministery of Research and Technologie (BMFT) for financial support under grant no 0706903.

On Catalytical Particularities of Hematoporphyrin Photosensitizers

T.Kuzovkova
Kaunas Medical Academy, Central Research Laboratory
Janushkavichaus Street, Kaunas, Lithuania, USSR

In I987 we recorded increasing trasmissivity of the green and red pulsed low-intensive laser light (LILL) going through the strips of the myocardium tissue 2-4 mm thick. Preliminarily these strips were for I5-20 min immersed in fresh prepared 0,005% aqueous solutions of H_pD warmed up to 37-40°C. The increase of the transmitted light didn't follow the Lambert law.

These solutions as was established by us had : maximum disconnection of the particles of H_pD (I); particularities of the morphocrystal structure of sediments (2); high optical activity; the sign of the angle of the specific rotation changing with aging of the solutions (3). High optical activity within a narrow range of temperatures and concentrations is typical of liquid crystals (LC) (6). The change of the sign serves an evidence of transformation of the particles from the spiral structures into ball structures (4). Therefore we can assume that in fresh prepared 0,005% aqueous solutions (T=37-40°C) the stacking-aggregates of oligomers or macromolecules of H_pD form LC of the cholesteric (spiral) type.

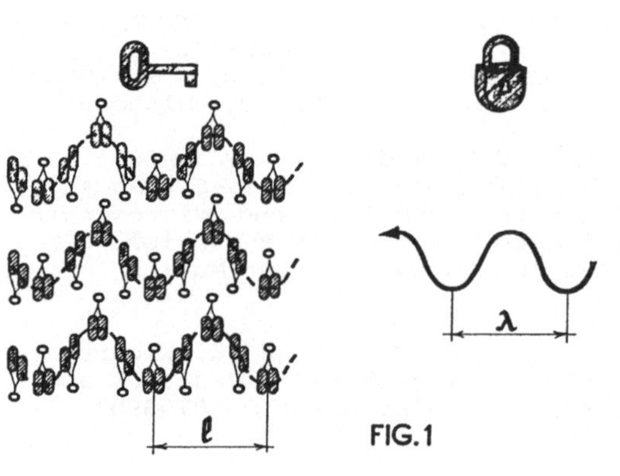

FIG.1

It is known (5-7) that on the LC the rates of chemical reactions increase $IO-IO^7$ times, LC intensify and transform the light; monogeneous momolayers of cholesteric LC (ChLC) can generate the laser irradiation with $\lambda = I/2\lambda_0$ (8). That explains our observation of the increasing transmission of LILL attributable to the ChLC of H_pD.

On the other hand, it can be qualified as a catalytic or,

more exactly, a photocatalytical effect of strong and nonlinear response of the myocardium tissue with a small quantity of (photoactive) hematoporphyrin under LILL irradiation. Consequently, in our version if H_pD forms the ChLC, it is a photocatalyst.

It is known that the ChLC interact with the light if the length of its wave corresponds to the step of spiral (ℓ) of ChLC. Therefore, analogously H_pD is a photocatalyst if ℓ of the ChLC of H_pD corresponds to the wavelength photo (i.e. visible or near to it) range. In short, if $\ell_{HpD} = \lambda$ photoirradiation, H_pD acts as a photocatalyst. In fact, this is an interpretation of the Fisher rule for biocatalysts "Lock-Key" (the key opens the lock, if the key corresponds to the lock). Or it is another illustration to the universal rule "The similar interact with similar". (Fig. I). (All figures made on the phenomenological level).

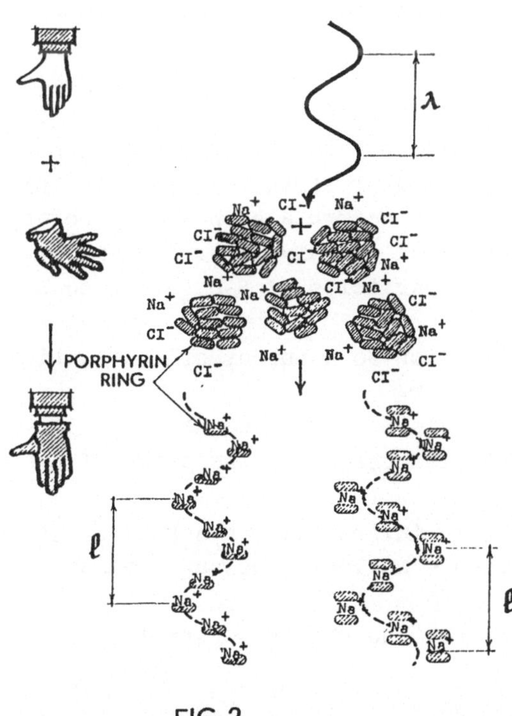

FIG. 2

In electrolytes the self-assembling of the ChLC of H_pD is impossible unlike in aqueous solutions, due to the solvation. However, in our point of view 2 properties of porphyrins : ambivalency and the ability to form metalloporphyrins and/or polycationic crown-compounds should favour the origination of LC in electrolytes containing the cations of metals. (It should be noted that many metalloporphyrins and crown-compounds are known as catalysts of various biophysical and biochemical, particurlarly, oxidative processes. They also act as catalysts of the light decomposition of the water into H_2 and O_2, and as generators of singlet oxygen and radicals of superoxide dismutase).

We think that LILL can induce the ChLC of H_pD in saliferous solutions. This idea appeared when we searched an explanation to the change of refraction ($n \neq n_0$) of solutions of H_pD in physiological saline (0,9 % NaCL). The experimental conditions were : short-term irradiation (0,2 - I,0 s) by a He-Ne laser with 2-3 mW power; fresh prepared mixtures of 0,03% H_pD in physiological saline warmed up to 37-40°C.

Apparently the soft laser light "shakes" the solvates off the hematoporphyrin micelles, destroys the micelles and phototransforms ball structures of micelles into stretched-out supramolecular structures (H_pD plus metal's cations) similarly as the hand shapes up the glove (Fig.2). In our point of view, due to coherence the laser light should form regular supramolecular structures of H_pD with the spatial symmetry as the wave of He-Ne laser irradiation has, i.e. $\ell_{H_pD} = \lambda_{He-Ne}$. If it is so, then H_pD becomes a photocatalyst and can induce alterations in the whole solution, among them $n \neq n_o$. If the light forms unstable ChLC H_pD, than the hematoporphyrin particles return to the micellar (uncatalytical) state. (We observed $n = n_o$ more often in our experiments). It is unlikely that the hematoporphyrin ChLC are formed by the self-assembling or only by light <u>in an organism</u>. But the stable photoactive supramolecular structures of H_pD can exist in tissues. What makes us think so and what mechanism of formation of photoactive structures in tissues?

At first we should remind of the photosensitization of the skin taking place in patients and animals after a H_pD injection. It was interesting to find out by radioisotopic analysis (9) that in the skin the accumulated quantity of the injected H_pD per gram of tissue was smaller than in other organs (except muscle). The tumors accumulated not many porphyrins too, for example, many times less than heartly liver and kidney. Apparently it is more important <u>how</u> the particles of H_pD settle down in tissue and not their quantity.

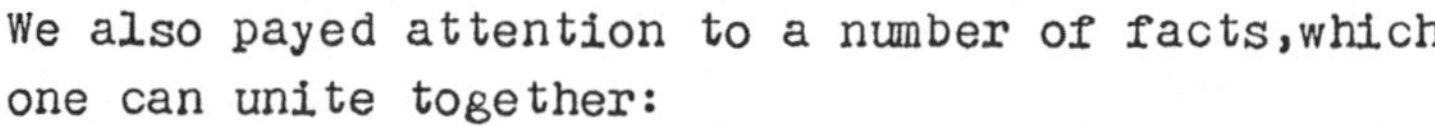

We also payed attention to a number of facts, which one can unite together:

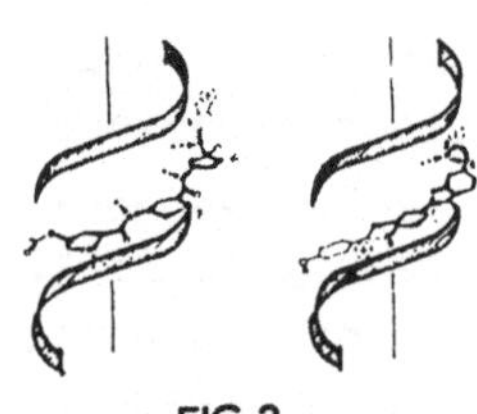

FIG.3

- the dyes intercalate into DNA and RNA (Fig.3). (the hematoporphyrins belong to the class of dyes too),
- if H_pD are able to intercalate into DNA, the DHA length is increased - inwinding of supercoiled DNA (IO),
- the quantity of DNA and RNA in tumors is increased,
- the quantity of ions of metals in tumors is higher than the physiological norms,
- the quantity of DNA and RNA in epidermis is increased,
- the H_pD photosensitive effect on the cancer cells cultured with RNA in vitro gave the strength of synthetical killing effect 50 times more than independ H_pD groups under the same laser irradiation (II).

Thus we can assume that in tumors and epidermis H_pD (jointly with metal ions) form stable supramolecular structures due to intercalation of H_pD into DNA and RNA (Fig.4).The uniqueness of the intercalated polycationic hematoporphyrins apparently is in the ability to increase the size of the steps (ℓ_i) of spirals of DNA (RNA) corresponding to wavelengths near UV and visible spectra.Since the tumors and skin have more DNA and RNA,more photoactive structures are formed there after introducing H_pD into the organism.Thus the tumors and the skin are "champions" in forming photoactive (photocatalytic) structures of H_pD. It is the reason of selective photodynamic effects of skin and tumors.

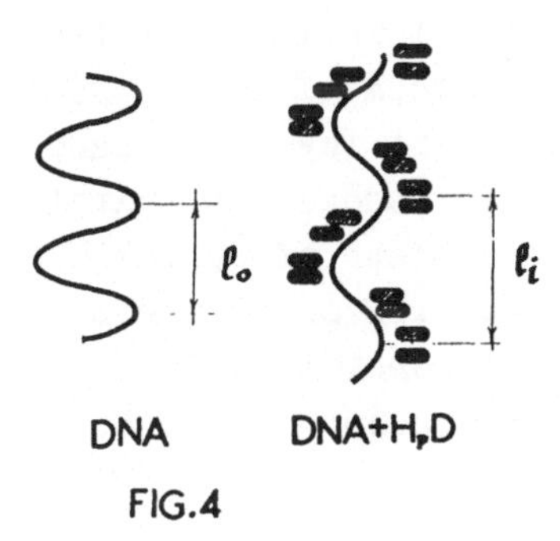

FIG.4

It is clear that after intercalation of H_pD not all DNA and RNA have the same steps of spirals.Since $\ell_i \neq$ const. it is necessary to use for PDT the sources of irradiation with $\lambda_1,\ldots,\lambda_n = \ell_1,\ldots,\ell_n$.

Increase of the quantity of DNA and RNA in the thin layers of the skin as well as polyspectrality of the Sunlight facilitate the photosensitization of the skin.(At the same time,the increase of DNA and RNA lenght (ℓ_i)should enhance the radioprotection of skin after intercalation of H_pD).

We think that other endogenous spiral structures ,for example,the spiral fragments of catalase,cytochrome c and so on,can be the base for ChLC of H_pD.Hyperthermy (~40°C) and oxygen presumably promote the formation of the ChLC,too.

To summarize, according to our hypothèsis ,the hematoporphyrin dye functions as a catalyst (photocatalyst) when the molecules of hematoporphyrin form the supramolecular structures (ChLC) with the steps of spirals equal to the wavelengths of the visible spectra or near to it.Obviously the systems of photoactive structures can form other organic dyes,drugs and agents (with π-transition of electrons) and not only hematoporphyrins.

In conclusion,the main points of our conception are as follows.No individual molecules,oligomers or macromolecules,no chaotic aggregates,particles or ball structures - no chaotic system of H_pD (or other dyes, drugs,agents) can function as a photosensitizer.The photosensitizers are systems of regular structure.The fundamental feature of photosensitizers is the universal photoactive supramolecular spiral structures (helical,coiled structures) with the steps of spirals equal to the wavelengths of visible and near to it spectral range, or more exactly -

structures with the spatial symmetry having wavelight of visible and near to it spectral range. The spiral (helical, coiled) supramolecular structure with $\ell = \lambda$ photoirradiation is the structural formulation, the structural key, the structural code to start photosensitizing processes. So the photosensitization is a particular case of the universal law "composition - structure - process".

When dyes (drugs, agents) have the photoactive structure they function as catalyst (photocatalyst). The photoactive (photocatalytic) structures of photosensitizers can be formed by a dissolvent (by self-assembling), by LILL, by intercalation of photoagent into endogenous spiral structures. Formed by hydrogen bonds, the regular systems of spiral supramolecular structures of the particles, macromolecules or polymers are the ChLC. Then the mechanism of light (LILL)/ photosensitizer interaction at the low levels of radiant exposure is of mesomorphic (ChLC) nature.

Acknowledgments. I am grateful to V.Obelienius and A. Janulis who helped much in my research.

REFERENCES

(I) T.Kuzovkova, V.Obelienius : Laser/optoelectronics in medicine by Springer ,336 (I990)

(2) T.Kuzovkova, V.Obelienius : Laser technique and laser medicine (in Russian), Kchabarovsk, 48 (I989)

(3) T.Kuzovkova et al. : Laser biophysics and new application of lasers in medicine (in Russian) Tartu, 55 (I990)

(4) W.Williams and H.Williams. Basic physical chemistry for live sciences (I973)

(5) Yu.Americ, B.Crencel. Chemistry of liquid crystals and mesomorphic polymers (in Russian) Moscow (I98I)

(6) V.Beliakov, A.Sonin. Optics of cholesteric liquid crystals (in Russian) Moscow (I982)

(7) G.Chilaia. Physical properties and application of liquid crystals with the inducted spiral structures (in Russian) Tbilisi (I985)

(8) N.Kuchtarev : Quant.Electron.(in Russian) 6 (6), I360 (I978)

(9) M.Shikowitz et al. : Laser/optoelectronics in medicine by Springer, 653 (I987)

(IO) M.Carvin, R.Piel : Nucleic Res. II (I7), 6I2I (I983)

(II) Fu-Show Yaug, Da Wen Xu : Laser/optoelectronics in medicine by Springer ,685 (I987).

Photoinduced Reactions of Porphyrin Photosensitizers A: Hematoporphyrin Derivative (HpD)

K. König, A. Rück, S. Auchter, W. Strauss, H. Schneckenburger
Institut für Lasertechnologien in der Medizin an der Universität Ulm,
PF 4066, D-7900 Ulm

ABSTRACT

The excitation of HpD leads to the formation of singlet oxygen and radicals. Besides cytotoxic effects, photodestruction of the photosensitizer may occur. This process involves the decrease of the integral fluorescence (photobleaching) and the formation of photoproducts. Photoproducts from hematoporphyrin show a fluorescence around 640 nm in aqueous solution, a fluorescence decay time of about 2 ns and an additional absorption band around 640 nm, whilst photo-protoporphyrin has a fluorescence maximum at 670 nm with decay times around 1 and 5 ns and a pronounced absorption at 665 nm. The increased absorbance in the region of high tissue transmission is of interest for the photochemotherapy, however the photodynamic activity of the photoproducts is lower than that of hemato- and protoporphyrin as shown by hemolysis scattering experiments.

INTRODUCTION

Energy and charge transfer from the metastable triplet state of excited photosensitizers like HpD results in the formation of singlet oxygen and reactive radicals /1/. Besides cytotoxic effects, photodestruction of the photosensitizer may occur, see Fig. 1. This photodestruction results in a change of the spectral behaviour of the sensitizer. The integral fluorescence decreases (photobleaching) and fluorescent photoproducts may be formed /2/. The aim of this paper was to investigate photochemically induced variations of fluorescence and absorption properties and variations of the photodynamic activity of the HpD-components hemato- (HP), deutero- (DP) and protoporphyrin (PP).

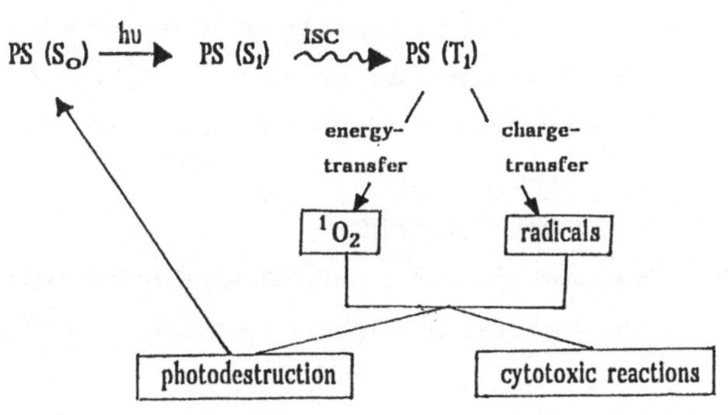

Tab. 1. Photoinduced reactions of photosensitizers (PS)

MATERIALS AND METHODS

Fluorescence and transmission spectroscopy was carried out using a polychromator-linked optical multichannel analyzer in combination with argon- and krypton-ion-lasers and white light, see Fig. 2 left. The fluorescence decay was measured, using a frequency-doubled laser diode (390 nm, 40 ps, 100 kHz), Fig. 2 right, or a mode-locked argon-ion laser (514 nm, 100 ps, 123 MHz). For the triplet-triplet absorption measurements we used the second harmonic of a ruby laser (347 nm, 25 ns, 20 mJ) as excitation source, a quartz halogenic lamp as probing beam and a germanium photodiode as detector. The photodynamic activity was determined by measurements of Mie scattering on erythrocyte suspensions incubated with the porphyrin. Swelling of the cells was expected to increase, whereas cell destruction was expected to decrease the scattered signal (Fig. 5). For more details see /3-6/.

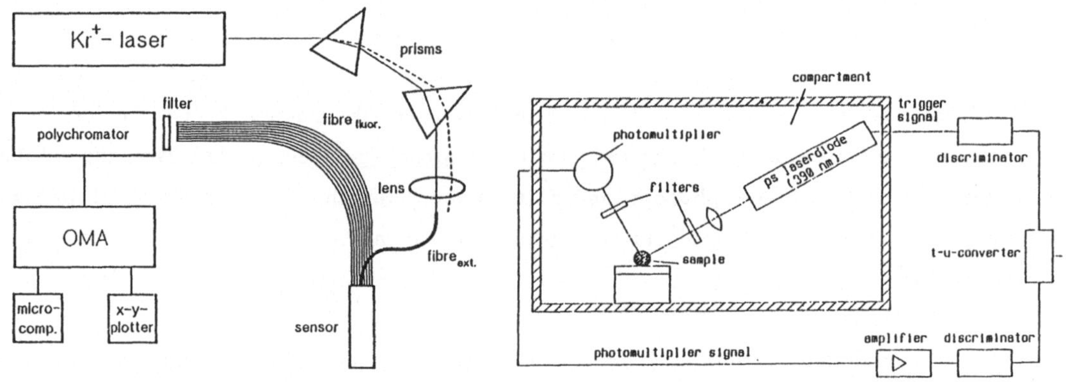

Fig. 2. Experimental set-up for stationary fluorescence investigations (left) and for the measurement of fluorescence decay properties (right)

FORMATION OF PHOTOPRODUCTS OF HEMATOPORPHYRIN

Fig. 3, left, shows the modification of the fluorescence spectrum of an aqueous HP solution during irradiation. Besides the photobleaching of the HP bands, a new band around 640 nm appears with increasing intensity during the irradiation time. This correlates with the change of the absorption spectrum showing new absorption bands, especially around 635 nm, Fig. 3, right. Measurements of the fluorescence decay parameters during irradiation show the formation of short-living (τ= 2 ns) fluorescent species. This photoproduct formation needs singlet-oxygen /5/.

FORMATION OF PHOTOPRODUCTS OF PROTOPORHYRIN

Photoproduct formation can also be observed for PP in dimethylsulfoxide with a fluorescence band around 670 nm, excited with the absorption maximum at 420 nm and an increased absorption in the red spectral range around 670 nm, see Fig. 4. The decay times of the photoproducts could be determined to be 675 ps and 4.5 ns in aqueous solutions. In contrast, DP shows no typical photoproduct formation.

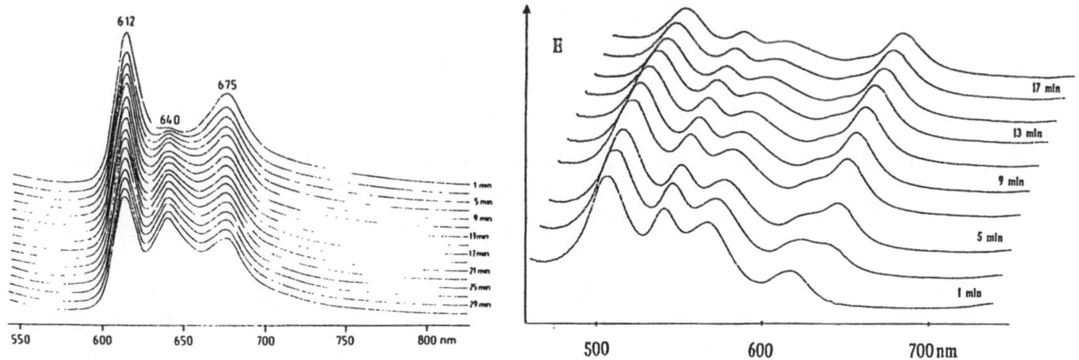

Fig. 3. Modification of the fluorescence (left) and the absorption spectra (right) of HP in PBS during irradiation (407 nm, 100 mW/cm^2)

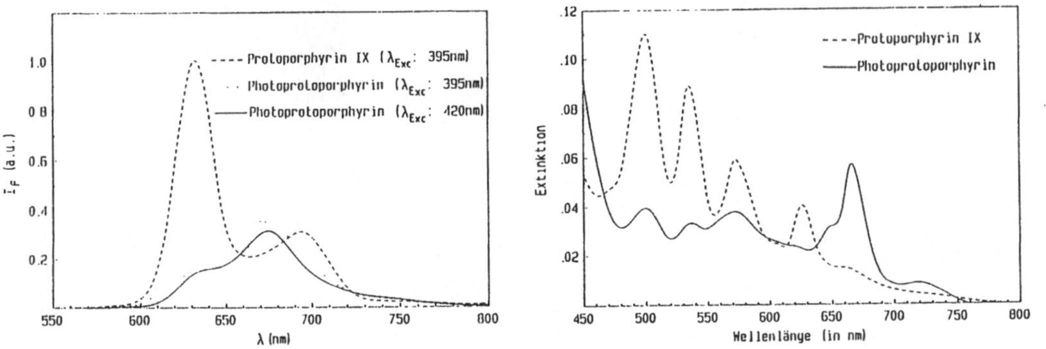

Fig. 4. Fluorescence and absorption spectra of PP and its photoproduct in DMSO.

DETERMINATION OF THE PHOTODYNAMIC ACTIVITY

In relation to the 630 nm absorption of PP and HP used in the photochemotherapy, the absorption of the photoproducts is red shifted and more pronounced. Therefore their photodynamic activity is of interest. Solutions of HP and PP and their photoproducts were incubated in human erythrocytes and the devitalization (swelling followed by the hemolysis) was measured by scattering experiments (Fig. 5).

Fig. 6 shows the photodynamic activity in dependence on the irradiation wavelength. It turns out that the photoproducts are photodynamically active too, but less pronounced than HP and PP. The reduced activity was found to be in correlation with a reduction of the triplet lifetime of the photoproduct, see Fig. 7.

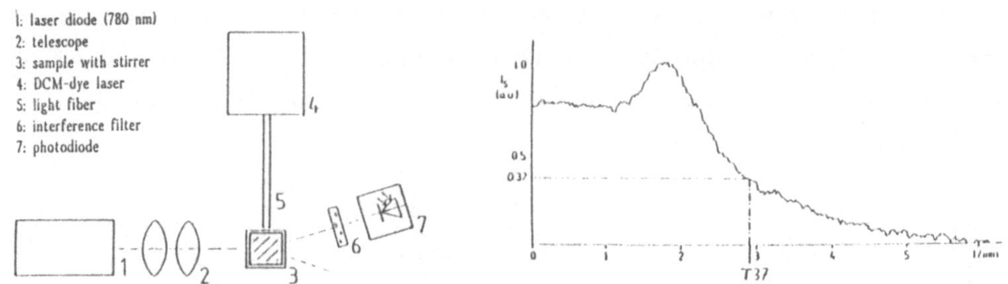

Fig. 5. Setup for scattering measurements on human erythrocytes and time-dependent scattering signal with a detection angle of 12° to the incident beam

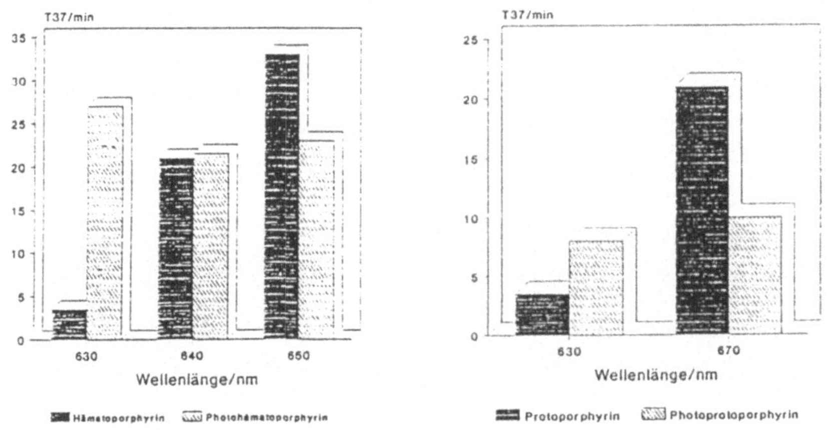

Fig. 6. Wavelength dependence of photodynamic activity.
T37: time after which the fraction of living cells is reduced to 37%.

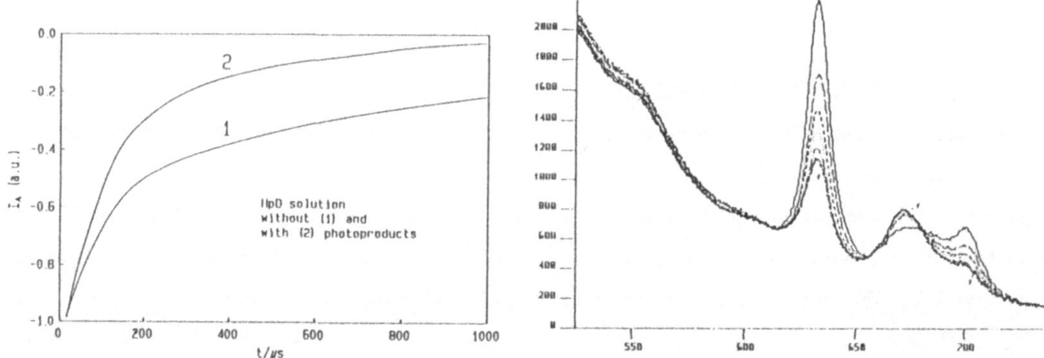

Fig. 7. Decay of the transient triplet-triplet absorption

Fig. 8. Photoinduced changes of the spectrum of Propionibacterium acnes during 407 nm irradiation

IN-VIVO PHOTOPRODUCT FORMATION

The photoproduct formation of hematoporphyrin could also be obtained in HpD-labelled tumor-bearing mice /2/ and in HpD-incubated carcinoma cells /7/ during short-wavelength irradiation. Photo-protoporphyrin was recently found during irradiation of the porphyrin-producing skin bacterium Propionibacterium acnes, Fig. 8. Photobleaching and photoproduct formation could be correlated with reduced cell survival. Therefore, real-time spectroscopy during the light treatment appears to be appropriate to measure the efficiency of the photochemotherapy.

ACKNOWLEDGMENTS

The authors wish to thank E. Zenkevich, A.A. Frolow and G.A. Kochubeev from the Belorussian Academy of Sciences, Minsk, for their co-operation in triplet lifetime measurements.

REFERENCES

/1/ Foote, C.S.: Mechanisms of photooxydation. In: D.R. Doiron and C.J. Gomer: Porphyrin localization and Treatment of Tumors. Liss, New York (1984)

/2/ Dietel, W., K. König and E. Zenkevich: Photobleachig of HpD Fluorescence and Formation of Photoproduct In Vivo and in Solution. Lasers in the Life Sciences 3(1990)197-203

/3/ Dietel, W. and K. König: Patent DD 254139

/4/ Schneckenburger, H., H.K. Seidlitz, I. Wessels, W. Strauss and A. Rück: Microscopic emission spectroscopy and diagnosis. SPIE, May 1991, Berlin

/5/ König, K., H. Wabnitz and W. Dietel: Variation in the fluorescence decay properties of HpD during its conversion to photoproducts. J. Photochem. Photobiology. B, 8(1990)103-111

/6/ König, K., H. Schneckenburger, A. Rück and S. Auchter: Photoproduct formation of endogeneous protoporphyrin and its photodynamic activity. SPIE, 1991, Berlin

/7/ Bugiel, I., K. König and H. Wabnitz: Investigation of Cells by Fluorescence Laser Scanning Microscopy with Subnanosecond Time Resolution. Lasers in the Life Sciences 3(1989)47-53

Photoinduced Reactions of Porphyrin Photosensitizers B: Hydrophilic Meso-Theraphenylporphyrins

W. Strauß, A. Rück, T. Köllner, K. König, H. Schneckenburger

Institut für Lasertechnologien in der Medizin an der Universität Ulm, Postfach 4066, D-7900 Ulm (GER)

ABSTRACT

Light-induced reactions of the hydrophilic meso-tetraphenylphorphyrin-tetrasulfonate ($TPPS_4$) were investigated during PDT-treatment. These measurements were carried out in vitro using microspectrofluorometry and were correlated with measurements in buffer solutions. Before light exposure neutral free base and dictation of this porphyrin could be detected simultaneously in the cells. During irradiation ($6J/cm^2$) the dication disappeared. Due to the fact, that coexistence of these protonated and unprotonated species requires a pH value around 5, we deduce that the sensitizers were first of all localized in the lysosomes (pH 5) and were released into the cytoplasm (pH 7) during irradiation as a result of lysosomal rupture. Further light exposure ($12J/cm^2$) led to a drastic fluorescence formation in the nuclei and the nucleoli of the cells which was concomitant with a renewed observation of a fluorescence emission spectrum similar to that of a protonated meso-tetraphenylporphyrin.

1. INTRODUCTION

Sulfonated derivatives of meso-tetraphenylporphyrins ($TPPS_n$) are of considerable interest as photosensitizing agents due to their promising tumor localizing properties in photodynamic therapy (PDT) (1), (2). Depending on the different degree of sulfonation $TPPS_1$ (mono-sulfonated), TPPSa (disulfonated, adjacent), $TPPS_{2o}$ (disulfonated, opposite), $TPPS_3$ (trisulfonated) and $TPPS_4$ (tetra-sulfonated) are localized at different intracellular sites and tumor tissue (3), (4), (5). According to studies of Berg et al (4) and Rück et al (6), $TPPS_4$ is mainly localized in extranuclear granules which are supposed to be lysosomes.

Protonation in aqueous solutions led to the formation of a positively charged porphyrin nucleus. However porphyrins which are not substituted with phenylrings in the meso-position form mainly neutral zwitterions over a wide pH range (approrimately 2-6). A dominating dication is observed only for pH values <1,5 (7). In contrary, in the case of meso-tetraphenylporphyrins a dication and an unprotonated species can be observed simultaneously at higher pH values (around 5). Due to these distinctiv electronic properties of meso-tetraphenylporphyrins, $TPPS_4$ can be localized at different intracellular sites before PDT treatment and after irradiation with different light doses.

Materials and Methods

$TPPS_4$ was obtained from Porphyrin Products, Logan, USA and used without further purification. Stock solutions of the sensitizer with a concentration of 5×10^{-5} M were made up in pH-buffer solution and kept in the dark. Only freshly prepared solutions were used in this study. Cultures of epithelial cells from the rat (RR 1022) were grown in Petri dishes in RPMI with 5% FCS. The cells were incubated for 24 h at 37° and 5 % CO_2 with 10^{-5} M $TPPS_4$ in medium without FCS. All measurements were performed immediately after washing with PBS.

Fluorescence and excitation spectra of solutions were registered by a spectrofluorometer (SFM 25, Kontron) with a resolution of 5 nm. Fluorescence spectra of single cells were detected by a microspectrofluorometer (Zeiss, UMSP 80) with variable excitation and emissions wavelenghts, described elsewhere (8). As excitation source a 75 W Xenon high pressure lamp in combination with a monochromator and a 40x/0.95 objective lens was used. Power densities below 30 mW cm^{-2} were adjusted for the fluorescence excitation and emission spectra to avoid light -induced reactions during the recording time of about 10s. A spectral resolution of 10 nm was selected. Photodynamic action was induced by applying increasing light doses at 420 mm ranging from 3 J cm^{-2} to 60 J cm^{-2}

Results and Discussion

The fluorescence spectra of $TPPS_4$ in a buffer solution of pH 5 is depicted in fig. 1. Excitation at 412 nm shows the emission spectrum with two maxima (647

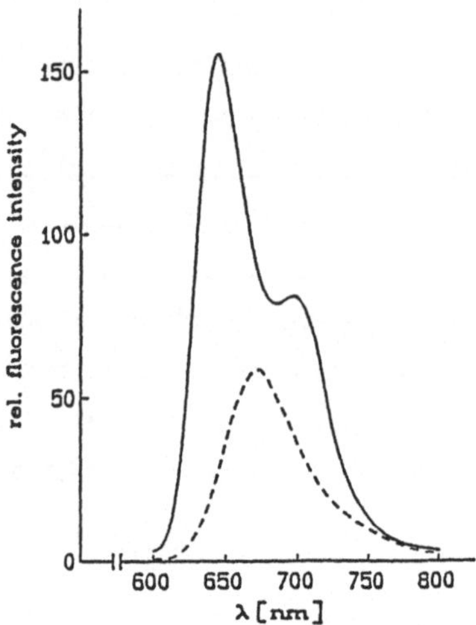

Fig. 1 Fluorescence spectra of $TPPS_4$ in buffer solution at pH 5,0, excitation at 433 nm (---), excitation at 410 nm, (——); concentration 10^{-5} M

nm, 701 nm) of the unprotonated molecule. Excitation at 435 nm results in a emission spectrum characteristic to the dication with one maximum at 672 nm. At a pH value around 5 these both species coexisted an would therefore be detected simultaneously (9).

Fig. 2a demonstrates the fluorescence spectra for different excitation warelengths of $TPPS_4$ incubated in RR 1022 cells. Excitation at 400 nm (upper curve) results in a spectrum with two maxima (655 nm, 715 nm), whereas excitation at 440 nm (lower curve) shows a spectrum with one maximum at 660 nm with a small satellite around 615 nm. The structure of these spectra corresponds well with the spectra obtained from solution measurements. It is remarkable, that the first spectrum (unprotonated species) ist red-shifted, whereas the second spectrum (dication) is blue-shifted. The sensitizer is therefore be localized in a micro-environment of pH 5. As pH 5 occurs in cells only within lysosomes (10) we conclude that $TPPS_4$ ist mainly accumulated in the lysosomes before irradiation.

Fig. 2b shows the fluorescence spectra (same excitation conditions as above) after irradiation (420±5 nm) with 6 Jcm^{-2}. During irradiation we observed a descrease of the fluorescence intensities without any changes in the spectra for both species, which was relatively weak for the unprotonated and strong

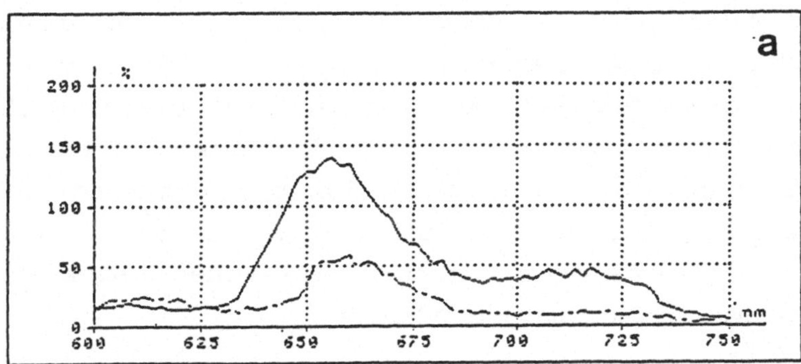

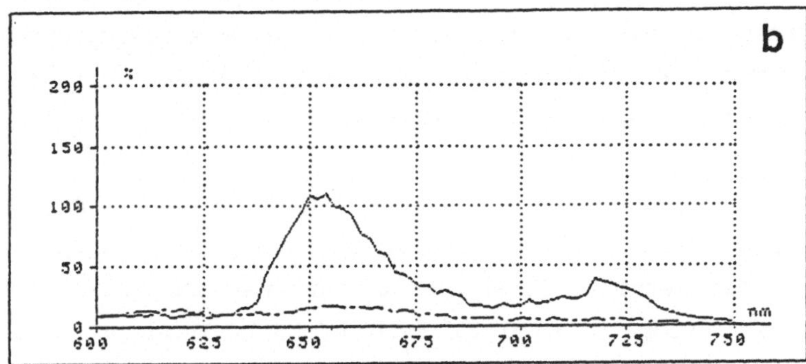

Fig. 2 Fluorescence spectra of $TPPS_4$ in a single RR1022 cell; (a) before irradiation, (b) after irradiation with 6J/cm²
upper curves: excitation at 400 ± 5 nm
lower curves: excitation at 440 ± 5 nm

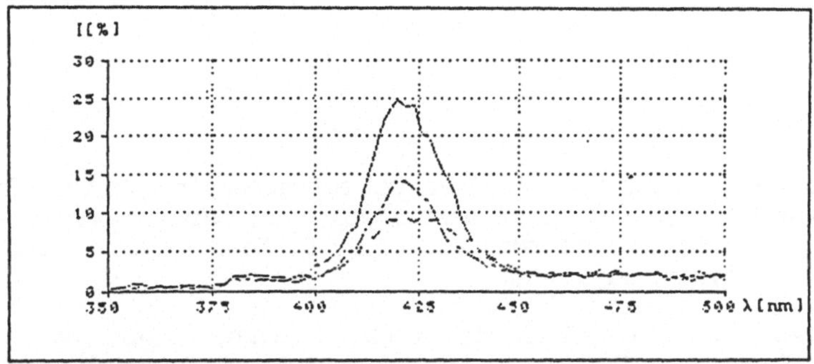

Fig. 3 Fluorescence excitation spectra of $TPPS_4$ in a single RR 1022 cell; emission at 615 + 5 nm
upper curve: before irradiation
middle curve: after irradiation with 3 J cm^2
lower curve: after irradiation with 6 J cm^2

for the dicationic one. We deduce that the micro-environment of the sensitizer changes during irradiation to pH values ≥ 6. This is in agreement with the photodynamic damage ot the lysosomes. The corresponding fluorescence excitation spectra are given in fig. 3. The fluorescence of the dication was detected with an emission wavelength of 615 nm to minimize perturbations from the unprotonated species. We found identical maxima for 0, 3 and 6J cm^{-2}. Therefore no evidence is given that only the cellular binding sites within the lysosomes are changed during irradiation.

At highter irradiation doses (12 J cm^{-2}) (data not shown) a drastic fluorescence increase accompanied with changes in the emission spectra (exc. 440 nm) were observed , which were concomitant with a formation of fluorescence in the nucleus as described by A. Rück (6).

The presented data shows that solution and microspectrofluorometric measurements are comparable. They are useful for study photodynamic action and support microsopic methods. It should be mentioned that also time-resolved fluoresence spectroscopy is a helpful method to study such processes (9).

Acknowledgements

The authors wish to thank Professor R. Steiner for his stimulating contributions. We are also grateful to K. Hauf for her perfect technical assistance. This work was supported by the "Bundesministerium für Forschung und Technologie" grant 070 600 35 ("Photodynamic Laser Therapy").

References

1 J. Winkelmann, Quantitave studies of tetraphenylporphinesulfonate and hematoporphyrin derivative in distribution in animal tumor systems, in Methods in Porphyrin Photosensitization, D. Kessel (ed.), Plenum Press, New York, 1985, pp. 91-96.

2 M. Hünerbein, J. Stern. E.A. Friedrich, H. Sinn, G. Graschew, . Zeller, W. Maier-Borst und P. Schlag, Optimization of tumor diagnostics and Photodynamic therapy with ^{111}In-Porphyrins, Laser Med. Surg., 6 (1990) 131-135.

3 D. Kessel, P. Thompson, K. Saatio and K.D.Nantwi, Tumor localization and photosensitization by sulfonated derivatives of tetraphenylporphine, Photochem. Photobiol., 45 (1987) 787-790

4 K. Berg, A. Western, J.C. Bommer and J. Moan, Intracellular localisation of sulfonated meso-tetraphenylporphines in a human carcinoma cell line, Photochem. Photobiol., 52 (1990) 481-487.

5 Q. Peng, J. Moan, G. Farrants, H.E. Danielsen and C. Rimington, Localisation of potent photosensitizers in human tumor LOX by means of laser scanning microscopy, Cancer Lett., 53 (1990) 129-139

6 A. Rück, T. Köllner, A. Dietrich, W. Strauß and H. Schneckenburger, Fluorescence formation during PDT in the nucleus of cells incubated with cationic and anionic water soluble sensitizers, J. Photochem. Photobiol. B, in press.

7 R. Pottier, J.C. Kennedy, New Trends in Photobiology (Invited Review). The possible role of ionic species in selective biodistribution photochemotherapeutic agents toward neoplastic tissue, J. Photochem. Photobiol.
B, 8 (1990) 1-16

8 H. Schneckenburger, M. Lang, T. Köllner,A. Rück, M. Herzog, H. Hörauf and R. Steiner, Fluorescence spectra and microscopic imaging porphyrins in single cells and tissues, Laser Med. Sai 4 (1989) 159-166

9 J. Wessels, W. Strauß, H. Seidlitz, A. Rück and H. Schneckenburger, Intracellular lacalization of meso-tetraphenylporphyrine Tetrasulfonate by time-resolved and microscopic fluorescence spectroscopy, J. Photochem. Photobiol. B, in press.

10 C. de Duve, lysosomes revisited, Eur. J. Biochem. 137 (1983) 381-387

Laserlicht-induzierte Zytotoxizität bei kultivierten Plattenepithelkarzinomzellen nach Zytostatika-Photosensibilisierung

B.M. Lippert, J.A. Werner, W. Schade, H. Rudert
Univ.-HNO-Klinik Kiel
Arnold-Heller-Straße 14, D-2300 Kiel

Einleitung

Die photodynamische Tumortherapie wurde in den letzten Jahren zu einer effektiven Behandlungsform von malignen Tumoren weiterentwickelt und bei unterschiedlichen Malignomen mit ausgezeichneten Erfolgen eingesetzt (FEYH, 1989; SCHWEITZER, 1990). Üblicherweise verwendet man Hämatoporphyrinderivate als Photosensibilisator und führt eine nachfolgende Laserlichtbestrahlung mit einer Wellenlänge von 630 nm durch.

Limitiert wird diese Therapieform durch die spezifischen Nebenwirkungen der jeweils verwendeten Photosensibilisatoren, die oftmals mangelnde Tumorselektivität dieser Substanzen und die geringe Eindringtiefe des Laserlichtes in das Tumorgewebe, so daß letztlich nur oberflächlich gewachsene, begrenzte Tumoren suffizient behandelt werden können (DAVIS, 1990).

Um die Effektivität zu verbessern und das Anwendungsspektrum der photodynamischen Therapie auch auf die Behandlung größerer Tumoren erweitern zu können, liegt das derzeitige Bestreben in Entwicklung leistungsfähigerer Lasertypen und besser geeigneter Photosensibilisatoren.

Vor diesem Hintergrund untersuchten wir die photodynamische Wirkung der Zytostatika Adriamycin, Bleomycin, Cisplatin, Epirubicin, Fluorouracil und Methotrexat bei isolierten Plattenepithelkarzinomzellen der Mundhöhle. Der Grundgedanke dabei ist, daß man zu dem photodynamischen Effekt die zytotoxische Eigenwirkung der Zytostatika ausnutzen und somit die Gesamtwirkung auf den Tumor vergrößern kann (LIPPERT, 1991).

Material und Methoden

Für die Versuche wurde eine reklonierte Plattenepithelkarzinomzellinie der Mundhöhle verwendet (GÖRÖGH, 1988). Zunächst wurde eine definierte Anzahl von Karzinomzellen in Petrischalen angezüchtet. Dem Nährmedium wurde das jeweilige Zytostatikum in unterschiedlichen Konzentrationen für 3 Stunden zugesetzt. Vor der Bestrahlung wurden die Zytostatikumlösungen abpipettiert und die Zellen mit PBS gewaschen. Während der Laserlichtbestrahlung wurden die Zellen zum Schutz vor Austrocknung mit 0,5 ml PBS überschichtet. Anschließend wurden die Zellen mit Laserlicht einer Wellenlänge bestrahlt, die möglichst dicht am Absorptionsmaximum des Zytostatikums liegt. Wir verwendeten hierzu den Argon-Laser mit seinen Wellenlängen 488-514 nm. Die Photosensibilisierung erfolgte unter Lichtschutz. Durch Streuung des Laserstrahls mittels einer Mattscheibe wurde eine homogene Bestrahlung der gesamten Petrischale gewährleistet. Während der Bestrahlung wurde die Lichtenergiedichte über eine Photodiode unterhalb der Petrischale registriert. Die maximale Lichtenergiedichte betrug 5 J/cm^2. Die Temperatur an den Zellen wurde über die gesamte Versuchsdauer gemessen; durch die Laserstrahlen eventuell verursachte thermische Effekte konnten somit ausgeschlossen werden. 24 Stunden nach Bestrahlung wurden die lebenden von den abgetöteten Zellen durch einen Vitalitätstest mittels Trypanblau abgerenzt und mit einer unbehandelten Kontrollgruppe verglichen.

Ergebnisse und Diskussion

Ziel unserer Untersuchungen war es, diejenige Zytostatikumkonzentration zu ermitteln, bei der nach Laserbestrahlung annähernd 100% der Tumorzellen abgetötet werden. Initial mußte daher die zytotoxische Wirkung der Zytostatika ohne nachfolgende Lichtapplikation bestimmt werden (Konzentrationsbereich 1-10 µg/ml).

Erwartungsgemäß zeigte sich eine von der Zytostatikumkonzentration abhängige Suppression des Zellwachstums. Im Konzentrationsbereich von 1-3 µg/ml wird das Zellwachstum nur um 15-25% reduziert. Bei Konzentrationen ab 5 µg/ml hingegen ist der zytostatische Effekt bereits sehr deutlich ausgeprägt, die Wachstumssuppression beträgt mehr als 75%.

Interessant für die weiteren Versuche war nur der niedrige Konzentrationsbereich. Denn hier galt es zu zeigen, ob durch einen photodynamischen Effekt das Zellwachstum über den bereits vorhandenen hinaus reduziert werden kann. Wir führten daher bei den Zytostatikumkonzentrationen 1 bis 5 µg/ml eine sich unmittelbar anschließende Laserbestrahlung mit 5 J/cm^2 durch.

Vergleicht man den zytostatischen Effekt der Anthracyclinderivate Adriamycin und Epirubicin mit und ohne Laserlichtbestrahlung, so wird ein deutlich ausgeprägter photodynamischer Effekt sichtbar. Bei einer Konzentration von 3 µg/ml, bei der nach alleiniger Zytostatikumapplikation noch ca. 75% der Zellen vital sind, kommt es nach photodynamischer Lasertherapie praktisch zur vollständigen Abtötung aller Zellen.

Durch unsere Experimente konnten wir bei Plattenepithelkarzinomzellen der Mundhöhle für die Zytostatika Adriamycin und Epirubicin einen ausgeprägten photodynamischen Effekt nachweisen. Inwieweit aber die für die Plattenepithelkarzinomzellen der Mundhöhle in vitro ermittelten Wirksamkeiten mit einer in vivo Wirkung in Korrelation stehen, muß weiterführenden Untersuchungen vorbehalten bleiben.

Literatur

Davis RK: Photodynamic therapy in otolaryngology-head and neck surgery. Otolaryngol Clin North Am 23, 107-119 (1990).

Feyh J, Goetz A, Martin F, Lumper W, Müller M, Brendel W, Kastenbauer E: Photodynamische Lasertumortherapie mit Hämatoporphyrin-Derivat (HpD) eines Spinozellulären Karzinomes der Ohrmuschel. Laryngo Rhino Otol 68, 563-565 (1989).

Görögh T, Eickbohm JE, Ewers R, Lippert BM: Aspekte des in-vitro tens von Plattenepithelkarzinomzellen aus Tumoren der Mundhöhle. Dtsch Z Mund Kiefer Gesichts Chir 12, 389-396 (1988).

Lippert BM, Werner JA, Schade W, Rudert H: Zytostatika-induzierte Phototoxizität bei Plattenepithelkarzinomen- erste erfolgversprechende Ergebnisse einer in vitro Untersuchung. Arch Oto Rhino Laryngol, Suppl II (in Druck, 1991)

Schweitzer VG: Photodynamic therapy for treatment of head and neck cancer. Otolaryngol Head Neck Surg 102, 225-232 (1990).

Verursacht die photodynamische Therapie eine tumortherapeutisch relevante Temperaturerhöhung?

M. Leunig, P. Lankes, W. Lumper, A. Leunig, G. Kuhnle, J. Feyh, A.E. Goetz
Institut für Chirurgische Forschung, Klinikum Großhadern, LMU München
Marchioninistr. 15, 8000 München 70

Einleitung: Die Photodynamische Therapie (PDT) ist eine neue, wenig invasive und erfolgversprechende Methode zur Tumortherapie. Dabei führt die intravenöse Injektion einer photosensibilisierenden Substanz und die nachfolgende Belichtung des malignen Gewebes bei geeigneter Wellenlänge zur Tumorzerstörung. Der exakte Mechanismus, der dieser selektiven Zerstörung des bösartigen Gewebes zugrunde liegt, ist bis heute ungeklärt. Diskutiert werden neben der direkten Schädigung der Tumorzellen und der ausgeprägten Verminderung der Tumordurchblutung auch eine im Rahmen der PDT auftretende Hyperthermie. Ziel dieser Studie war es, zu untersuchen, inwieweit thermische Effekte an der Wirkung der PDT beteiligt sind.

Methodik: 4-6*10^6 Tumorzellen des amelanotischen Hamstermelanoms (Fortner, J.G., und Mitarb. 1961; Wolff, H.H., und Mitarb. 1971) wurden thorakal und lumbal intradermal in die Rückenhaut von Syrischen Goldhamstern implantiert. Nach 4-5 Tagen Tumorwachstum wurde den Tieren bei einem mittleren Tumordurchmesser von 7,7 mm der Photosensibilisator Photofrin II (Ph II; Cyanamid-Lederle, Wolfratshausen, Germany) intravenös in einer Dosierung von 5 mg/kg Körpergewicht verabreicht. 24 Stunden später wurden die Tiere mit Pentobarbital (50 mg/kg Körpergewicht) i.p. narkotisiert, die Tumoren mit Hilfe eines Argon-gepumpten Farbstofflasers (Aesculap-Meditec, Heroldsberg, Germany), der eine Wellenlänge von 630 nm emittiert, bestrahlt und simultan der Temperaturverlauf im bestrahlten Gewebeareal gemessen. Die Temperatur an der Tumoroberfläche wurde mit einer infrarot-sensitiven Thermographiekamera (Ikotherm, Zeiss, Oberkochen, Germany) bestimmt, während die Temperatur im Tumorzentrum mit einer exakt in der Tumormitte plazierten 250 µm-Temperatursonde (Type 2ABAc 025/LTB/1; Philips, Kassel, Germany) registriert wurde. Die biologische Wirkung der Therapie im Vergleich zur scheinbehandelten Kontrolle wurde durch eine Bestimmung der Tumorvolumen und die Erstellung von Tumorwachstumskurven ermittelt.
Zur Messung der Gewebetemperatur wurden die Tiere randomisiert 4 Versuchsgruppen zugeteilt. Hierbei wurden die mit oder ohne Photosensibilisator behandelten Tiere mit einer Gesamtenergie von 100 J bestrahlt. Die Beleuchtungsdichte und die Beleuchtungsdauer wurden zwischen 100 mW/cm^2 mit 1000 sec und 200 mW/cm^2 mit 500 sec variiert. Dadurch ergaben sich folgende 4 Behandlungsgruppen:

Temperaturbestimmung:

I: Ph II, 100 mW/cm^2, 1000 sec (n=10)
II: 100 mW/cm^2, 1000 sec (n=6)
III: Ph II, 200 mW/cm^2, 500 sec (n=10)
IV: 200 mW/cm^2 500 sec (n=6)

Um eine Aussage über die Wirkung der verschiedenen Behandlungsarten auf das Tumorwachstum zu erhalten, wurde in den folgenden 5 Versuchsgruppen das Tumorvolumen bestimmt. Die Tiere in den einzelnen Gruppen wurden identisch wie in den Experimenten der Temperaturmessung behandelt:

Tumorwachstums- und Tumorvolumenbestimmung:

V: Ph II, 100 mW/cm^2, 1000 sec (n=10)

VI: 100 mW/cm^2, 1000 sec (n=6)

VII: Ph II, 200 mW/cm^2, 500 sec (n=10)

VIII: 200 mW/cm^2, 500 sec (n=6)

IX: Scheinbehandelte Kontrolle (n=6)

Statistische Vergleiche erfolgten mit dem Friedman-und dem Kruskal-Wallis-Test.

Ergebnisse:

Unmittelbar nach Beginn der Laserbehandlung stiegen die Temperaturen im Tumorzentrum und in den bestrahlten Hautarealen an. Nach einer Minute unterschieden sich die gemessenen Temperaturen in allen Gruppen signifikant von den Ausgangswerten. Die maximalen Temperaturen (°C) am Ende der Bestrahlungszeit sind graphisch in Abb. 1 angegeben.
Eine signifikant ausgeprägtere Steigerung der gemessenen Tumoroberflächen- und Tumorzentrumstemperatur ergab sich für die mit 200 mW/cm^2 bestrahlten Tiere im Vergleich zu den mit 100 mW/cm^2 behandelten Tieren (I und II vs III und IV)($p<0.001$). Bei Belichtung mit 100 mW/cm^2 wurde bei den photosensibilisierten Tieren im Tumorzentrum eine signifikant erhöhte Temperatur im Vergleich zur Kontrolle gemessen (I vs II)($p<0.05$), während dieser Unterschied an der Tumoroberfläche nicht auftrat. Zwischen den photosensibilisierten und nicht photosensibilisierten Tieren, die mit 200 mW/cm^2 behandelt wurden ergaben sich weder im Tumorzentrum, noch an dessen Oberfläche signifikante Unterschiede der gemessenen Gewebetemperaturen (III vs IV).

Die Wirkung der verschiedenen Behandlungsarten auf das Tumorwachstum und das Tumorvolumen wurde anhand von Tumorwachstumskurven ermittelt. Bei den photodynamisch behandelten Versuchstieren (Gruppe V und VII) wurde eine vollständige Tumorregression erzielt. Über den Beobachtungszeitraum von 30 Tagen kam es zu keinem Lokalrezidiv. Wurden die Tiere mit 200 mW/cm^2 (Gruppe VIII), jedoch ohne photosensibilisierende Substanz therapiert, war im Vergleich zu den Kontrolltumoren eine geringe, aber sigifikante Reduktion des Tumorvolumens auf ca. 80% und eine Wachstumsverzögerung von 3 Tagen nachweisbar. Die mit 100 mW/cm^2 bestrahlten Tumoren der Gruppe VI ließen keinen signifikanten Unterschied im Vergleich zum exponentiellen Tumorwachstum der scheinbehandelten Kontrolle erkennen (Gruppe IX).

Diskussion: Um Aufschluß über die exakten Wirkungsmechanismen der Photodynamischen Therapie zu erhalten, muß abgeklärt werden, in welchem Ausmaß hypertherme Effekte am Wirkungsmechanismus der PDT beteiligt sind (Gomer, C.J., und Mitarb.; Kinsey, J.H., und Cortese, D.A.; Feyh, J., und Mitarb.).

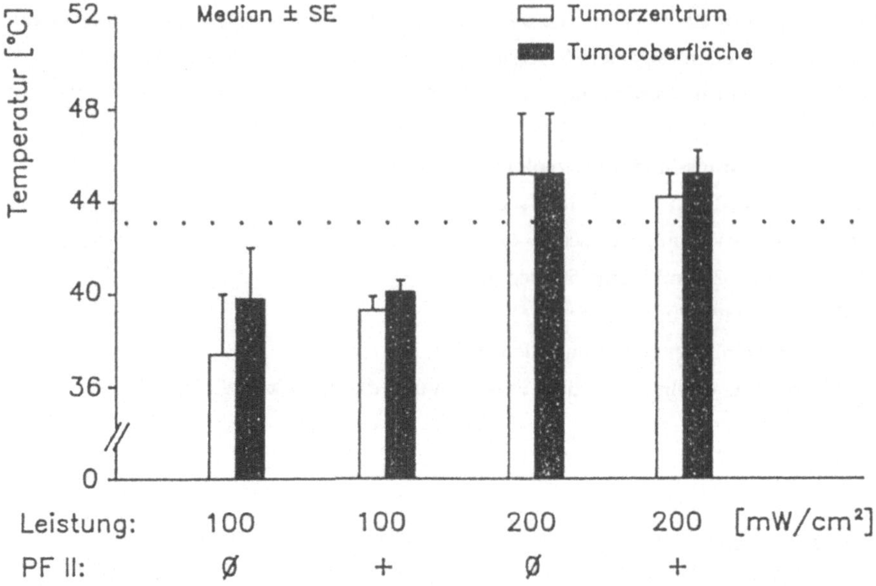

Abbildung 1:
Die Maximaltemperaturen im Tumorzentrum (offene Balken) und an der Tumoroberfläche (gefüllte Balken) sind als Mediane ± Standardfehler der Mediane angeben. Die gestrichelte Linie stellt die Hyperthermie-Schwellentemperatur von 43°C dar.
In der Gruppe, die mit 100 mW/cm^2 behandelt wurden, betrug der Median der maximalen Temperatur 39.7°C (Tumorzentrum) und 40.1°C (Tumoroberfläche). Die entsprechenden Werte für die Gruppe, die mit 200 mW/cm^2 betrugen 44.0°C und 46.2°C.

Durch Temperaturmessungen im Tumorzentrum und an der Tumoroberfläche konnten wir zeigen, daß die Beleuchtung des Gewebes während PDT mit Bestrahlungsintensitäten von 100 mW/cm^2 und 200 mW/cm^2 einen signifikanten Temperaturanstieg induziert.
Untersuchungen von KINSEY und CORTESE an murinen Tumoren gaben zur Vermutung Anlaß, daß PDT mit Bestrahlungsintensitäten von mehr als 100 mW/cm^2 eine Tumorzerstörung durch Kombination von photodynamischen und hyperthermen Effekte verursacht (Kinsey, J.H. und Cortese, D.A.). Bei diesen Untersuchungen wurde eine interstitiell implantierte Lichtleiterfaser verwendet, die bereits allein therapeutische Wirkung besitzen kann. Eine Differenzierung zwischen hyperthermen und photodynamisch Mechanismen der PDT war jedoch mit dieser Technik nicht möglich.
Die von ABRAMSON und Mitarbeitern (Abramson, A.L. und Mitarb.) unter Ventilation am Larynx durchgeführten Untersuchungen während PDT zeigten nur geringe Temperaturveränderungen in den belichteten Arealen. Auf Grund des starken Wärmeabtransportes, der durch die Ventilation verursacht wird, können diese Untersuchungen jedoch keine Klärung der Frage erbringen. Basierend auf Modellrechnungen konnten SVAASAND et al. hyperthermieinduzierte Effekte auf die Blutversorgung des Tumors und damit auf das Tumorwachstum als Wirkungsmechanismus nicht ausschließen.
Experimentell ist bis heute keine klare Trennung zwischen photodynamischen und hyperthermen Effekten etabliert. Unsere Ergebnisse zeigen, daß bei Bestrahlungsmodalitäten von 100 mW/cm^2 und

100 J/cm^2 keine hyperthermen Nebeneffekte auftreten, während bei einer Bestrahlung mit einer Leistungsdichte von 200 mW/cm^2 ein thermischer Effekt an der Wirkung der PDT beteiligt zu sein scheint. Diese Ergebnisse sind insofern von klinischer Bedeutung, da die Hyperthermie per se die Tumordurchblutung reduzieren (Endrich, B. und Mitarb.) und dadurch die für die Wirkung der PDT erforderliche Versorgung des Tumorgewebes mit Sauerstoff unterbinden kann (Henderson, B.W. und Fingar, V.H.).

Literatur:

Fortner JG, Gale Mahy A, Schrodt GR. Transpantable tumors of the Syrian (Golden) Hamster. Part I: Tumors of the alimentary tract, endocrine glands and melanomas. Cancer Res 1961, **21**: 161-196

Wolff, H.H., Balda, R.B., Birkmayer, G.D., Braun-Falco, O.: Zur Ultrastruktur des Hamster Melanoms A-Mel 3 von Fortner. Arch Derm Forsch 1971, **240**: 192-203

Gomer CJ, Rucker N, Ferrario A, Wong S. Properties and applications of photodynamic therapy. Radiat Res 1989, **120**: 1-18

Kinsey JH, Cortese DA, Neel HB. Thermal considerations in murine tumor killing using hematoporphyrin therapy. Cancer Res 1983, **43**: 1562-1567

Feyh J, Goetz AE, Martin F, Lumper W, Müller W, Brendel W, Kastenbauer E. Photodynamische Lasertumortherapie mit Hämatoporphyrin-Derivat (HpD) eines spinozellulären Karzinoms der Ohrmuschel. Laryngo Rhino Otol 1989, **68**: 563-565

Abramson AL, Barrezueta NX, Shikowitz MJ. Thermal effects of photodynamic therapy on the larynx (experimental study). Arch Otolaryngol Head Neck Surg 1987, **113**: 834-858

Svaasand LO, Dorion DR, Dougherty TJ. Temperature rise during photoradiation therapy of malignant tumors. Med Phys 1983, **10**: 10-17

Endrich B, Hammersen F, Messmer K. Hyperthermia-induced changes in tumor microcirculation. Recent Results Cancer Res 1988, **107**: 44-59

Henderson BW, Fingar VH. Relationship of tumor hypoxia and response to photodynamic treatment in an experimental mouse tumor. Cancer Res 1988 **47**: 3110-3114

In-vitro Untersuchungen zu photodynamisch induzierten Dosis-Wirkungs-Beziehungen

A. Leunig, J. Peters, A. Heimann*, F. Staub, O. Kempski*, A.E. Goetz

Institut für Chirurgische Forschung, Ludwig-Maximilians-Universität München Klinikum Großhadern, Marchioninistr. 15, D-8000 München 70

*Institut für Neurochirurgische Pathophysiologie, Johannes-Gutenberg-Universität Mainz, Langenbeckstr. 1, D-6500 Mainz

Einleitung: Im Gegensatz zu früheren Annahmen wurde von Rodgers 1990 in Frage gestellt, daß aus der Quantifizierung der Fluoreszenz im Gewebe Aussagen über die Konzentration des Photosensibilisators noch über die zu erwartenden photodynamischen Effekte möglich sind (1).
Diese Hypothese sollte durch Fluoreszenzmessungen an Einzelzellen und durch die Untersuchung von photodynamisch abhängigen Dosis-Wirkungs Beziehungen überprüft werden. Zielsetzung unserer Arbeit war deshalb die Etablierung eines in-vitro Modells zur Quantifizierung der Photosensibilisatoraufnahme anhand der Fluoreszenz dieser Farbstoffe und der photodynamisch induzierten Vitalitätsminderung in Tumorzellen in Abhängigkeit von der Inkubation der Zellen mit unterschiedlichen Konzentrationen des photosensibilisierenden Farbstoffes.

Material and Methoden: Suspendierte A-Mel 3 Tumorzellen wurden in einer Versuchskammer (Abbildung 1) inkubiert (2-3). In der Plexiglaskammer, die ein Gesamtvolumen von 17 ml faßt, wurden pO_2, pCO_2, Temperatur und Osmolarität kontrolliert. Die inkubierten Zellen werden durch einen mit Teflon umschlossenen, rotierend aufgehängten Magnetrührer gleichmäßig in Suspension gehalten. Die Begasung mit Sauerstoff und Kohlendioxid erfolgt blasenfrei mittels eines semipermeablen Silikongummischlauches nach dem Prinzip eines Membranoxygenators. Vor und nach Zugabe des fluoreszierenden Photosensibilisators wurden Zellen entnommen und die zelluläre Fluoreszenz und das Zellvolumen mit einem Durchflußzytometer gemessen (4). In diesem Durchfluß-zytometer kommen zwei verschiedene Meßverfahren zur Anwendung. Die Fluoreszenz wird mittels eines optischen Verfahrens gemessen, während der Zellvolumenmessung das Prinzip des elektrischen

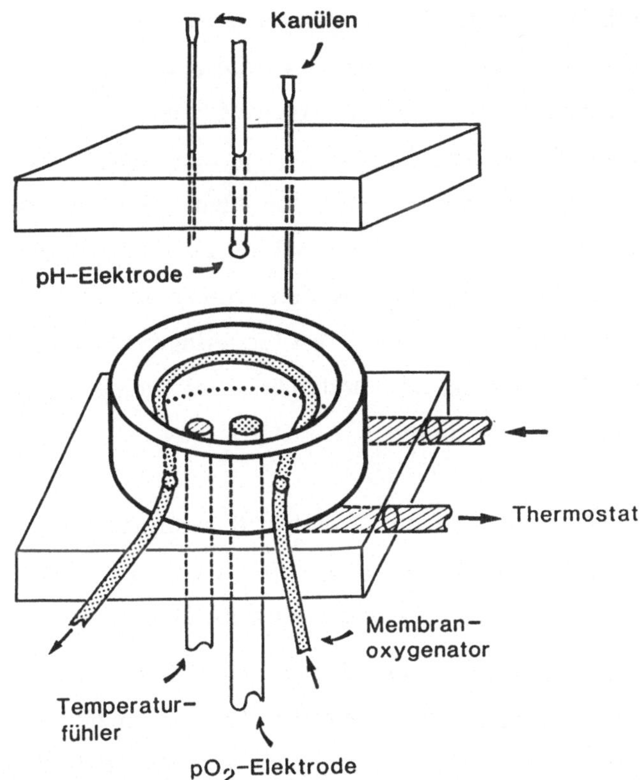

Abbildung 1:

Versuchskammer zur kontrollierten Inkubation suspendierter Zellen. Die Plexiglaskammer ist mit pH- und pO_2-Elektroden und einem Temperaturfühler ausgestattet. Ein gaspermeabler Schlauch gestattet die Begasung mit O_2, CO_2 und N_2. Durch Injektionskanülen werden Pharmaka zugeführt und suspendierte Zellen entnommen. (nach O.Kempski, 1983)

Widerstandsverfahrens nach Coulter mit hydrodynamischer Fokussierung zugrunde liegt. Simultan zur durchflußzytometrischen Messung der Fluoreszenz und des Zellvolumens wurden jeweils weitere Zellen der Versuchskammer entnommen und mit einem Argon gepumpten Farbstofflaser im Wellenlängenbereich 630 nm bestrahlt. Aus der Intensität von 40 mW/cm^2 über 100 s resultierte eine Gesamtenergie von 4 Joule. Als Maß für die Photosensibilisatoraufnahme der Zelle wurde die zelluläre Fluoreszenz bestimmt, während die dosisabhängige photodynamische Wirkung anhand der Messung der Zellvitalität quantifiziert wurde. Die Messung dieser Parameter erfolgte entsprechend folgendem Versuchsprotokoll: nach einer 30 minütigen Kontrollphase, in der die Meßparameter auf ihre Konstanz hin überprüft wurden, folgte die Versuchsphase. Hierbei wurde zum Zeitpunkt 0 Minuten der Photosensibilisator Photofrin II (Lederle, Wolfratshausen) der Zellsuspension in Konzentrationen von 1.5 µg/ml, 3 µg/ml, 4.5 µg/ml oder 15 µg/ml zugegeben. Nach Inkubationsbeginn wurden zu den Zeitpunkten 1, 5, 10, 15, 30, 45, 60, 90, 120, 150, 180, 210, 240 Minuten Proben von je 5 * 10^4 Zellen für folgende Messungen entnommen: (1) Zelluläre Fluoreszenz und Zellvolumen mit dem Durchflußzytometer, (2) Zellvitalität mit dem Trypanblau-Test (Boehringer Mannheim), (3) Zelluläre Fluoreszenz und Zellvolumen nach photodynamischer Therapie und (4) Zellvitalität nach photodynamischer Behandlung.

Ergebnisse: Während Inkubation mit Photofrin II nahm die zelluläre Fluoreszenz kontinuierlich zu. Nach 5 Minuten waren 50 % der maximalen Fluoreszenzintensität, 60 Minuten später die maximale Fluoreszenzintensität erreicht (Abbildung 2). Im weiteren Verlauf der Experimente wurde keine weitere Zunahme der Zellfluoreszenz gemessen. Während der Plateauphase korrelierte die zelluläre Fluoreszenz signifkant mit der Konzentration von Photofrin II im Medium ($r=0.94$; $p<0.001$).

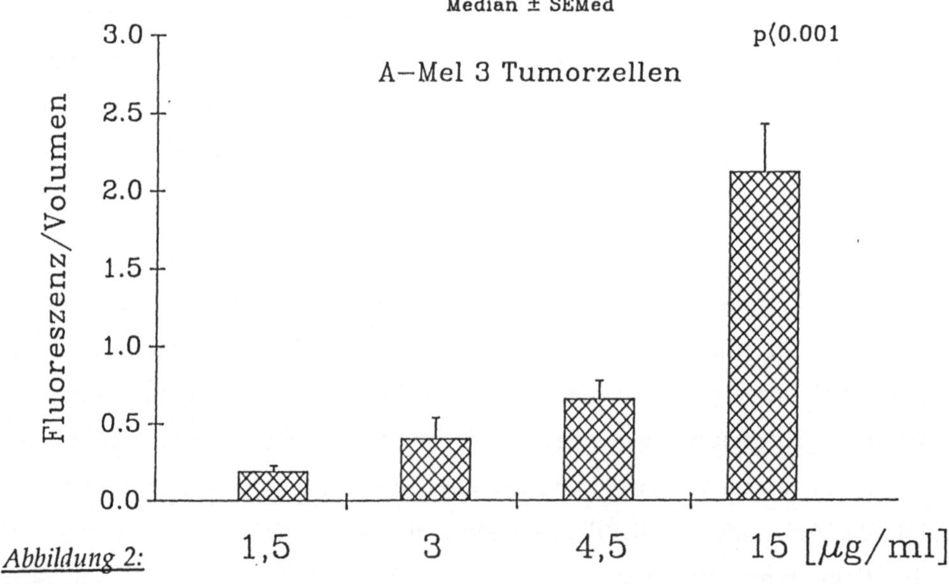

Abbildung 2:

Darstellung der konzentrationsabhängigen Aufnahme von 1.5 µg/ml, 3 µg/ml, 4.5 µg/ml und 15 µg/ml Photofrin II in A-Mel 3 Tumorzellen zum Zeitpunkt 60 Minuten Inkubation.

Desweiteren zeigte auch die Zellvitalität nach photodynamischer Therapie eine enge Beziehung zur Zellfluoreszenz ($r=0.91$; $p<0.001$).

Diskussion und Schlußfolgerung: Anhand eines neu etablierten in-vitro Modells wurden die zelluläre Fluoreszenz nach Inkubation mit steigenden Konzentrationen des Photosensibilisators Photofrin II sowie die dosisabhängige Zytotoxizität nach photodynamischer Therapie der Zellen gemessen. Aufgrund der engen Beziehung von zellulärer Fluoreszenz pro Zellvolumen mit der Konzentration des Photosensibilisators im Medium kann zumindest im in-vitro System die zelluläre Fluoreszenz als Maß für die Photosensibilisatoraufnahme angenommen werden. Für die in-vivo Situation würde dies bedeuten, daß aus der Messung der Fluoreszenzintensität der lokale Photosensibilisatorgehalt und möglicherweise auch der therapeutische Erfolg abgeschätzt werden könnte. Damit haben wir die von RODGERS aufgestellte Hypothese zumindest für die in-vitro Situation widerlegt. Ob die gefundenen Dosis-Wirkungs Beziehungen in-vivo gleichermaßen gelten wie im in-vitro System ist jedoch fraglich, da das Wirkprinzip der PDT nicht allein auf der Konzentration des Photosensibilisators sondern auch auf der Bildung von toxischen Sauerstoffradikalen beruht (5). In unserem Testsystem wird bei Sauerstoffdrücken von 80 - 100 mmHg gearbeitet. Von soliden Tumoren ist jedoch bekannt, daß hypoxische Areale vorliegen (6). Diese Vorraussetzungen lassen in bestrahlten Tumoren eine geringere photodynamische Effizienz erwarten.

Die von FORTNER et al. (7-8) erstmals beschriebenen A-Mel 3 Tumorzellen eignen sich aufgrund ihrer genauen Charakterisierung sehr gut für in-vitro Untersuchungen. Das in der vorliegenden Arbeit beschriebene in-vitro Modell erlaubt die gezielte Einstellung und Kontrolle von pH, pO_2, pCO_2, Temperatur, Osmolalität und Ionenzusammensetzung im extrazellulären Medium (2,3). Damit bietet sich neben der Möglichkeit, gezielt einzelne Parameter wie z.B. die zelluläre Fluoreszenz zu untersuchen, die Möglichkeit extrazelluläre Parameter im Sinne der pathophysiologischen in-vivo Situation zu variieren, z.B. Verminderung von pH, pO_2 oder auch Temperatur. Diese Veränderungen der extrazellulären Parameter werden in unserem Sytem kontrolliert. Durch das große Suspensionsvolumen ist zudem gewährleistet, daß die Zellen einzeln und isoliert im Medium verbleiben. Dies verhindert Interaktionen, die zwischen Tumorzellen und Bindegewebs- bzw. Endothelzellen in-vivo entstehen können.

Aufgrund der Ergebnisse kann folgende Schlußfolgerung gezogen werden: Das hier vorgestellte in-vitro Modell ermöglicht die Untersuchung der Aufnahme von unterschiedlichen Photosensibilisatoren, den Vergleich der Wirkung der PDT auf verschiedene Tumor- und Normalzellinien, die Quantifizierung von Dosis-Wirkungs-Beziehungen und die Aufklärung von Wirkungsmechanismen der PDT.

Literatur:

1) Rodgers, M.A.J. (1990). NEWS AND VIEWS. Journal of Photochemistry and Photobiology, B: Biology, 5: 525.

2) Kempski, O, Chaussy, L, Gross, U, Zimmer, M, Baethmann, A. (1983). Volume regulation and metabolism of suspended C6 glioma cells: An in vitro model to study cytotoxic brain edema. Brain Res, 279: 217-228.

3) Kempski, O, Zimmer, M, Chaussy, L, Baethmann, A. (1984). Volume and metabolism of C6 glioma cells suspended in hypotonic medium: An in vitro model to studycytotoxic brain edema. K.G., Go and A., Baethmann, eds Plenum Press, New York, pp. 151-158.

4) Kachel, V., Glossner, E, Kordwig, E., and Ruhenstroth-Bauer, G. (1977). Fluvometrizell, a combined cell volume and cell fluorescence analyser. J. Histochem. Cytochem. 25:804-812.

5) Unsöld, E., Jocham, D.: Grundlagen photodynamischer Laser-Therapieverfahren. Chirurg (1988) 59: 76-80.

6) Vaupel, P. (1977). Hypoxia in neoplastic tissue. Microvasc. Res. 13: 399-408.

7) Fortner, J.G., Gale Mahy, A., and Schrodt, G.R. (1961). Transpantable tumors of the Syrian (Golden) Hamster. I: Tumors of the alimentary tract, endocrine glands and melanomas. Cancer Res. 21: 161-196.

8) Wolff, H.H., Balda, R.B., Birkmayer, G.D., and Braun-Falco, O. (1971). Zur Ultrastruktur des Hamster Melanoms A-Mel 3 von Fortner. Arch. Derm. Forsch. 240: 192-203.

Combination of Chemotherapy and Photodynamic Therapy of Human Gastrointestinal Tumor Xenografts in Nude Mice

L. GOSSNER, M.D., H. WITTKE, A. WARZECHA, H. ERNST, M.D., R. SROKA, E. G. HAHN, M.D., CH. ELL, M.D.

Department of Medicine, University of Erlangen - Nuremberg, D-8520 Erlangen, FRG

INTRODUCTION

Gastrointestinal tumours have a poor prognosis. Therefore, new treatment modalities, comperativly efficient but less aggressive must be found to treat superficial cancers of the gastrointestinal tract. Photodynamic therapy (PDT) , which presently is under investigation in experimental and clinical practice, might well give new answers and solutions to this problem.
PDT is based on the principle of phototoxicity [1], induced by the intravenous injection of a non-toxic dye which after some time is retained in a higher concentration in the tumour than in the surrounding normal tissue. Irradiation with light, which is harmless in the absence of the dye, leads to the activation of the photosensitizer and is followed by the local destruction of the tumour. Two main mechanisms are involved in this destruction [2]: PDT kills malignant cells by impairing mitochondrial functions and altering cytoplasmatic or mitchondrial membranes. On the other hand PDT destroys the tissue blood circulation, probably by disruption of the endothelium of the tumour capillaries.
Despite the growing experience in experimental and clinical application of PDT in the treatment of gastrointestinal carcinomas [3,4], there exists no report of the combination of PDT with chemotherapy. Therefore it was the aim of these experiments to develope an in vivo tumour model using human carcinomas in order to study gastrointestinal tumours treated with PDT combined with chemotherapy.

MATERIAL AND METHODS

Thymusapaplastic nude mice of the NMRI-strain (nu/nu) are used in this animal model. They were kept within family structures according to established rules [5]. Animals with a minimum weight of 25 g are suitable for transplantation and serve as host for human gastrointestinal tumours. Human carcinoma tissue was obtained by endoscopic biopsies or surgery and was transplanted subcutaneously into the flank of the mice within 30 min.. After three to four serial passsages the human tumour lines are stable and reach a reproduceable growth . We have studied an adenocarcinoma of the oesophagus, one gastric carcinoma, two tumours of the large bowl and one rectal cancer. PDT is performed at a tumour size of .15 - .2o cm^3. Photosan 3© was used as photosensitizer. It was applied in a dose of 1.5 mg/kg b.w. intraperitoneally. In combination 5-fluorouracil (5-FU) was given in a concentration of 40 mg/kg b.w. for five consecutive days [6]. The photodynamic treatment with a wavelength of 630 nm followed 24 h after the sensitizer had been administered. In a preliminary study no quantitative and qualitative differences could be proven histologically after PDT with power densities of 100 and 400 mW/cm^2 with the same energy density [7]. Thus, the anaesthetic stress for the animals couldbe reduced in the treatment with a power density of 400 mW/cm^2, because of the shorter time of irradiation. The experiments were realized with an energy density of 150 J/cm^2 which corresponds to irradiation times between 1 and 25 min. The light intensity distribution in the treated tumour area varies by 5 % [8].

Figure 1 shows the experimental set-up. An Argon- ion laser pumped dye laser system emitted the wavelength of 630 nm. Via a quartz fiber the light was transmitted to a spectral tube.This tube covers the tumour and guarantees a homogenious distribution of the light. The accumulation of heat within the tube and hyperthermic effects on the tissue surface are prevented by gas cooling. The transmitted light intensity was measured just before and after every irradiation at the distal end of the tube. Any fluctuations of the intensity during therapy could be registered by the control unit.

The animals were split into six groups :

Group	Treatment
A	No drugs, no light , typical growth / spontaneous necrosis
B	Only photosensitizer administered (DHE)

C Only light administered

D Photosensitizer and light administered (PDT)

E Only 5-fluorouracil administered

F Photosensitizer and light + 5-fluorouracil administered

In each group ten animals were treated per experiment. Group A, B and C are control groups, A marked the spontaneous necrosis of the tumour, while in group E the chemosensitivity of the tumours was tested.

Five days after PDT the animals were sacrificed and the tumours resected. After fixing in formalin, serial sections parallel to the irradiation direction and staining with haematoxylin, the maximum depth of tumour necrosis and its percentage of the total tumour volume were assessed by light microscopic examination of three independent examiners.

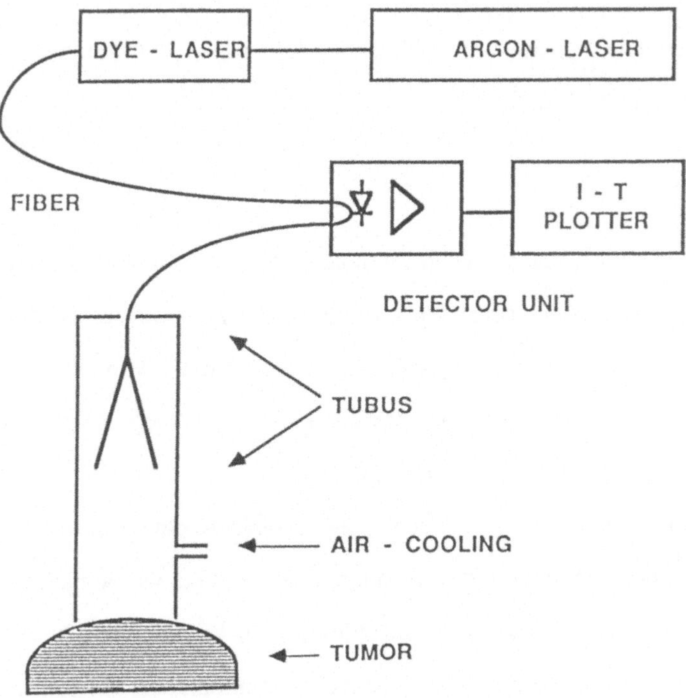

Figure 1: Experimental set-up forphotodynamic therapy of human carcinomas transplanted to nude mice.

RESULTS

The five tumours tested proved to be differently sensitive to 5-FU. Colon tumour 2 and the gastric cancer did not respond to chemotherapy, while colon tumour 1 reacted moderately . Only the oesophagus and the rectum carcinoma showed an increase in tumour necrosis of about 20 %. The results are shown in figure 2 -6. All the neoplasms however, responded to the photodynamic treatment with subtotal tissue necrosis. The extent of tumour necrosis was not influenced by the photosensitizer alone or light without drugs compared to controls, i.e. the spontaneous necrosis of each tumour line. According to previous experiments [9] PDT parameters were chosen which could only produce an incomplete tumour destruction in order to enhance the antitumour effect of PDT in combination with 5-FU. With respect to the percentage of tumour necrosis measured in treatment group D (PDT only) and F (PDT + 5-FU) no significant enhancement of tumour destruction could be induced with the combination therapy. According to the behavior in group E, only the oesophagus and the rectum carcinoma had a moderate increase - 12 % for the oesophgus and 13 % for the rectum tumour - in the amount of tumour necrosis.

DISCUSSION

Studies by Cowled [10] demonstrated the potentiation of PDT with the addition of various chemotherapeutic agents in vitro and in vivo. Since many patients, especially with gastrointestinal malignancies, may be treated previously or concurrently with cytotoxic drugs, it is important to determine if there are any interactions between these drugs and PDT that may either enhance or reduce the phototoxic response.

In view of the results found in the four tumours tested, we conclude that 5-FU does not enhance the photodynamic damage significantly, although there was a moderate increase in tumour destruction in some cases. An explantion for this behaviour might be that in general gastrointestianl tumours are not very sensitive to chemotherapy. In contrast, other studies described an additive effect in combination with chemotherapeutic agents like adriamycin [11]. In these investigations, however, only experimental tumours, and no no human gastrointestinal carcinomas were tested [12].

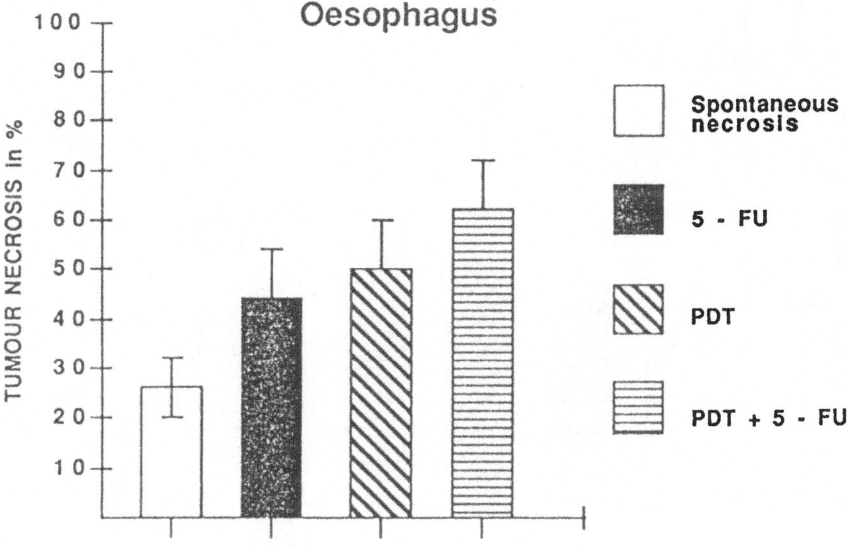

Figure 2 : Correlation between tumour necrosis and different treatment modalities of a human oesophageal cancer.

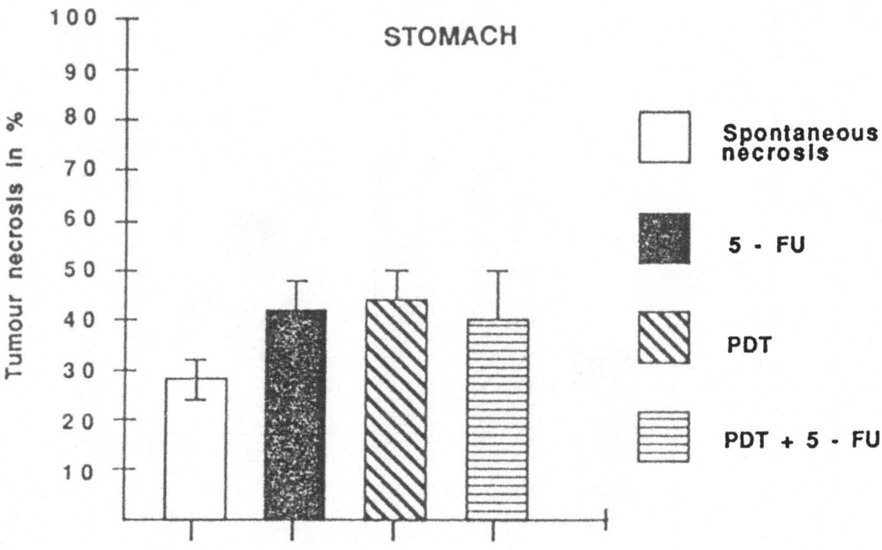

Figure 3 : Correlation between tumour necrosis and different treatment modalities of a human gastric cancer.

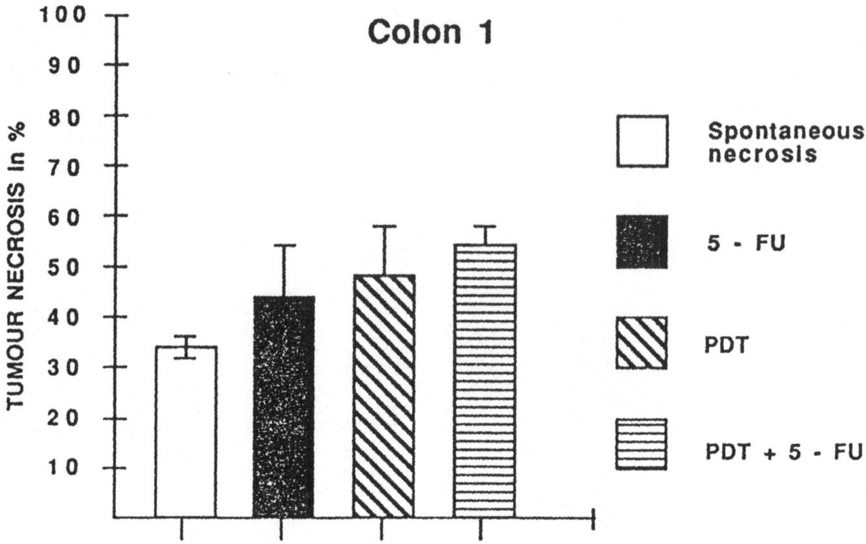

Figure 4 : Correlation between tumour necrosis and different treatment modalities of a human colon cancer (1).

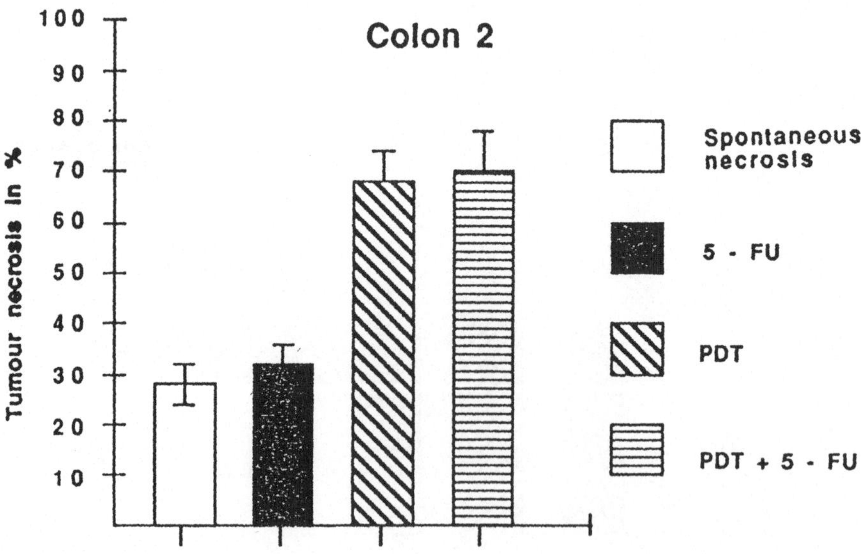

Figure 5 : Correlation between tumour necrosis and different treatment modalities of a human colon cancer (2).

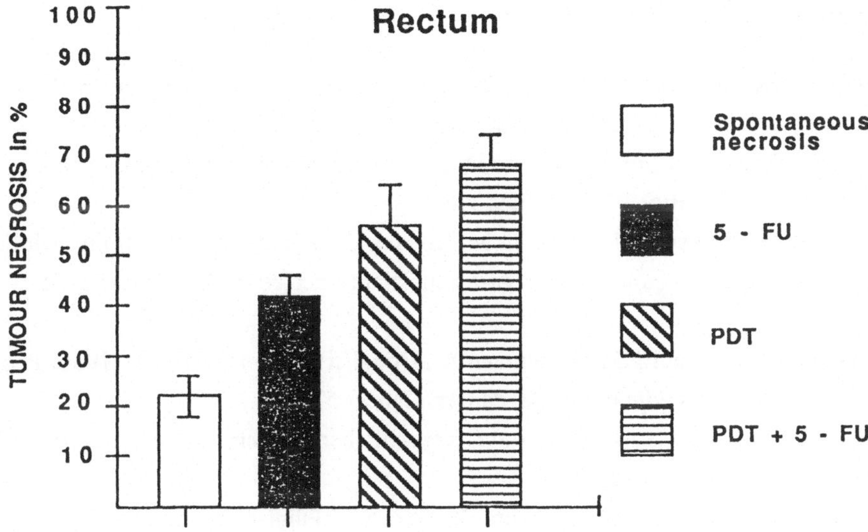

Figure 6: Correlation between tumour necrosis and different treatment modalities of a human rectum cancer.

On the other hand, the colon tumour 2 seems to demonstrate the efficacy of PDT in the treatment of chemotherapy-resistant cancers. In accordance with previous experiments it could be shown that low photosensitizer doses are sufficient for a subtotal tumour destruction [9]. These low sensitizer doses reduce or even minimize the danger of unwanted phototoxic side effects of the skin [13].

Although the combination of PDT and 5-FU did not have added benefit in our in vivo model, strategies of sequential administration may be possible since both were found to be safe and well tolerated without additive toxicity. This study suggests that future investigations of the interaction of chemotherapeutic agents with PDT are needed. It seems conceivable that a combination of two different treatment modalities may produce enhanced anticancer effects while not increasing the toxicity of each modality in more chemosensitive gastrointestinal cancers.

ACKNOWLEDGMENT

This study was supported by the Wilhelm-Sander Stiftung (grant No. 85001.2).

REFERENCES

1. Weishaupt KR, Gomer CJ, Dougherty TJ: Identification of singlet oxygen as the toxic agent in photoinactivation of a murine tumor. Cancer Res 1986; 36: 2326-2329

2. Zhou C: Mechanisms of tumor necrosis induced by photodynamic therapy. J Photochem Photobiol B: Biol 1989; 3: 299-318

3. Hayata Y, Kato H, Okitsu H, Kawaguchi M, Konaka C: Photodynamic therapy with hematoporphyrin derivative in cancer of the gastrointestinal tract. Sem Surg Oncol 1985; 1: 1-11

4. Herrera-Ornelas L., Petrelli NJ., Mittelmann A., Dougherty TJ., Boyle DG. (1986) Photodynamic therapy in patients with colorectal cancer. Cancer 57: 677-684

5 Fiebig HH., Löhr GW. (1984) Wachstum menschlicher Karzinome in der thymusaplastischen Nacktmaus. Med Welt 35: 1-14

6. Inaba M., Kobayashi T., Tashiro T., Sakurai J., Maruo K., Ohnishi Y., UeyamaY., Nomoura T. (1989) Evaluation of antitumor activity in a human breast tumor/nude mouse model with a special emphasis on treatment dose. Cancer 64: 1577-1582

7. Sroka R., Giedl J., Gossner L., Nowak A., Oswald A., Stocker S., Unsöld E., Ell Ch. (1989) Photodynamic therapy of human gastrointestinal carcinomas: An in vivo study on the relationship between energy density applied and tumor destruction in a nude mouse model. Laser Med Surg 5: 110-116

8. Sroka R, Ell C, Gottschalk W, Hengst J, Unsöld E (1989b) Homogenous light appli cation and monitoring of the applied power density during PDT. J Photochem Photobiol 3:456 - 458

9. Gossner, L., Wittke, H., Warzecha, A., Sroka, R., Ernst, H., Meier, M., Ell, Ch. (1991) Verapamil and hematoporphyrin derivative for tumour destruction by photodynamic therapy B J Cancer 63 (in press)

10. Cowled PA, MacKenzie L, Forbes IJ: Potentiation of photodynamic therapy with hematoporphyrin derivatives by glucocorticoids. Cancer Lett 1985; 29: 107 - 114

11. Edell ES, Cortese DA: Combined effects of hematoporphyrin derivative phototherapy and adriamycin in a murine tumor model. Las Surg Med 1988; 8: 413 - 417

12. Cohen RA, Nahabedian MY, Terem TM, Glenn DM, Contino MF, Berns MW, Wile AG: Potentiation of laser photoradiation therapy by chemotherapy. Curr Surg 1985; 379 - 381

13. Wooton RS, Smith KG, Ahlquist DA, Muller SA, Balm RK: Prospective study of cutaneous phototoxicity after systemic hematoporphyrin derivative. Las Surg Med 1988; 8: 294 - 300

Successful Destruction of Human Gastrointestinal Carcinomas in Thymusaplastic Nude Mice After Photodyamic Therapy

Gossner, L., Warzecha, A., Wittke, H., Ernst, H., Sroka, R., Hahn, E.G., Ell, Ch.
Department of Medicine I, University of Erlangen - Nuremberg, Krankenhausstr. 12, D- 8520 Erlangen, FRG

INTRODUCTION

Photodynamic therapy (PDT) is a new promising method for the local destruction of tumours. It is based on the following theoretical principle: Dihematoporphyrinether/ester, a photodynamic agent , is retained longer and in higher concentrations in tumours than in their surrounding normal tissue. When activated with light, a local cytotoxic effect is produced that is thought to be mediated via singlet oxygen [1]. The primary target of the PDT is, although the mechanism is still unclear, the vascular endothelium of the neoplastic tissue [2]. Although preliminary reports have been published describing PDT of human gastrointestinal carcinomas [3,4], no tumor-specific experimental data are available on the relationship between the energy density applied and tumor destruction.

Therefore it was the aim of this study to develope an in vivo tumour model using human carcinomas in order to compare gastrointestinal tumours with respect to their responses to different energy densities during PDT.

MATERIAL AND METHODS

This tumour model uses nude mice with thymic aplasia of the NMRI-strain (nu/nu). Human carcinoma tissue was obtained by endoscopic biopsies or surgery and was transplanted subcutaneously into the flank of the mice within 30 min.. Stable human tumour lines with reproduceable growth are obtained after three to four serial passsages. PDT is performed at a tumour size of .15 - .2o cubic cm. 14 different human gastrointestinal tumours (oesophagus, stomach, colon and rectum) were investigated. The animals were given Photosan 3© as photosensitizer intraveneously or intraperitoneally at a concentration of 9 mg/kg body weight. 24

hours after the application, the tumours were irradiated with laser light (630 nm) of an argon-ion pumped dye laser with energy densities between 25 and 600 J/cm^2 and a power density of 400 mW/cm^2. The tumours were resected 5 days later and the percentage of necrosis was evaluated histologically.

RESULTS

All gastrointestinal tumours responded to the PDT with tissue necrosis, the amount varying according to the density of energy applied. The results are shown in figure 1 - 4. The extent of tumour necrosis was not influenced by the photosensitizer alone or light without drugs compared to controls, i.e. the spontaneous necrosis of each tumour line. Different threshold values for carcinomas of the upper and the lower digestive tract were able to be established for a tumour necrosis over 90 %, they seem to be differently sensitive to PDT. Colorectal carcinomas required threshold energy doses of 75 - 100 J/cm^2, while oesophagus and gastric tumours needed energy densities of 150 J/cm^2 to cause a tumour necrosis > 90 %. In all the tumours tested, the maximum depth of tumour necrosis was 6 - 7 mm.

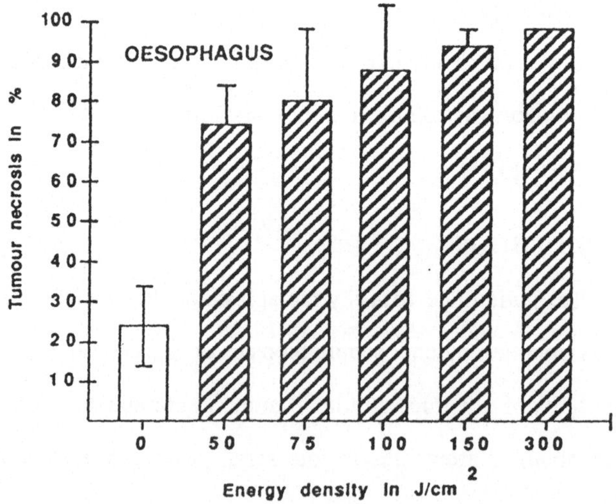

Figure 1: Correlation between tumor necrosis and applied energy dose: Each barr represents the mean from at least 5 - 10 seperate animals per energy dose of a human oesophagus carcinoma. Controls (treatment A, B and C) are marked toghether at 0 J/cm^2. Differences between A through C and D are significant ($p < 0.05$).

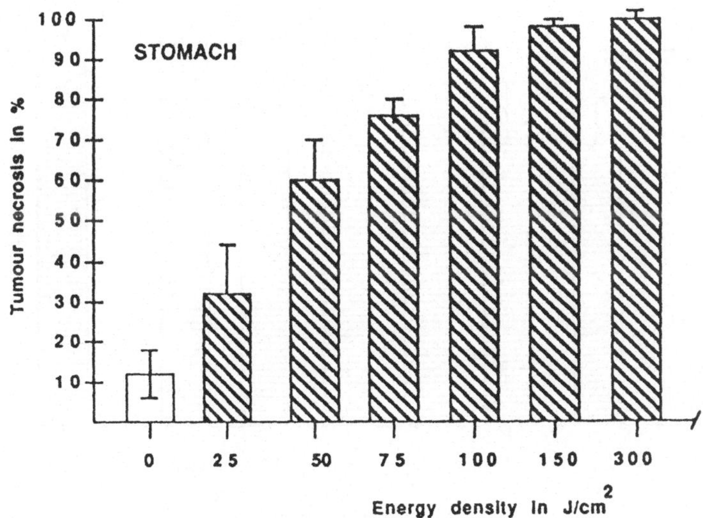

Figure 2: Correlation between tumor necrosis and applied energy dose: Each barr represents the mean and s.d. of different human gastric tumors (n=5) of the mean from at least 5 - 10 seperate animals per energy dose. Controls (treatment A, B and C) are marked toghether at 0 J/cm^2. Differences between A through C and D are significant ($p < 0.05$).

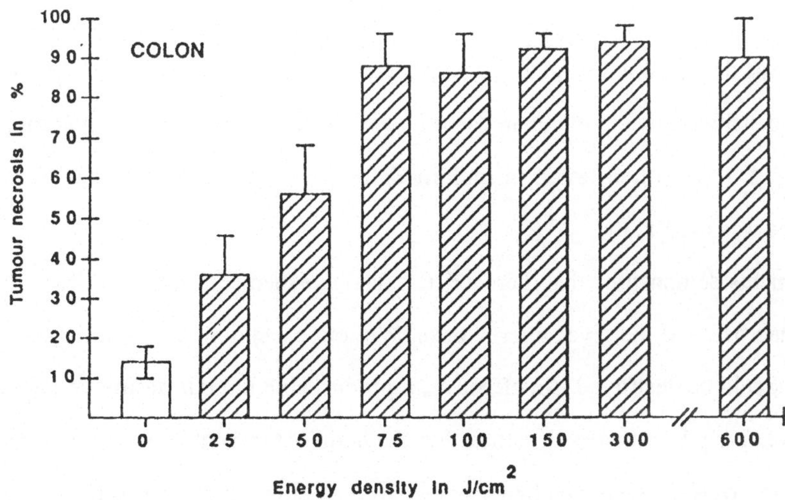

Figure 3: Correlation between tumor necrosis and applied energy dose: Each barr represents the mean and s.d. of different human colon tumors (n=4) of the mean from at least 5 - 10 seperate animals per energy dose. Controls (treatment A, B and C) are marked toghether at 0 J/cm^2. Differences between A through C and D are significant ($p < 0.05$).

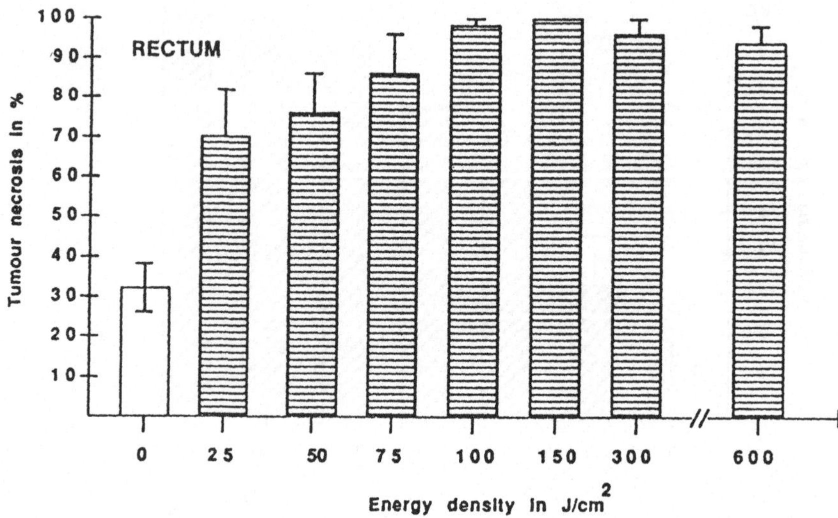

Figure 4: Correlation between tumor necrosis and applied energy dose: Each barr represents the mean and s.d. of different human rectum tumors (n=4) of the mean from at least 5 - 10 seperate animals per energy dose. Controls (treatment A, B and C) are marked toghether at 0 J/cm^2. Differences between A through C and D are significant ($p < 0.05$).

DISCUSSION

This study was designed to evaluate the correlation between tumour destruction and the applied energy density of different human gastrointestinal carcinomas in an animal model. In clinical trials PDT was often tested in multimodally pretreated tumours and a wide range of energy doses was used[5, 6].

Our experiments demonstrate that there exists a distinguished correlation between the amount of tumour necrosis and the given energy dose. Without exception, all human gastrointestinal carcinomas could be destroyed. An effective, reproduceable tumour destruction could be reached with relatively low energy densities. For the human tumours in our animal model different threshold doses of the applied energy density inducing a tumour necrosis > 90 % were able to be defined. Very high energy doses (600 J/cm^2) did not lead to a further increase in the amount of tumour destruction, they even partly reduced tumour destruction probably due to the photodegradation of the photosensitizer [7]. Colorectal carcinomas seem to be more sensitive to PDT than esophageal and gastric tumours, lower energy doses are needed for a successful tumour destruction. Due to the limited penetration of the light, the maximum depth of tumour necrosis is not sufficient for a complete destruction of large, invasive carcinomas. The parameters determined in these experiments may be of direct importance in clinical application of PDT.

ACKNOWLEDGMENT

This study was supported by the Wilhelm-Sander Stiftung (grant No. 85001.2).

REFERENCES

1. Weishaupt KR, Gomer CJ, Dougherty TJ (1986) Identification of singlet oxygen as the toxic agent in photoinactivation of a murine tumor. Cancer Res 36: 2326-2329
2. Zhou C. (1989) Mechanisms of tumor necrosis induced by photodynamic therapy. J Photochem Photobiol B: Biol 3: 299-318
3. Hayata Y., Kato H., Okitsu H., Kawaguchi M., Konaka C. (1985) Photodynamic therapy with hematoporphyrin derivative in cancer of the gastrointestinal tract. Sem Surg Oncol 1: 1-11
4. Herrera-Ornelas L., Petrelli NJ., Mittelmann A., Dougherty TJ., Boyle DG. (1986) Photodynamic therapy in patients with colorectal cancer. Cancer 57: 677-684
5. Thomas R.J., Abbott M., Bhathal P.S., St. John D.J., Morstyn G. (1987) High-dose photoradiation of esphageal cancer. Ann Surg 206: 193-199
6. Barr H., Tralau C.J., Boulos P.B., MacRobert A.J., Krasner N., Phillips D., Bown .S.G. (1990) Selective necrosis in dimethylhydrazine-induced rat colon tumors using phthalocyanine photodynamic therapy. Gastroenterology 98: 1532-1537
7. Fingar VH., Henderson BW. (1987) Drug and light dose dependence of photodynamic therapy: A study of tumor and normal tissue response. Photochem Photobiol 49 : 241-247

Photodynamische Therapie (PDT) bei der Behandlung von Mundhöhlenkarzinomen[1]

Michael Herzog*, Christian Fellbaum** und Hans-Henning Horch*

* *Klinik und Poliklinik für Mund- Kiefer- Gesichtschirurgie*

** *Institut für allgemeine Pathologie und pathologische Anatomie*
Technische Universität München, Klinikum rechts der Isar, Ismaningerstr. 22, 8000 München 80

Einleitung:

Karzinome der Mundhöhle werden zunehmend im jüngeren Lebensalter diagnostiziert. Es überwiegen die verhornenden Plattenepithelkarzinome. Die Inzidenz dieser Malignome muß in der Bundesrepublik Deutschland bei Männern mit 6 : 100.000 und bei Frauen mit 2 : 100.000 angenommen werden (Pape 1985, Platz et al. 1988). Wegen ihrer exponierten Lage und der relativen Kleinheit der Mundhöhle bedingt die operative Therapie bereits kleiner Karzinome oft eine erhebliche Einschränkung von Funktion und Ästhetik. So erfordert der unter allen Umständen bei der Resektion einzuhaltende Sicherheitsabstand von mindestens 1 cm im Gesunden bereits bei der operativen Entfernung eines Karzinoms von 1 cm Durchmesser einen Defekt von 3 cm. Die konventionelle Strahlentherapie mit ionisierenden Strahlen beeinträchtigt durch die Verödung der Speicheldrüsen den Patienten gleichfalls erheblich.

Vor diesem Hintergrund und angesichts steigender Inzidenz des Mundhöhlenkarzinoms erscheint die Entwicklung zusätzlicher, ergänzender Therapiemaßnahmen dringlich. Besonders attraktiv sollten Behandlungsverfahren sein, die gezielt die umschriebene Zerstörung sichtbarer und unsichtbarer Tumoranteile unter Schonung des gesunden Gewebes gewährleisten und gleichzeitig einen anderen Angriffspunkt als Radio- und Chemotherapie aufweisen.

Material und Methode:

Da in vorausgehenden Experimenten an Hamster, Ratte und Nackt-maus die durchschnittliche therapeutisch wirksame Eindringtiefe nur 3 bis 5 mm betragen hatte (Herzog et al. 1987, 1988, 1990), erfolgte die PDT in der Regel präoperativ. 3-5 Tage

1 Mit Unterstützung des Bundesministers für Forschung und Technologien, Bonn

nach der Bestrahlung wurden die Tumoren radikalchirurgisch nach den Richtlinien des DÖSAK[2] operiert.

Die Patienten wurden mit PhotosanIII[3] (2mg / Kg Körpergewicht), einem verbesserten Hämatoporphyrin-Derivat (HPD), sensibilisiert. Nach 48 Stunden wurden die Tumoren bestrahlt, wobei das umliegende Gewebe großzügig in das Bestrahlungsgebiet einbezogen wurde. Als Lichtquelle diente ein Farbstofflaser[4] mit einer Wellenlänge von 630 nm, die Bestrahlung betrug mindestens 120/J cm^2 bei einer maximalen Leistung von 200 mW/cm^2.

Während der Bestrahlung trugen die Patienten eine Schutzbrille. Hautpartien, die Sreulicht ausgesetzt waren, vor allem aber das Lippenrot, wurden mit Zinkpaste abgedeckt. In den ersten 48 h hielten sich die Patienten bei gedämpftem Raumlicht auf, sie wurden angehalten, für 4 Wochen direktes Sonnenlicht zu meiden.

Es wurden 13 Karzinome im Stadium T_1 oder T_2 bei 12 Patienten präoperativ bestrahlt. Die Tumore waren vorwiegend im vorderen Mundboden oder am Gaumen lokalisiert. Weiterhin wurden 2 Patienten ausschließlich mit der PDT behandelt: Ein Patient in palliativer Absicht zur Reduktion von Hautmetastasen eines Lippenkarzinoms, ein weiterer, bei dem der reduzierte Allgemeinzustand keine andere Therapie erlaubte, zur Behandlung eines Karzinoms des weichen Gaumens.

Ergebnisse:

Alle Patienten gaben während der Bestrahlung eine nicht schmerzhafte Wärmeentwicklung an, Schleimhautveränderungen waren zunächst nicht erkennbar. Innerhalb der ersten 24 Stunden nach der Bestrahlung wiesen alle Tumoren eine deutliche Reaktion auf: Das Tumorgewebe nahm eine grau-weiße Farbe an und demarkierte sich, die umliegende Schleimhaut zeigte eine leichte Rötung und mäßige Schwellung, sie war vereinzelt fibrinbelegt.

Histologisch traten regelmäßig ausgedehnte Nekrosen auf, die mit Fibrin, Zelldetritus und zerfallenden Granulozyten belegt waren. Im Tumorgewebe und in der darunterliegenden Muskulatur waren ektasierte, blutgefüllte Gefäße sichtbar.Die Nekrosetiefe betrug zwischen 1,5 und 7 mm. In 2 Fällen war kein vitales Tumorgewebe mehr nachweisbar.

---

2 *Deutsch-Österreichisch-Schweizerischer Arbeitskreis für Tumoren im Kiefer- und Gesichtsbereich*
3 *Müller v. d. Haegen, SeeLab, Wesselburenkoog*
4 *Aesculap-Meditec MDS 90*

Diskussion:

Das Prinzip der PDT in vivo beruht auf der Steigerung der Lichtempfindlichkeit des Tumorgewebes durch Retention photosensibilisierender Substanzen bei rascher Clearence der gesunden Gewebe. Als photosensibilisierende Substanzen kommen vor allem Hämatoporphyrin-Derivate (HPD), als Lichtquelle rotes Laserlicht (630nm) zur Anwendung (Dougherthy 1984).

Die bisherigen klinischen Ergebnisse bestätigen die im Tierexperiment gewonnenen Resultate. Eine Zerstörung von Tumorgewebe mit der PDT ist zwar regelmäßig möglich, die therapeutisch wirksame Eindringtiefe ist allerdings begrenzt (Jaques u. Prahl 1987, Waldow et al. 1985). Daher erscheint die PDT mit HPD nach den bisherigen Erfahrungen zur Behandlung des Mundhöhlenkarzinoms nur vertretbar, wenn sie als präoperative Behandlung im Sinne eines down staging, vergleichbar einer präoperativen Radio- oder Chemotherapie durchgeführt wird und die Resektionsränder, insbesondere zur Tiefe hin, histologisch kontrolliert werden. Die PDT alleine sollte nur dann eingesetzt werden, wenn alle anderen Therapieverfahren ausgeschöpft oder nicht anwendbar sind.

So konnte bei den beiden Patienten, die ausschließlich mit der PDT behandelt wurden, eine weitgehende bez. völlige Remission mit Besserung des Allgemeinbefindens erreicht werden.

Bei den bislang bestrahlten Tumoren in Mundboden und Gaumen sowie bei extraoral gelegenen Hautmetastasen hat sich die oberflächliche Bestrahlung mit Lichtleitfasern gut bewährt. Schwierigkeiten sind dann zu erwarten, wenn das Bestrahlungsgebiet weniger gut zugänglich ist und auch mit Ablenkspiegeln nicht sicher erreicht werden kann. Für diese Fälle sind speziell ausgeformte Bestrahlungskörper zu entwickeln.

Die Sensibilisierung der Haut konnte zwar in der Lichttreppe nachgewiesen werden, war aber ohne klinische Bedeutung..

Eine Verstärkung der Tumorselektivität des HPD durch Ankoppelung an Antikörper ist zwar im Experiment problemlos möglich (Mew et al. 1983), doch fehlen bislang geeignete, gegen das Mundhöhlenkarzinom gerichtete Antikörper.

Die intratumorale Bestrahlung, bei der die Lichtleitfasern in den Tumor eingestochen werden (McCaughan 1990), erscheint weniger zur Therapie geeignet. Neben häufigem Abbrechen der Faserspitzen traten im Experiment verstärkt thermische Nebeneffekte auf, sodaß die eigentliche Tumorselektivität in Frage gestellt ist.

Zusammenfassend kann festgestellt werden, daß die PDT zum gegenwärtigen Zeitpunkt ein zusätzliches Verfahren zur Behandlung des Mundhöhlenkrebses ist. Dabei scheint sie sich nach den bisherigen Erfahrungen vor allem zur Therapie kleiner, oberflächlicher Karzinome, insbesondere auch bei multilokulärem Befall zu eignen. Eine Verbesserung des Verfahrens kann vor allem von der Entwicklung verstärkt tumorselektiver Sensibilisatoren, die im langwelligen Rotbereich aktiviert werden sollten oder auch durch die topische Applikation erwartet werden.

Literatur:

Dougherty, Th.:
Photodynamic Therapy (PDT) of malignant tumors. Crit Rev Oncol/ Hematol 2 (1984) 83 - 116

Herzog, M., H.-H. Horch, R. Senekowitsch, E. Schröder:
Experimentelle Untersuchungen zur Laser-Diagnostik und -Therapie des Mundhöhlenkarzinoms nach tumorselektiver Photosensibilisierung mit Hämatoporphyrin-Derivat (HPD). Dtsch Z Mund Kiefer GesichtsChir 11 (1987) 18 - 22

Herzog, M., H.-H. Horch, Th. Meier, S. Enders:
Photodynamic therapy of oral cancer in hamsters. In: Waidelich, W. und R. Waidelich: Laser, Optoelectronics in Medicine, Springer, Berlin 1988 (pp.664 - 670)

Herzog, M., S. Enders, Th. Meier, H.-H. Horch:
Untersuchungen zur Photodynamischen Therapie des Mundhöhlenkarzinoms am Gaumen der Ratte. In: Waidelich W. und R. Waidelich: Laser, Optoelektronik in der Medizin, Springer, Berlin 1990(pp. 332 - 335)

Jacques, S.L., S.A. Prahl,:
Modelling optical and thermal distributions in tissue during laser irradiation. Lasers Surg Med 6 (1987) 494-503

McCaughan, J.S:
Photodynamic therapy of skin and oesophageal cancers. Cancer Invest 8 (1990) 407-416

Mew, D., C.-K. Watt. G.H.N. Towers, J.G. Levy:
Photoimmunotherapy: treatment of animal tumors with tumorspecific monoclonal antibody-hematoporphyrin conjugates. J Immunol. 130 (1983) 1473-1477

Mullooly, V.M., A.L. Abramson, M.J. Shikowitz:
Dihematoporphyrin ether induced photosensitivity in laryngeal papilloma patients. Lasers Surg Med. 10 (1990) 349-356

Pape, H.-D.: Tumoren der Mundhöhle. In: Klinische Onkologie (Hrsg.: R.Gross und C.G.- Schmidt) Thieme Stuttgart New York, 23.1. (1985)

Platz, H., Fries, R., Hudec, M.: Einführung in die prospektive DÖSAK-Studie über Plattenepithelkarzinome der Lippen, der Mundhöhle und des Oropharynx. Dtsch Z Mund-, Kiefer-, Gesichtschir 12, 293-302 (1988)

Waldow, S.M., B. Henderson, Th. Dougherty:
Potentiation of photodynamic therapy by heat: Effects of sequence and time intervall between treatments in vivo. Lasers Surg Med 5 (1985) 83-94

Gynäkologie
Gynecology

Erfahrungen bei der Lasertherapie von Vulvadystrophien

Von U.Herrmann[1] und Heike Audring[2]

Aus der Frauenklinik (Direktor: Prof. Dr. med. H. Bayer)(1)
und der Hautklinik (Direktor: Prof. Dr. med. N. Sönnichsen)(2)
der Charité/Berlin

Zusammenfassung

Es werden eigene Erfahrungen mit der CO2-Laserbehandlung bei sog. therpieresistenten Vulvadystrophien bzw. -dysplasien vorgestellt. Diese beziehen sich auf Indikationsstellung, diagnostisches, operationstechnisches und postoperatives Procedere sowie auf Therapie-Effizienz. Insgesamt wurden 82 Patientinnen im Zeitraum von 1986 bis 1991 behandelt. In 79,3 % (65 Patientinnen) erfolgte permanente Heilung, in 14,6 % (12 Patientinnen) passagere Heilung und in 6,1 % (5 Patientinnen) keine Heilung.

Einleitung

Die mikroablative CO2-Lasertherapie von Vulvadystrophie-Arealen folgt der Strategie der Elimnation von gestörtem organismischem Substrat bei häufig unbekannter Entstehungs- bzw. Existenzursache.
Die Voraussetzung einer für die Patientin risikolosen CO2-Lasertherapie von Vulvadystrophien besteht in der Kooperation zwischen Gynäkologen und Histopathologen, der spezifischen Sachkunde beider Fachvertreter sowie der Patientinnen-Compliance.
Den drei Formen der Vulvadystrophien wird eine Reihe von Entitäten zugeordnet (Siehe Tab. 1).

Diese bilden die Indikationen für die CO2-Lasertherapie. In bezug auf die Nomenklatur der Vulvadystrophien ist hervorzuheben, daß Hyperplasie bzw. Atrophie nicht über die Dignität entscheiden und daß Epithelatypien prinzipielle Bedeutung als Prognosekriterium und für die Einstufung als Präkanzerose haben. Es hat sich jedoch insbesondere für VIN und Mikrokarzinome die Erfassung der Epitheldicke als hilfreich für das Ausmaß der Therapie erwiesen.

Tab.1 Entitäten-Zuordnung zu den Formen der Vulvadystrophien

a) Atrophische Formen
- Lichen sclerosus
- Lichen ruber
- Vulvitis plasmacellularis
- Erythroplasie
- VIN
- Condylomata plana

b) Hyperplastische Formen
- VIN
- Mikrokarzinom
- Condylomata acuminata
- Bowenoide Papulose
- (Condylomata plana)
- (Lichen ruber)

c) Gemischte Formen
Entitäten zu (a) und (b)

Behandlung und Resultate

Am Laserbereich der Charité-Frauenklinik wurden in der Zeit von 1986 bis 1991 insgesamt 82 Patientinnen wegen sog. therpieresistenter Vulvadystrophien behandelt. Das mittlere Alter dieser Patientinnen beträgt 49,5 Jahre, wobei die jüngste Patientin 26 Jahre und die älteste Patientin 73 Jahre alt ist.

Das diagnostische Procedere (Siehe Tab. 2) umfaßt Differentialkolposkopie, Hautbiopsie mit Histologie, Zytologie, HPV-Typisierung und Standard-Vordiagnostik.

Tab.2 Diagnostisches Procedere bei Vulvadystrophien

- Differentialkolposkopie
  von Vulva 3%-Essigsäure, Collins-Test
  von Vagina 3%-Essigsäure, Collins-Test
  von Portio 3%-Essigsäure, Schiller-Jod-Test
- Haut-Biopsie in der Region maximaler kolposk. Läsionen bzw. maximaler Beschwerden mittels Skalpell, Stanze oder Super-pulse-CO2-Laserstrahl und Opmi-Vergrößerung (Cave melanom-suspektes Areal)
- Zytologie (kolposk. Entnahmetechnik)
- (HPV-Typisierung)
- Standard-Vordiagnostik zum Ausschluß von Diabetes mellitus, allerg. Disposition, Immunschwäche, Kolpitis, Östrogenmangel, Psychosomatose

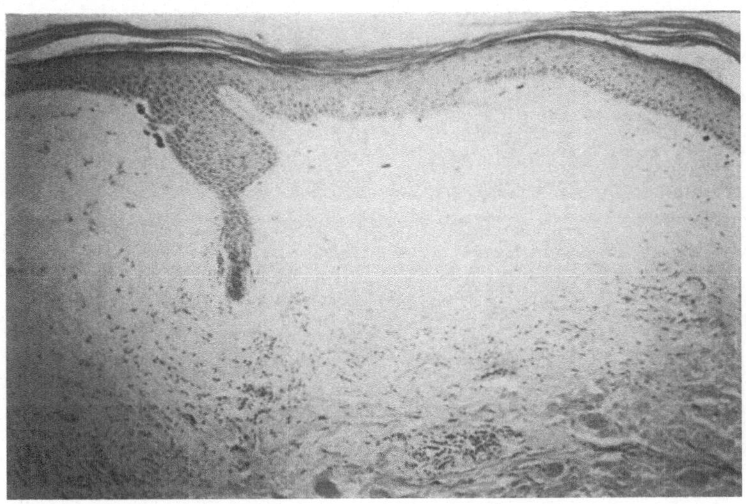

a) Lichen sclerosus

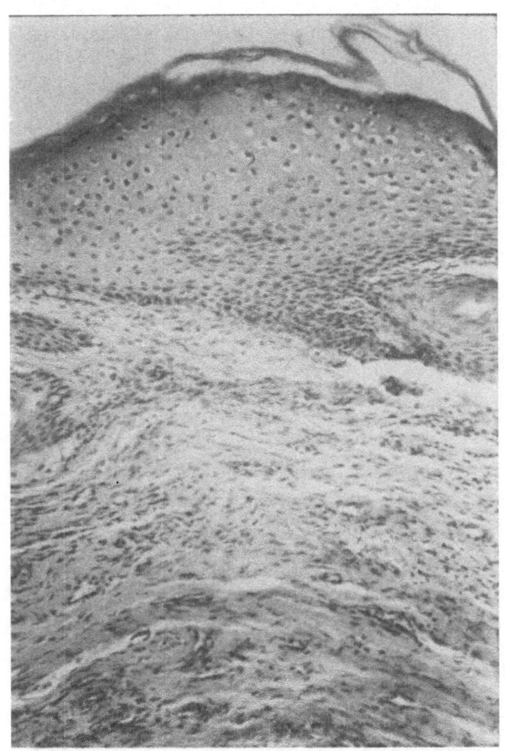

b) Condyloma planum

Abb. 1 Histologische Bilder von Entitäten, die mittels CO2-Laser-Ablation erfolgreich behandelt wurden

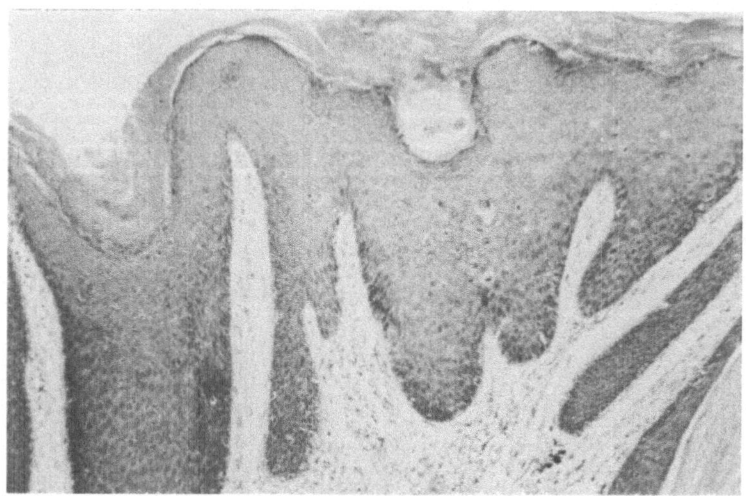

c) VIN III

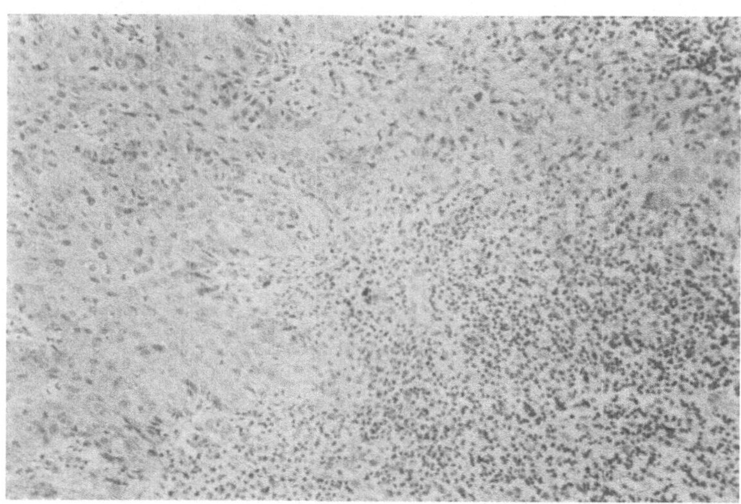

d) Mikrokarzinom

Durch histologische Untersuchung wurde bei den 82 Patientinnen in 18,3 % (15 Patientinnen) eine atrophische Form, in 40,2 % (33 Patientinnen) eine hyperplastische Form und in 41,5 % (34 Patientinnen) eine gemischte Form der Vulvadystrophie festgestellt.
Das therapeutische Procedere (Siehe Tab. 3) bezieht sich auf Ablationsfläche, Ablationstiefe und Ablationsmodus. Dabei gilt die Faustregel: Ausreichende marginale Ablation in sano - hautschichtorientierte Ablation

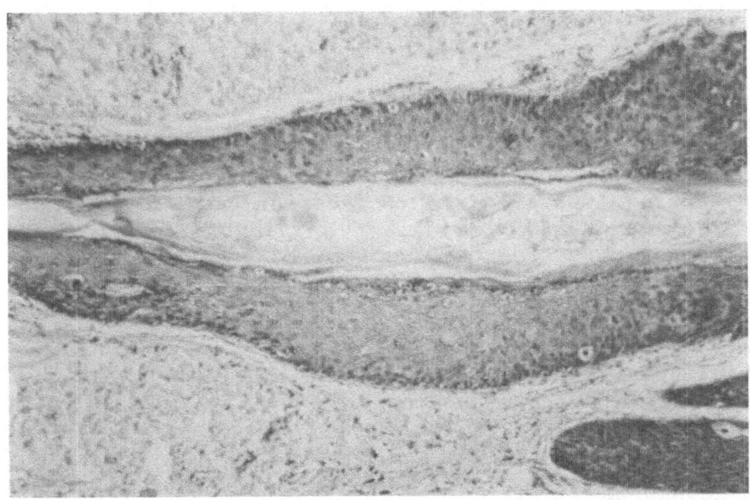

a) Haarfollikel

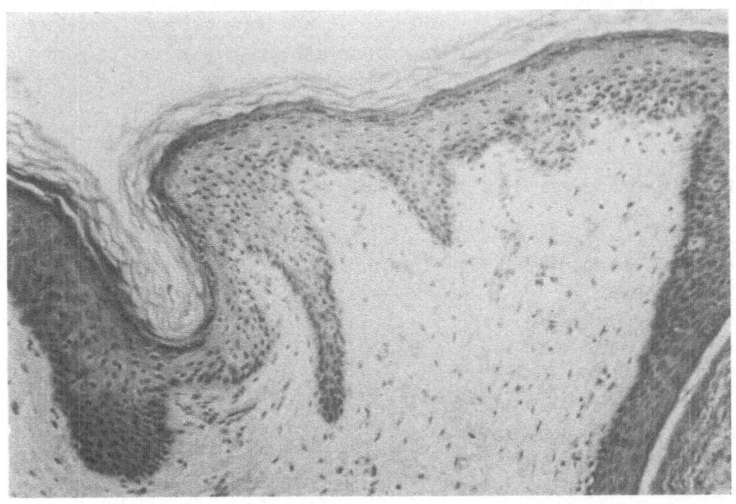

b) Randzone

Abb. 2 Vulväre intraepitheliale Neoplasie (VIN) III

unter Opmi-Vergrößerung - Ablationsmodus mit geringem Schrumpfungseffekt. Bei VIN III in behaarter Hautregion ist die Ablation in tiefere Regionen des Stratum reticulare vorzunehmen. (Siehe Abb. 2)

Beim Procedere nach CO2-Lasertherapie ist zwischen unmittelbar postoperativer Phase, späterer postoperativer Phase und Rezidivphase zu unterscheiden (Siehe Tab. 4). In der Rezidivphase wurden 11 Zweit- und 9 Dritteingriffe mittels CO2-Laserstrahl durchgeführt.

Tab.3 Therapeutisches Procedere bei Vulvadystrophien

---

a) Ablationsfläche (großzügiges Ausmaß)
- zunächst Testvaporisation eines kleinen Hautareals in Umgebung der Biopsie(n)
- nach Kenntnis des histologischen Resultates Vaporisation der kolposk. veränderten bzw. prurit ogenen Hautregion in einer Sitzung oder bei großen, kongruenten Läsionen in zwei oder drei Sitzungen

b) Ablationstiefe (notwendiges Ausmaß)
- obere Dermis (Stratum papillare) Orientierung: Kapillarpunkte
- tiefe Dermis (Stratum reticulare) Orientierung: Haarpapillen

c) Ablationsmodus
- continuous-wave-Betrieb (schraffierende oder kreisende Strahlführung)
- repeat-pulse-Betrieb (punktuelle oder schraffierende Strahlführung)
- epidermale Exfoliation (wiederholtes Abwaschen der Ablationsregion mit 0,9%-NaCl-getränkten Mullkompressen)

Tab.4 Procedere nach Lasertherapie wegen Vulvadystrophien

---

a) Unmittelbare postoperative Phase (2 - 3 Wochen p. op.)
- relative Immobilisation
- Genitalhygiene
- Luftbäder
- evtl. niederenerget. Laserbestrahlung

b) Spätere postoperative Phase (ab 4 Wochen p. op.)
- Differentialkolposkopie 4 Wochen p. op., danach in Abständen von 2, 4, 8 und 12 Monaten
- zytologische und/oder bioptische Kontrollen in Abhängigkeit vom kolposk. Befund

c) Rezidivphase
- Wiederholung der Lasertherapie
- evtl. Behandlung mit Interferon alfa-2b

Auf Grund der CO2-Lasertherapie wurden 65 Patientinnen (79,3 %) vollständig, 12 Patientinnen (14,6 %) passager und 5 Patientinnen (6,1 %) nicht geheilt.

(In einem Videofilm werden folgende Ablationstechniken demonstriert: continuous-wave-, repeat-pulse- und super-pulse-Technik)

Die gewonnenen Ergebnisse bilden u. a. den Ausgangspunkt einer weiterführenden, systematischen, retrospektiv-prospektiven Untersuchung zur CO2-Lasertherapie von Vulvadystrophien.

Operative Hysteroskopie und Laser

D.Wallwiener, D.Pollmann, J.Gauwerky, W.Stolz, S.Rimbach, G.Bastert
Universitäts-Frauenklinik, Heidelberg

Entsprechend dem neuentwickelten operativen Konzept der "minimal invasive surgery" können bei sehr vielen Patientinnen Laparatomien bzw. Uterotomien durch weniger invasive Operationstechniken per Hysteroskopie ersetzt werde. Nicht nur die Minimierung der Invasivität steht hierbei im Vordergrund, sondern auch die dadurch gegebene Möglichkeit des spontanen vaginalen Entbindungsmodus. Ein optimales technisches Equipment und das ständige Bewußtsein, daß ein Nichtbeachten der Sicherheitsrisiken schwere Komplikationen, ja sogar letale Folgen, haben kann, sind neben der Erfahrung und dem endoskopischen Training des Operateurs unabdingbare Voraussetzungen für die operative Hysteroskopie. So können in der gynäkologischen Fertilitäts-Chirurgie durch die Optimierung der bildgebenden endoskopischen Verfahren und die Perfektionierung der Präparationstechniken mehr und mehr fertilitäts-chirugische Indikationsbereiche der intrauterinen Pathologie operativ-hysteroskopisch angegangen werden.

Im Vordergrund fertilitäts-chirurgischer Indikationen stehen dabei

1.Uterusmißbildungen im Sinne von inkompletten Fusionen der Müllerschen Gänge, wie Uterus septus und subseptus
2.Submuköse intrauterine Myome
3.Intrauterine Synechien

Im Gegensatz zu fertilitäs-chirurgischen hysteroskopischen Eingriffen ist die Indikation von laser-assistierten Präparationstechniken bei submukösen Myomen umstritten.
Gestielte und breitbasig aufsitzende submuköse Myome als mögliche Ursache für dysfunktionelle Blutungen oder Sterilität können hysteroskopisch behandelt werden. Für die hysteroskopische Myektomie kommen die HF-Endochirurgie sowie die Lasertherapie in Frage. Kleine Fibrome können leicht laser-vaporisiert werden, eine histologische Auswertung ist aber in diesem Fall nicht möglich. Gestielte submuköse Myome können sehr gut laser-laparoskopisch abgetragen

werden. Größere breitbasige Myome können mit gutem Erfolg mittels Elektroresektoskop abgetragen werden, wobei das Material einer histologischen Untersuchung zugeführt werden kann. Sehr kleine submuköse Myome können problemlos koaguliert werden. Die fehlende Möglichkeit der histologischen Aufarbeitung spricht jedoch dagegen. Zudem ist die Rezidivgefahr durch belassene Myomkeime im Basisbereich sehr hoch.Bei nicht so großer Ausdehnung kann mittels Laser-Kontaktpräparation das Myomgewebe herausgeschält oder bei größeren Myomgewebsanteilen ein Laser-Morcellement durchgeführt werden. Bei größeren Myomanteilen oder bei breitbasig aufsitzenden Myomen ist dies aber sehr zeitaufwendig und oft durch das eingeschränkte Handling der Laserfaser im hysteroskopischen Arbeitskanal unmöglich. Bei gestielten Myomen, bei denen der Myomstiel sehr gut einsehbar und zugängich ist, kann dieser problemlos mittels Laser durchtrennt werden. Anders ist jedoch die Situation bei breitbasig aufsitzenden, größeren Myomen, besonders wenn diese nach intramural reichen. Hier hat die Erfahrung gezeigt, daß die Laserpräparation extrem schwierig ist, da mühsame Teilresektionen nicht zum Erfolg führen und zudem durch die signifikante Steigerung der Operationszeit auch das Riosiko für die Patientin, schon im Hinblick auf ein Flüssigkeits-Overloading, erhöhen. Hier ist eine Hysteroelektroresektion vorzuziehen.

Was weitere Indikationsbereiche für die operative Hysteroskopie, wie die Endometriumskoagulation oder -ablation angeht, ist ebenfalls die Diskussion, welchen präparativen Verfahren der Vorzug zu geben ist, nicht abgeschlossen.

Fibrinkleberanwendung in der operativen gynäkologischen Laparoskopie

D.Wallwiener, D.Pollmann, J. Gauwerky, W.Stolz, S.Rimbach, G.Bastert
Universitäts-Frauenklinik, Heidelberg

In der operativen Laparoskopie hat sich die Fibrinklebung bei einer Reihe von Anwendungsgebieten bewährt. So können z.B. das Ovar nach Zystenexstirpation neu formiert oder Serosa- und Peritonealdefekte sowie Uterusperforation mit Fibrinkleber versiegelt werden. Weitere Indikationen wie die Salpigotomie, Fimbrieneversion und Tubenanastomosen werden zur Zeit unter Studienbedingungen untersucht.

Der Fibrinklebereinsatz beruht dabei auf drei Wirkungsprinzipien:

1. Klebung von Wundrändern und -flächen
2. Erzielung eines lokal-hämostatischen Effektes
3. Versiegelung von Serosa- oder Peritonealdefekten

Für die Fibrinklebung im Rahmen der operativen Laparoskopie kristallisieren sich folgende Anwendungsgebiete für etablierte Indikationen im Rahmen der klinische Routine und für Indikationen unter Studienbedingungen heraus:

I. Etablierte Indikationen

1. Ovarformierungen nach Zystenexstirpationen
2. Serosa- und Peritonealdefektdeckung nach ausgedehnter Adhäsiolyse (z.B.Darmserosa-Defektversiegelung)
3. Lokale Hämostase (z.B.nachMyomenukleation)
4. Laparoskopische Versiegelung von artifiziellen Uterusperforationen

II.Indikationen unter Studienbedingungen

1. Salpingotomie (Tubargravidität)
2. Fimbrieneversion (Salpingostomie)
3. Tubenanastomosen (Refertilisierung)

Als Vorteile der Fibrinklebung im Rahmen der operativen Laparoskopie sind dabei zu nennen:

1. Verkürzung der Operationszeit
2. Physiologische Gewebsvereinigung und Defektdeckung
3. Atraumatische Operationstechnik
4. Einfaches Handling
5. Adhäsionsprophylaxe

Zur Beantwortung der im Folgenden zusammengefaßten noch offenen Fragen sind 1jedoch weitere Studien erforderlich:

1. Differenzierte, indikationsbezogene Kosten-Nutzen-Analyse ?
2. Sollten alle Peritonealdefekte versorgt werden ?
3. Langes Follow-up für definitive Evaluierung notwendig ?

Gewebeeffekte verschiedener Wellenlängen im Vergleich (CO_2-Laser, Nd:YAG-Laser 1,06 und 1,32 Mikrometer)

Pollmann D., Wallwiener D., Felderhoff U., C. Sohn,
M. Kappler, Bastert G.
Universitäts-Frauenklinik Heidelberg, Voßstr. 9, 6900 Heidelberg

Der CO2-Laser (10600 nm) und der Nd:YAG-Laser der Wellenlänge 1064 nm sind in der Klinik bereits fest etabliert. Sie werden als Schneidelaser und als Koagulationslaser in vielen Teilbereichen der Medizin erfolgreich eingesetzt.
Der konventionelle Nd:YAG-Laser mit einer Wellenlänge von 1064 nm kann als Koagulationslaser bei berührungsfreier Technik eingesetzt werden. Dieser nichtgewebeabtragende Effekt ist durch eine 4-6 mm tiefe homogene Koagulationszone des bestrahlten Gewebes charakterisiert. Zusätzlich kann dieser Laser auch zur Kontaktpräparation von Gewebe eingesetzt werden, wobei der gewebeabtragende Effekt (Vaporisation) deutlich im Vordergrund steht.
Bei entsprechender Resonatormodifikation (Resonatorspiegel- und Nd:YAG-Kristallbeschichtung) kann der Nd:YAG-Laser eine zweite Wellenlänge von 1318 nm ausstrahlen. Durch die wellenlängenspezifischen Eigenschaften dieses Nd:YAG-Lasers, welche sich in einer 10-fach höheren Absorption des Laserlichtes in Wasser wiederspiegeln, sollte eine weitere Minimierung der thermischen Gewebebeschädigung erreicht werden. Von erfolgversprechenden Anwendungen aus dem Bereich der Neurochirurgie und an parenchymatösen Organen , wie Leber und Milz, wird in der Literatur bereits berichtet. Für die Organe des inneren weiblichen Genitale liegen bis jetzt noch keine grundlegenden Arbeiten für diese Wellenlänge des Nd:YAG-Lasers vor.

Ziel dieser Studie war es, die morphologischen Grunddaten (Koagulations- und Schneidefähigkeit) und Applikationsparameter für den CO2-Laser und die beiden Nd:YAG-Laser-Wellenlängen an diesem Gewebe zu erarbeiten und einander gegenüberzustellen. Besonderes Augenmerk wurde dabei auf den Vergleich der verschiedenen Applikationsarten des Nd:YAG-Lasers (Non-Kontakt- und Kontakt-Technik) gelegt.
Zum Einsatz kamen der CO2-Laser (10600 nm) und die Nd:YAG-Laser der Wellenlänge 1064 und 1318 nm. Als Transmissionssysteme wurden Fokussierhandstück, Mikrofokussierhandstück, Saphirkontaktsonde und "nackte Fasern", sog. "bare fiber", verwendet. Als Tier-Modell diente die Leber und das Uterushorn der Ratte. Es wurden unter standardisierten Bedingungen lineare Leber- und Uterotomien durchgeführt und die Gewebeeffekte computergestützt ausgewertet.
Anhand der Ergebnisse der histologischen Untersuchung wird aufgezeigt, inwieweit eine geringfügige Veränderung der Laserwellenlänge eines Lasers eine Veränderung der gewebepräparativen Eigenschaften zur Folge hat.

Bei der Präparation an der Leber dringen die Laserstrahlen bei der Non-Kontakt-Technik (berührungsfreie Präparation), bedingt durch die sehr schlechte Absorption der Nd:YAG-Laserstrahlen in Wasser, mehrere mm tief ins Gewebe ein und verursachen eine erhebliche thermische Koagulation. Durch das gute Koagulationsvermögen bei hoher Eindringtiefe können Blutgefäße bis zu mehreren Millimetern Durchmesser verschlossen werden. In hohen Energiebereichen ist ein Schneideeffekt durch Vaporisation erzielbar, die thermische Schädigung der Schnittränder ist jedoch, ebenfalls wie die Vaporisationszone, 4-6 mm breit. Die tiefe, homogene Koagulationszone wird durch die starke Streuung und somit gleichmäßige Verteilung der Strahlung innerhalb des Gewebes erzielt. Dabei zeigte sich, daß die Schneidewirkung des 1318 nm-Lasers an der Leber im Non-Kontakt-Verfahren vergleichsweise gegenüber dem 1064 nm - Laser deutlich erhöht ist. Dies läßt sich erklären durch die 10-fach höhere Absorption im Wasser. Es ergibt sich eine effizientere Energieumwandlung von Lichteenergie in Wärme im Gewebe. Die Gewebevaporisation setzt somit deutlich früher ein, was zu einer größeren Schnittiefe im Gewebe bei Verwendung des 1318 nm - Lasers führt. Um den gleichen Schneideeffekt an der Leber zu erzielen, benötigt man mit dem 1064 nm - Laser etwa die dreifache Energie. Die Lasernekrose, die mit dem Laser der 1318 nm - Wellenlänge erzeugt wurde, zeigt dabei einen deutlichen 3-Zonen-Aufbau. Dieser besteht aus einer zentralen Vaporisation, umgeben von einer weißen Zone thermischer Denaturierung (sichere Koagulation + Hämostase) und schließlich einem Hyperämiesaum als äußeren Ring. Die Nekrosen sind jedoch deutlich stärker aufgelockert und aufgerissen als bei der Laserbestrahlung mit der 1064 nm - Wellenlänge. Bei dieser konnten wir lediglich einen 2-Zonenaufbau feststellen: Zentrale Vaporisation und thermische Denaturierung.
Effektives Schneiden durch Vaporisation, wie mit dem CO2-Laser, ist erst bei sehr hohen Leistungsdichten und gleichzeitig geringer Schnittgeschwindigkeit möglich. Feine Schnitte lassen sich nur unter Verwendung des CO2-Lasers oder der Nd:YAG-Laser-Kontakt-Technik erzielen. Dabei zeigten beide Wellenlängen des Nd:YAG-Lasers an der Leber in der "Kontakt"-Technik etwa gleich gute Schneidefähigkeit. Der CO2-Laser zeichnet sich aus durch seine präzise Schnittführung bei gleichzeitiger minimaler thermischer Gewebeschädigung (Tabelle 1). Da der CO2-Laser nicht in der Lage ist, Gefässe mit einem Durchmesser > 0,5 mm bei schneller Schnittführung ausreichend zu koagulieren, kam es zu Blutungen aus dem Lebergewebe.
An weniger stark durchbluteten Organen, wie in dieser Studie das Uterushorn der Ratte, waren die Unterschiede zwischen den beiden Nd:YAG-Lasern weniger deutlich. Nur bei Verwendung des Mikrofokussierhandstückes des 1318 nm - Lasers wurde in der Non-Kontakt-Technik eine geringe Zunahme der Vaporisationstiefe beobachtet. In der Kontakt-Technik bietet die Wellenlänge 1318 nm keinen ersichtbaren Vorteil. Dies ist jedoch ausschließlich auf die Eigenschaft dieser Technik, die direkte Umwandlung von Laserenergie in Wärme am Kontaktpunkt (Faser-Gewebe), zurückzuführen. Im Durchschnitt wurde bei einmaliger Schnittführung unter Anwendung der Kontakttechnik eine Schnittiefe von 170 m (Paraffineinbettung, HE-Färbung) erreicht (Tabelle 2).

Table 1: Vergleich der Gewebeeffekte bei Verwendung des CO2-Lasers (continuous wave mode versus superpulsed wave mode)

mode	Watt (w)	Schnitt-Breite (m)	Schnitt Tiefe (m)	thermische Schädigungszone (m)
cw	2	337,4	95,4	19,8
		+ 67,8	+ 21,7	+ 3,9
sp	2	332,4	133,7	25,6
		+ 50,1	+ 16,7	+ 2,4
cw	4	564,0	166,5	59,6
		+ 35,5	+ 13,0	+ 4,3
sp	4	522,0	200,2	41,9
		+ 46,4	+ 7,2	+ 3,2
cw	8	794,4	194,1	123,1
		+ 54,7	+ 13,9	+ 4,9
sp	8	700,9	257,1	112,0
		+ 45,7	+ 14,8	+ 4,6
cw	15	767,3	257,2	134,8
		+ 35,0	+ 15,3	+ 5,9
sp	15	681,9	279,6	90,1
		+ 28,3	+ 23,2	+ 5,5

cw: continuous wave, sp: superpulsed wave mode

Table 2: Gewebeeffekte Nd:YAG-Laser (Kontaktanwendung)
- Nackte Faser versus Sashispitze
- identische Watteinstellung (14 W)
- identischer Durchmesser (0,4 mm)

mm	Schnitt-Breite	horizontale Schädigung	Schnitt-Tiefe	vertikale Schädigung
Saphirspitze (n=30)	0.679 +/-0.040	0.066 +/-0.021	0.126 +/-0.052	0.066 +/-0.021
Nackte Faser (n=20)	0.560 +/-0.210	0.032 +/-0.007	0.187 +/-0.107	0.046 +/-0.019

Aufgrund der histologischen Ergebnisse scheint sich zur alleinigen Gewebekoagulation primär nur die Non-Kontakt-Anwendung der Wellenlängen des Nd:YAG-Lasers zu eignen. Für die Gewebepräparation im Sinne einer Gewebedurchtrennung bieten alle drei Lasertypen ausreichend gute und vergleichbare Schneideeigenschaften mit sich. Je nach der Gewebezusammensetzung

(Dichte, Durch- blutunggrad, spezifische Wärmeleitfähigkeit) muß jedoch festgestellt werden, daß abhängig vom erwünschten Ergebnis (reine Gewebedurchtrennung mit oder ohne größtmöglicher Gewebeschonung) der Anwendung des CO2- oder des Nd:YAG-Lasers der Vorzug gegeben werden sollte. Im Operationsspektrum der Gynäkologie bietet der Nd:YAG-Laser mit der neuen Wellenlänge von 1318 nm keinen deutlich ersichtbaren Vorteil gegenüber der Wellenlänge von 1064 nm. Es müssen jedoch noch weitere klinische Studien zur genaueren Evaluierung folgen.

Photodynamische Lasertherapie (PDT) bei gynäkologischen Carzinomen

S.Stocker, W.Beyer, T.Sassy, W.Eiermann

1 Universität München, Gynäkologische Klinik, D-8000 München
2 GSF-Zentrales Laserlaboratorium, D-8042 Neuherberg / München
3 Frauenklinik vom Roten Kreuz, D-8000 München

ZUSAMMENFASSUNG

Bei der Anwendung der photodynamischen Lasertherapie (PDT) werden photosensibilisierende Substanzen wie Photofrin II oder Photosan III intravenös verabreicht. Dabei treten Nebenwirkungen wie eine erhöhte Lichtempfindlichkeit der Haut auf. In der Gynäkologie könnte dies bei der Behandlung oberflächlicher Neoplasien und Präkanzerosen der Portio uteri durch topische Applikation des Photosensibilisators auf das befallene Organ vermieden werden. Für die lokale Anwendung des Photosensibilisators ist es notwendig, das Penetrationsverhalten, die Konzentrationsabhängigkeit und die Homogenität der Substanzverteilung experimentell zu untersuchen.Dazu wurden Operationspräparate lokal mit Photofrin II ohne zusätzliche Trägersubstanz inkubiert und postoperativ fluoreszenzmikroskopische Auswertung an Gefrierschnitten durchgeführt.
Zur photodynamischen Behandlung gynäkologischer Erkrankungen wurde darüberhinaus bereits im Vorfeld einer klinischen Anwendung ein Lichtapplikationssystem entwickelt und getestet.

EINLEITUNG

In den letzten Jahren gewinnt die photodynamische Therapie (PDT) von malignen Tumoren zunehmend an klinischer Bedeutung. Dabei werden nach systemischer Gabe einer photosensibilisierenden Substanz und Bestrahlung mit Laserlicht im roten Spektralbereich tumorbefallene Organe zerstört, während das umliegende Gewebe weitgehend verschont bleibt. Seit 1976 sind weltweit circa 5000 Tumorpatienten mit der PDT behandelt worden. Dabei handelte es sich um palliative Maßnahmen. Klinische Phase II Studien für die PDT des Bronchial- und Blasenkarzinoms bilden seit neuerster Zeit die Grundlage für die Zulassung der Substanz. Dieser Photosensibilisator wird in einer Menge von 2 mg/kg Körpergewicht und einer Retentionszeit von 48 Stunden mit einem Argon-Ionenlaser gepumpten Farbstofflaser bei einer Wellenlänge von = 630 nm bestrahlt. Die Lichtdosis ist dabei abhängig von organspezifischen Applikationssysteme und entsprechen den klinischen Protokollen festgelegt. Nach intravenöser Verabreichung der Substanz stellt die erhöhte Lichtempfindlichkeit der Haut über mehrere Wochen für den Patienten die schwerwiegendste Beeiträchtigung da. Dies wird

bei den bisher veröffentlichten Beiträgen zur Anwendung der PDT auch in der Gynäkologie weitestgehend in Kauf genommen (1,2). Um dem Patienten diese Nachteile zu ersparen könnte in der Gynäkologie die i.v. Applikation des Photosensibilisators durch dessen lokale Auftragung auf das maligne Gewebe ersetzt werden. Trotz dieser erwiesenen Vorteile fehlen klinisch befriedigende Daten bisher völlig.
Als geeignete Organe für diesen Applikationsmodus eignen sich die Portio uteri, die Vagina und die Vulva. Hier finden sich sehr häufig Präkanzerosen und Neoplasien, die oberflächlich gelegen sind und Infiltrationstiefen von einigen Zellagen bis zu wenigen Millimetern aufweisen. Bei erfolgreicher Anwendung der PDT könnte die derzeitige Maßnahme der Konisation vielen Patientinnen erspart bleiben.

MATERIAL, METHODEN UND ERGEBNISSE

Aus frischen Portio-Op-Resektat wurden zwei Stücke herausgeschnitten und für 1 und 4 Stunden mit Ph II in einer Konzentrierten Lösung von 250 g/ml NaCl inkubiert. Danach wurden Gefrierschnitte angefertigt und bei jeweils 3 Schnitten pro Portio wurde eine He- Färbung gurchgeführt.Mit Hilfe digitalen Bildverarbeitungstechniken können die Fluoreszenzsignale quantifiziert werden und liefern damit ein genaues Verteilungsmuster der Substanz. Diese ersten Experimente haben gezeigt, daß Photofrin II an der gewünschten Portiooberfläche nicht eindringt.

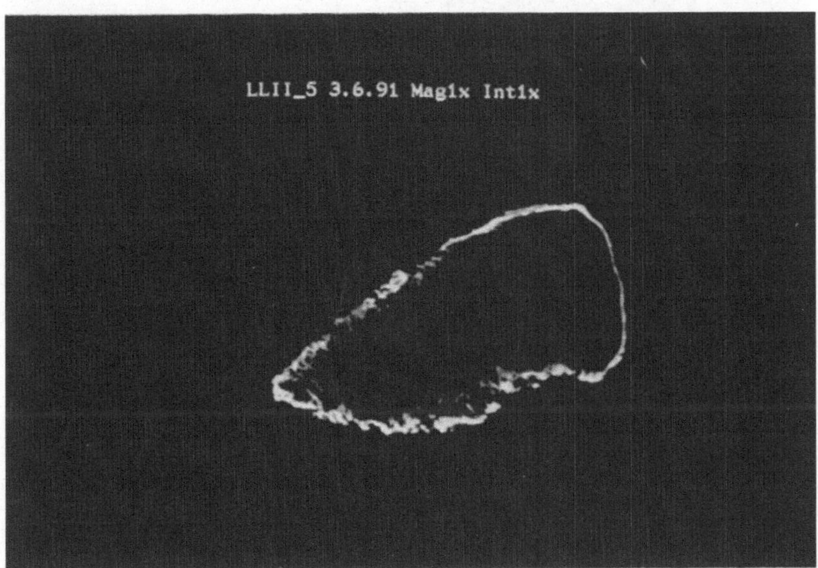

Abb.(1)
Fluoreszenzmikroskopische Aufnahme eines Portiogewebes nach Inkubation mit Photofrin II.

Wie in Abbildung 1 gezeigt, ist die typische rote Fluoreszenz der Porphyrine nur in einer sehr dünnen oberflächlichen Schicht des Portiogewebes zu beobachten, An den beidseitigen Schnittstellen dringt das Polymer circa einen Millimeter ein. Es wird angenommen, daß das Nichteindringen an der Portiooberfläche durch die Molekülstruktur bzw. und Aggregatszustände verhindert wurde. Aufgrund dieser Erkenntnis ist das Ziel weiterer Untersuchungen Photosensibilisatoren mit überwiegend monomeren Bestandteilen zu verwerten. Darüberhinaus wird eine Optimierung der topischen Form durch Kopplung des Sensitizers an Carriersysteme zu erreichen sein. Vielversprechend sind Substanzen wie Azetoxytetrapropyl - Porphycen, ATPPn und 5 -Aminolaevulinicacid, ALA. ALA ist eine Vorstufe von Protoporphyrin IX in dem Biosyntheseweg zu Haem. Die Retentionszeit nach Auftragung auf die Haut beträgt sechs Stunden. Als Carriersysteme werden DMSO, Propylenglycol und Liposomen in unterschiedlichen Konzentrationen und Mischungsverhältnissen verwendet.
Weiterer Schwerpunkt neben der Substanztestung und entscheidend für eine erfolgreiche PDT ist die organangepaßte Lichtapplikation. Hierfür wurde ein Applikator zur Bestrahlung der Vagina entwickelt

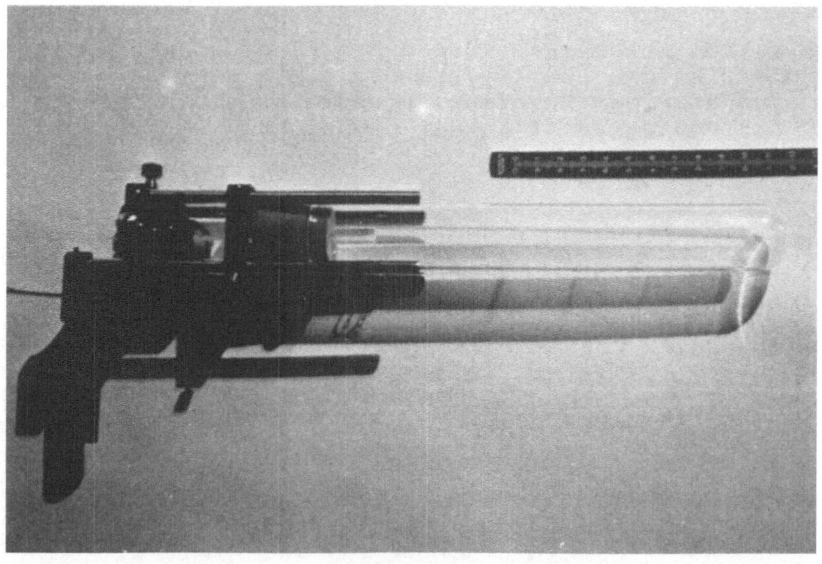

Abb.2 zeigt einen Scheidenapplikator.

Das Laserlicht wird axial über eine Glasfaser und durch eine Stange aus einem glasklaren Silikonkautschuk versetzt mit Streumedium (TiO2) homogen über die gesamte Wand der Vagina verteilt. Da eine konstante Konzentration des Streumediums einen exponentionellen Abfall der Bestrahlungssträrke in axialer Richtung zur Folge gehabt hätte, wurde die Stange aus drei Zonen mit unterschiedlicher Konzentration gefertigt. Eine kurze Zone

besonders hoher Konzentration am Ende des Applikators sorgt für eine homogene Ausleichtung der Kappe. Fluktuationen der Bestrahlungsstärke betragen ca. ± 15%. Sie ließen sich durch Beschichtung des äußeren Glaskörpers mit einer reflektierenden Schicht auf 5% beschränken, wie mit einer entsprechenden Computersimulation gezeigt werden konnte.
Um den Homogenisierungseffekt durch das natürliche Rückstreuvermögen des Scheidengewebes beurteilen zu können, wurden optische Untersuchungen an Gewebe post mortem durchgeführt. Danach beträgt das Rückstreuvermögen 50 %. Soll nur ein Teil der Vaginawand bestrahlt werden, so kann der Applikator bis auf die zu bestrahlende Region mit einer lichtundurchlässigen Schicht überzogen werden.

Das Vorhaben wird gefördert durch das BMFT unter der Nr. 0706903.

Literatur:

(1) Soma,H.; Natahara,S.: Cancer of the female genitalia. In Hayata Y. Doughterty TJ (eds.):Lasers and Hematoporphyrin Derivatives in Cancer.p 97.Tokyo.Igaka-Shion,1983

(2) Rettenmaier MA.; Berman ML.; Disaia PJ et al: Gynecologic uses of photoradiation therapy. In Doiron DR. Gomer CJ (eds.): Porphyrin Localization and Treatment of Tumors.p 767. New York. Alan R. Liss. 1984

Interaktion von photodynamischer Lasertherapie und Zytostase bei der gynäkologischen Karzinomzellinie C-33

G.H. Raab, W. Eiermann, S. Stocker, M. Fieleki
Onkologisches Forschungslabor der Frauenklinik im Klinikum Großhadern der Ludwig-Maximilians-Universität München
Marchioninistr. 15, D-8000 München 70

Einleitung

Nachdem die Wirksamkeit der photodynamischen Lasertherapie (PDT) in vitro an verschiedenen gynäkologischen Karzinomzellinien nachgewiesen ist (RAAB et al.), und ihr klinischer Einsatz in vielen Fachgebieten bereits vielversprechende Ergebnisse liefert, ist es von Bedeutung die Wechselwirkungen zwischen PDT und Zytostase zu überprüfen, um mögliche synergistische Effekte ausnützen zu können (EDELL et al., COWLED et al.), und sich im Falle eines Antagonismus nicht durch die PDT die Möglichkeit einer Chemotherapie zu verbauen.

Ziel dieser Untersuchungen ist es, in vitro die gegenseitigen Einflüsse von PDT und Zytostase anhand von Epirubicin und Cisplatin darzustellen. Hierzu wurden Vitalitätsbestimmungen bei C-33 Zellen (humanes Plattenepithelkarzinom der Zervix) durchgeführt.

Material und Methodik

Wie vorbeschrieben (RAAB et al.) erfolgte die Zellkultivierung als Monolayer, die Inkubation mit Photosan III (Ph III), einer Porphyrinzusammensetzung aus Dihämatoporphyrinester und -ether, sowie mit Epirubicin (Epi) und Cisplatin (Cis) fand in serumfreiem Medium für je 30 Minuten statt. Zur Bestrahlung (10 J/cm^2, 80 mW/cm^2, 630 nm) diente ein Argon-Ionen gepumpter Farbstofflaser, die Vitalitätsbestimmung erfolgte mittels Trypanblau Test.

Ergebnisse

Die alleinige Applikation von PDT mit 1,25 μg PhIII/ml reduzierte die Zellvitälität 24 und 48h nach Bestrahlung auf 50% und 35%. Die Kontrollzellen (nur Ph III, nur Licht oder keine Behandlung) blieben stets unbeeinflußt (Abb. 1). Wurden gleichzeitig mit Ph III auch 5 μg Epirubicin/ml inkubiert, so ergab sich ein identischer Vitalitätsverlauf nach Bestrahlung, obwohl hier bereits die Kontrollen (nur Epi, Epi plus Ph III, Epi plus Licht)

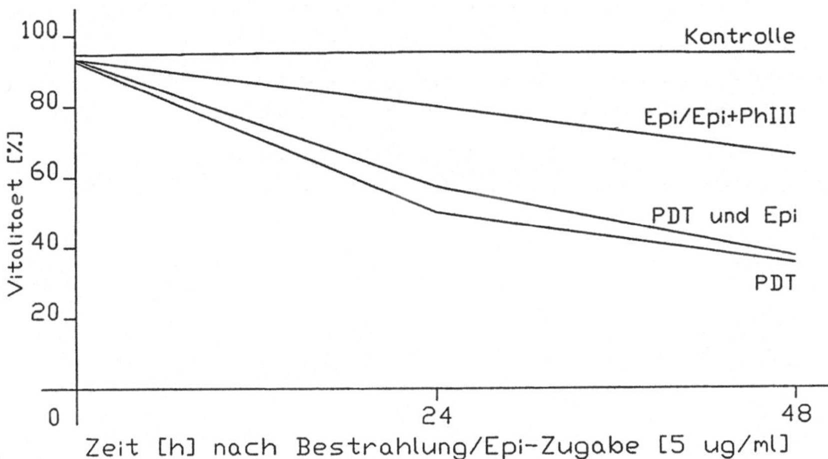

Abb. 1: Vitalitätsverlauf bei gleichzeitiger Applikation von PDT und Epirubicin.

erwartungsgemäß mit der Vitalität auf etwa 70% zurückgegangen waren (Abb. 1). Diese Eigentoxizität erreichte bei 40 µg Epi/ml sogar die gleichen Vitalitätswerte wie die alleinige PDT. Hier zeigte sich dann ein größerer Effekt nach Kombination mit der PDT, jedoch war er deutlich geringer als die theoretische Summe der Einzeleffekte.

Daher wurden 5 µg Epi/ml nun 24h vor der PDT appliziert und der Vitalitätsverlauf untersucht. Aufgrund der Eigentoxizität war zum Zeitpunkt der Ph III-Inkubation und Bestrahlung die Zellvitalität

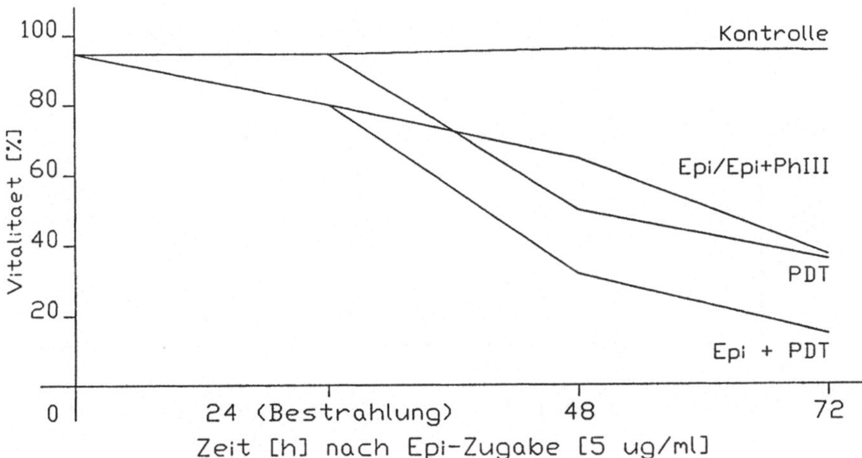

Abb. 2: Vitalitätsverlauf nach Applikation von Epirubicin vor PDT.

bereits auf 80% zurückgegangen. 48h nach der Bestrahlung erreichte sie erneut die Werte der alleinigen PDT-Behandlung, der Gesamteffekt beider Therapieformen verhielt sich wie bei gleichzeitiger Anwendung von Epi und PDT (Abb. 2).

Wurden 5 μg Epi/ml 24h nach PDT inkubiert, entsprach die Wirkungssteigerung der Addition der Einzeleffekte (Abb. 3).

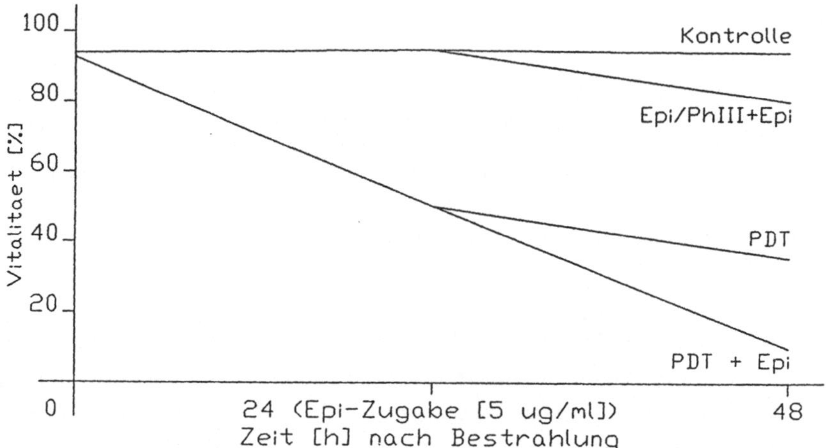

Abb. 3: Vitalitätsverlauf bei Applikation von Epirubicin **nach** PDT.

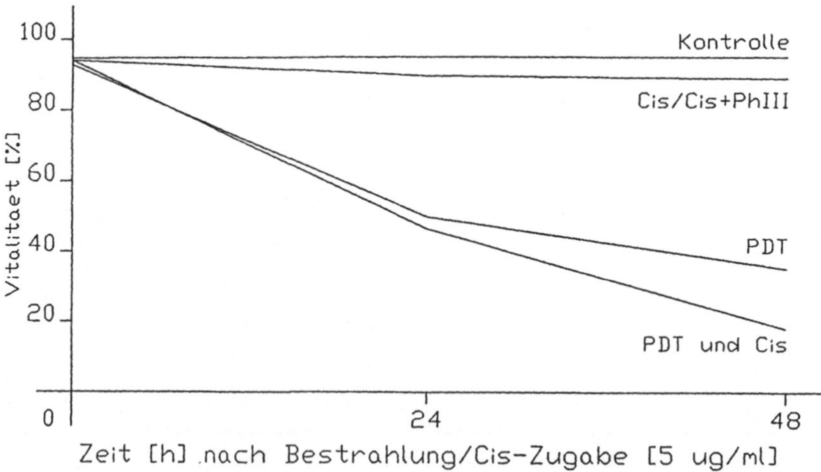

Abb. 4: Vitalitätsverlauf bei gleichzeitiger Applikation von PDT und Cisplatin.

Da Epirubicin hier nur 24h auf die Zellen einwirkte und die Eigentoxizität die Zellvitalität nur auf 80% reduzierte, erscheint diese Form der in vitro Kombinationsbehandlung als die am besten geeignete.
Nach gleichzeitiger Inkubation von 5 µg Cisplatin/ml und Ph III, war der Effekt nach Bestrahlung mit einer Vitalität von etwa 20% signifikant größer als nach alleiniger PDT-Applikation (Abb. 4). Die mit Cisplatin behandelten Kontrollen zeigten dagegen keinen Vitalitätsverlust. Daher ergab sich hier ein Synergismus, der eine Wirkungssteigerung von 15% ausmachte, und nicht auf Addition der Einzeleffekte beruhte. Dies trat erst bei Cisplatindosen größer als 10 µg/ml ein, als dessen Toxizität mit ins Gewicht fiel.

Schlußfolgerungen und Zusammenfassung:
Die Kombination von PDT und Zytostase in vitro zeigt bei Verwendung von Epirubicin und Cisplatin keine gegenseitig hemmenden Einflüsse, und scheint, nach Herausfinden eines geeigneten Kombinationsmodus, ein gangbarer Weg zu sein, um die Wirkung der jeweiligen Einzeltherapie zu steigern. Wirkungsverstärkungen traten durch Epirubicin nur auf, wenn sehr hohe Konzentrationen (40 µg/ml) gleichzeitig mit der PDT, oder niedrige Konzentrationen (5 µg/ml) 24h nach der PDT appliziert wurden. Durch Cisplatin zeigte sich bei niedrigen Konzentrationen (5 µg/ml) und gleichzeitiger Applikation mit der PDT, ein mehr als der Summe der Einzeleffekte entsprechendes Gesamtergebnis.

Literatur:
Cowled P.A.,Mackenzie L.,Forbes I.J., Cancer Res.,47:971-974, 1987
Edell E.S., Cortese D.A., Lasers in Surg. Med., 8:413-417, 1988
Raab G.H.,Schneider A.,Eiermann W.,Gottschalk H.,Baumgartner R., Beyer W., Arch.Gynecol.Obstet., 248:13-20, 1990

Adjuvant Interferon Therapy in CO_2 Laser Surgery of Genital Papillomanius – Associated Diseases

G. Gross, A. Roussaki
Universitäts-Hautklinik, Hamburg Eppendorf

Der CO_2-Laser wird in der Dermatologie, Gynäkologie und Urologie häufig zur Entfernung von Condylomata acuminata eingesetzt. Die Rezidivquote nach erfolgter Laser-Evaporation der Genitalwarzen liegt bei mindestens 40-60%. Häufiger werden Rezidive nach CO_2-Laser Therapie in HPV-assoziierten intraepithelialen Neoplasien des Anogenitale wie Morbus Bowen, Bowenoide Papulose und Erythroplasia de Queyrat beobachtet. - Der adjuvante Einsatz von Interferonen nach laser-chirurgischer Therapie reduziert das Risiko der Rezidivkondylome. Während die parenterale Interferon-Therapie bei immundefekten Patienten diesen positiven Effekt nicht zeigt, kann die lokale adjuvante Interferon-Gel-Therapie auch bei Schwächung der zellulären Immunität erfolgreich zur Rezidivprophylaxe eingesetzt werden.

Neurochirurgie
Neurosurgery

Lasers, eine Möglichkeit, neurochirurgische Operationstechniken zu vereinfachen – State of the Art

P.W. Ascher
Universitätsklinik für Neurochirurgie, A-8036 Graz

Als der Laser vor 15 Jahren in die Neurochirurgie eingeführt wurde, diente diese Innovation lediglich der Verbesserung unseres chirurgischen Instrumentariums. Der damals eingeführte CO_2-Laser erlaubte erstmals berührungsfreies Schneiden und Präparieren und führte zu einer neuen Dimension chirurgischer Technik - zum Verdampfen, d.h. kontaktlose Verwandlung von Gewebe (Tumor) in Dampf.

Heute, 15 Jahre später, verwirklichen wir mit dem Nd:YAG Laser ähnliche Wunschträume. Durch endoskopische Techniken werden operative Eingriffe weniger invasiv. Manche Krankheitsbilder können heute durch Punktion und Laserung in Lokalanästhesie behandelt werden (z.B. Bandscheibenprotrusionen oder gefäßverschlüsse). Bislang inoperable Hirntumore werden in situ denaturiert und das unter direkter MR-Kontrolle in Lokalanästhesie.

Weitere technische Verfeinerungen sind zu erwarten.

Photoablation of Bone and Intravertebral Discs

E. Waidhauser[1], S. Enders[2], H. Haberl[1], St. Hessel[3], E. Keiditsch[2], O.J. Beck[1]

1 Neurochirurgische Klinik, Klinikum Grosshadern, Ludwig-Maximilians-Universität, 8000 München 70,
2 Institut für Pathologie, Krankenhaus Bogenhausen, 8000 München 83,
3 Applikationsforschung, MBB-Medizintechnik, 8000 München 80

An introduction to the technique of laser tissue ablation was given in the previous paper on photoablation of brain tumor tissue. In neurosurgery there is often a problem to remove bone of the skull base in the depth of a microsurgical field. It is difficult to use the drill in the narrow field and heat dissipation is an additional problem. Therefore it was interesting whether small parts of bony structures could be removed by laser tissue ablation without thermal problems in the sorounding structures.

Furthermore with the nowadays upcomeing laser techniques in the treatment of lumbar disc herniation it is an important question whether disc material should be denaturated by laser radiation or should be ablated by laser radiation. Both laser techniques require equipments for endoscopy.

Because of these neurosurgical interests, the effects of mid-infrared lasers on human bone and human disc material was studied.

Materials and Methods

An Erbium:YAG laser (wavelength 2.94 μm) and a Holmium:YAG laser (wavelength 2.15 μm) were used in normal pulsed mode. Both lasers were prototypes of MBB-Medizintechnik, Munich, Germany. The maximum pulse energy was 1.5 J for both lasers. The maximum pulse repetition rate was 15 Hz. The pulse time was 200 μs.

The Holmium:YAG laser radiation was transmitted via a fiber transmission system (core diameter 600 μm). The radiation of the Erbium:YAG laser was transmitted via an articulated arm, similar to the carbondioxide laser.

Freshly resected bone and disc material of neurosurgical operations were exposed to both lasers at different energy densities and laser beam geometries.

The tissue ablation rate was measured and the histopathology following the laser exposure was studied.

Results

Disc material was exposed to achieve an ablation rate as high as possible. Therefore the disc material was radiated with the highest energy density.
The Holmium:YAG laser had 950 mJ/pulse, 7 Hz pulse repetition. The energy density was 54 J/cm^{2}. Using this parameters a tissue ablation rate of 133 μg/pulse was achieved with the Holmium:YAG laser.
The Erbium:YAG laser had 1 J/pulse, 7 Hz pulse repetition. The energy density was 8 J/cm^{2}. The tissue ablation rate achieved with the Erbium:YAG laser was three times higher than that of the Holmium:YAG laser: 400 μg/pulse.
When the Erbium:YAG laser is compared to the Holmium:YAG laser, there is no doubt that the Erbium:YAG laser is the more efficient laser for the ablation of human disc material. With a six times lower energy density one can ablate three times more tissue.
The histopathological study demonstrated different effects for both lasers. The Holmium:YAG laser radiated discs showed some superficial carbonizations up to a depth of 50 μm. In the ablation crater there was a zone with vaporizations down to 300 μm. Following the exposure to the Erbium:YAG laser there were no superficial carbonizations. The zone of vaporizations seen in the ablation crater was only 150 μm.

Tissue ablation by laser radiation of bone was possible with both lasers.
The threshold for tissue ablation of bone was 11 J/cm^{2} for the radiation of the Holmium:YAG laser and 3 J/cm^{2} for the radiation of the Erbium:YAG laser.
Again, the Erbium:YAG laser was much more effective concerning tissue ablation rates.
The histopathology demonstrated in the ablation crater a zone of denaturation. This zone was 200 μm wide following the radiation with the Holmium:YAG laser and 70 μm following the radiation with the Erbium:YAG laser.
Below this zone of denaturation there was another zone of devitalization with empty wholes of osteocyts up to a depth of 500 μm for both lasers.

Discussion

Using mid-infrared lasers, human bone and human disc material can be ablated. The Erbium:YAG laser proved again to be the more efficient laser concerning tissue ablation rates. Therefore the Erbium:YAG laser would be the ideal laser for the ablation of disc material. Percutaneous endoscopic discectomy requires a fiber transmission system. As long as there is no fiber available there is no way to use the

Erbium:YAG laser for this procedures. Using the Holmium:YAG laser the time required for the ablation of a significant piece of disc material is still in an acceptable range. Therefore it is justified to compare in 'in vivo' experiments the biological effects of endoscopic disc denaturation by the Neodym:YAG laser and the endoscopic disc material removal by tissue ablation with the Holmium:YAG laser. The results of this study clearly verify that the second technique should be feasible.

The results of the study of the effects of the Erbium:YAG laser and the Holmium:YAG laser on bone were consistent with previous findings of Stein [1], Nuss [2] and Nelson [3]. In the field of neurosurgery, the mid-infrared lasers can replace the diamond and steel burr, e.g. for opening the internal auditory canal in the microsurgery of the cerebello-pontine angle or to remove bony skull base tumors.

The additional hemostatic effects of the Holmium:YAG laser are clinically desired.

In the next paper, presented by the senior author of this study, O.J. Beck, it is demonstrated that the Holmium:YAG laser indeed can be used savely in microsurgery. The empty wholes of osteocyts down to 500 μm, that maybe are due to the acoustic shock wave, are no problem clinically. Nevertheless this is a phenomenon without any proven explanation for it.

References

[1] Stein E, Sedlacek T, Fabian RL, Nishioka NS: Acute and chronic effects of bone ablation with pulsed holmium laser. Laser Surg Med 10, 384-388, 1990

[2] Nuss RC, Fabian RL, Sarkar R, Puliafito CA: Infrared laser bone radiation. Laser Surg Med 8, 381-391, 1988

[3] Nelson JS, Orenstein A, Liaw L-H, Berns MW: Mid-infrared Erbium:YAG laser ablation of bone: the effect of laser osteotomy on bone healing. Laser Surg Med 9, 362-374, 1989

Photoablation of Brain Tumor Tissue Using the Erbium:YAG and the Holmium:YAG Laser

E. Waidhauser[1], S. Enders[2], St. Hessel[3], E. Keiditsch[2], O.J. Beck[1]

1 Neurochirurgische Klinik, Klinikum Grosshadern, Ludwig-Maximilians-Universität, 8000 München 70,
2 Institut für Pathologie, Krankenhaus Bogenhausen, 8000 München 83,
3 Applikationsforschung, MBB-Medizintechnik, 8000 München 80.

Tissue ablation by laser radiation is a process with rapid heating, vaporization and high-pressure expansion of the radiated tissue. Explosive material removal is already known from the excimer lasers in the ultraviolet range. Laser radiation in the ultraviolet has a high photon energy, capable of molecular bond breaking. Therefore this radiation is considered to be mutagenic.

Tissue ablation with mid-infrared lasers is different. In contrast to the excimer lasers where the radiation at 308 nm is hardly absorbed by water, mid-infrared lasers have a strong absorption in water. In the radiated tissue high-temperature, high-pressure gases develop and expand to the region of least impedance. Radiated tissue at the surface readily escapes.

High speed photography demonstrated that tissue removal begins 200 nanoseconds after the beginning of a mid-infrared laser pulse and that the material leaves the surface at supersonic velocities of approximately 1000 m/s [1]. This process forms an acoustic shock wave. Therefore thermal diffusion models alone cannot explain the mid-infrared laser-tissue interaction. Obviously, there are mechanical factors that have to be taken into account.

Previous investigations using the Erbium:YAG laser [2,3,4] verified that radiation at energy densities near the threshold for tissue ablation heats smaller volumes of tissue. These smaller volumes expand easier to the surface. The result is a minimal tissue damage along the side and the base of the ablation crater. This makes the mid-infrared lasers to interesting and potential tools for microneurosurgery.

Until now, little is known about the effects of these new lasers to tissues of the central nervous system. This study is a report on the histopathological chances oberserved after the radiation of brain tumor specimens using the Erbium:YAG and the Holmium:YAG laser.

Materials and Methods

An Erbium:YAG (wavelength 2.94 μm) and a Holmium:YAG (wavelength 2.15 μm) laser were used in the normal pulsed mode. Both lasers were prototypes of MBB-Medizintechnik, Munich, Germany. The maximum pulse energy of both lasers was 1.5 J. The maximum pulse repetition rate was 15 Hz and the pulse time 200 μs.
The radiation of the Erbium:YAG laser is transmitted via an articulated arm, similar to the carbondioxide laser. The radiation of the Holmium:YAG laser is transmitted via a fiber transmission system with core diameters of 200, 400 and 600 μm likewise.
Freshly resected specimen of human brain tumors (meningiomas, low-graded gliomas and glioblastomas) were exposed to both lasers at different energies and beam geometries. The specimen were weigthed before and after the laser exposure to measure the tissue ablation rate. After the exposure, the histopathology was studied.

Results

The tissue ablation rate was hardly dependend of the type of neoplasm but strongly dependend of laser energy and laser beam geometry.
The threshold for the ablation of brain tumor tissue was 0.7 J/cm^2 for the Erbium:YAG laser and 4.5 J/cm^2 for the Holmium:YAG laser.
Above these thresholds there was a nonlinear increase in tissue ablation per laser pulse with increasing laser energy densities. Using the Erbium:YAG laser a tissue ablation rate of 400 μg/pulse was achieved with an energy density of 9 J/cm^2. Using the Holmium:YAG laser a considerably higher energy density was necessary to achieve the same tissue ablation rate. With an energy density of 38 J/cm^2 a tissue ablation rate of 400 μg/pulse was observed. Using a pulse repetition rate of 3 Hz, a four fold increase in energy density was necessary to have the same tissue ablation rate with both lasers.
Radiation with low energy densities near the thresholds was followed by a minimal tissue damage of the adjacent tissue down to a depth of 5 to 25 μm.
It was possible to remove tissue in steps of approximately 20 μm with a tissue damage of 10 μm. Radiation with higher energy densities (25 J/cm^2 and above for the Holmium:YAG laser and 7 J/cm^2 and above for the Erbium:YAG laser) resulted in a superficial damage of the nonablated tissue down to 300 to 500 μm.
Tumors radiated with these higher energy densities demonstrated a different histopathology for the Erbium:YAG laser and the Holmium:YAG laser whereas low energy densities resulted in similar histopathology.
Tumors radiated with high energy densities of the Holmium:YAG laser showed superficial carbonizations. In contrast to this finding there was never a carbonization following the radiation with the Erbium:YAG laser.

Discussion

The Erbium:YAG laser proved to be the more efficient mid-infrared laser concerning tissue ablation rates compared to the Holmium:YAG laser. At lower energy densities, the Erbium:YAG laser ablates more tissue with less injury to the adjacent tissue.
The Holmium:YAG laser proved to be the better mid-infrared laser concerning ease of use (fiber transmission system) and the additional hemostatic effect. The superficial carbonizations following radiation with the Holmium:YAG laser at higher energy densities strongly indicate a thermal effect on the nonablated tissue. Therefore it is justified to expect that this laser offers the possibility of removing tissue by laser tissue ablation in no touch technique and obtaining a hemostatic controll of the nonablated tissue the same time. In theory the Holmium:YAG laser could be a surgical instrument like a "microsurgical CUSA with a control on hemostasis".
Even with the highest energy densities there was no tissue damage in remote areas by the acoustic shock wave.

Conclusions

From the neurosurgical point of view, the Holmium:YAG laser has the potential as a microsurgical instrument. At lower energy densities tumor remnants at functionally important structures can be removed in no touch technique without harmful effects on the tissue below. At higher energy densities tumor bulks can be ablated with a control on hemostasis.

References

[1] Walsh JT: Pulsed laser ablation of tissue: analysis of the removal process and tissue heating. PhD thesis, Massachusetts Institute of Technology, Archives, 1988

[2] Walsh JT, Flotte TJ, Deutsch TF: Er:YAG laser ablation of tissue: Effect of pulse duration and tissue type on thermal damage. Laser Surg Med 9, 314-326, 1989

[3] Nelson JS, Orenstein A, Liaw L-H, Berns MW: Mid-infrared Erbium:YAG laser ablation of bone: the effect of laser osteotomy on bone healing. Laser Surg Med 9, 362-374, 1989

[4] Nuss RC, Fabian RL, Sarkar R, Puliafito CA: Infrared laser bone ablation. Laser Surg Med 8, 381-391, 1988

Klinische Erfahrungen mit dem Holmium-YAG-Laser in der Neurochirurgie

O.J. Beck*, F. Frank, St. Hessel**, E.Waidhauser***

*** Neurochirurgische Klinik der Ludwig-Maximilians-Universität München**

**** MBB-Medizintechnik München**

Laser-System

Die Untersuchungen wurden durchgeführt mit einer freilaufenden, gepumpten Blitzlampe eines Festkörpers Chrom (Cr), Thulium (Tm), Holmium (Ho), Yttrium-Aluminium-Garnet (YAG)-Laser, der mit der Wellenlänge von 2,1 um im nahen Infrarotbereich arbeitet. Die zeitliche Pulsbreite des Lasers ist bei ungefähr 200 usec. Die Energie eines einzelnen Impulses kann bis ungefähr 3 J variiert werden, die Wiederholrate bis zu 15 Hz. Die höchste durchschnittliche Leistung des Lasersystems ist 15 W.

Als Übertragungssystem wird eine Quarzglasfaser mit einem Kerndurchmesser von 200 um, 400 um oder 600 um benützt. Bei einer Faserlänge von 2 bis 3 m ist die Übertragung ca. 90% Am distalen Ende wird das Laserlicht ausgesandt in einem divergenten Konus mit einem wählbaren Öffnungswinkel zwischen 140 mrad und 330 mrad. Entsprechend den vorgesehenen Applikationen kann die optimale Leistungsdichte und der Strahldurchmesser am Gewebe ausgewählt werden.

Gewebe-Interaktion

Der Mechanismus der Photoablation ist ein nicht-linearer Effekt, wobei es bei hoher Photonendichte aufgrund von starker Absorption zu einem direkten Aufbrechen von intrazellulären Strukturen kommt. Dieser photoablative Effekt tritt erst oberhalb einer bestimmten Schwelle für die Energiedichte auf. Unterhalb dieser Schwelle wird das vom Laserstrahl erfaßte Gewebevolumen, das bestimmt ist durch den Strahldurchmesser und die Energietiefe, nicht spontan abgetragen, sondern die absorbierte Energie wird in Wärme umgewandelt, was zu den bekannten thermischen Effekten führt. Über dem Schwellenwert kommt es zur Photoablation, solange, bis der Laserstrahl im entstehenden Plasma absorbiert wird.
Die für die Photoablation nötige Energiedichte wird aufgrund der hohen Absorption mit Lasern der Wellenlänge zwischen 2 und 3 um erreicht.

Bei der Photoablation kommt es zur Evaporisierung von Gewebe und Herausdrängen von verflüssigtem Gewebe aufgrund von hydrodynamischen Mechanismen. Die hohe Intensität der Laserstrahlung verdampft das Gewebe und der dabei entstehende Druck schleudert das geschmolzene Gewebe aus dem bestrahlten Bereich. Das Ausmaß dieses Vorganges hängt von der Elastizität und der Viskosität des Gewebes ab. Die Laserenergie wird sowohl für die Phasenveränderung wie Verdampfung und Verflüssigung wie auch für die kinetische Energie der abgetragenen Gewebspartikel verbraucht. Die verbleibende Energie ist so gering, daß es nur zu minimalen Schädigungen an den Randzonen kommt, kurz gesagt: die Photoablation ist ein thermischer Effekt mit nahezu keiner thermischen Schädigung.

Patientengut

Es wurden 43 Patienten unter Zuhilfenahme des Holmium-YAG-Laser mikrochirurgisch operiert (Tab.1). Die mittlere Leistung betrug zwischen 8 und 9 Watt (1 Joule x 8 Hz, bzw. 1,5 Joule x 6 Hz).

Aufgrund einer biegsamen Laserfaser, die an schwer zugänglichen Stellen vorgeschoben und hier insbesondere an der knöchernen Schädelbais exakt ablativ wirksam werden kann, wurde der Holmium-YAG-Laser am häufigsten angewandt bei

Tabelle 1

43 Ho-YAG-Laser-assistierte Operationen		
I. Schädelbasistumore		28 P
a, vordere Basis	9 P	
b, hintere Basis	19 P	
II. Intraspinale Tumore, einschl.hintere Schädelgrube		11 P
a, extramedullär	4 P	
b, intramedullär, einschl.Hirnstamm	7 P	
III. Varia		4 P
total		43 P

Geschwülsten an der Schädelbasis (28 Patienten), sei es im vorderen Bereich mit Beziehung zum Sehnerv, bzw. Canalis opticus (9 Patienten), sei es im hinteren Bereich der Basis mit Beziehung zum Hirnstamm ventral (6 Patienten) oder ventrolateral (13 Patienten).
Die große Genauigkeit des Holmium-YAG-Lasers ist jedoch auch bei der Entfernung von intraspinalen Tumoren von Vorteil, sei es extramedullär (4 Patienten) oder intramedullär, einschließlich von Hirnstammtumoren (7 Patienten).
Außerdem wurden mit dem Holmium-YAG-Laser operiert ein Glioblastom, eine Pinealisgeschwulst, ein occipitales Meningeom sowie eine intraventriculäre Metastase.

Im Bereich der vorderen Schädelbasis wurden 9 Geschwülste operiert. Als Beispiel seien hier ein laterales und ein mediales Keilbeinmeningeom erwähnt, die in den Canalis opticus eingewachsen waren. Bei 6 Tumoren im Bereich des Clivus handelte es sich vorwiegend um Meningeome (Abb.1a,b) und Chordome. Die präzise Nekrotisierung der Tumoransatzstelle ermöglichte die Entfernung der Geschwulst jeweils ohne neurologische Ausfälle. Insbesondere kam es zu keiner Verletzung des Nervus trochlearis oder des Nervus abducens.
Bei 13 Tumoren im Bereich des Kleinhirnbrückenwinkels handelte es sich einmal um ein Meningeom (Abb.2a,b), einmal um ein Epidermoid und elfmal um große Akustikusneurinome. Bei diesen wurde der innere Gehörgang mit dem Holmium-YAG-Laser erweitert und die Geschwulst jeweils total entfernt. Je fester die Konsistenz der Neurinome war, desto besser kam der photoablative Effekt zur Geltung. Alle Patienten waren postoperativ in einem sehr guten Zustand und nur bei einem konnte der Nervus facialis in seiner Konsistenz nicht erhalten werden.

Intraspinal ließen sich vier ventrale bzw. ventro-laterale Neurinome nach photoablativer Verkleinerung besonders leicht vom Mark lösen, wobei die noch bestehende Funktionstüchtigkeit von Wurzeln voll erhalten werden konnte. Bei drei exophytisch wachsenden Hirnstammgeschwülsten wurde der extramedulläre Anteil reseziert und der intramedulläre Anteil mit dem Holmium-YAG abladiert (Abb.3a,b, 4a,b). Die vier endophytisch wachsenden Tumore, bzw. Gefäßmißbildungen wurden mit dem Laser zuerst koaguliert und schließlich abladiert (Abb.5a,b,c,d).
Unter Varia (4 Patienten) ist insbesondere eine Carcinommetastase im linken Seitenventrikel mit diffuser Ausbreitung zu erwähnen. Hier wurden die tumordurchsetzten Plexusanteile und die tumorinfiltierten Ventrikelwände ebenfalls mit dem Holmium-YAG-Laser abladiert.

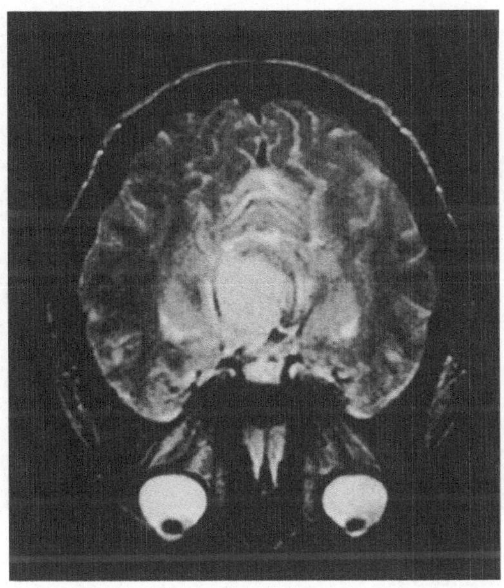

Abb.1a: Kernspin eines Clivusmengingeoms präoperativ.

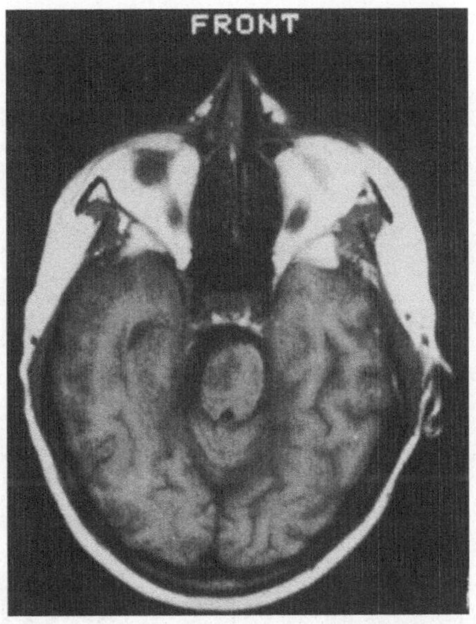

Abb.1b: Kernspin eines Clivusmeningeoms 3 Monate postoperativ.

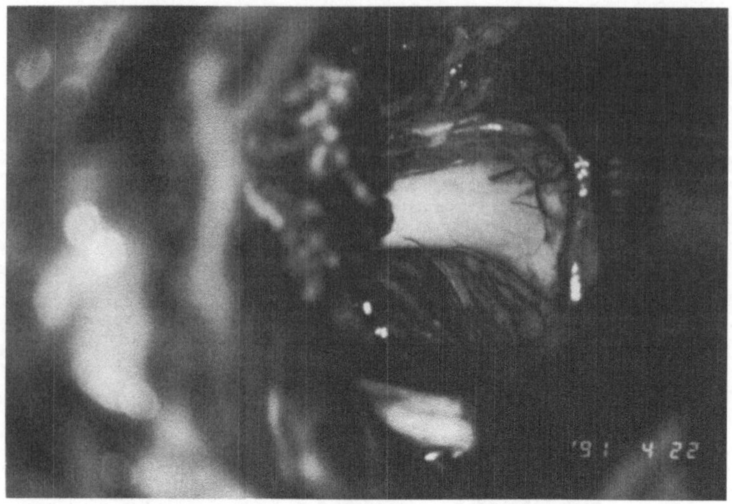

Abb.2a: Operationsphoto
Zustand nach Entfernung der Hauptanteile eines Kleinhirnbrückenwinkelmeningeoms.

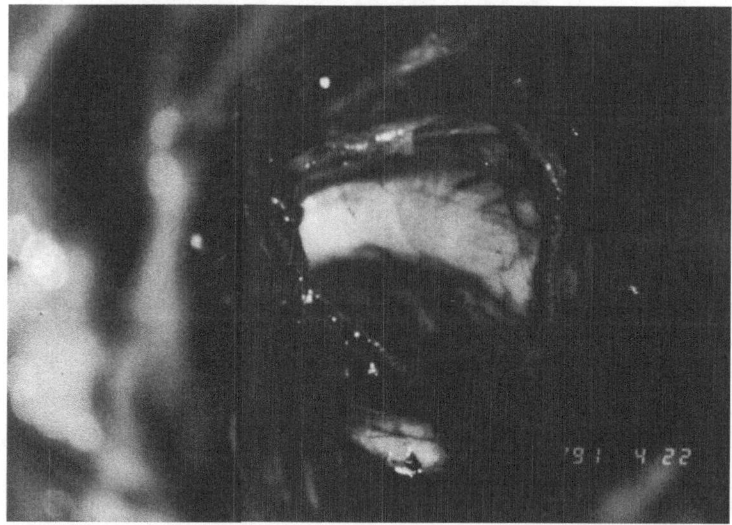

Abb.2b: Operationsphoto
Zustand nach Entfernung des Resttumors mit dem Ho-YAG Laser unter Erhaltung sämtlicher Strukturen, auch kleinster Venen.

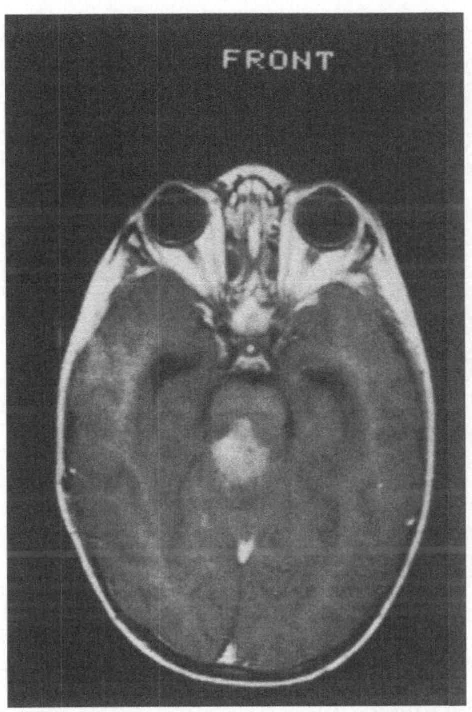

Abb.3a: Kernspin eines pilozytischen Astrozytoms mit exophytischen und endophytischen Tumoranteilen bei einem 4-jährigen Jungen.

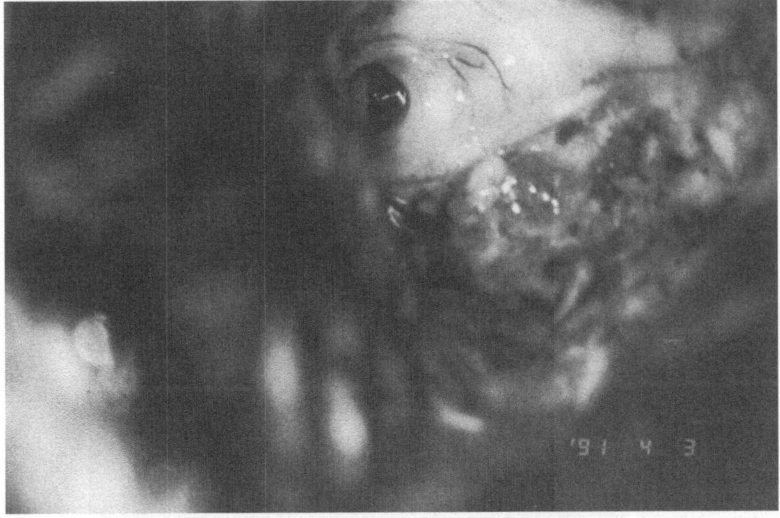

Abb.3b: Operationsphoto
Boden der Rautengrube mit Einmündung des Aquädukts. Zustand nach Entfernung der exophytischen und endophytischen Geschwulstanteile mit Hilfe von Ho-YAG-Laserablation bei einem 4-jährigen Jungen.

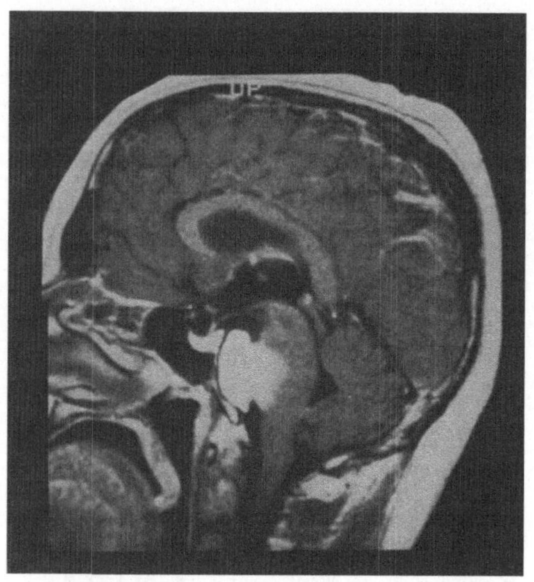

Abb.4a nspin eines ventralen Hirnstammastrozytoms III° bei einem 25-jähri- Patienten präoperativ.

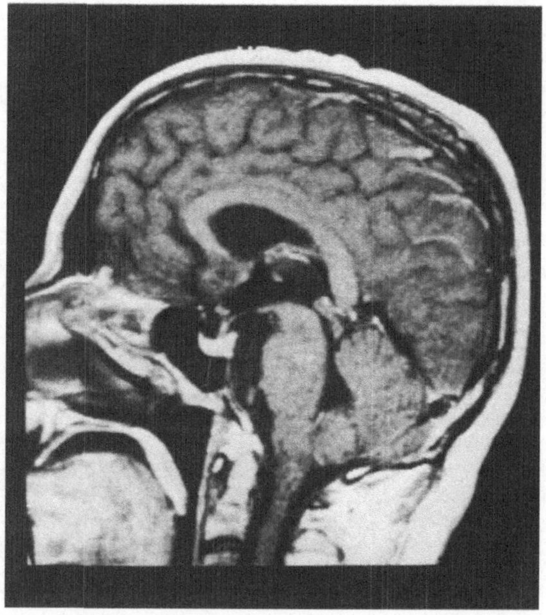

Abb.4b: Kernspin 4 Monate nach Entfernung eines ventralen Hirnstammastrozytoms III° mit Hilfe von Ho-YAG-Laser-Ablation bei einem 25-jährigen Patienten ohne neurologische Ausfälle.

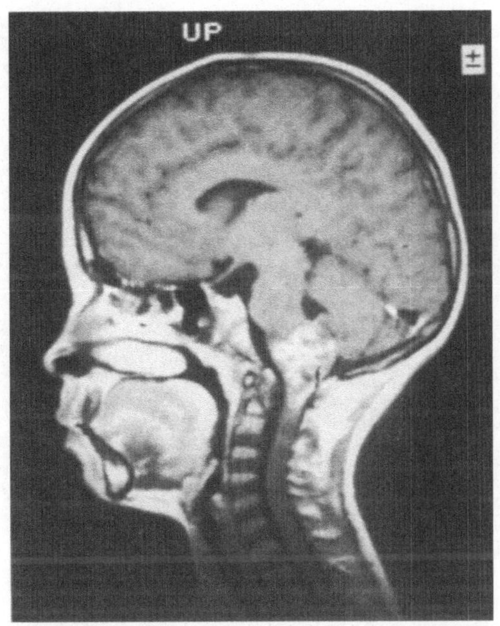

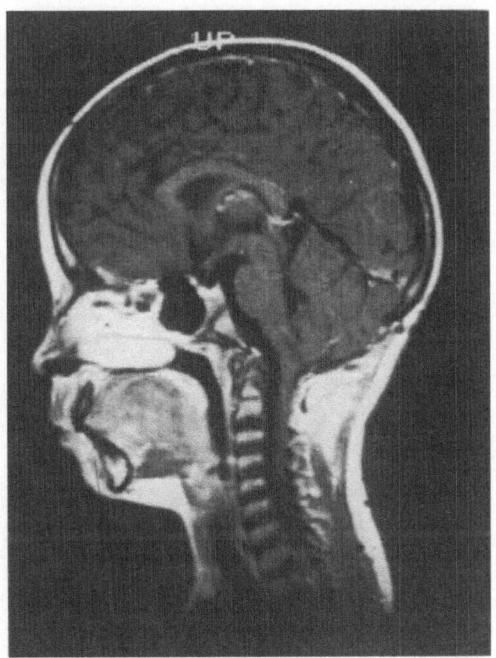

Abb.5a,c: Kernspin eines endophytisch wachsenden AV-Angioms mit cavernösem Anteil bei einem 9-jährigen Jungen.

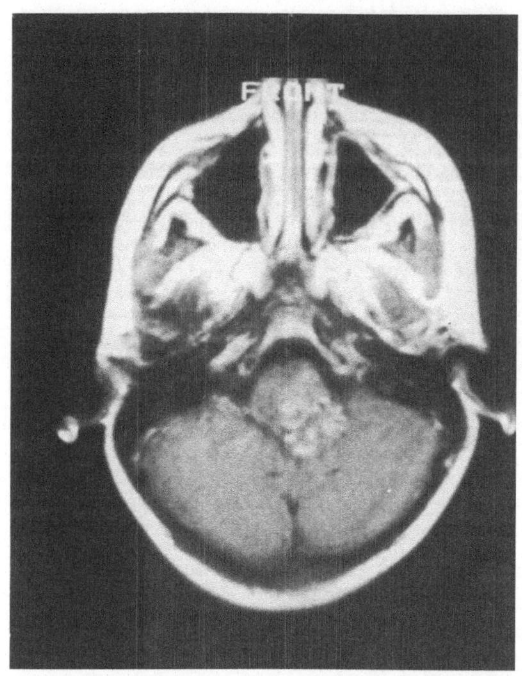

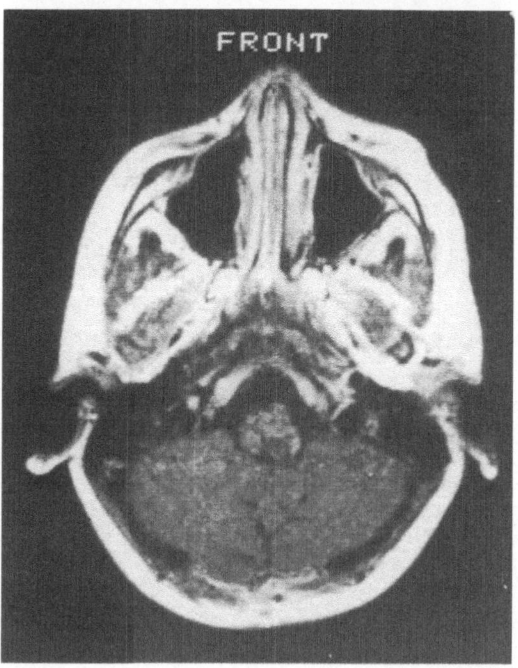

Abb.5b,d: Kernspin 1 Jahr nach Entfernung eines endophytisch wachsenden AV-Angioms mit cavernösem Anteil nach Ablation mit dem Ho-YAG-Laser bei einem 9-jährigen Jungen.

Tabelle 2

Ergebnisse bei 43 Ho-YAG-Laser-assistierten Operationen
40 Patienten waren postoperativ gegenüber präoperativ neurologisch unverändert oder gebessert
3 Patienten waren postoperativ neurologisch verschlechtert

40 Patienten waren postoperativ gegenüber präoperativ neurologisch unverändert oder gebessert, 3 Patienten waren postoperativ neurologish gering verschlechtert (Tab.2).

Diese Beispiele machen es deutlich und die ersten Erfahrungen bestätigen es, daß mit der Holmium-YAG-Laser-Ablation ene sehr präzise mikrochirurgische Entfernung von pathologischen Strukturen möglich ist. Insbesondere die Tatsache, daß mit der 1mm starken Faser, ohne jegliche optische Zusatzelemente gearbeitet werden kann, macht selbst in der Tiefe des Gehirns Eingriffe auf engstem Raum schonendst möglich.

Lasertherapy Controlled by Pet

F. Ulrich[1], M. Bettag[1], K.J. Langen[2]
Department of Neurosurgery[1] and Nuclear Medicine[2]
Hospital of the Heinrich Heine University, Düsseldorf.
Federal Republik of Germany

Introduction

Up to the present 5 patients with cerebral gliomas (WHO II - III) were treated by stereotactic, laser-induced, interstitial thermal therapy (SLIITT). Parameters we used in SLIITT were 3 watts as continuous wave over 5 - 10 minutes in single or multiple foci depending on the size of the tumor.

Methods and materials

SLIITT was performed by use of a Nd:YAG laser with a wavelength of 1.06 µm and its new fiberoptic delivery system the interstitial thermal therapy (ITT) laser fibre*.
For evaluation of SLIITT we performed Gd-DTPA enhanced MR imaging and positron emission tomography (PET).
In PET we used 2-(18F) fluoro-2-D-deoxyglucose (FDG) for measuring the cerebral metabolic rate for glucose. PET studies were performed pre- and postoperatively (1-2 days and 7-9 days) after SLIITT using the high resolution Scanditronics PET scanner (PC-4096-15WB) which provides 15 brain slices simultaneously. FDG was injected intravenously and a dynamic PET study was aquired over 60 minutes.

Results

Early postoperative Gd-DTPA enhanced MR images obtained 1 - 3 days after SLIITT showed a specific laser-tissue interaction. There was a marked decrease or complete absence of Gd-

* MBB-Medizintechnik GmbH, Munich, Germany

accumulation in the centre of the glioma and a small, annular highly increased Gd-uptake at the tumour margin.
Gd-DTPA enhanced MR images obtained 7 - 9 days after SLIITT revealed a slight increase in the extent of the central zone of diminished or absent Gd-accumulation. Gd uptake at the tumour margin was still increased but clearly less prominent.
PET studies using 18 FDG demonstrated a loss of glucose uptake in the centre of a mixed glioma WHO grade III 1 day after SLIITT. On the contrary, a strong increase in glucose uptake was seen at the tumour margin.
1 week later PET revealed the zone of absent central glucose uptake becoming greater in size. Glucose uptake at the tumour margin was in normal range, the early postoperative hypermetabolism was no more seen.

Discussion

Positron emission tomography of regional cerebral metabolic rate for glucose is a powerful diagnostic and prognostic tool in malignant brain tumors. There is a strong dependance of increase in glucose uptake and grade of malignancy. In our studies PET findings gave interesting additional informations to the results in MR imaging.

These results underline our suggestion that the laser effects in the tumour centre are consistent with an irreversible, necrotic process and that these alterations advance by time. Changes in glucose uptake at the tumour margin may represent an activation of reparative processes after reversible tissue damage.

Application of Mini TEA CO_2 Laser in Neurosurgery

J. Lademann, W. Thieme, H. Babucke, H. Steffen [1] und S. Koch [2]

Central Institute of Optics and Spectroscopy D - O - 1199 Berlin, Germany

HUMAINE Klinikum Bad Saarow

1) Clinic of Neurosurgery 2) Institute of Pathology D - O - 1242 Bad Saarow, Germany

Introduction

Lasers are used in medicine due to their efficiency when coagulating, cutting, and vaporizing tissue. TEA CO_2 lasers can be distinguished from other CO_2 laser types especially by the high extractable peak power density of the laser pulse. In contrast to argon and neodym YAG lasers, CO_2 lassers are suitable for cutting tissue. In contrast to the excimer laser the likelihood of chromosome damage due to radiation is avoided. Especially in case of laser treatment of steek tissue, for instance in neurosurgery, the laser energy must be deposited in the tissue with great care.

In the Central Institute of Optics and Spectroscopy a compact TEA CO_2 laser was developed with a simple discharge arrangement which can deliver short laser pulses sharing high peak power density, high electro-optical efficiency, and working with a medium (up to 200 Hz) pulse repetition rate.

As compared to cw CO_2 lasers, the mini TEA CO_2 laser has the advantage of short pulse duration, similar to the time behavior of excimer laser pulses, allowing the deposition of precisely defined amounts of energy in the tissue but also reducing thermalisation processes as well.

Due to special physical charcteristics the mini TEA CO_2 laser could be suitable for cutting of soft tissue in surgery.

In the following we report about the application of the mini TEA CO_2 laser in case of brain surgery on rabbits.

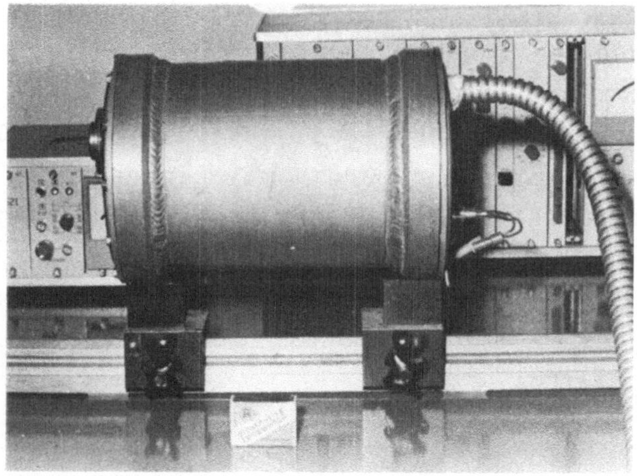

fig. 1 . Mini - TEA - CO_2 - Laser

Laser system

The mini TEA CO_2 laser is shown in fig. 1. The preionization provided by a discrete, capacity loaded UV-sparks. Stable arc-free discharges were obtained at CO_2:N_2 laser gas pressure of up to 1 atm without He. Thus it is possible to obtain nearly symmetrical laser pulse shapes shorter than 50 ns (FWHM). TEMoo-mode operation was realized with an electro-optical efficiency of 6 % at a laser pulse peak power of 2 MW corresponding to a peak power density of 280 MW/l. For CO_2:N_2:He laser gas mixtures electro-optical efficiencies of up to 10% were achieved working in the transverse multi-mode regime.

The following table presents the parameters of the developed laser.

Parameters	TEM_{00}-Mode		Multimode
Wavelength	10,6μm	10,6μm	10,6μm
Beam Diameter	8mm	8mm	10mm
Max. Peak Power	2 MW	1,2 MW	1,2 MW
Max. Pulse Energy	120 mJ	140 mJ	200 mJ
Pulse Width (FWHM):	45ns	50ns	50ns
Efficiency	6%	7 %	10 %
Gas Mixture	without He	with He	with He
Repetition Rate	max. 200 Hz	max. 200 Hz	max 200 Hz
Mean Power	max. 20 W	max 25 W	max. 30 W

Laser Head Dimensions: ∅ 250mm x 300mm

Laser Head Weight: ≤ 10 kg

Material/Methods

Our investigations were performed with altogether 22 female and male multicoloured rabbits. The animals were hosted under conventional conditions.

In pentobarbital narcosis (0,5 mg/kg body weight, iv.) we performed an osteoclastic trepanation of the cranium with an perforation of 2 x 1 cm.

The influence of a mini TEA CO_2 laser for cutting and evaporation of tissue in the brain sphere was investigated.

After 2 days the animals were sacrificed by a lethal application of pentobarbital. The brains were fixed in 4% formaldehyd, embedded in paraffin and than cut in 3 steps. Histological specimens were investigated microscopically by 400 fold magnification.

Results

Applying a laser pulse energy of 60 mJ and a repetition rate of 20 to 60 Hz a good limited wedge-shaped cutting canal was obtained without carbonization. The cut-depth was in the range of 1,75 to 5,0 mm (fig. 2).

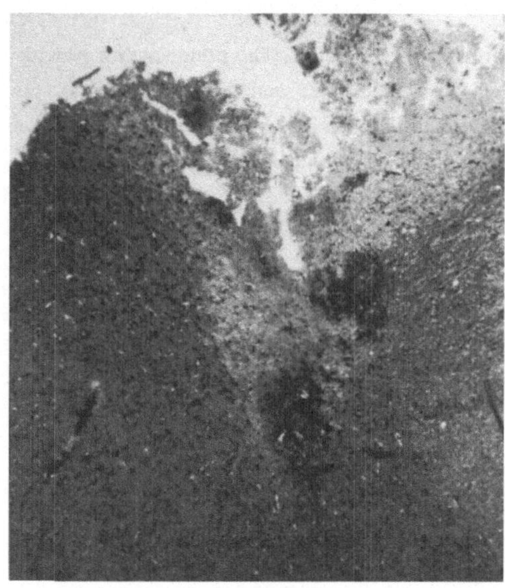

fig. 2. Cutting canal of mini TEA CO_2 laser beam, rabbit brain. Haematoxylin-Eosin-staining, ca. 32fold magnification

The histological findings correlates qualitatively with observations in laser application to tissue, especially in CNS, referred by other authors (Schmitt, 1983; Plenk, 1981). In all cases a forced vaporization of brain tissue was found. The cutting canal was filled with blood. Than a small (in medium 0,25 - 0,5 mm) zone of necrosis followed up in which fragments of brain tissue, blood, fibrin and granulocytes were demarcated. A crossing zone described by Plenk (1981) was observed in our investigations only at the beginning. Dominantly we found the zone of hyperemia and oedema. In this zone partly from blood plasma, partly from erythrocytes filled blood capillaries, ganglia cells with oedema of cytoplasma and of their appendices were observed. Further, at a distance of about 1,5 mm from the cutting canal a pericellular oedema of the brain exists.
As an important advantage of short CO_2 pulses in comparison to the cw CO_2 laser application a strong and general oedema have not been seen one day after operation.

At higher energy densities serious traumatizations with very irregular limited walls of cutting canals and a strong lateral necrosis and oedema were obtained. Sometimes we saw an opening of brain ventricle system and a massive intracerebral and subarachnoidal haemorrhage.

Besides, in some animals the influence of the mini TEA CO_2 laser on the osseous calotte was investigated. An penetration-depth from 1/2 to 1/1 of their thickness was found. In contrast to brain tissue a strong carbonization in the treated area of the osseous and spongious material of the calotte was observed .

Conclusions

Our mini-TEA CO_2 laser represents a simple, portable system, consisting of a laser head, with an internal resonator and a power supply unit. It is constructed for sealed-off operation with an integrated room temperature catalyst for gas regeneration obtaining a high lifetime of the laser gas.

The investigations confirm the results given in literature (Dienstl, 1981) that the CO_2 laser is excellent suitable in contrast to argon and neodym lasers for cutting of tissue. In comparison to the cw CO_2 laser the mini-TEA CO_2 laser allows a more sensitive energy deposition. In contrast to the excimer laser radiation the danger of chromosome damage is avoided.

Our first experiments show that the presented mini TEA CO_2 laser is suitable for the application in surgery of soft tissue, especially in the neurosurgery. Further experimental investigations should performed with the intention of a clinical testing.

The research was supported by the Federal Ministry for Research and Technology (BMFT), Germany

Literature

1. Schmitt, H. P.: Die physikalischen Schäden des ZNS und seiner Hüllen. In: W. Doerr u. E. Uehlinger (Begr.), W. Doerr u. G. Seifert (Hrsg.), Spezielle pathologische Anatomie, Band 13/II, H. Berlet, H. Noetzel, G. Quadbeck, W. Schlote, H. P. Schmitt u. G. Ule (Hrsg.), Pathologie des Nervensystems II. Entwicklungsstörungen, chemische und physikalische Krankheitsursachen, Kap. IV, S. 762 - 763, Springer, Berlin, Heidelberg, New York, 1983

2. Plenk, H.: Zur Mikroskopie des Laserschnitts in verschiedenen Geweben. In: Dienstl, K., P. L. Fischer (Hrsg.); Der Laser. Grundlagen und klinische Anwendung. Berlin, Heidelberg, New

3. Dienstl, K., P. L. Fischer (Hrsg.): Der Laser. Grundlagen und klinische Anwendung. Berlin, Heidelberg, New York, Springer 1981

Experimental and First Clinical Results of Nd:YAG Laser-Induced Interstitial Hyperthermia in Brain Tumours

M. Bettag, F. Ulrich, R. Schober*, St. Hessel**, M. Sabel

Department of Neurosurgery and *Neuropathology, Heinrich-Heine-University of Düsseldorf, Moorenstr. 5, 4000 Düsseldorf, FRG
**MBB-Medizintechnik, Application Research, München, FRG

Introduction

Interstitial thermotherapy using a low power Nd:YAG laser is a new therapeutic approach in the treatment of malignant gliomas. The 1.06 µm Nd:YAG laser is an excellent source of local hyperthermia because of its good coagulative properties, its relatively low absorption in brain tissue and its transmission by an optic fibre. A specially designed laser light guide, the Interstitial Thermotherapy (ITT) laser fibre, is connected to the Nd:YAG laser and inserted stereotactically in brain tumours. The quartz glass cap at the fibre tip requires no irrigation medium and allows transmission of laser energy up to 10 W, which is sufficient for local hyperthermia.

We studied the effect of interstitial laser irradiation in animal experiments on normal rat brains and on F-98 glial transplantation tumours. Based on these data, laser therapy was performed clinically in a CT-, MRI- and PET scan controlled study in patients with malignant gliomas.

Material and Methods

In vivo animal experiments on normal rat brains and F-98 glial transplantation tumours were performed using a 1.06 µm Nd:YAG laser and the ITT light guide. The laser fibre was introduced stereotactically through a right frontal burr-hole into the basal ganglia. Laser shots were emitted as continuous waves with an output power of 2-5 W and exposure times of 30 sec - 5 min. For histological examination, rat brains were removed immediately, 1 day, 3 days, 1 week, 2 weeks, 4 weeks and 3 months following laser therapy.

In a first clinical approach, interstitial laser therapy was used in 5 patients with cerebral gliomas WHO grade III-IV diagnosed by previous stereotactic biopsy. The size of the tumours ranged from 2-3.5 cm in diameter. Laser irradiation was performed in 1 or 2 foci depending on the size and configuration of the tumour using laser energies of 4-5 W applied over a period of 5-10 min. For evaluation of laser-tissue effects we performed pre- and post-operative CT, MRI and PET scan studies.

Results

Histological examination of normal rat brains showed typical laser-tissue interactions according to the time after laser treatment. Immediate changes consisted in a central zone of necrosis and a sharply demarcated oedematous rim towards the unaffected brain. Later on, the necrosis became more evident and the oedematous zone subsided. After 1 week we observed marginal granulation tissue and after 4 weeks histological examination revealed a well circumscribed cystic lesion. The histological findings in transplantation tumours were similar. After 3-4 days we found an almost complete destruction of tumour cells and a marked necrosis in the irradiated area. The size of the lesion depended on the laser parameters used and ranged from 4-15 mm in diameter.

In our clinical study, MRI and PET scan follow-up investigations were performed 1-3 days, 7-9 days and 4 weeks after laser thermotherapy. In each MR examination pre- and post Gadolinium-DTPA 3D-Turboflash sequences were combined with an axial T2-weighted Spin-Echo sequence. Early postoperative sequences revealed a high intensity region in the centre of the tumour in the T1-weighted image and a very low signal in the T2-weighted image. Gd-enhanced images showed a strong decrease of accumulation in the tumour centre, while a small, annular uptake could be noticed at the tumor margin. The extent of the lesion increased in size after 7-9 days with no change of Gd-enhancement in the tumour centre. In the periphery of the tumour, the increased uptake seemed to be more diffuse. After 4 weeks the size of the lesion had slightly decreased. There was still almost no Gd-uptake in the tumour

centre, while the increased accumulation at the tumour margin was clearly less evident.
We suggest that these phenomena represent irreversible necrotic changes in the centre of the tumour, whereas the alterations at the tumour margin seem to be reversible probably due to blood-brain barrier disturbance.
PET scan studies measuring the metabolic activity of the malignant gliomas using [18F]2-Fluoro-2-deoxy-D-glucose (FDG) revealed very similar results to MRI examinations. Early postoperative scans most clearly showed a profound decrease of glucose uptake in the tumour centre due to a necrotic process. Conversely, the volume of distribution of FDG was slightly higher in the border portions of the tumour that probably corresponds to the contrast enhanced rim seen on the MRI. We think that this area is due to the reactive zone of the surrounding vital tissue that was not destroyed by laser therapy. The fact that the increase of glucose uptake in this region had clearly diminished after 4 weeks underlines our suggestion.

Conclusions

Stereotactic laser-induced interstitial thermal therapy is a new method for inducing local hyperthermia in cerebral tumours [3]. The advantage of lasers is the very precise delivery of energy to tissue and the good instrumental control of total energy deposition [6]. Especially the Nd:YAG laser and its new fiberoptic delivery system, the ITT laser fibre, makes interstitial thermotherapy useful because of its superiority to other application systems in terms of directed circumferential irradiation, power-density at the fibre-tissue transition, bio-compatibility, flexibility, geometrical dimension, and compatibility with MRI as diagnostic and therapeutic control [4]. We found that MRI and PET scan investigations represent powerful tools in evaluating the size and characteristics of structural and biological changes in tissue induced by laser hyperthermia [2]. Also, MRI was useful to demonstrate reversible and irreversible effects after laser thermotherapy. These effects do correspond to the histological findings in rat brain studies. In future, it seems to be possible to use "real time" high speed MR sequences during stereotactic interstitial laser-induced thermotherapy in order to obtain improved control of laser energy application [1,5].

References

1. Ascher PW (1990) Interstitial thermal therapy for brain tumors with Nd:YAG laser under real time MRI control. In: Joffe SN, Attsum K (eds) Proceedings of laser surgery: advanced characterization, therapeutics and systems II, SPIE, vol. 1200, pp 242-246

2. Bettag M, Ulrich F, Fürst G, Langen K-J, Roosen N, Kiwit JCW, Hessel S, Mödder U, Bock WJ (1991) Gadolinium-DTPA enhanced MRI and positron emission tomography of stereotactic laser-induced interstitial thermal therapy in cerebral gliomas. Neuroradiol [Suppl] 33:37-39

3. Daikuzono N, Suzuki S, Tajiri H, Tsunekawa H, Ohyama M, Joffe SN (1988) Laserthermia: a new computer-controlled contact Nd:YAG sytem for interstitial local hyperthermia. Laser Surg Med 8:254-258

4. Hessel S, Frank F (1990) Technical prerequisites for the interstitial thermotherapy using the Nd:YAG laser. In: Optical Fibers in Medicine V, SPIE, vol. 1201, pp 233-238

5. Jolesz FA, Bleier AR, Jakab P, Ruenzel PW, Huttl K, Jako GJ (1988) MR imaging of laser-tissue interactions. Radiol 168: 249-253

6. Lajat Y, Patrice T, Nomballais F, Nogues B, Resche F (1987) Effects of 1.06 µm wavelength laser radiation applied stereotactically to brain tissue. Laser Surg Med 3:45-51

Untersuchungen von neuen Applikationssystemen für die interstitielle Thermotherapie (ITT) mit dem Nd:YAG Laser

St. Hessel, F. Frank
MBB-Medizintechnik GmbH, Applikationsforschung
Postfach 80 11 68, D-8000 München 80

Zusammenfassung

Die interstitielle Thermotherapie mit dem Nd:YAG Laser ermöglicht die Koagulation von Tumoren bei gleichzeitig minimal invasivem Eingriff. Die bisherigen in vitro und tierexperimentellen Untersuchungen zeigen, daß das Faserübertragungssystem dabei eine Schlüsselstellung einnimmt.
Applikationssysteme wie nackte Faser, diffus abstrahlende Faser, aufgerauhte Saphirspitze und eine neu entwickelte zirkumferenziell abstrahlende Faser, der sogenannte ITT-Lichtleiter, unterscheiden sich hinsichtlich Abstrahlcharakteristik, Leistungsdichte am Faser-Gewebe-Übergang, maximal übertragbarer Laserleistung, geometrische Dimensionen, Flexibilität, Gewebehaftung und Kompatibilität bei MR-Diagnostik und MR-Therapiekontrolle.
Spezielle ITT-Lichtleiter für die Anwendung in der Neurochirurgie sowie für die Tumorbehandlung in stark vaskularisiertem Gewebe wurden entwickelt. Zur Erzeugung großvolumiger Nekrosen steht ein Multifasersystem zur Verfügung. Die räumliche und zeitliche Temperaturverteilung in verschiedenen Geweben wurde mit einem Multi-Thermofühler ermittelt.
Die ersten klinischen Ergebnisse zeigen, daß mit den neuen ITT-Lichtleitern eine einfache und zuverlässige Technik für die interstitielle Thermotherapie zur Verfügung steht.

Einleitung

Bei der nackten Faser bewirkt die relativ kleine Austrittsfläche der Laserstrahlung eine hohe Leistungsdichte und damit ein hohes Risiko der Gewebeverbrennung.
Die Glaskappen diffus abstrahlender Faserspitzen haben eine Strahlungsaustrittsfläche von 15 mm^2 bis 45 mm^2. Die Leistungsdichte am Faser-Gewebe-Übergang ist mit 1 W/cm^2 bis 3 W/cm^2 sehr niedrig und

schließt eine Karbonisierung oder Verbrennung des umliegenden Gewebes aus. Der konstruktive Aufbau der Glaskappe mit einem Licht streuenden Material limitiert jedoch die maximal übertragbare Laserleistung auf ca. 1 W. Diese Leistung reicht nicht zur Koagulation größerer Areale aus.

Auch die Weiterentwicklung der Saphirspitzen (DAIKUZONO N. et al.) führte zu einer interstitiell anwendbaren Ausführung. Gegenüber der diffus abstrahlenden Faser können auch Leistungen bis zu 3 W für die interstitielle Anwendung benutzt werden. Der relativ große Durchmesser von 1,8 mm bis 2,2 mm der Saphirspitze, sowie die notwendige Kühlung schränken die interstitielle Anwendung erheblich ein. Weiterhin schließt der Metallkonnektor zur Verbindung des Saphirs zum Lichtleiter eine simultane Therapiekontrolle durch Kernspintomographie aus.

Um die angedeuteten Schwierigkeiten mit den bisherigen Applikatoren zu umgehen, wurde ein spezieller ITT-Lichtleiter mit einer gerichteten zirkumferenziellen Abstrahlcharakteristik entwickelt (Fig. 1).

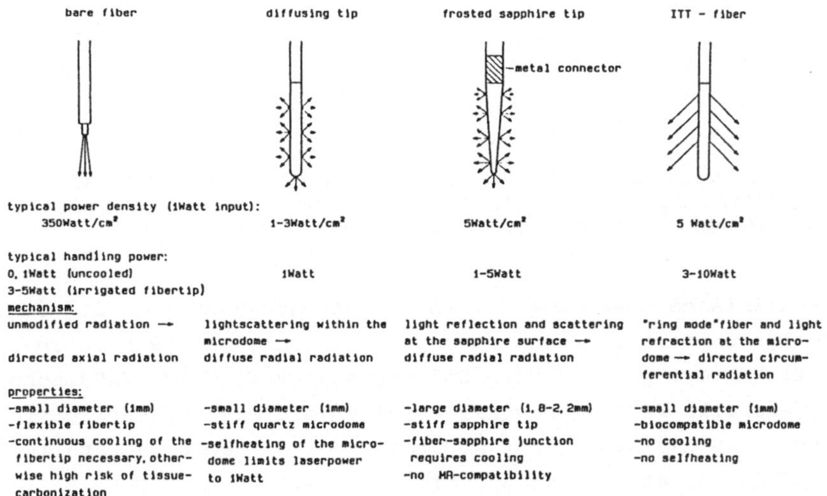

Fig. 1: Vergleich verschiedener Fasersysteme für interstitielle Laseranwendung.

Methode

Die Spitze des ITT-Lichtleiters besteht aus einer biokompatiblen Quarzglas-Kappe mit einem Durchmesser von 1 mm. Die metallfreie Ausführung der Faserspitze benötigt keine Kühlung und überträgt eine für

Koagulationszwecke ausreichende Laserleistung von 3 W bis 5 W. Damit kann eine interstitielle Tumorkoagulation unter MR-Kontrolle durchgeführt werden. Die kegelförmige zirkumferenzielle Abstrahlcharakteristik des ITT-Lichtleiters wird durch Ausblendung der axialen Lichtleiter-Moden und durch Lichtbrechung an der Kappe erreicht. Mit der Wellenlänge des Nd:YAG Lasers, 1064 nm, wird durch Streuung ein genügend großes Gewebevolumen erreicht, das durch axiale Verschiebung des ITT-Lichtleiters noch vergrößert werden kann (Fig. 2).

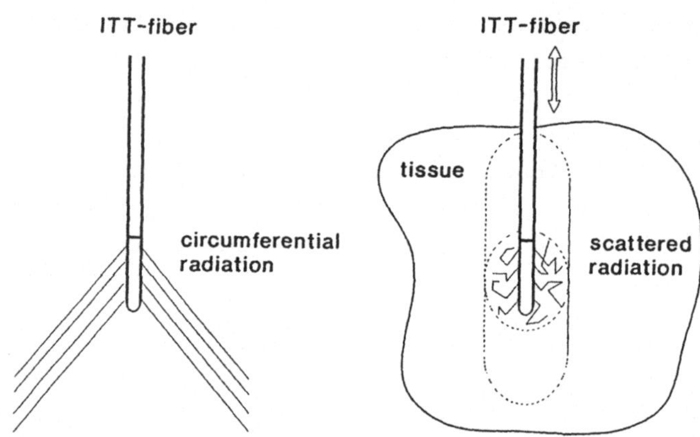

Fig. 2: Abstrahlcharakteristik des ITT-Lichtleiters und das von der Nd:YAG Laserstrahlung durch Streuung und axiale Verschiebung des Applikators erreichbare Gewebevolumen.

Für die klinische Anwendung kommen als Therapiekontrolle die Computertomographie, die Kernspintomographie sowie Ultraschall in Betracht. Für die gegen äußere Störsignale empfindliche MR-Technik wurden spezielle Verlängerungslichtleiter mit Faser-Faser-Koppler entwickelt, um das Lasergerät außerhalb des MR-Raumes aufstellen zu können (FRANK F. et al., HESSEL St. et al.).

Ergebnisse

In vitro Untersuchungen wurden an Lebergewebe durchgeführt. Mit 3 W Leistung und 10 Min. Bestrahlungsdauer bildete sich um die Spitze des ITT-Lichtleiters eine ellipsoidförmige Koagulationsnekrose von ca. 12 x 16 mm. Beobachtet man den Koagulationsvorgang während der Bestrahlung, so zeigen Aufnahmen nach 3, 6, 9 und 12 Min. deutlich ein Anwachsen der Koagulationsnekrose bis zu einer maximalen Größe.

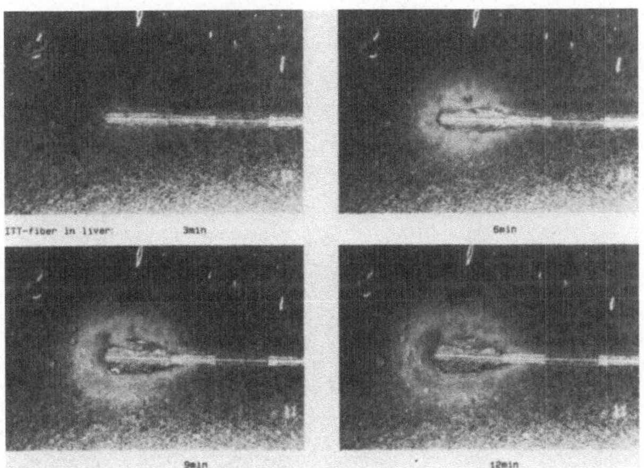

Fig. 3: Koagulationsnekrosen in Lebergewebe bei interstitieller in vitro Bestrahlung mit 3 W Leistung und 3, 6, 9 und 12 Min. Bestrahlungsdauer.

Dieser Grenzwert wird erreicht, wenn die durch Wärmeableitung abgeführte Wärmeenergie gleich der zugeführten Laserenergie ist (Fig.3).

Das zeitliche Temperaturprofil wurde mit 5 Temperaturfühlern gemessen, die 1 mm bis 5 mm lateral zur Lichtleiterspitze plaziert wurden. Mit 5 W Laserleistung wurden nach 10 Min. Bestrahlung 140° C in 1 mm Entfernung und noch 60° C in 5 mm Entfernung von der Lichtleiterspitze gemessen (FRANK F. et al.).

Für die Therapie größerer Tumore ist die gleichzeitige Anwendung mehrerer ITT-Lichtleiter möglich. Während bei der zeitlich hintereinander liegenden Bestrahlung zweier benachbarter Orte sich unabhängig voneinander zwei Nekrosen ausbilden, führt die gleichzeitige Bestrahlung mit den selben Laserparametern zur Ausbildung einer zusätzlichen Nekrosebrücke. Dieser Effekt läßt sich durch die reduzierte Wärmeableitung zwischen zwei benachbarten ITT-Lichtleitern erklären und unterstützt dabei den gewünschten Effekt (FRANK F. et al., HESSEL St. et al.).
Technisch kann ein ITT-Multifasersystem durch ein sogenanntes "time-sharing-" bzw. "energy-sharing"-Verfahren realisiert werden, das die Ansteuerung mehrerer Lichtleiter durch ein Lasersystem ermöglicht (FRANK F. et al., HESSEL St. et al.). Mit einem Prototypen

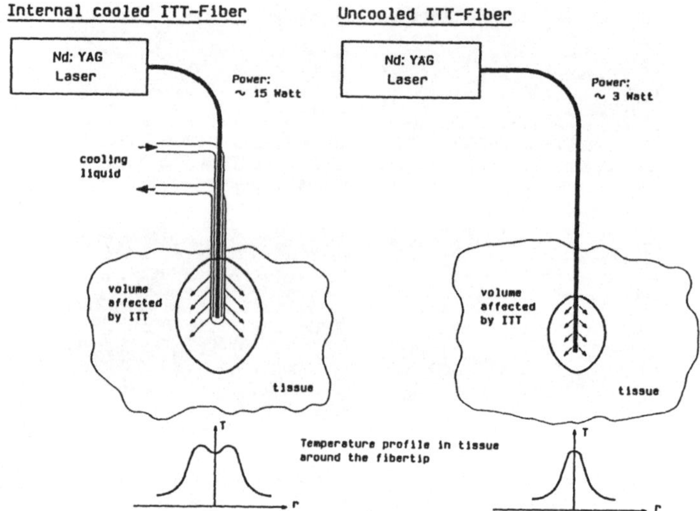

Fig. 4: Vergleich der räumlichen Temperaturprofile im Bereich der Lichtleiterspitze für den wassergekühlten und den ungekühlten ITT-Lichtleiter.

eines Mikroprozessor-kontrollierten Adapters, bei dem sich bis zu 4 ITT-Lichtleiter an ein MBB mediLas 40 N Lasergerät anschließen lassen, wurde die Effizienz des "energy-sharing"-Verfahrens nachgewiesen.

Eine andere Technik zur Vergrößerung des Koagulationsvolumens besteht in der Anwendung höherer Laserenergien, bei gleichzeitiger Kühlung der Spitze des ITT-Lichtleiters mit einem internen Wasserfluß. Dabei wird um die Lichtleiterspitze eine Temperatursenke im Gewebe erreicht (Fig. 4).

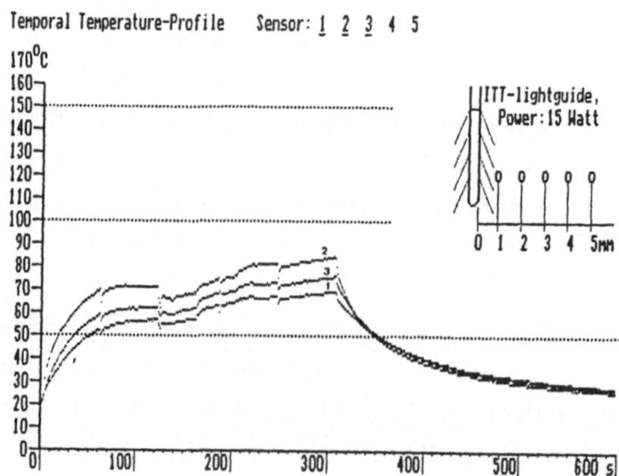

Fig. 5: Zeitliches Temperaturprofil im Bereich einer wassergekühlten ITT-Lichtleiterspitze in Lebergewebe bei in vitro Bestrahlung mit 15 W Leistung und 5 Min. Bestrahlungsdauer.

Bei in vitro Untersuchungen in Lebergewebe mit Prototypen solcher wassergekühlter Lichtleiter wurde über bis zu fünf Temperaturfühler das zeitliche Temperaturprofil aufgenommen. Das Temperaturprofil ist dem des ungekühlten ITT-Lichtleiters ähnlich (FRANK F. et al.), jedoch werden die höchsten Temperaturen erst in 2 mm Abstand zur Lichtleiterspitze gemessen (Fig. 5). Die Umsetzung in ein räumliches Temperaturprofil zeigt die Temperatursenke in nächster Umgebung der Lichtleiterspitze. Über die Darstellung einer Serie von räumlichen Temperaturprofilen läßt sich diese Temperatursenke während der ganzen Bestrahlungszeit deutlich nachweisen (Fig. 6).

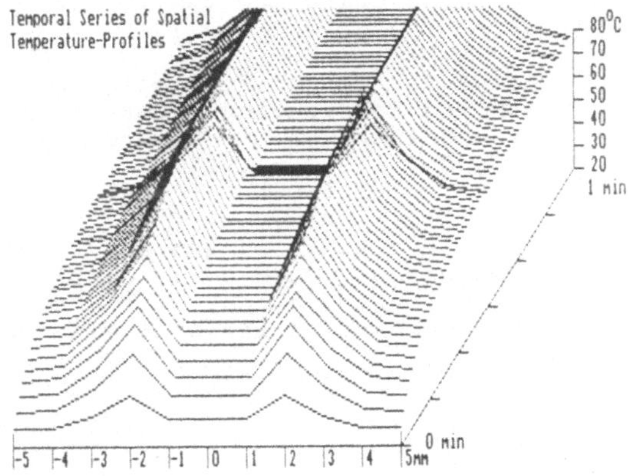

Fig. 6: Zeitliche Veränderung der räumlichen Temperaturprofile in Lebergewebe im Bereich einer wassergekühlten ITT-Lichtleiterspitze (Pos. 0) bei in vitro Bestrahlung mit 15 W Leistung.

In vitro Experimente mit diesen wassergekühlten ITT-Lichtleitern bei 10 W Laserleistung und 15 Min. Bestrahlungszeit führte in Lebergewebe zu Nekrosen von ca. 30 mm Durchmesser ohne jegliche Spuren von Gewebekarbonisierung. Tierexperimente bestätigen, daß auch in stark vaskularisiertem Lebergewebe die Ausbildung großer Nekrosen ohne Karbonisierungs- und Verklebungseffekte möglich ist.

Mit den ungekühlten ITT Lichtleitern wurden die ersten Hirntumore interstitiell an der Neurochirurgischen Universitätsklinik Graz (ASCHER P. W., ASCHER P. W. et al.) und an der Neurochirurgischen Klinik der Universität Düsseldorf (BETTAG M. et al.) behandelt.
Zur Behandlung von multiplen Lebermetastasen ist das Einbringen der wassergekühlten ITT-Lichtleiter unter Ultraschallkontrolle vorgesehen. Die therapeutische Bewertung muß noch durch die klinischen Untersuchungen erbracht werden.

Literatur

1. Daikuzono N., Joffe S. N., Artificial sapphire probe for contact photocoagulation and tissue vaporization with Nd:YAG laser. Med. Instrum 19: 173-178, 1985

2. Frank F., Hessel St., Technische Voraussetzungen für die interstitielle Thermotherapie mit dem Nd:YAG Laser. Lasermedizin Vol. 0, No. 0: 36-40, 1990

3. Hessel St., Frank F., Technical prerequisites for the interstitial thermo-therapy using the Nd:YAG laser. SPIE Vol. 1201 Optical Fibers in Medicine V: 233-238, 1990

4. Ascher P. W., Interstitial thermotherapy of brain tumors with Nd:YAG laser under real time MRI control. SPIE Vol. 1200, Lasersurgery, Advanced characterisation therapeutics and systems II: 242-245, 1990

5. Ascher P. W., Justich E., Ulrich F., Bettag M., Frank F., Hessel St., Untersuchungen und Entwicklungen zur interstitiellen Thermotherapie bei der Behandlung von Hirntumoren mit dem Nd:YAG Laser. Lasermedizin Vol. 7, No. 1: 41-51, 1991

6. Bettag M., Ulrich F., Fürst G., Langen K.-J., Roosen N., Kiwit J. C. W., Hessel S., Mödder U., Bock W.J., Gadolinium-DTPA-enhanced MRI and positron emission tomography of stereotactic laser-induced interstitial thermal therapy in cerebral gliomas. Neuroradiology 33 (Suppl): 37-39, 1991

Angioplastie
Angioplasty

Laser Angioplasty: State of the Art After 10 Years of Clinical Research

Thomas Ischinger
MD Division of Cardiology, Klinikum Bogenhausen, Munich/FRG

Over the past 10 years, interventional cardiovascular medicine has rapidly developed. The advent of balloon angioplasty, mainly coronary angioplasty, has greatly stimulated research in the field of catheter-guided vascular interventions. However, after more than 10 years of clinical experience with bolloon angioplasty in coronary and peripheral arteries, acute vessel closure and development of recurrent stenosis (› 30 % in coronary arteries) do still represent major limitations of the method.

These limitations appear to be inherent to the mechanism of action of mechanical vascular dilatation, i.e. intimal injury due to disruption and compression of the atherosclerotic plaque and artificial aneurysm formation. A rough intimal surface and exposure of collagen structures are considered to trigger platelet adhesion and thrombus formation, intimal proliferation and subsequent development of recurrent stenosis.

Therefore, therapeutic concepts and use of other than mechanical energy for vascular recanalization have been sought, namely transluminal atherectomy, ablation techniques by rotating devices, transluminal implantation of vascular stents (prosthesis), as well as application of radiofrequency current and laser radiation for vascular recanalization and ablation of arrhythmogenic myocardial areas.

Research and development of catheter-guided laser techniques have been under way for more than 10 years. Clinically, laser energy for vessel recanalization has been used since 1983. At the beginning of the cardio-vascular laser era, Nd:YAG and argon lasers were more commonly used. They achieve ablation of atherosclerotic plaque by thermal action, i.e. vaporization. In order to reduce thermal damage in the vicinity of the target tissue and to avoid vessel perforation, optimal irradiation parameters, modified and atraumatic fiber tips (sapphires, metal-cap devices, 'hot tips') and steerable laser catheter systems needed to be developed. Results from peripheral application have not justified the use in the coronary circulation. More recently, interest has focused on nanosecond -pulsed lasers which act 'athermally' and avoid thermal tissue damage, i.e. excimer lasers and Q-switched Nd:YAG lasers. Development of 'intelligent' lasers, which are equipped with spectroscopy-guided feed-back systems for atherosclerotic tissue recognition, may open new perspectives and further improve safety of clinical laser applications.

In addition to the laser techniques for tissue removal (tissue ablation), the potential value of nonablative coagulative tissue effects are being studied. Circumferential irradiation of the vessel wall during mechanical balloon dilatation was used for stabilization of the acute and late result after balloon angioplasty (by creation of a biological prosthesis, and prevention of recurrent occlusion? Yet, results do not justify its clinical use.

Enhancement of differential light absorption of the atherosclerotic tissue by use of biological dyes may further improve selective intra-vascular laser application. Very recent results from cell culture studies using dihematoporphyrinester (DHE)-marked human smooth muscle cells suggest that photodynamic therapy of atheroslerosis may be another exciting possibilty of future clinical application. (1-7)

Excimer Laser Angioplasty

Potential advantages of `athermal` ablation (photodecomposition) of atherosclerotic plaque, as achieved by pulsed (nanoseconds) ultraviolet radiation of excimer lasers, are minimal depth of penetration, significantly reduced thermal damage, improved controllability of tissue effects and increased ablative potential for partially calcified tissue. Flexible fiber optics for improved transmission of high energy nanosecond pulses have recently become available and have been applied clinically. Clinical results from catheter-guided excimer laser angioplasty procedures in peripheral and coronay arteries have been reported.

For clinical excimer laser angioplasty, an XeCl excimer laser (wavelength 308 nm; pulse duration 60-120 ns was used in combination with multifiber (20 to 100 fibers/ 100 to 50 um in diameter) catheters. These catheters are flexible and usable over guide wires. Catheter exit energy is 20 mJ-30 mJ which amounts to energy densities in relation to the cross section of the active laser fiber bundle ranging from 30 to 60 mJ/mm^2. The risk of perforation is reduced with these over-the-wire systems. However, the ablative potential for calcified tissue (50-100 mJ/mm^2) is very limited. Recanalization of subtotal obstruction in peripheral and coronary arteries is frequently achieved, although almost invariably significant residual stenoses remain to be treated with balloon dilatation. Modified catheter systems are needed for this purpose. To date, excimer laser angioplasty still represents a combined mechanical for

Laser procedure, which has not proven any clinical advantage over conventional balloon dilatation. Risk of complications and high restenosis rates should limit its clinical application .

Coagulation of Arrhythmogenic Areas of Myocardium

Nd:YAG laser of both wavelengths is ideally suited for coagulation of biological tissue. Recently, laser coagulation of arrhythmogic myocardial structure has gained increasing interest as a potential treatment alternative to surgical and catheter-guided ablation techniques.

Clinical experience with Nd:YAG laser photocoagulation of myocardium for treatment of arrhythmias exists so far from intraoperative application (ventriculotomy) only. In approximately 90 % of the cases, the arrhythmias could be abolished by laser coagulation.

The clinical value of the currently applied techniques is far from being proven. As fiber and laser technology advances, nanosecond-pulsed lasers with (almost) athermal action may show advantages for ablative laser angioplasty procedures. New technical developments are sure to come. Another way to reduce untoward thermal side effects is more selective laser ablation by enhancement of the differential light absorption of atherosclerotic plaque. This may be achieved by biological dyes with high affinity to plaque (photosensitizers, e.g. carotinoid, HPD).

With laser wavelengths corresponding to the absorption maximum of the dye (e.g. argon dye lasers), a selective increase of ablation efficacy of plaque as compared to normal tissue is possible. By spectroscopy-guided feedback systems, the `recognition` of plaque tissue by the laser beam, resulting in a self-guided (intelligent) ablation system, may be feasible. Dye-enhanced plaque fluorescence may further improve such a concept.

A different concept that is currently being investigated is photodynamic therapy (as used for tumor therapy) for treatment of atherosclerotic obstructions. This involves low laser energy density (m^W) for induction of cytotoxic (phototoxic) effects upon smooth muscle cells of atherosclerotic tissue after application of specific photosensitizers, such as HPD.

Quellen

[1] Ischinger T, Coppenrath K, Weber H et al.: Laser baloon angioplasty: technical realisation and vascular tissue effects of a modified consept. Laser Surg Med

[2] Ischinger T, Coppenrath K, Weber H, Pesarini A, Unsöld T, Hohla C: Percutaneus transluminal peripheral and coronary excimer laser angioplasty. Laser Surg Med 1989 5:138

[3] Kars K.R., Haase K.K., Voelker W. et al Percutaneous coronary excimer laser angioplasty in patients with stabile and unstable angina pectoris: some results and incidences of restonosis during 6 month follow after. Circulation 1990, 81:1849

[4] P.C. Dartsch, T. Ischinger, K. Coppenrath, E. Betz: Differential effect of Photofrin II on growth of human smooth muscle cells from non-athero-sclerotic arteries and atheromatous plaques in vitro. Arteriosclerosis 10:616-624, July/August 1990

[5] P.C. Dartsch, T. Ischinger, E. Betz: Responses of cultural smooth muscle cells from human non-atherosclerotic arteries and primary stenosing lesions following photoradiation: implication for photodynamic therapy of vascular stenoses. J Am Coll Cardiol 15:1545,90

[6] P.C. Dartsch, E. Betz und T. Ischinger: Die Wirkung von Dihämatoporphyrin-Derivaten auf kultivierte glatte Muskelzellen des Menschen aus normalen und atherosklerotisch veränderten Gefäßsegmenten - Übersicht über bisherige Ergebnisse und Implikationen für eine photodynamische Therapie. Z.Kardiol 80:6-14, 1991

[7] T. Ischinger, C. Pesarini, R. Baumgartner et al: Räumliche Fluoreszenzdarstellung atherosklerotischer Plaques. Kontrastverstärkung durch Zwei-Wellenlängen Laseranregung, digitale Bildverarbeitung und Farbstoffmarkierung. Z.Kardiol 80:207-214, 1991

Peripheral Laser Angioplasty with Pulsed Nd:YAG Laser and Sapphire Tips

F.Staněk, J.Kvasnička, J.Křivánek, R.Keclík, D.Tesař, F.Boudík, V.Kubeček*, K.Hamal*

1st Faculty of Medicine, Charles' University, Prague

* Czech Technical University, Prague, Czechoslovakia

INTRODUCTION

Laser angioplasty holds the promise to serve as an alternative to balloon angioplasty because it can remove the obstructing atheroma by vaporization rather than by fracturing the plaque (1,2). In the search for the optimum laser system we have shown a preference for pulsed lasers which are giving rise to a more precise and predictable ablation of cardiovascular tissues than continuous-wave lasers (4).

We report here on our first clinical results obtained with pulsed Nd:YAG laser in conjunction with sapphire-tipped contact probes and on our initial follow-up results after laser angioplasty.

MATERIALS AND METHODS

Laser system: A pulsed Nd:YAG laser (Czech Technical University) emitting infrared radiation at the wavelength of 1.064 nm was used for this study. The pulse duration was of 100 μs, the pulse energy was 0.20 J per pulse (measured at the fibretip), and the repetition rate was of 10 Hz. The laser was coupled to a 600 μm core diameter quartz optical fibre (Quartz et Silice) inserted within a Teflon catheter. Rounded sapphire tips of 1.8, 2.2 and 2.9 mm diameters (Living Technology, Monokrystaly Turnov, Sharplan) were screwed on to this catheter using a metal connector.

Patient population: 44 procedures were performed in 38 patients (33 men,5 women). Both legs were treated in 1 patient, the procedure was repeated because of previous failure in 5 patients. The mean age of patients was 57 years (ranging from 24 to 76 years). 26 patients presented with claudication, 3 with rest pain and 10 patients suffered from gangrene. A total of 49 occlusions were treated (1 iliac, 42 femoropopliteal, 6 infrapopliteal), the average length of the femoropopliteal occlusions was 10 cm (ranging from 2.5 to 40 cm).

Technique: All procedures were performed via percutaneous arterial puncture of ipsilateral femoral artery under local anesthesia. 7F to 9F introducer sheath was placed and after an unsuccessful attempt to recanalize occlusions using a guide wire the laser probe was inserted into the introducer sheath and advanced under fluoroscopic guidance to the proximal origin of the occlusion until contact was made between the tip of the probe and the lesion as verified by angiography and tactile feedback. Laser energy was delivered in series of 10 pulsed until the lesion was crossed. If the luminal diameter after laser recanalization was considered inadequate than the procedure was completed by balloon dilatation. After the procedure a continuous intravenous infusion of heparin (30.000 U/per day) was carried out for 3 days. The patients were discharged with an oral antiplatelet therapy (aspirin 200 mg daily).

Follow-up: Ankle/brachial pressure index (ABPI) was measured before and after the procedure and during the follow-up period. The cumulative clinical patency was determined in follow-up periods of 3 months. Control angiography was performed 12 months after laser angioplasty.

Interpretation of results: Angiographic success - This was defined as an angiographic improvement in the luminal diameter to less than 50 % residual stenosis. Clinical success was defined as a resolution of clinical symptoms combined with the increase of ABPI > 0.20 that persisted until hospital discharge.

RESULTS

Angiographic success: The angiographic success was achieved in 37 of the 44 sessions (84 %), the overall angiographic success rate in femoropopliteal occlusions was 37 of the 42 procedures (88 %). In occlusions less than 7 cm long 20 of 23 procedures were successful (87 %), in occlusions longer than 7 cm 15 of 19 sessions were successful (79 %) (no significant difference between this two groups). An average of 139 J (ranging from 11 to 560 J) was required for a formation of a primary channel of at least 2.0 mm in diameter (mean 2.2 mm). 5 severely calcified occlusions were successfully crossed. Balloon dilatation was performed in 76 % of treated sites.

Failures and complications: The reasons for failure were as follows: inability to cross 3 lesions due to subintimal passage of the probe (7 %), impossibility to introduce the balloon catheter through a narrow primary channel in 2 cases (5 %) and perforation of the femoral artery in 1 case (2 %). No serious sequelae arose as a result of laser angioplasty and there was no need for emergency bypass surgery.

Clinical success: Acute thrombosis after laser angioplasty occurred in 6 patients of all 37 technically successful procedures, the clinical success rate was 31/37 (84 %).

Follow-up results: Of the succesfully treated femoropopliteal occlusions, the overall 1-year cumulative clinical patency for all femoropopliteal occlusions was 83 %. When the lesions were separated into groups, the following cumulative clinical patencies were obtained: in occlusions < 7 cm 100 %, in occlusions > 7 cm 60 %, in patients with good vessel

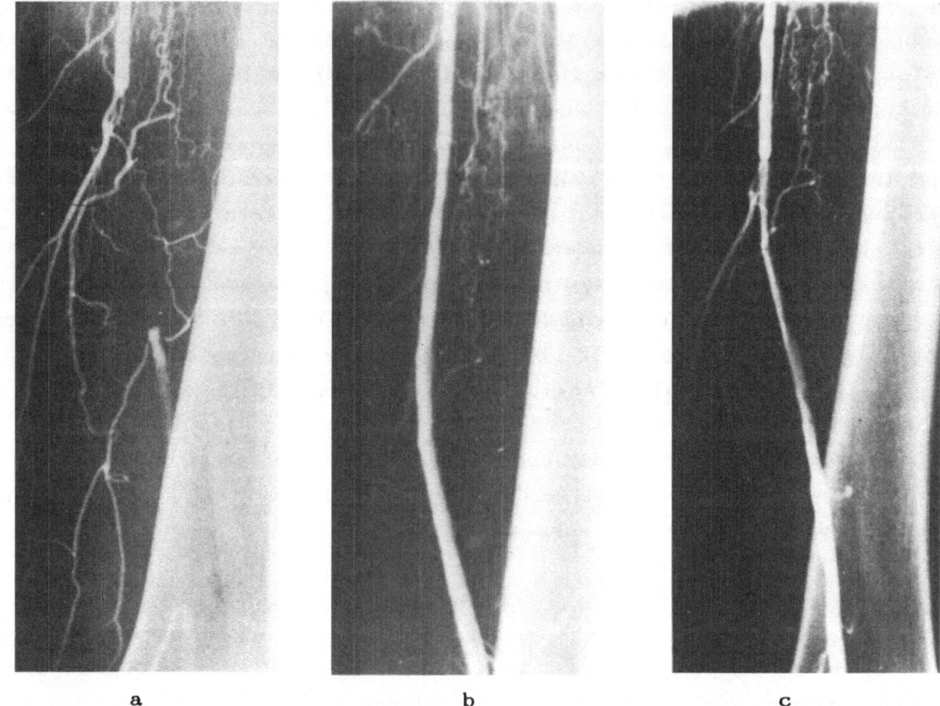

Fig.1. a/ Base-line angiogram showing a left femoral occlusion
b/ Angiography after laser angioplasty
c/ Control angiography 12 months later.

runoff (with 3 or 2 patent infrapopliteal arteries) 100 %, in patients with poor vessel runoff (with only 1 patent infrapopliteal artery) 33 %, in patients with claudications 100 %, in patients with end-stage vascular disease 60 %.

The mean ABPI rose from 0.48 ± 0.16 before the procedure to 0.81 ± 0.20 after it ($p < 0.001$). A follow-up of more than 12 months was available in 12 patients, the mean ABPI after 12 months showed only moderate decrease to 0.78 ± 0.25.

Follow-up arteriography 12 months later was performed in 9 patients, the treated segments remained patent in 8 cases (89 %). An angiographic example of successful angioplasty and follow-up arteriography 1 year later is shown in figure 1.

COMMENT

This report summarizes the initial clinical experience and early follow-up results with laser angioplasty using pulsed Nd:YAG laser and sapphire tips. The results document the safety of this technique, as well as its effectiveness in the treatment of peripheral artery occlusions that could not be treated by conventional means. Pulsed laser recanalization provides for rapid recanalization of longer and calcified occlusions. Long term results are also encouraging. The patency of femoropopliteal lesions after laser angioplasty may be greater than reported in recent studies of conventional balloon angioplasty (1,3). One possible explanation for the lower restenosis rate after laser angioplasty is that this technique partially removes the atherosclerotic lesions. Ultimately, a randomized clinical trial to compare laser angioplasty with balloon angioplasty would be in order.

REFERENCES

1. Becker GJ, Katzen BT, Dake MD. Noncoronary angioplasty. Radiology 1989, 170:921-40
2. Choy DSJ, Stertzer S, Rotterdam HZ et al. Laser coronary angioplasty: experience with 9 cadaver hearts. Am J Cardiol 1982, 50:1209-11
3. Krepel VM, van Andel GJ et al. Percutaneous transluminal angioplasty of the femoropopliteal artery: initial and long term results. Radiology 1985, 156:325-8
4. Staněk F.,Kvasnička J.,Boudík F. et al. Effects of three laser systems on vascular tissue-a comparative study. Heart and Vessels 1988,4:61

Ultrafast Imaging of Atherosclerotic Tissue Ablation

W. NEU, R. NYGA
Laser-Laboratorium Goettingen e.V., Im Hassel 21, D-3400 Goettingen

C. TISCHLER, K.R. KARSCH
Medical Clinic, Department III., University Tuebingen, Otfried-Mueller-Str. 10, D-7400 Tuebingen

1 Introduction

The possibility for effective ablation and precise etching of biological tissue with minimal thermal side effects brought excimer lasers into the field of angioplasty. The XeCl excimer laser operating at a wavelength of $\lambda = 308$ nm is primarily used for treatment of patients with coronary artery desease. Besides its ability of efficient tissue ablation and removal sufficient energy transmission via optical waveguides is possible. Excimer laser angioplasty and laser-assisted angioplasty have already become a clinical reality. Irrespectively of quite different mechanisms of laser-tissue interaction there is general agreement that a rapid expansion of gaseous ablation products results in an explosive removal of the irradiated material [1, 2, 3]. To achieve a better understanding of the ablation process in a clinical setting the investigations presentend in this paper have been performed by irradiating tissue samples in a saline solution (0.9% NaCl) via an optical fiber.

2 Experimental setup and method

Figure 1 gives a schematic view of the experimental setup used for ultrafast imaging of vascular tissue ablation. The pulsewidth of the ablating XeCl excimer laser is about $\Delta\tau = 30$ ns. These pulses are launched into an optical fiber with a core diameter of 600 μm. The fiber transmission achieved for the 308 nm pulses is typically 85%, taking into account the reflection losses at the fiber surfaces. More detailed information on the preparation of the fiber endfaces and the launching into the fiber especially for high power UV laser pulses has been published earlier [4]. The probing pulses of the XeCl pumped dye laser system have also been guided by an optical fiber. The dye laser has been operated at a wavelength of $\lambda = 580$ nm. A pulsewidth of $\Delta\tau = 10$ ns has been measured by a fast photodiode in combination with a digital storing oscilloscope. Triggering and delaying of both excimer lasers is controlled by a PC via an electronic pulse generator, which allows to set delay times in the range of nanoseconds up to several hundreds of microseconds. All samples investigated were fresh human cadaver aortic and femoral artery specimens ($\leq$48 h), which had been shock-frozen. The arterial segments showed different types of lipid rich and calcified plaques. The samples have been fixed and mounted horizontally in a cuvette with the fiber tip pointing perpendicular to the surface from the top. The output energy at the distal end of the fiber was set to 20 mJ, which corresponds to a fluence of 7.5 J/cm^2 at the tissue surface. The ablation has been performed keeping a distance of 500 - 800 μm between fiber and tissue. The dye laser beam is directed normal to the ablation

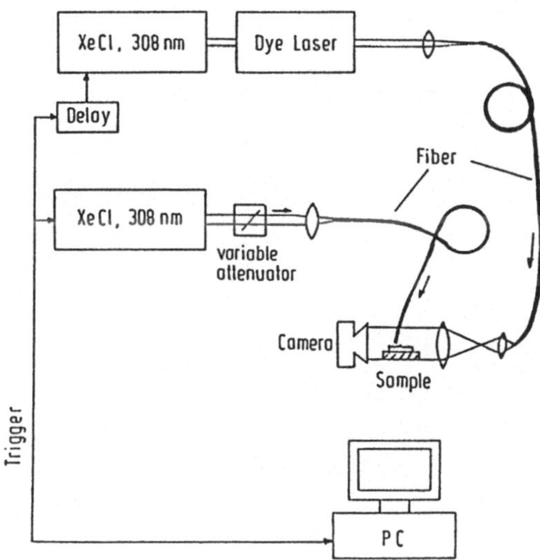

Figure 1: Experimental setup for ultrafast imaging of vascular tissue ablation by a XeCl excimer laser. The 308 nm pulses are transmitted by a fused silica fiber with a core diameter 600 μm. The probing pulses of the dye laser at a wavelength of $\lambda = 580$ nm are guided by a 200 μm fiber.

fiber onto the recording CCD camera, which is attached to a PC based image processing system. A magnification by a factor of 25 was used for the photographic setup. In this geometry the observed ablation plume and the fiber appear as a shadow on the photograph.

3 Results and discussion

Photographs have been taken where the samples are irradiated in fresh normal saline solution. At about one to two microseconds after the excimer laser pulse a kind of bubble starts developing from the tissue surface. Growing steadily, it has the shape of a bubble for about 100 μs to 150 μs, then it begins to collapse. Some photographs show particles emerging in front of the bubble, which are up to 200 μm in size. A simple model to describe the shape of the ablation plume or bubble is to handle it like a spherical segment. Tracing the contour on each photograph yields a graphic representation of its temporal development. An example is shown in Figure 2, there the ablated tissue was classified as calcified plaque. The dotted lines show the expansion of the bubble at delay times ranging from 1 μs to 30 μs. Therefrom the volume can be calculated by taking the height h and radius r and using the formula $V = \frac{\pi h}{6}(3r^2 + h^2)$. The model works sufficiently good as long as the shape of the plume is regular. The fact that the images only show a two-dimensional projection requires the assumption of rotation symmetry to calculate the volume of the bubble. Thus, a systematic error has to be taken into account, which is strongly dependent from the deviation from a sphere. In order to prevent such errors only photographs with regular shapes have been evaluated, presuming rotation symmetry. Calculated with this model the increasing volume of the ablation bubble versus time is

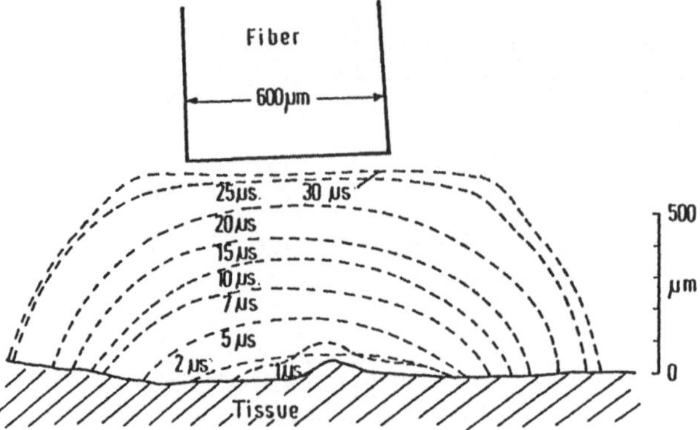

Figure 2: Temporal development of the ablation plume in the case of calcified plaque. The dotted lines show the expansion of the bubble at delay times ranging from 1 μs to 30 μs.

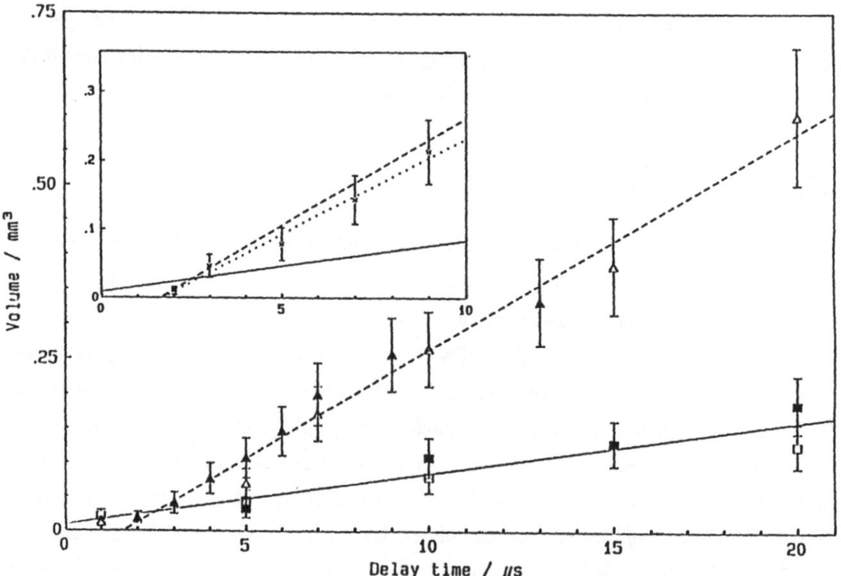

Figure 3: Increase of the bubble volume for the ablation of healthy tissue (□, ■) and calcified plaques (△, ▲); open or full symbols refer each to two experimental series. The straight-line fit yields good agreement in each set of evaluated volume data. The inset shows the calculated values for fatty plaque (•). The experimental results can be described by straight-line fits with different slopes. The error bars given are due to the reading errors.

given in Figure 3. The error bars given are due to the graphical analysis of the traced contours (Fig. 2) and represent exclusively the reading errors and do not include an estimation of the systematic error. The latter is neclected because only regular spherical shaped bubbles have been used for the evaluation. A linear regression with different slopes for each type of tissue results in a good fit of the calculated volume expansion in a time period of about 20 μs after the onset of ablation. It is conspicuous that the volume of the bubble increases much faster for calcified plaques than for healthy tissue. This fact indicates possibly a participation of the shock wave in the ablation process. Additionally a sample of tissue with fatty plaque has been probed. The model as described above can be applied only for the first 10 μs, then the shape of the bubble becomes very irregular. To disentangle the curves of the different samples these experimental values and the linear least-squares fit represented by the dotted line are displayed in the inset of Fig. 3. The straight- line fit reveals a quite similar slope compared to that of calcified plaque. Although the histological examination of this specimen did not show severe calcification, histologically non-detectable calcified tissue within the plaque may explain the similarity with heavily calcified tissue samples.

4 Outlook

Further work is in progress, there the relevant parameters for the ablation of artherosclerotic tissue such as the distance between fiber tip and tissue, fluence, pulsewidth, and wavelength of the employed ablation laser will be investigated systematically. Furthermore catheters instead of a bare fiber must be used for the ongoing investigations on tissue ablation.

References

[1] R.O. Esenaliev, A.A. Oraevsky, V.S. Letokhov: *IEEE Trans. on Biomedical Engineering*, vol. 36, pp.1188-1194, 1989

[2] J.A. Izatt, D. Albagli, I. Itzan, M. Feld: Proc. SPIE 1202, pp. 133-140, 1990

[3] R. Srinivasan, K.G. Casey, J.D. Haller: *IEEE J. Quantum Electron.*, vol. 26, 1990.

[4] M. Dressel, W. Neu, H. Gerhardt, "Fused silica fibers for transmitting high power excimer laser pulses", *Laser und Optoelektronik*, vol. 22, pp. 76-81 (in German)

Photofrin II-Aufnahme in normalen und arteriosklerotischen Gefäßsegmenten nach systemischer und lokaler Applikation

P. Gonschior[1], A. Erdemci[1], F. Gerheuser[1], J.P. Grass[1], G. Gonschior[2], M. Leunig[2], A.E. Goetz[2], Höfling B.[1]

[1] Med. Klinik I, Klinikum Großhadern, [2] Inst. f. Chir. Forschung, LMU-München, F.R.G.

Einleitung: Die Photodynamische Therapie (PDT) wird derzeit klinisch vor allem zur Tumortherapie eingesetzt (Feyh et al 1990). Das Wirkprinzip beruht auf der Aktivierung photosensibilisierender Substanzen wie z.B. Photofrin II durch Licht einer bestimmten Wellenlänge und der nachfolgenden Entwicklung lokal zytotoxischer Effekte.

Unter der Voraussetzung, daß die Proliferation **zellulärer** arteriosklerotischer Bestandteile wesentlich an der Entstehung von Restenosen beteiligt ist (Backa et al 1990, Dartsch et al 1990, Schinko et al 1990), könnte diese Therapieform in der Interventionellen Kardiologie zur Restenoseprophylaxe eingesetzt werden.

Für den therapeutischen Einsatz sollten folgende Voraussetzungen erfüllt sein :

1. Aufnahme und Speicherung photosensibilisierender Substanzen in humanen Gefäßen und Plaquegewebe.
2. Vorwiegende Aufnahme von Photofrin II im Bereich der Gefäßintima, als wesentlicher Ort der Entstehung arteriosklerotischer Läsionen.
3. Vorwiegende Aufnahme von Photofrin in arteriosklerotischem Gewebe im Vergleich zu umliegenden normalen oder eine erhöhte Sensibilität des arteriosklerotischen Materials auf die PDT.

In der folgenden Studie untersuchten wir daher, ob und wie stark die photosensibilisierende und fluoreszierende Substanz "Photofrin II" als Photosensibilisator in Plaquegewebe und normalen Gefäßen aufgenommen und gespeichert wird.

Methode: Da aus in-vitro Untersuchungen der eigenen Arbeitsgruppe (Leunig et al. 1991) bekannt ist, daß eine lineare Korrelation zwischen der zellulären Intensität der Fluoreszenz und dem Photofrin II-Gehalt besteht, wurde die Fluoreszenz als Maß für den Photofrin II-Gehalt quantifiziert. Die Fluoreszenz von Photofrin II wird durch die Bestrahlung der photosensibilisator-haltigen Gefäßsegmente mit Licht einer Wellenlänge von 400 nm angeregt und unter Verwendung einer digitalen Bildverarbeitungsanlage (IBAS Bildverarbeitungsanlage, Kontron GmbH, Eching bei München) und eines Photomakroskops dargestellt. Die Detektion der emittierten Fluoreszenz erfolgte oberhalb einer Wellenlänge von 600nm. Anschließend wurde die Bildinformation digital gespeichert, Hintergrund- und Autofluoreszenz subtrahiert und die Grauwerte quantifiziert.

I.In-vitro Untersuchungen: Es wurden 15 nicht arteriosklerotisch veränderte humane Gefäße und 70 arteriosklerotische Gefäßsegmente aus Primär- und Restenosen von peripheren und koronaren Gefäßen verwendet, die im Rahmen operativer und interventioneller Eingriffe gewonnen wurden. Dieses Gewebe wurde unter physiologischen Bedingungen (37°C, 5%Co_2) über einen Zeitraum von 15, 30,

60 Minuten und 24h mit Photofrin II (2,5 und 5ug/ml) inkubiert. Die Fluoreszenzintensitäten wurden mit Videofluoreszenzmikroskopie und digitaler Bildverarbeitung quantifiziert. Im Anschluß daran erfolgte die histologische Aufarbeitung.

2. Systemische Photofrin II-Applikation: 7 Hausschweinen wurde Photofrin II in einer Dosierung von 5mg Photofrin II/kg Körpergewicht injiziert. 28 Gefäßsegmente der Art. femoralis wurden 30, 60 und 240 Minuten nach Injektion entnommen, Kryostatschnitte angefertigt und die Photofrin II-induzierte Fluoreszenz durch digitale Videofluoreszenzmikroskopie analysiert.

3. Selektive HPD-Applikation: Mittels eines lokalen Applikationssystems wurden 12,5 mg Photofrin II in arteriellen Gefäßsegmenten (n=32) von Hausschweinen (n=8) appliziert und 5, 30 und 60 Minuten nach Photofrin II-Gabe die Fluoreszenz wie bei systemischer Applikation quantifiziert.

Die Nullhypothese wurde bei einer Irrtumswahrscheinlichkeit kleiner 1% verworfen, die entspechenden Ergebnisse wurden gekennzeichnet.

Ergebnisse:

I. In-vitro Untersuchungen

Bereits nach einer Stunde hatte die Fluoreszenzintensität in den arteriosklerotisch veränderten Gefäßen 80% des maximalen Fluoreszenzwertes erreicht; während in den normalen Gefäßen nur ein geringer Fluoreszenzanstieg erfolgte, war die Fluoreszenzzunahme in arteriosklerotischen Bereichen nach einer Stunde wesentlich höher. Für Plaques und arteriosklerotisch veränderte Gefäßwände konnten gegenüber unveränderten Gefäßbereichen im Mittel die vierfache Fluoreszenzintensität gemessen werden (Primärläsion/normales Gewebe 4:1, Restenose/normales Gewebe 5:1). Darüber hinaus zeigte Plaquematerial mit einem hohen Anteil an zellulären Strukturen im Vergleich zu Plaques mit überwiegend azellulärer Matrix eine wesentlich intensivere Aufnahme von HPD.

Tabelle 1: **II systemische Photofrin II - Applikation**

	Intima (%)	**Subintima** (%)	**Media** (%)	**Adventitia** (%)
Autofluoreszenz	4,66	2,00	1,73	2,66
30 min n. HPD - Appl.	23,70*	7,00*	3,33*	16,66*
60 min. n. HPD - Appl.	52,66*	24,84*	8,50*	26,13*
240 min.n. HPD - Appl.	73,33*	31,57*	23,88*	26,70*

jeweils n=7, *p<0,01 vs. Kontrolle, Werte in Relation zur Referenz(= 100%). In Tabelle 1 sind die Fluoreszenzintensitätswerte im Vergleich zu einer konstant fluoreszierenden Referenzprobe angegeben.

Schlußfolgerung:

Arteriosklerotisches Gewebe zeigt nach Inkubation mit Photofrin II eine stärkere Fluoreszenz als normales Gefäßgewebe. Dabei zeigt azelluläre "Matrix" eine geringere Fluoreszenzintensität als

Tabelle 2: **III selektive Photofrin II - Applikation**

	Intima (%)	**Subintima** (%)	**Media** (%)	**Adventitia** (%)
Autofluoreszenz	4,96	2,24	1,92	3,00
5 min. n. HPD - Appl.	77,16	37,84	24,27	19,54
30 min. n. HPD - Appl.	46,23	18,22	8,97	8,98
60 min. n. HPD - Appl.	39,09	15,74	9,54	13,14

jeweils n=8 *p<0,01 vs. Kontrolle, Werte in Relation zur Referenz(= 100%)

In Tabelle 2 sind die Fluoreszenzintensitätswerte nach selektiver Phötfrin II Applikation im Vergleich zu einer konstant fluoreszierenden Referenzprobe angegeben.

zellreiches Gewebe. Bereits nach einer Stunde wird ein nahezu maximaler Photofrin II-Gehalt erreicht. Bei systemischer Applikation liegt das Maximum der Photofrin II-Aufnahme im Bereich der Gefäßintima.

Die Untersuchungen mit dem selektiven Applikationssystem zeigen, daß Photofrin II lokal gegeben werden kann und die Photosensibilisatoraufnahme im Bereich der Gefäßintima fünf Minuten nach Applikation erhöht wird. Zytotoxische Effekte im Rahmen der photodynamischen Therapie können im Bereich der Intima erwartet werden, dies kann als günstige Vorraussetzung für einen möglichen klinischen Einsatz der PDT gewertet werden.

Literatur:

Backa D, Pölnitz AV, Nerlich A, Höfling B (1990) Histochemische und morphometrische Untersuchungen von Primär- und Restenosen aus koronaren und peripheren Arterien. Z Kardiol 79, Suppl 2: 15

Dartsch PC, Voisard R, Bauriedel G, Höfling B, Betz E (1990) Growth Characteristics and Cytoskeletal Organisation of Cultured smooth Muscle cells from Humand Primary Stenosing and Restenosing Lesions. Arteriosclerosis 10:62-75

Feyh J, Goetz A, Müller W, Königsberger R, Brendel W, Kastenbauer E (1990) Photodynamic therapy in head and neck surgery. J Photochem. Photobiol. 7, 353-358

Leunig et al. (1991) An in-vitro model to study photodynamic dose response relationship. Europ. Surg. Res. 23,Suppl.I

Schinko I, Welsch U, Bauriedel G, Höfling B (1990) Ultrastrukturelle und histochemische Befunde an Plaquematerial, das mit dem Simpson-Atherektomiekatheter extrahiert wurde. In: Assmann G, Betz E, Heinle H, Schulte H (Hrsg) Arteriosklerose. Neue Aspekte aus Zellbiologie und Molekulargenetik, Epidemiologie und Klinik. Vieweg Braunschweig, Wiesbaden S. 198 (1990)

HNO
ENT

Die Nd:YAG Lasertherapie in der Hals-Nasen-Ohren-Heilkunde

J.A. Werner, B.M. Lippert, G.S. Godbersen, H. Rudert
Univ.-HNO-Klinik
Arnold-Heller-Straße 14, D-2300 Kiel 1

Neben dem in der Hals-, Nasen-, Ohren-Heilkunde am häufigsten eingesetzten CO_2-Laser gewinnt vor allem der Nd:YAG-Laser bei der Behandlung bestimmter otorhinolaryngologischer Krankheitsbilder an Bedeutung. Zu erklären ist dieses damit, daß die gebündelte Nd:YAG-Laserstrahlung einerseits über flexible Lichtleiter in auch schwer zugängliche Regionen geleitet werden kann und andererseits anders als die direkt an der Gewebsoberfläche absorbierte CO_2-Laserstrahlung in tiefere Gewebsschichten vordringt (WERNER und RUDERT 1989), wo sie langfristige Umbauprozesse zu induzieren vermag.

Nach einer inzwischen vierjährigen Nd:YAG-Laser-Anwendung an der Kieler Univ.-HNO-Klinik haben sich vor allem die anschließend aufgeführten Krankheitsbilder als für diese Therapieform geeignet herausgestellt, sofern bestimmte, nachfolgend erläuterte Behandlungsrichtlinien befolgt werden.

Chronisch polypöse Rezidivsinusitis

Die chronisch polypöse Sinusitis sollte unserer Ansicht nach grundsätzlich primär konventionell-mirkrochirurgisch über den mittleren Nasengang behandelt werden (RUDERT 1988). Lehnt der Patient eine solche Therapie ab, bestehen Kontraindikationen oder handelt es sich um ein Rezidiv nach mehrfacher Voroperation, dann erwägen wir die Nd:YAG-Laser-geführte Polypenentfernung. Die Polypen werden hierbei in Oberflächenanästhesie ohne Kontakt mit ca. 20 Watt bis zu deren Schrumpfung bestrahlt. Diese relativ hohe Leistung ist wegen des nur geringen Absorptionsvermögens des polypösen Gewebes erforderlich. Nach ausreichender Verkleinerung des Polypen wird die Lichtleiterfaser in dessen Stiel vorgeschoben und das Laserlicht direkt appliziert. Auf diese Weise kann eine mit Polypen verlegte Operationshöhle weitestgehend schmerz- und blutungsfrei von Polypen befreit werden. Zur Vermeidung einer rarefizierenden Osteitis, und diese ist das hauptsächliche Risiko bei der Nd:YAG-Laser-geführten Polypenentfernung, darf der Knochen keineswegs intensiv mitbestrahlt wird. Im Zweifel sollten einige Restpolypen stehengelassen werden. Nicht nur aus diesem Grunde, sondern vor allem wegen des hohen Zeit- und Kostenaufwandes wird dieses Verfahren keine routinemäßige Anwendung finden.

Rezidivierende Epistaxis bei M. Osler

Die für den M. Osler typische rezidivierende Epistaxis kann mit dem Nd:YAG-Laser, sofern sie niedrig-dosiert erfolgt, zu befriedigenden Therapieergebnissen führen. Zumindest aber ebenso gut eignet sich für diese Anwendung das weniger tief ins Gewebe eindringende Argon-Laserlicht.

Das Behandlungsziel kann hierbei kaum die dauerhafte Heilung des veränderten Schleimhautareals sein, sondern vielmehr die mittelfristige Reduktion besonders frequenter Blutungsereignisse. Vor der Lasertherapie ist in den meisten Fällen eine intensive, oft mehrtägige Pflege der Nasenschleimhaut erforderlich, um diese von festhaftenden Blutkrusten zu befreien. Ist ein solcher Zustand erreicht, werden die teleangiektatischen Gefäßschlingen einzeln mit Leistungen um 5 Watt bis zu deren erkennbaren Verödung bestrahlt. Kommt es bei dem Laservorgang zu einer spontanen Blutung, so kann diese meistens durch eine perivaskuläre Laserlichtbestrahlung gestoppt werden.

Nasenmuschelhyperplasie

Vergrößerte untere Nasenmuscheln können mit dem Nd:YAG-Laser ausgezeichnet verkleinert werden, sofern sie vorwiegend auf eine verdickte Schleimhaut und nicht auf ein hypertrophes oder stark deviiertes Os turbinale zurückzuführen sind. Eine solche Konstellation macht eine submuköse Turbinektomie erforderlich.

Der Therapieeffekt nach Nd:YAG-Laserlichtbestrahlung beruht nicht auf einer simplen Schleimhautabtragung, wie sie mit dem CO_2-Laser erfolgt (SELKIN 1985), sondern auf einer besonders im Bereich des submukösen Venenplexus ablaufenden Vernarbung. Zur Induktion des beschriebenen Vernarbungsprozesses reicht eine niedrig-dosierte Nd:YAG-Laserlichtapplikation. Niedrigdosiert bedeutet in diesem Zusammenhang, daß nur bis zur Abblassung der Schleimhaut und keineswegs bis zu deren vollständigen Denaturierung oder gar Karbonisation bestrahlt wird. Durch ein solches Vorgehen kann die Bildung von Krusten und auch die Exsudation von Fibrin weitestgehend vermieden werden. Nicht zu vermeiden ist aber auch bei dieser Technik eine reaktive Anschwellung der Muschelschleimhaut über bis zu drei Wochen, die im ersten postoperativen Abschnitt immer eine passagere Zunahme der Nasenatmungsbehinderung nach sich zieht. Ein merklicher Therapieerfolg stellt sich nach etwa 4-6 Wochen ein. Abgeschlossen ist der Involutionsprozeß der Muschelschleimhaut oftmals erst nach mehreren Monaten.

Palliative Tumorverkleinerung

Die palliative Malignomverkleinerung durch den YAG-Laser hat ohne Zweifel ihre Berechtigung. Besonders bewährt hat sie sich bei austherapierten Nasenrachenmalignomen, da diese mit dem Nd:YAG-Laser-Lichtleiter besser erreicht werden können, als es mit dem CO_2-Laser gelingt. Zur ausreichenden Tumorvaporisation sind oftmals hohe Laserleistungen von bis zu 30 Watt notwendig. Nach erneutem Tumorwachstum kann der Eingriff wiederholt werden.

Blastomatöse Hämangiome

Diese zu 50 % im Kopf-Hals-Bereich lokalisierten Hämangiome bilden sich in ca. 85 % der Fälle innerhalb weniger Jahre spontan zurück. Aus diesem Grunde wurde bisher üblicherweise von einer Behandlung abgesehen wurde, es sei denn, die Hämangiome zeigen eine starke Wachstumstendenz oder weisen anatomisch ungünstige Lokalisationen auf (Staindl 1988). Diese abwartende Haltung erklärt sich vor allem aus den über viele Jahre wiederholt eingesetzten Behandlungsformen der oftmals radikalen Chirurgie und der Röntgenbestrahlung. Die Problematik einer solchen abwartenden Haltung liegt allerdings darin, daß es bislang keinen Parameter gibt, wonach die vollständige Spontaninvolution eines Hämangioms vorausgesagt werden kann, und selbst nach spontaner Rückbildung kann es mitunter zur ausgeprägten Vernarbung kommen. Ebenso können bei Hämangiomen jederzeit lokale Komplikationen auftreten und schließlich kann das "Leben mit einem Hämangiom" bei Kind und Eltern starke psychische Belastungen erzeugen.

Aus diesen Gründen halten wir die abwartende Behandlungsrichtlinie für nicht immer zeitgemäß, zumal mit dem Nd:YAG-Laser ein Gerät vorliegt, das, korrekt angewendet, eine schonende Hämangiomentfernung ermöglicht.

Das Licht des Nd:YAG-Lasers wird hierbei hochgradig vom Hämangiom absorbiert. Diese Absorption induziert intratumorale Umbauvorgänge, wodurch es letzlich zur Involution des laserlichtbestrahlten Gefäßgewebes kommt. Zur Gewährleistung einer ungestörten, möglichst narbenfreien Rückbildung des Hämangioms müssen Gewebsverbrennungen sorgfältig vermieden werden. Aus diesem Grunde führen wir die Nd:YAG-Laserlichtbestrahlung immer unter einer adjuvanten Gewebskühlung durch. Bei an der Haut lokalisierten Hämangiomen kühlen wir mit möglichst blasenfreien Eisstücken oder mit eiskalten konventionellen histologischen Glasobjektträgern. Befindet sich das Hämangiom hingegen in der Mundhöhle oder im Rachen, so kühlen wir das Gewebe vor und während des Laservorgangs mit eiskalter Ringer-Lösung. Dauer und Leistung der Nd:YAG-Laserbestrahlung orientieren sich an der Hämangiomreaktion auf das

Laserlicht. Wir bestrahlen bis zum Einsetzen einer Verkleinerung und nicht bis zur nur mit Verbrennungen erreichbaren vollständigen Einebnung des Gefäßtumors. Mit dieser Technik wird das Hämangiom initial verkleinert und durch die Induktion nachfolgender Umbauprozesse langfristig zumeist vollständig beseitigt.

Zusammenfassend halten wir somit eine frühzeitige, Nd:YAG-Laserlichtinduzierte Hämangiombehandlung für sinnvoll, zumal hiermit bei niedrigdosierter Anwendung Komplikationen, starke spätere Vernarbungen und erhebliche psychische Belastungen vermieden werden können.

LITERATUR:

Rudert, H. (1988): Mikroskop- und endoskopgestützte Chirurgie der entzündlichen Nasennebenhöhlenerkrankungen. Der Stellenwert der Infundibulotomie nach Messerklinger. HNO 36: 475-82

Selkin, S.G. (1985): Laser turbinectomy as an adjunct to rhinoseptoplasty. Arch. Otolaryngol. 111: 446-9

Staindl, O. (1988) Klinik und Therapie der Hämangiome. HNO 36: 259-66

Werner, J.A., Rudert, H. (1989): CO_2- und Nd:YAG-Laser - Beschreibung und Vergleich ihres Wirkungsgrades am biologischen Gewebe. Arch. Otorhinolaryngol. Suppl. II: 214-215

Ergebnisse der CO_2-Laser Chirurgie bei der Larynxpapillomatose

H. Höfler, M. Duman, K. Burian
II Univ. ENT-Klinic, Garnisonsgasse 13, A-1090 Wien

Die endoskopisch-chirurgische Behandlung der Larynxpapillomatose gilt als eine der anerkannten Indikationen für den mikroendolaryngealen Einsatz des CO2-Lasers. Die Kombination von Resektion und Vaporisation erlaubt sowohl die Freilegung und Modellierung der regulären Larynxstrukturen als auch die Gewinnung von Material für die histologische Untersuchung. Anhand der Krankheitsverläufe von 50 Patienten im Alter von 14 Monaten bis über 70 Jahren mit insgesamt rund 150 Lasereingriffen in der Zeit von 1978 bis 1990 werden die Ergebnisse hinsichtlich der Rezidivhäufigkeit sowie daraus resultierende Überlegungen zu einer möglichst optimalen Therapieplanung präsentiert.

Einsatz der photodynamischen Therapie mit Hämatoporphyrin-Derivat (HpD) im Hals-Nasen-Ohrenbereich

J.FEYH[1], A.GOETZ[2], R.KÖNIGSBERGER[1] UND E.KASTENBAUER[1]

[1] Klinik und Poliklinik für Hals-, Nasen-, Ohrenkranke, Klinikum Großhadern, Marchioninistraße 15, 8000 München 70.

[2] Institut für Chirurgische Forschung, Klinikum Großhadern, Marchioninistraße 15, 8000 München 70.

Die photodynamische Therapie (PDT) mit Hämatoporphyrin-Derivat gewinnt in den letzen Jahren zunehmend an Bedeutung bei der Behandlung endoskopisch angehbarer maligner Tumoren. Obwohl weltweit bereits mehr als 2000 Patienten mit dieser neuen Methode behandelt wurden und in vielen Fällen ein beeindruckendes klinisches Ergebnis vorliegt, konnte diese Therapieform bis heute nicht validiert werden, da bislang keine klinische Studie vorliegt, die es erlaubt Rückschlüsse auf die klinische Wertigkeit der Methode zu vollziehen. Es erscheint jedoch unabdingbar, insbesondere vor dem Hintergrund des noch ungeklärten Wirkmechanismus der photodynamischen Therapie für die Anwendung in der Klinik strenge Maßstäbe zur Indikationsstellung anzulegen. Deshalb ist es das Ziel dieser Arbeit, die PDT bei Frühmalignomen im Bereich der Hals-, Nasen-, Ohrenheilkunde einzuführen und langfristig im Rahmen einer klinischen Studie den Stellenwert der PDT zu prüfen. Wir berichten in dieser Arbeit über erste klinische Erfahrungen.

Methode:
An bislang 48 Patienten (n=77 Malignome) wurde die primäre PDT durchgeführt. Alle Tumoren befanden sich im Tumorstadium T_{is} - T_2, unterschieden sich jedoch in histologischem Typ und der Lokalisation wie folgt:

Gesicht:	Basaliom	60
	Plattenepithelkarzinom	3
	Carcinoma in situ	
Mundhöhle:	Plattenepithelkarzinom	2
	Leukoplakie	1
	Dysplasie	2
Oropharynx:	Plattenepithelkarzinom	2
	Carcinoma in situ	2
Larynx:	Plattenepithelkarzinom	3

* Mit Förderung des BMFT

Hämatoporphyrin-Derivat (Photosan, Fa.Seelab, Deutschland) wurde intravenös in einer Dosierung von 2mg/kg KG verabreicht. 48 Stunden nach der Injektion des Photosensitizers wurde die integrale PDT durchgeführt.
Die PDT erfolgte bei den Gesichtsmalignomen ohne Anaesthesie, bei den Wangenkarzinomen in Oberflächenanaesthesie (Gingicain, Fa.Hoechst, Deutschland) und bei den Oropharynx- und Larynxtumoren wegen eines ausgeprägten Würgereizes in Intubationsnarkose. Die Patienten wurden nach Injektion von HpD in abgedunkelten Einzelzimmern der Klinik untergebracht und waren angehalten, diese während ihres stationären Aufenthaltes nicht zu verlassen. Die Patienten verweilten 5 - 7 Tage nach Injektion von HpD in der Klinik, waren jedoch angewiesen noch drei Wochen das Sonnenlicht zu meiden. Zur integralen Bestrahlung von Tumor- und Normalgewebe wurde eine kleine optische Bank (Fa.Spindler und Hoyer, Deutschland) verwendet, in die eine 600 um Quarzglasfiber das Laserlicht (630 nm) eines Farbstofflasersystemes (Fa. Meditec, Deutschland) eingeleitet war. Der aus der Quarzfiber austretende Laserstrahl wurde in der optischen Bank durch eine Abbildungslinse auf das zu bestrahlende Gebiet entsprechend aufgeweitet und gewährleistete eine Flächenhomogenität von + 5% der Lichtleistung über das gesamte bestrahlte Areal. Die Lichtleistung bei der Therapie betrug 100 mW/cm^2 - 150 mW/cm^2. Die Gesamtlichtdosis betrug 100 J/cm^2.

Ergebnisse: Direkt nach der ca. 10-minütigen Laserlichtbestrahlung zeigte der Tumor (Abb.1) eine starke Extravasation und verfärbte sich livide, während im mitbestrahlten umliegenden Normalgewebe ein deutliches Erythem auftrat. Bereits drei Tage nach der PDT bildete sich bei Hautmalignomen eine schwarze Kruste selektiv im Bereich des Tumors. In den darauffolgenden 15 bis 24 Tagen stieß sich die Kruste von der Haut ab und der enstandene Hautdefekt im Bereich des Tumors epithelisierte (Abb.2) ohne eine Narbe zu hinterlassen.
Bei den Schleimhauttumoren zeigte sich ein ähnliches Reaktionsmuster. So kam es bereits einen Tag nach integraler Bestrahlung im Tumorbereich (Abb.3) zur Fibrinausschwitzung. Die Fibrinbeläge stießen sich auch hier innerhalb von 2 bis 3 Wochen ab und der verbliebene Defekt epithelisierte vollständig(Abb.4).
Alle Patienten wurden routinemäßig nachuntersucht und zwei Monate nach der PDT erstmals im ehemaligen Tumorareal kontrollbiopsiert. Bei 2 Patienten fand sich ein Rezidivtumor (Basaliom), bei 1 Patienten ein Residualtumor (Zungen-Ca).
Alle anderen Patienten sind über einen maximalen Nachbeobachtungszeitraum von 2 Jahren histologisch überprüft tumorfrei. Insgesamt ergibt sich daraus über diesen Nachbeobachtungszeitraum eine Heilungsrate von 95%.

Diskussion: Die photodynamische Therapie mit Hämatoporphyrin - Derivat zeigt bei Frühmalignomen im HNO - Bereich ein gutes Ansprechen der Tumoren auf diese Therapie unter funktioneller Schonung des tumorumliegenden Normalgewebes. Berichte anderer Autoren (KELLER ET AL, 1985, MCCAUGHAN, 1984) weisen darauf hin, daß es unter der PDT auch bei histologisch gleichen Tumoren häufig nur zu einer partiellen Tumorregression kommt. Weiterhin

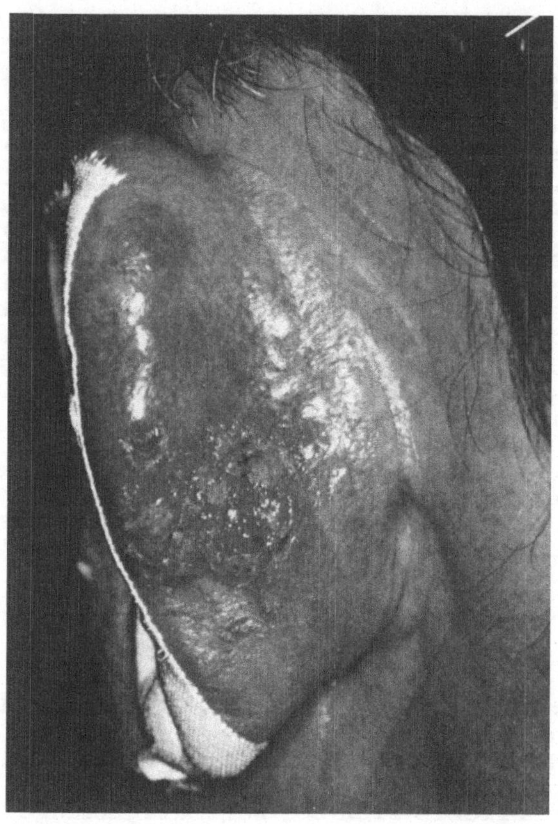

Abb.1: Exulzeriertes spinozelluläres Karzinom an der Rückseite der linken Ohrmuschel vor photodynamischer Therapie.

liegen Arbeiten vor, die die Anwendung der photodynamischen Therapie bei T_3 und T_4 Tumoren beschreiben und keine kurative Wirkung am behandelten Malignom ergaben(DOUGHERTY ET AL, 1979, GLUCKMAN, 1986). Da die Eindringtiefe des Laserlichtes bei 630 nm maximal 7mm (GROSSWEINER, 1986) beträgt erscheint eine PDT dieser Tumorstadien lediglich als palliative Maßnahme im Sinne einer Tumorverkleinerung sinnvoll, wenngleich für diesen Indikationsbereich ungleich weniger aufwendige Verfahren wie der Nd:Yag Laser oder der CO2 Laser zur Verfügung stehen, sowie mit diesen auch ein entsprechender Erfahrungsvorlauf gegeben ist (BAILIN ET AL, 1987). Weiterhin erscheint die häufig verwandte Lichtleistung und Gesamtlichtleistung einerseits zu niedrig, um einen kurativen Effekt am Tumor hervorzurufen (MCCAUGHAN, 1984), andererseits sind große Lichtleistungsschwankungen im verglichenen Patientengut einer einzelnen Studie zu verzeichnen (BALCHUM ET AL, 1984). Einen weiteren Faktor stellt die Homogenität des applizierten Laserlichtes dar, die einen entscheidenden Einfluß auf das Therapieergebnis hat.

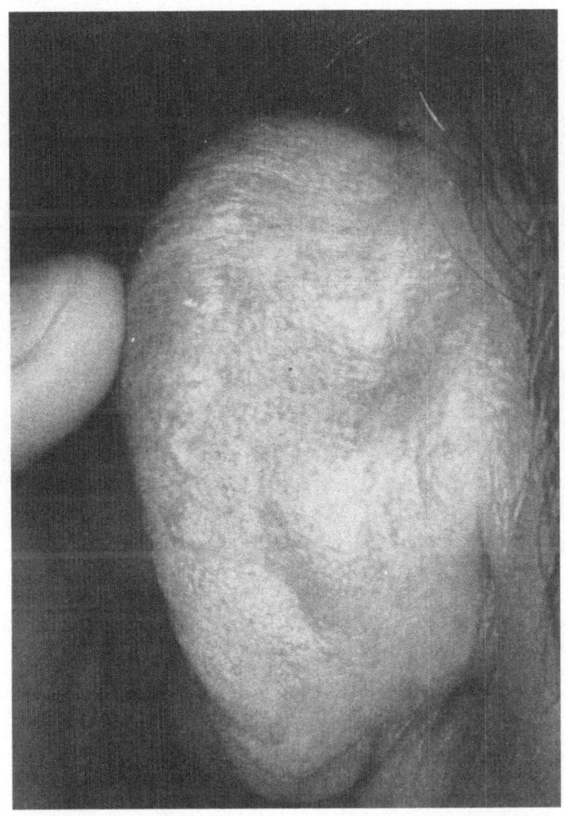

Abb2.: Lokalbefund 17 Tage nach photodynamischer Therapie. Trotz Vollremission ist es nicht zur Ausbildung eines bleibenden Hautdefektes gekommen.

Schlußfolgerung: Die photodynamische Therapie bei Frühmalignomen im HNO - Bereich zeigt gute kurative Ergebnisse unter Erhalt der Funktion der therapierten Organe, sowie ein der chirurgischen Intervention überlegenes plastisches Ergebnis. Es konnte gezeigt werden, daß bei 44 von 48 Patienten mit histologisch unterschiedlichen Tumoren eine primäre PDT ausreichend zum Erzielen einer Tumorvollremission war.
Für die weitere Validierung dieser neuen Therapieform bedarf es unbedingt standardisierter Behandlungsprotokolle und eine Einbindung des Patientengutes in eine prospektiv randomisierte Studie. In diesem Rahmen ist es nicht sinnvoll, in Anbetracht der geringen Eindringtiefe des Laserlichtes, Tumoren mit einer Tiefenausdehnung von mehr als 7 mm zu behandeln. Nur unter diesen Bedingungen erscheint es realistisch, daß die photodynamische Therapie mit Hämatoporphyrin - Derivat in der Zukunft einen festen Stellenwert in der klinischen Therapie bösartiger Erkrankungen zugewiesen bekommt.

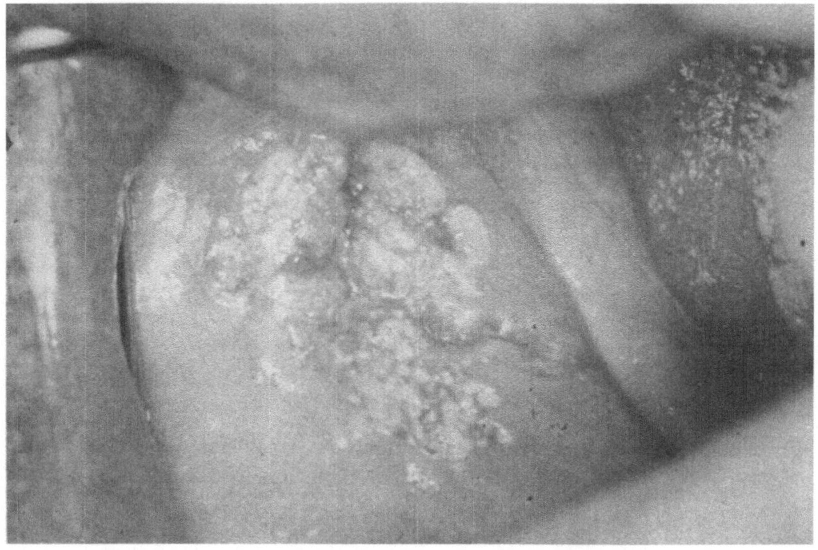

Abb.3: Oberflächlich wachsendes Plattenepithelkarzinom der linken Wangenschleimhaut vor photodynamischer Therapie.

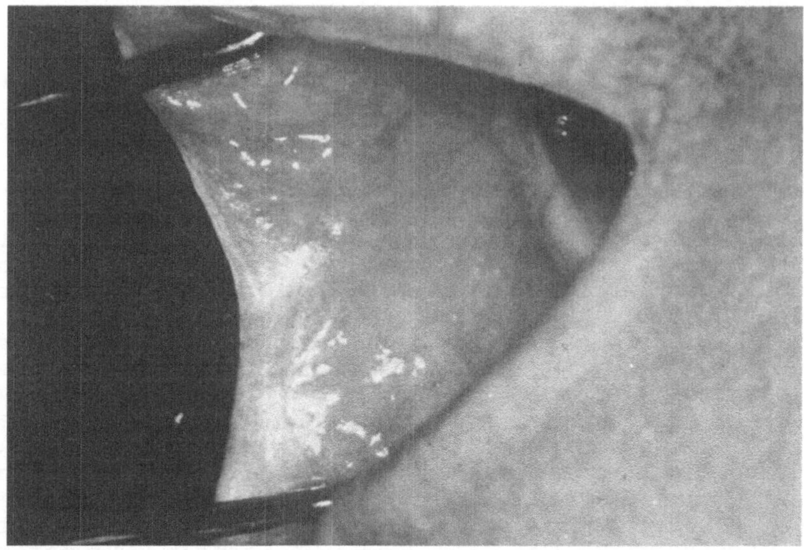

Abb4.: Lokalbefund der linken Wange vier Wochen nach photodynamischer Therapie. Die Wangenschleimhaut ist vollständig epithelisiert und reizlos.

Abtragung von Knorpel- und Knochengewebe mittels fasergeführtem Excimerlaserstrahl

W. NEU, M. DRESSEL
Laser-Laboratorium Göttingen e.V., Im Hassel 21, 3400 Göttingen

R. JAHN
Universitäts-Krankenhaus Hamburg-Eppendorf, Abteilung Unfallchirurgie (Direktor: Prof.Dr.K.H. Jungbluth), Martinistr. 52, D-2000 Hamburg 20

U. GRZESIK
Heraeus Quarzglas GmbH, Postfach 1554, D-6450 Hanau

1 Laseranwendung in der Unfallchirurgie

Die Anwendung des Lasers als Schneidinstrument in der Medizin beschränkt sich seit nunmehr fast drei Jahrzehnten ausschließlich auf Weichgewebe. Chirurgische Fachgebiete, wie z.B. die Unfallchirurgie, bei denen vorwiegend Trennverfahren (Sägen, Bohren, Meißeln) am biologischen Hartgewebe (Knorpel, Knochen) vorgenommen werden müssen, waren bislang von der Anwendung des Lasers ausgenommen. Das Schneiden von Hartgewebe erfordert hohe Applikationsenergien, die sich bei Anwendung herkömmlicher, meist kontinuierlicher Laser aus dem nahen und fernen infraroten Spektralbereich (Nd:YAG-, CO_2-Laser) bislang in heilungshemmende thermische Wirkungen umsetzten, gekennzeichnet durch breite Nekrose- und Karbonisationszonen insbesondere im Knochengewebe [1]. Die ersten Versuche, gepulste Laser aus dem UV-Bereich (Excimerlaser) einzusetzen zeigten zwar nur geringe thermische Nebenwirkungen, doch scheiterten sie vor allem an der geringen Transmissionsfähigkeit von Lichtleitfasern [2] und damit der geringen Abtragsraten.

Bei der Ablation von Gewebe mit kurzgepulsten Excimerlasern erfolgt die Materialabtragung nicht mehr ausschließlich durch photothermische Wirkung, sondern indem auch molekulare Bindungen aufgrund der hohen Photonenenergie des Lasers aufgebrochen werden. Die entstehenden gasförmigen Ablationsprodukte und Materialtrümmer werden dabei explosionsartig aus dem Bestrahlungsvolumen herausgeschleudert [3]. Bei diesem Abtragungsmechanismus treten nur sehr geringe thermische Nebenwirkungen auf, da die Laserwellenlänge stark absorbiert, damit verbunden nur eine geringe Eindringtiefe erreicht wird und zusätzlich die Bestrahlungsdauer aufgrund des kurzen Laserpulses im Vergleich zu thermischen Diffusionszeiten klein ist. Die anfänglich erreichten Abtragungsgeschwindigkeiten erwiesen sich für Operationszwecke als zu niedrig. Darüber hinaus ist ein Einsatz als unfallchirurgisches Instrument im Sinne einer minimal-invasiven Anwendung, insbesondere in bisher schwer zugänglichen oder komplikationsträchtigen Regionen, erst durch die Möglichkeit der Laserstrahlführung über optische Lichtleitfasern denkbar. Daher und aufgrund der für eine effiziente Ablation notwendigen starken Absorption der Laserstrahlung kann zur Zeit allein der XeCl-Excimerlaser mit der Wellenlänge $\lambda = 308$ nm eingesetzt werden. Durch die Verwendung von Taperfasern als flexible Lichtleiter konnten beachtliche Abtragraten und

Schneidgeschwindigkeiten erreicht werden [4]. Die grundsätzlichen Wechselwirkungenmechanismen bei der Ablation biologischen Hartgewebes, wie z.B. Knochen oder Knorpel, sind bisher jedoch nur wenig erforscht.

2 Material und Methode

Zur systematischen Bestimmung und Optimierung der Ablationsrate, d.h. der Operationsgeschwindigkeit, an Knochen- und Knorpelgewebe wurde der in Abbildung 1 gezeigte Versuchsaufbau verwendet. Wir setzten drei unterschiedliche XeCl-Excimerlasersysteme

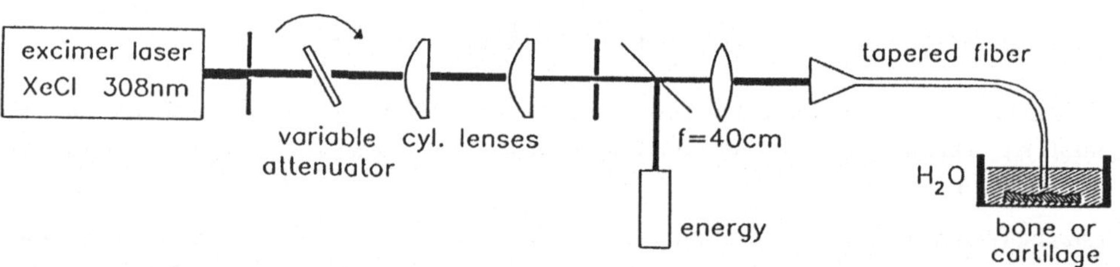

Abbildung 1: Versuchsaufbau zur Ablation biologischer Hartgewebe mit XeCl-Excimerlaserstrahlung (λ = 308 nm) geführt durch Taperfasern.

(λ = 308 nm) mit Pulsbreiten von 28 ns, 60 ns und 250-300 ns ein. Die Laserenergie wurde über Taperfasern übertragen, die eine unkritische Transmission sehr hoher Pulsenergien bis zu 250 mJ zulassen [2,4]. Die verwendeten Taperfasern hatten einen Kerndurchmesser von 200 μm, 400 μm, 600 μm und 1000 μm. Das konische Einkoppelteil der Taperfasern ist jeweils etwa im Verhältnis 1:10 aufgeweitet. Die Laserparameter variierten über folgende Bereiche: Energie am distalen Ende der Faser von 20 mJ - 70 mJ; Repetitionsrate 10 -100 Hz. Die Ablationen wurden als Schnitte und Bohrungen an Rippenknochen und Meniski frisch geschlachteter Rinder vorgenommen. In mehr als 400 Einzelapplikationen wurden dabei die Wechselwirkungen zwischen den verschiedenen Laserparametern und dem Gewebe untersucht.

3 Ergebnisse und Diskussion

Schon in den ersten Experimenten bestätigte sich die faserschützende Wirkung längerer Pulsbreiten, im Vergleich zur Standardpulsbreite von $\Delta\tau$ = 28 ns. Die Abhängigkeit der Oberflächenzerstörschwelle, die proportional zur Quadratwurzel der Laserpulsbreite steigt, erlaubt die Transmission höherer Energien bei längeren Pulsen bzw. eine Schonung der Faseraustrittsfläche bei konstanter Pulsenergie. Es zeigte sich, daß es bei der Standardpulsbreite von $\Delta\tau$ = 28 ns ab einer Ausgangsenergie von 40 mJ fast regelmäßig zur Zerstörung der Faserendflächen kommt.

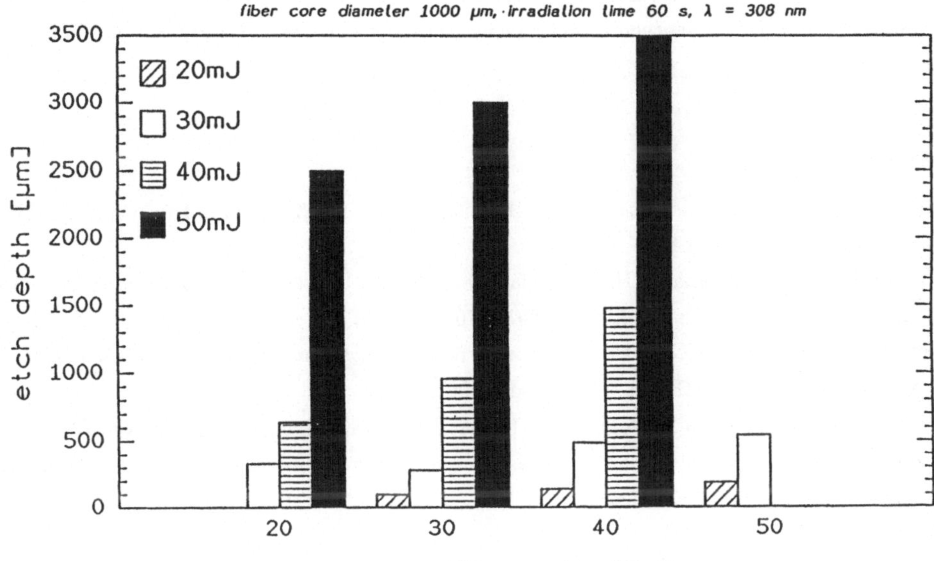

Abbildung 2: Bohrlochtiefen von Rinderknochen in Wasser bei einer Bestrahlungszeit von 60 s. XeCl-Excimerlaser $\lambda = 308$ nm, Pulsdauer $\Delta\tau = 60$ ns, Taperfaser mit Kerndurchmesser 1000 μm

Applikationen mit dem Langpulslaser ($\Delta\tau$ = 250-300 ns) sind auch noch bei Energien von bis zu 50 mJ ohne eine Zerstörung der Faserendfläche möglich. Interessante Ergebnisse brachte der XeCl-Excimerlaser mit einer Pulsbreite von $\Delta\tau = 60$ ns (s. Abbildung 2). Bis zu einer Repetitionsrate von 40 Hz waren die Bohrungen mitunter um das 3-4fache tiefer als bei Anwendung des Langpulslasers. Dies deutet darauf hin, daß der entscheidende Parameter der Ablation die Leistungsdichte, d.h. die Energie/Pulsdauer, ist. Bei einer weiteren Steigerung der Repetitionsrate auf 50 Hz und der Energie über 30 mJ wird die Faser derzeit noch zerstört.

Die gesetzten Bohrungen und Schnitte mit allen verwendeten Excimerlasersystemen sind insgesamt charakterisiert durch gleichmäßige, saubere Ränder und auch in der Tiefe zeigen sich keine Karbonisationen. Wir erreichen eine Ablationsrate von 3-5μm/Puls, entsprechend 0,08 mm/s Bohr- bzw. Schnittgeschwindigkeit im Knochengewebe. Diese Werte weisen auf die prinzipielle Möglichkeit einer "athermischen" Knochengewebsdurchtrennung hin. An den untersuchten Rindermeniski erzielten wir Schnitt- und Bohrgeschwindigkeiten von bis zu 6 mm/s.

4 Ausblick

Bemerkenswert ist, daß, obwohl im Rahmen dieser Versuche mit steigenden Transmissionsenergien gearbeitet wurde, der Sättigungsbereich der Ablationsrate für Knochen noch nicht erreicht worden ist. Aufbauend auf diesen Erfahrungen kann nach weiteren technischen Verbesserungen der Fasern und der Applikatoren damit gerechnet werden, daß die Ablationsraten auch für Knochen noch wesentliche Steigerungen erfahren und damit intraoperativ Abtragungen von Exostosen, dystopen Verknöcherungen oder die Ausräumung von osteitischen Knochenherden möglich werden. Osteotomien großer Röhrenknochen beim Erwachsenen sollten für diesen Laser nicht die Zielstellung sein.

Literatur:

1. Dinkelaker F: Die CO_2-Laser-Osteotomie Habilitationsschrift Chirurgische Klinik und Poliklinik der Freien Universität Berlin 1989

2. Dressel M, Neu W, Gerhardt H: Quarzglasfasern für die Übertragung von Excimerlaserpulsen hoher Leistung. Laser und Optoelektronik 22(5): 76-81 (1990)

3. Neu W, Nyga R, Tischler C, Haase KK, Karsch KR: Ultrafast imaging of vascular tissue ablation by a XeCl excimer laser. SPIE Vol. 1425: 37-44 (1991)

4. Jahn R, Dressel M, Fabian H, Gerhardt H, Kesper J, Klein KF, Langendorff HU, Neu W, Sowada U, Jungbluth KH: Excimerlaser und Taperfaser - ein effizientes Instrument für die Ablation von Knochen- und Knorpelgewebe. Laser in medicine and surgery 6(2): 77-80 (1990)

Wir danken den Firmen Lambda Physik, Göttingen und der Heraeus Quarzglas GmbH, Hanau für die freundliche Unterstützung dieser Versuche.

Photoablation von biologischem Hartgewebe durch Excimer-Laserstrahlung

R. Jahn, M. Dressel, W. Neu, U. Grzesik, J. Kesper, K. H. Jungbluth

Chirurgische Universitätsklinik, Abt. Unfall- und Wiederherstellungschirurgie (Direktor: Prof. Dr. K. H. Jungbluth) Martinistraße 52, D-2000 Hamburg 20

Zusammenfassung

Heilungshemmende thermische Gewebsschädigungen nach Laserschnitten am biologischen Hartgewebe lassen sich nach neueren Untersuchungen mittels eines "athermischen" Abtragprinzips (Photoablation) weitestgehend vermeiden.
In über 400 Einzeltestungen wurden mittels Kombination spezieller Excimerlaser mit Taperfasern die einzelnen Laserparameter (Pulsbreite, Applikationsenergie, Repetitionsrate, Energiedichte) hinsichtlich ihrer Wechselwirkung auf biologisches Hartgewebe untersucht und Bedingungen zur Optimierung der Ablationsraten herausgearbeitet.

Einleitung

Schneidversuche am biologischen Hartgewebe (Knochen) mit den herkömmlichen Lasern aus dem infraroten Spektralbereich (z. B. CO_2- Laser) scheiterten zumeist an der thermischen Schädigung des Gewebes. Es kam zu einer ausgedehnten Karbonisierung (1,2),die zu Heilungsverzögerungen führte (3, 4).

In den chirurgischen Fachgebieten, die, wie z. B. die Unfallchirurgie vorwiegend Trennverfahren (Sägen, Meißeln,Bohren) an Knorpel- und Knochengewebe durchführen, würde eine effiziente Lasertechnologie den Weg zur minimal- invasiven Chirurgie bedeuten. Ein großer Nachteil der gebräuchlichen mechanischen Instrumente liegt in der zusätzlichen Traumatisierung eines durch den Unfall bereits geschädigten Gewebes durch z. B. Erschütterungen (Bohren, Meißeln), ausgedehnte Operationszugänge (Einbringen des Instrumentariums), Mitverletzung umgebender Strukturen beim Operieren in Gelenkräumen und beim Abtragen von Verkalkungen in der Nähe von Gefäßen und Nerven.

Ziel der Entwicklung einer geeigneten Lasertechnologie ist dabei nicht in erster Linie die absolute Wettbewerbsfähigkeit eines Lasers in puncto Arbeitsgeschwindigkeit im Vergleich zu Skalpell oder Schere, sondern vielmehr die Verkleinerung der operativen Zugangswege und das atraumatische Operieren.

Mit der Entdeckung der Photoablation (5) wurde ein Abtragungsvorgang gefunden, der am Beispiel verschiedener industrieller Anwendungen (6,7) höchste Präzision aufweist. Mit einem kurzgepulsten Hochleistungslaser (Excimerlaser) können härteste Materialoberflächen (Glas, Keramik, Diamant) erschütterungsfrei und relativ athermisch abgetragen werden.

Medizinische Versuche, bei denen der Excimerlaser zum Schneiden von Knorpel (8) oder Knochen (3) eingesetzt wurde, waren zunächst wenig erfolgreich. Die Abtragrate war zu gering.
Da die Wechselwirkung zwischen Excimerlaserstrahlung und biologischem Hartgewebe noch nicht eingehend genug untersucht worden ist, zielten die vorliegenden Experimente darauf ab, die einzelnen Laserparameter zu variieren, um die Gewebsreaktionen zu beobachten.

Material und Methode

Drei Excimerlaser (XeCl) der Wellenlänge 308nm (Lambda Physik) mit unterschiedlicher Pulsbreite wurden eingesetzt:
EMG 1003i (Pulsbreite 28ns), LPX 605 iCC (Pulsdauer 60ns) und EMG 602 (Pulsdauer 250-300ns).

In Hinblick auf einen späteren klinischen Einsatz erfolgte die Strahlführung prinzipiell über flexible Taperfasern (Heraeus Quarzglas).

Als biologisches Material wurden Rippenknochen und Menisci von frisch geschlachteten Tieren (Schwein, Rind) verwendet.

Die Wechselwirkungen mit dem Gewebe wurden untersucht bei Variation der Applikationsenergie von 20mJ - 70mJ, einer Repetitionsrate von 10 - 100Hz und Energiedichten von 2,1J/cm^2 - 20J/cm^2 (Faserkerndurchmesser 0,4μm; 0,6μm, 1,0μm).

Die Gewebsproben lagen fest auf in einer mit Wasser gefüllten Experimentierschale, die auf einem optischen Tisch montiert war. Darüber war in einer Halterung die Faser arretiert. Mit Hilfe eines computergesteuerten Schrittmotors wurde während des Schneidens bei konstanter Geschwindigkeit (2mm/s) das Gefäß mit dem Präparat unter dem austretenden Laserstrahl hin- und hergeführt. Um eine mechanische Zerstörung der Faser dabei zu vermeiden, wurde ein Anfangsabstand von 0,5mm eingestellt. Nach jeweils 8 Querungen konnte das Faserende um jeweils 0,5mm abgesenkt werden.
Die Bohrungen erfolgten im Kontaktverfahren.

Ergebnisse

Knochenablation

Die Bedeutung der Pulsbreite erweist sich in den Bereichen niedriger Energiedichten als gering. Ab einer Energiedichte von 6J/cm2 steigt die Ablationsrate unter Verwendung des Langpulslasers (300ns) erheblich. Bei einer Pulsbreite von 28ns kommt es frühzeitig zur Zerstörung der Faserendfläche. Der Mittelpulslaser (60ns) weist im Vergleich zum Langpulslaser noch höhere Ablationsraten auf, allerdings werden Repetitionsraten nur bis 40Hz toleriert (Langpulslaser über 50Hz). Die erreichten Energiedichten liegen bei 20J/cm2 (Pulsbreite 300ns) und 15J/cm2 (Pulsbreite 60ns).
Die erreichte Geschwindigkeit bei Knochenbohrungen beträgt 0,08mm/s, entsprechend einer Ablationsrate von > 2μm/Puls. Karbonisierungen wurden unter dieser Parameterauswahl nicht

gesehen. Die Kanten von Bohrungen und Schnitten waren glatt und gratlos.

Ablation von Meniskusgewebe

Es zeigt sich auch hier eine deutliche Überlegenheit von größeren Pulsbreiten. Die Faserendfläche bleibt länger erhalten. Die Ablationsraten am Meniskusgewebe sind deutlich höher als am Knochen. Es wurde eine Bohrgeschwindigkeit von 2 mm (maximal 6mm) erreicht. Schnitte über eine Fläche von 4mm x 13mm erfolgten in 111s. Es wurden keine Gewebeschrumpfung und auch keine Karbonisierung beobachtet. Die Schnittflächen zeigten ein etwas aufgelockertes Gewebe.

Diskussion

Durch Verlängerung der Haltbarkeitsdauer der Faserendflächen stellt sich eine deutliche Überlegenheit größerer Pulsbreiten gegenüber dem Standardpuls von 28ns ein.

Die Lochtiefen nehmen mit steigender Repetitionsrate und Erhöhung der Applikationsenergie (gemessen bis 70mJ 50Hz) zu.

Der Vergleich zwischen Langpulslaser und Mittelpulslaser zeigt, daß beide einen guten Faserschutz gewähren, die Ablationsrate beim kürzeren Puls (60ns) jedoch höher ist.

Repetitionsraten über 50Hz führen bei diesem Laser durch die mechanischen Rückwirkungen während der Ablation derzeit noch zur Zerstörung der Faser.

Mit den in dieser Studie angewendeten Laserparametern wurde in keinem der Experimente der Sättigungsbereich der Ablation erreicht. Die Begrenzung erfolgte stets durch die Zerstörschwelle der Faser.

Daraus ist zu schlußfolgern, daß nach einigen technischen Verbesserungen mit einer weiteren Zunahme der Ablationsrate zu rechnen ist und sich auch die Schnittgeschwindigkeiten für Knochengewebe noch verbessern lassen.

Literatur

1. Mockwitz J, Franetzki M, Prestele K,
Schnittversuche mit dem CO_2-Laser an Arterien und Knochen
Electromedica 4:120-123 (1975)

2. Horch H H,
Laser- Osteotomie und Anwendungsmöglichkeiten des Lasers in der oralen Weichteilchirurgie
Habilitationsschriften der Zahn- Mund- und Kieferheilkunde Quintessenz- Verlags GmbH Berlin 1983

3. Grothues - Spork M,
Vergleich der Knochenheilung nach Sägeosteotomie, CO_2- Laserosteotomie und Excimer-Laserosteotomie am Röhrenknochen des Kaninchens
Inauguraldissertation Freie Universität Berlin 1990

4. Dinkelaker F,
Die CO_2- Laser- Osteotomie
Habilitationsschrift aus der Chirurgischen Klinik und Poliklinik der Freien Universität Berlin, Abteilung für Unfall- und Wiederherstellungschirurgie Berlin 1989

5. Srinivasan R,
Ablation of polymers and biological tissue by ultraviolet lasers
Science 234:559-565 (1986)

6. Excimerlaser für die Materialbearbeitung- Verfahren und Resultate
Industrial Report Lambda Physik Nr.2 1988

7. Glass marking
Highlights Lambda Physik Firmenpublikation Nr. 10 1986

8. Hohlbach G, Müller K O, Schramm U, Baretton G,
Experimentelle Ergebnisse der Knorpelabrasio mit einem Excimerlaser. Histologische und elektronenmikroskopische Untersuchungen.
Z. Orthop. 127:216-221 (1989)

Ophthalmologie
Ophthalmology

Zur kinetischen Stereoskopie des Sehnervenkopfes mit dem Scanning-Laser-Ophthalmoskop

M. Mertz, N. Schulte-Kellinghaus

Augenklinik rechts der Isar der Technischen Universität München und Augenklinik der Medizinischen Hochschule Hannover

Zusammenfassung

Mit Hilfe eines konfokalen Scanning-Laser-Ophthalmoskops, das um seine Hochachse gedreht wird, läßt sich die Papille des Sehnerven am lebenden Auge mit einem sukzessiv-stereoskopischen Fernsehverfahren darstellen, das auf dem Pulfrich-Effekt beruht. Damit ist es möglich, den für die Augenheilkunde so wichtigen dreidimensionalen Befund der individuellen Sehnervenmorphologie ortsunabhängig zu erheben, d.h. z. B. auch ferndiagnostisch über weite Strecken mit Hilfe einer Medkom-Übertragung sichtbar zu machen. Dies kann für die Verlaufskontrolle wichtiger ophthalmo-neurologischer Erkrankungen (Glaukom, Zentralvenenthrombose, Hirntumoren, Diabetes, Eklampsie) von unmittelbarer klinischer Bedeutung werden.

Einleitung

Die Morphologie des intraokularen Abschnittes des Sehnerven, des sogenannten "Sehnervenkopfes" oder der "Papille" ist bei vielen Erkrankungen von außerordentlicher Relevanz. Hier verlassen sämtliche Nervenfasern der Netzhaut das Augeninnere in Richtung Gehirn, begleitet von den hier konfluierenden Netzhautvenen und im Gegenstrom zu den Netzhautarterien, die hier das Auge betreten. Der Sehnervenkopf des Menschen hat eine für das Individuum unverwechselbare individuelle morphologische Konfiguration. Besondere Bedeutung kommt der dreidimensionalen Gestalt zu, insbesondere wenn sich der Sehnerv infolge eines Oedems mehr oder weniger weit in das Augeninnere vorwölbt ("Papillenoedem"), oder wenn er aufgrund von Substanzverlust des Nerven- und/oder Stützgewebes konkav ausgehölt erscheint ("Exkavation").

Eine oedematöse Aufquellung findet man z. B. bei der sogenannten Stauungspapille (als Hinweis auf eine intrakranielle Drucksteigerung durch Blutungen oder Tumore) des weiteren bei Hypertonie und Eklampsie, Sehnervenentzündung, relativem Verschluß der Zentralvene (sog. "Zentralvenenthrombose") und bei Drusen im Papillengewebe. Ausprägung und Verlauf sind für den behandelnden Augenarzt, Neurologen, Internisten oder Gynäkologen von großer Bedeutung.

Die Exkavation kann physiologisch und damit ohne Krankheitswert sein, aber auch das Ergebnis sehr ernster, das Sehvermögen bedrohender Erkrankungen, insbesondere der Glaukomkrankheiten, aber auch der Opticusatrophie verschiedenster Ursache (u. a. bei Multipler Sklerose). Bei der gefürchteten glaukomatösen Atrophie des Sehnervenkopfes geht der Untergang von Sehnervenfasern den ersten sinnesphysiologisch erhebbaren Ausfällen im Gesichtsfeld zeitlich voraus und ist insofern für die Frühdiagnose äußerst bedeutsam (10).

Bisherige Methoden der Erhebung, Dokumentation und Übermittlung von pathologischen Befunden am Sehnervenkopf

Die in-vivo-Beobachtung der Papille ist erst seit Einführung des Augenspiegels durch Helmholtz möglich (4). Rüte hat bereits kurz darauf eine Quantifizierung der Morphologie versucht (13). Stereoaufnahmen wurden sukzessiv von Wessely und Allen (19,1) und simultan mit Hilfe strahlenteilender Funduskameras, z. B. der Firma Topcon ermöglicht (6). Eine wesentlich verbesserte Darstellung gelang aufgrund der im Prinzip schon von Ridley 1948 vorgeschlagenen Anwendung des Fernseh-Flying-Spot-Mikroskopes als Funduskamera (11,12), effektiv realisierbar erst nach der Einführung der Laser in die Ophthalmoskopie (5,18). Hier an diesem Ort haben wir bei der vorletzten Tagung über unsere ersten Anwendungen dieses neuen Verfahrens mit dem Laser-Scanning-Ophthalmoskop berichtet (7). Bereits damals konnten wir mit einem kurzen Videofilm auf die Vorteile einer Schwenkung des Scanning-Laser-Ophthalmoskops um seine Hochachse während der Untersuchung hinweisen.

Fernseh-Sukzessiv-Stereoskopie

Über die optischen Phänomene bei der Nutzung des sogenannten Pulfrich-Effekts im kommerziellen Fernsehen haben vor den Münchener Augenärzten im Januar dieses Jahres Toppel und Hochstädter berichtet (17). Hierbei lag das Augenmerk außer auf dem Hinweis auf die zugrunde liegenden physiologischen Phänomene besonders auf der Perzeption durch den Fernsehzuschauer und die von diesem als Patient möglicherweise geäußerten Fragen. Der folgende Beitrag beschäftigt sich dagegen mit der Nutzung dieses Phänomens für die Augenuntersuchung selbst und für die Dokumentation und Weitergabe des zu erhebenden Befundes.

Material und Methodik

Bei 3 geeigneten Personen (einer gesunden Versuchsperson, einer Person mit typischer, aber einfacher glaukomatöser Sehnervenatrophie und einem Patienten mit Kombination von Glaukom und hoher Myopie) wurden mit Hilfe des Scanning-Laser-Ophthalmoskops der Firma Rodenstock Videoaufzeichnungen hergestellt. Lichtquelle: Helium-Neon-Laser, Lamda = 633 nm; Videosystem Sony Umatic lowband. Während der Aufnahme wurde nach einer kurzen Zeitspanne in Frontalprojektion das Scanning-Laser-Ophthalmoskop um seine Hochachse gedreht und dabei die Schärfenebene und die Zentrierung auf den Sehnervenkopf beibehalten. Die Papille wurde somit aus verschiedenen Winkeln durch horizontale Schaukelbewegungen aufgezeichnet. Schon die normale Betrachtung bei zeitgleicher Wiedergabe auf dem Monitor bewirkt, daß durch parallaktische Verschiebungen ein mehr oder weniger deutlicher Tiefeneindruck entsteht, insbesondere bei tiefer Exkavation.

Ausnutzung des Pulfrich-Effekts

Setzt man nun eine kommerziell erhältliche sogenannte Stereobrille auf, wodurch das Bild in einem Auge durch Lichtabschwächung benachteiligt wird, so hängt dessen Perzeption gegenüber dem un- oder wenig gedämpften Bild des anderen Auges zeitlich hinterher (Verlangsamung der Bildübertragung und Perzeption bei Abdunkelung, Pulfrich-Effekt (2). Die von den beiden Augen des Betrachtenden dem Gehirn gelieferten Seheindrücke haben somit einen zeitlichen Unterschied, welcher zurückprojiziert in den dynamischen Vorgang eines ablaufenden Films bewirkt, daß einander sukzessiv folgende Einzelbilder mit konstanter Zeitdifferenz als simultan zu beobachtende, parallaktisch verschobene Bilder erscheinen. Damit ist die Grundbedingung für das Stereosehen, die simultane Betrachtung eines Gegenstandes unter unterschiedlichen Winkeln (Querdisperation) gegeben.

Diskussion

Die Beurteilung der Sehnervenpapille spielt wegen ihrer großen klinischen Bedeutung sowohl in der Diagnostik wie auch in der Lehre eine große Rolle. Sie ist in der letzteren ebenso schwer zu vermitteln, wie die zu erhebenden Befunde einem ärztlichen Kollegen quantifizierend oder auch nur anschaulich mitgeteilt werden können. Die unmittelbare Beobachtung durch mehrere Untersucher gleichzeitig ist auf optischen Wege versucht worden, wegen der mechanischen Begrenzung und der zugleich das Auge des Patienten sehr belastenden, dafür erforderlichen hohen Beleuchtungsstärke praktisch nicht anwendbar (vgl 14). Die Simultan- oder Sukzessiv-Stereophotographie stellt wegen des Umweges über das zeitaufwendige photographische Verfahren eine ebenfalls mit Nachteilen behaftete, allerdings sehr exakte Methode dar. Die unmittelbare Darstellung mit Hilfe eines Fernsehophthalmoskops (3,9,15) löst dieses Problem eleganter, aber unter Verlust der Stereoskopie.

Wir haben als ersten Schritt zu einer stereoskopischen Darstellung aufeinanderfolgende Einzelbilder des Scanning-Laser-Ophthalmoskops farblich kodiert und damit nach dem Rot/grün-Anaglyphenverfahren ein stereoskopisches Bild erzeugen können. Dieses kann mit Hilfe der Fernseh-Glasfaserübertragungstechnik im Vorläufer-Breitbandnetz der Bundespost (Projekt Medkom) auch über weite Strecken verlustfrei übertragen werden (8). Der Aufwand ist jedoch erheblich. Durch Übernahme der im Unterhaltungsfernsehen wiederentdeckten Nutzung des Pulfrich-Effekts ist

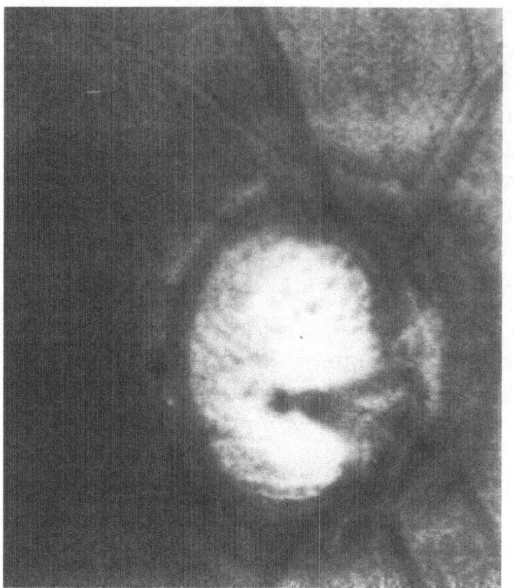

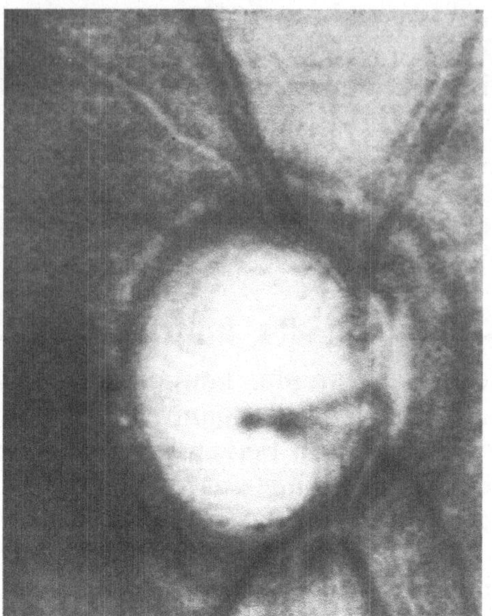

Abb. 1 a) und b):
Sukzessive Video-Einzelbilder einer tief exkavierten Glaukompapille. Die nacheinander aufgenommenen Bilder erreichen bei Abspielen des Videobandes in Normalgeschwindigkeit und Betrachtung mit einer Pulfrich-Brille das Sehzentrum simultan und bewirken dort den Stereoeffekt.

das Problem auf einfachere (und preiswerte) Weise zu lösen. Hiermit wird der untersuchende Ophthalmologe in die Lage versetzt, den von ihm beobachteten Befund unmittelbar und ohne Zeitverlust ("on line") dem interessierten Kollegen seines eigenen oder eines anderen Fachgebietes zu demonstrieren und somit ein Fernkonsil durchzuführen, das für den Patienten möglicherweise in Bezug auf die Erhaltung seines Sehvermögens entscheidend oder für ihn sogar von vitaler Bedeutung sein kann.

Literatur

1) *Allen L:* Ocular fundus photography. Suggestions for achieving consistently good pic tures and instructions for stereoscopic photography. Amej Ophthal 57 (1964) 13 u. 539
2) *Davson H:* The Pulfrich Phenomenon. In: The Physiology of the Eye. Edingburgh and London: Churchill Livingstone 1972, pp 470-471
3) *Gnad HD:* Zur Darstellung der Fluoreszenzangiographie der menschlichen Netzhaut auf dem Fernsehschirm. Graefes Arch Ophthal 182 (1971) 170-174
4) *Helmholtz H v:* Beschreibung eines Augenspiegels zur Untersuchung der Netzhaut im lebenden Auge. Berlin 1851 (Nach Engelking: Dok. zur Erf. des Augenspiegels durch H.v. Helmholtz, München 1950), Zit. aus Velhagen K (Hrsp): Der Augenarzt, Bd 1, Leipzig: VEB Thieme 1969, S 604

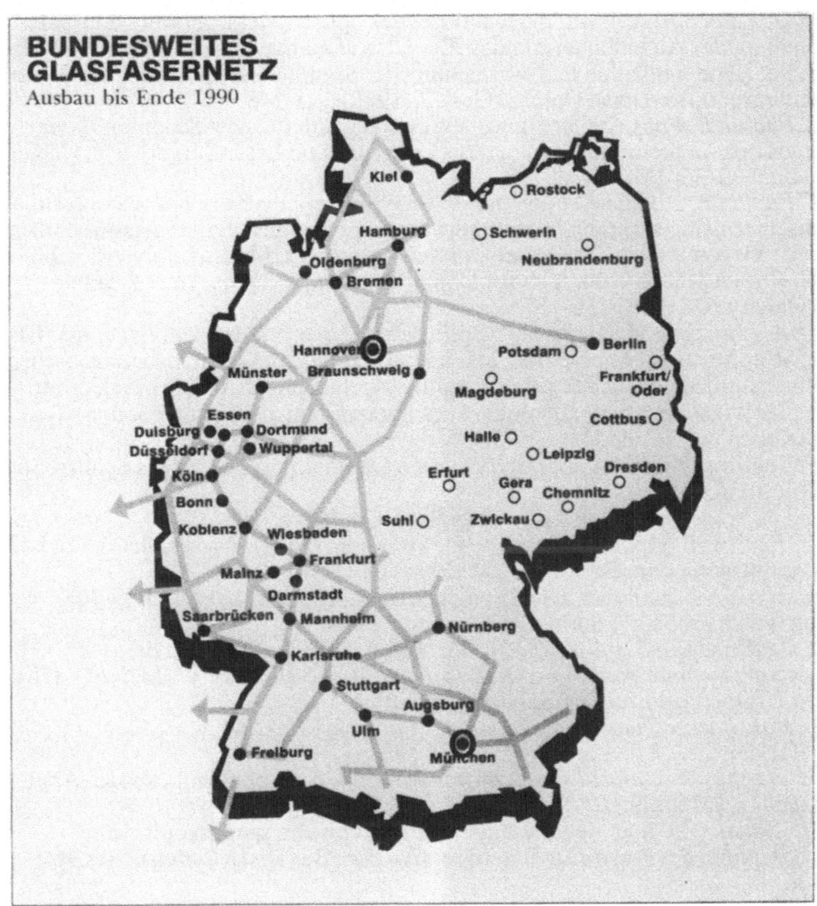

Abb. 2:
Medkomprojekt, nutzbares Vorläuferbreitbandnetz, Stand Ende 1990. Durch Kreise hervorgehoben die Verbindung zwischen den beiden Augenkliniken in Hannover (Augenabteilung Städtisches Krankenhaus Hannover-Nordstadt, Prof. Dr. K. Hoffmann, und Augenklinik der Medizinischen Hochschule Hannover, Prof. Dr. H. Mayer) einerseits und der Augenklinik rechts der Isar der Technischen Universität München (Prof. Dr. M. Mertz) andererseits.

5) *Klingbeil U, Rau H, Bille J*: Ein hochauflösendes optisch-elektronisches Verfahren zur Darstellung des Augenhintergrundes. Ber Dtsch Ophthal Ges 77 (1980) 337-339

6) *Mertz M*: Spezielle Indikation und Anwendung der Simultan-Stereophotographie am Augenhintergrund.Ber Dtsch Ophthal Ges 77 (1980) 341-343

7) *Mertz M, Fabian E, Foos C*: Our clinical experience with the new Scanning Laser Ophthalmolsope - a preliminary report. 7th Congr Int Soc Laser Surgery and Medicine, Munich, June 22-26, 1987

8) *Mertz M, Fabian E, Schulte-Kellinghaus N*: Real time ophthalmoscopie examinations at a far distance using scanning laser ophthalmoscopy and fast digital glass fiber data transfer. 1st Int Symp Scanning Laser Ophthalmoloscopy, Munich, July 7-8, 1989

9) *Potts AM, Brown MC:* A color television ophthalmoscope. Trans Amer Acad Ophthal Otolary 62 (1958) 136-137

10) *Quigley HA, Addicks EM, Green WR*: Optic nerve damage in human glaucoma. III. Quantitative correlation of nerve fiber loss and visual field defect in glaucoma, ischemic neuropathy, papilledema, and toxic neuropathy. Archs ophthal 100 (1982)135-146

11) *Ridley H:* Television in Ophthalmology. 16th Intern Ophthal Congr (London) Trans Ophthal (København) 2 (1951) 1397-1404

12) *Ridley H*: The Improved Flying Spot Electronic Ophthalmoscope. Trans ophthal Soc . UK 79 (1960) 585-589

13) *Ruete Th*: Der Augenspiegel und das Optometer. Göttingen: 1852

14) *Sautter H, Rassow B*: Ophthalmoskopie. In: Straub W (Hrsg): Die ophthalmologischen Untersuchungsmethoden, Bd I, Stuttgart: Enke 1970, S. 290

15) *Schermerhorn Th*: A stationary television ophthalmoscope. Abb. in: Dallow R L: Television Ophthalmology. Springfield: Thomas 1970

16) *Telekom, Deutsche Bundespost*: MEDKOM. Ein Anwendungsprojekt der medizinischen Kommunikation im Glasfasernetz. Ricke H, Petry W, Meier G. (Hrsg.), Druckschrift, Oberpostdirektion Hannover 1990)

17) *Toppel L, Hohenacker ThM*: Anwendung des Pulfrich-Effektes heute.Münchn Ophthal Ges 26.01.1991

18) *Webb RH, Hughes W, Delori FC* : Confocal scanning laser ophthalmoscope. Appl Opt 26 (1987) 1492-1499

19) *Wessely K, Zabel:* Mit einer neuen Kamera aufgenommene stereoskopische Farbphotographien des Auges für Unterrichtszwecke. Ber Dtsch Ophthal Ges 46 (1927) 426

Corneal Shaping mit dem ArF-Excimer-Laser

J. Fiedler, E. Schröder
AESCULAP-MEDITEC GMBH
Am Ruhstein 7, 8501 Heroldsberg

Es soll i. f. eine Übersicht gegeben werden über die Hornhautbehandlung mit dem ArF-Excimer-Laser. Es werden die Wirkungsprinzipien, Effekte und Anwendungsmöglichkeiten aufgezeigt.

Der verwendete Laser hat eine Wellenlänge von 193 nm und eine maximale Ausgangsleistung von 70 mJ. Die Wirkung von Laserstrahlung dieser kurzen Wellenlänge, d. h. hohen Photonenergie beruht auf einem Effekt aus der Photochemie.[1] Das einzelne Lichtquant in einem solchen Strahlenbündel hat eine Energie, die höher ist als die Bindungsenergien von organischen Molekülen. Folglich werden diese Verbindungen aufgebrochen. Die Molekülreste sind meist gasförmig. Treffen nun sehr viele Lichtquanten in sehr kurzer Zeit auf eine bestimmte Fläche, so kann sich ein hoher Gasdruck der Molekülreste aufbauen. Diese entweichen dann mit hoher Geschwindigkeit. Die zugehörige Energiedichte bezeichnet man als Ablationsschwelle (für Hornhautgewebe ca. 120 mJ/cm^2). Wichtig dabei ist, daß die verwendete Strahlung eine sehr geringe Eindringtiefe in das Gewebe hat, so daß Wärmeentwicklung praktisch ausgeschlossen ist. Das ablatierte Material erzeugt auf der Hornhaut einen Rückstoß, was bei bestimmten Behandlungsformen von Nutzen sein kann. Die Anwendungsmöglichkeiten der oben genannten Effekte in der Medizin sind zum einen das "Klopfen" auf Gewebe bei bestimmten Hornhauterkrankungen [1] sowie das Abtragen von Gewebe entweder in Form von Schnitten (z. B. bei Hornhauttransplantationen) oder flächig (z. B. beim Corneal Shaping).

Für verschiedene Formen der Behandlung mit dem Excimer-Laser werden verschiedene Strahlbilder benötigt. In unserem Fall sind es einmal ein Fleck von 2 x 2 mm und ein Balken von 7 x 1 mm. Die Strahlbilder werden erzeugt durch motorisch wechselbare Zylinderspiegel und eine motorisch verfahrbare Linse. Zusätzlich besteht die Möglichkeit die Strahlbilder mit Hilfe eines Bildrotators zu drehen. Der an der Laseraustrittsöffnung befindliche Umlenkspiegel kann außerdem durch Scanner bewegt werden, so daß eine flächige Abtragung möglich wird, wobei die Schußfrequenz sehr viel höher als die Scanfrequenz liegt.

Eine Anwendung der Schnitte ist z. B. die Hornhauttransplantation nach Hornhauttrübungen [2] [3]. Dabei wird an einem Spenderauge ein kreis- oder ellipsenförmiger

Schnitt durchgeführt. Dazu wird auf das Auge eine Scheibenmaske gelegt und mit dem Laser an der Scheibenkante entlanggeschnitten bis zur Perforation der Hornhaut. Anschließend wird das Hornhautscheibchen entnommen und dem Empfängerauge eingesetzt, welches zuvor genauso behandelt wurde, nur mit dem Unterschied, daß eine ringförmige Maske benutzt und an deren Innenkante entlanggeschnitten wurde, so daß jetzt Spenderscheibchen und Empfängerauge "auf Stoß" vernäht werden können. Solch glatte Schnitte sind mit dem Messer nicht möglich.

Eine andere Anwendung der Schnitte ist die Korrektur von Fehlsichtigkeiten. Die Schnittechnik an sich existiert schon länger, wurde jedoch anfänglich ausschließlich mit dem Diamantmesser durchgeführt. [(4)]

Benützt wird zur Korrektur die Spannung der Hornhaut, letztere flacht sich nach entsprechenden Inzisionen geeignet ab, so daß Korrekturen von Kurz- und Stabsichtigkeit möglich sind. Der Excimerlaser eröffnet hierbei die Möglichkeit des berührungslosen Schneidens.

Beim vorliegenden System wird auf dem Auge eine Maske fixiert, die schlitzförmige Ausnehmungen aufweist. Auf diese Schlitze wird der Laserbalken appliziert; da der Balken länger und breiter ist als die Ausnehmungen, sind Mikrobewegungen des Auges unkritisch. Des weiteren ist durch die Fixation Auge-Maske kein Eye-Tracking notwendig. Für verschiedene Behandlungen werden verschiedene Schlitzmuster benutzt. Die refraktive Korrektur wird nur durch die Schnittmuster erzeugt; die Schnittiefe wird nicht als Parameter benutzt. Beim Astigmatismus z. B. werden die Schnitte senkrecht zum steilen Meridian der Hornhaut ausgeführt. Die Vorhersagbarkeit der refraktiven Korrektur und die medizinischen Ergebnisse speziell bei der Behandlung von Kurzsichtigkeit sind jedoch unbefriedigend.

Besser ist es, eine optische Linse in die Hornhaut zu "schleifen" (Corneal Shaping). Hierzu wird die Technik der flächigen Abtragung benutzt.

Zunächst muß die oberste Hornhautschicht, das Epithel, entfernt werden, da es aufgrund seiner Zellkernstruktur ungleichmäßige Ablationseigenschaften hat und somit die optische Qualität der resultierenden Linse beeinträchtigen würde.

Anschließend wird eine motorisch getriebene Irisblende auf dem Auge fixiert. Der Laserbalken (Schußfrequenz 20 Hz) wird langsam über die Irisblende gescannt. Dadurch wird ein flacher Zylinder (ca. 1 um hoch) aus der Hornhaut "gestanzt". Am Umkehrpunkt des Scanvorganes wird die Irisblende um einen definierten Wert zugefahren und der Scanvorgang wiederholt; ein im Durchmesser kleinerer Zylinder wurde abgetragen. Dies wird so lange wiederholt, bis am Ende eine kreisförmige näherungsweise sphärische

Terrassenstruktur von 5 mm Durchmesser entfernt wurde. Schließlich heilt das Epithel über die Terrassenstruktur und glättet sie. Am geheilten Auge ist keine Struktur mehr sichtbar. Die refraktive Korrektur ist definiert über die Anzahl der Scans und der zugeordneten Blendendurchmesser.[5]

Da der Eingriff zunächst eine "Verletzung" des Auges darstellt, versucht die Natur, dieses wieder rückgängig zu machen (Regression). Der Effekt beträgt in der Regel ca. 2 dpt, so daß eine Überkorrektur von 2 dpt den Patienten nach ca. 3 Monaten normalsichtig werden läßt. Im selben Zeitraum steigt die Sehschärfe des Patienten meist auf über 90 % an.

Um Weitsichtigkeit zu korrigieren, ist eine Aufsteilung der Hornhaut notwendig, was mit einer Irisblende nicht möglich ist. Hierfür muß eine drehbare Maske gefertigt werden, deren Ausnehmungen so berechnet sind, daß verschiedene Ringzonen der Hornhaut unterschiedlich oft "belichtet" werden. Nach jedem Scanvorgang wird die Maske definiert verdreht, bis nach 360° Drehung die gewünschte Korrektur erreicht ist. Eine solche Maske ist mit invertierten Ausnehmungen auch für die Korrektur von Kurzsichtigkeit verwendbar. Die Linearisierung des Maskenproblems führt zur Möglichkeit der Behandlung von Astigmatismen. Geeignete Blenden im Strahlengang lassen auch die Behandlung der Alterssichtigkeit zu, bei der nur ein Kreisausschnitt der normalen Behandlungszone bearbeitet wird.

Zusammenfassend läßt sich sagen, daß in absehbarer Zeit technisch alle gängigen Formen von Fehlsichtigkeit behandelbar sind.

(1) Dausch D., Schroeder E., Klein R. J.: Ophtalmic Excimer Laser Surgery; EDITION DU SIGNE: 28,54 (1991)

(2) Dausch D., Schroeder E.: Erste Keratoplastiken am menschlichen Auge mit einem Excimer-Laser; Der Augenspiegel 6, 12-18, 1989.

(3) Lang G. K, Schroeder E., Koch J. W., Yanoff M., Naumann G. O. H.: Excimer Laser Keratoplasty. Part 2 Elliptical Keratoplasty, Ophtalmic surgery 20, 342346. 1989.

(4) Fyodorov S. Surgical correction of myopia and astigmatism. Schachar R. A., Levy N. S, N. S., Schachar (eds.) Keratorefraction. LAL Publ. Dension Texas, p. 141 - 172 (1980).

(5) Munnerlyn C. R., Koons S. J., Marshall J. Photorefractive keratecctomy: a technique for laser refractive surgery. J Cataract Refract Surg. 1988; 14: 46-52.

Zahnmedizin
Dentistry

Neue Dentalverfahren mit einem frequenzverdoppelten Alexandrit-Lasersystem

E.Steiger

E.Steiger Lasertechnik GmbH, Medizintechnik

Spatzenwinkel 7, D-8038 Gröbenzell

Zusammenfassung

Um für bestehende mechanische dentale Geräte und Verfahren - wie dem schnellen, effektiven Abtragen von kariösem Material, Zahnschmelz und Dentin, sowie der Wurzelkanalaufbereitung - eine zukünftige Ergänzung bzw. Substitution darstellen zu können, dürfen die hierfür verwendbaren Lasersysteme und -verfahren keine irreversiblen Schäden am Zahngewebe bzw. am lebenden Weichgewebe wie Dentin oder den Wurzelkanälen verursachen.

Entscheidende Laserparameter, die bei diesen nichtmechanischen Behandlungsmethoden eine dominierende Rolle spielen und die dementsprechend sorgfältig ausgewählt werden müssen, sind die Wellenlänge, die Pulsdauer, die Energiedichte, sowie die Wiederholfrequenz des eingesetzten Lasersystems.

Wir berichten hier über neue Dentalverfahren mit einem gepulsten und frequenzverdoppelten Alexandrit-Lasersystem in kompakter, modularer Bauweise zur weitgehend athermischen Kariesablation, zum Scheiden von Zahnschmelz und Dentin, zum Aufbereiten und Füllen von Zahnkavitäten und Wurzelkanälen über flexible und leicht wechselbare Laserhandstücke, sowie über die Anwendung eines speziellen Füllmaterials auf Hydroxylapatitbasis.

Einleitung

Seit der technischen Realisierung des Laserprinzips mit dem Rubin-Laser durch MAIMAN im Jahre 1960, haben die unterschiedlichsten Lasersysteme bei der Untersuchung der Wechselwirkungen von Laserstrahlung mit hartem und weichem Zahngewebematerial Verwendung gefunden. Auch die Wirkung dieser kohärenten Strahlung auf lebende Wurzelkanäle wurde ein-

gehend untersucht, wobei mit einem Rubin-Laser bei einer Pulsdauer von 1 msec Pulsenergiedichten von 60-250 Jcm^{-2} Verwendung fanden /1/. Gepulste und kontinuierliche CO_2- und Nd:YAG-Lasersysteme folgten /2,3/, wobei aber sehr bald deutlich wurde, daß diese Systeme je nach Wellenlänge, Pulsdauer, Wiederholfrequenz bzw. kontinuierlicher Bestrahlungsdauer irreversible thermische Schäden, insbesondere am lebenden Gewebe des Wurzelkanals, verursachen können.
Grundlegend neue Erkenntnisse über die spezifischen Zusammenhänge von Laserwellenlänge, Pulsdauer, Dosisleistung etc. auf die Wechselwirkung mit Gewebe aus anderen medizinischen Fachdisziplinen haben zunehmend dazu beigetragen, neue experimentelle Ansätze für eine athermische Zahnsubstanz-Ablation zu suchen. Gepulste Systeme wie der Excimer-, der Er:YAG-, der Er:Cr:YSGG- und der frequenzverdoppelte Alexandrit-Laser sind neuseste Beispiele in diese Richtung /4-7/. Dabei sind Laserwellenlängen im UV- und blauen Bereich (Excimer,Alexandrit) ebenso effektiv wie Wellenlängen im mittleren Infrarot-Bereich (Er:YAG,Er:Cr:YSGG)., vorausgesetzt, die entsprechenden Laserparameter werden therapiegemäß gewählt.
Es wird hier über neue Dentalverfahren mit einem gepulsten und frequenzverdoppelten Alexandrit-Laser zur athermischen Kariesablation, zum Schneiden von Zahnschmelz und Dentin, und zum Aufbereiten und Füllen von Zahnkavitäten und Wurzelkanälen berichtet.

Das Konzept

Fig.1 zeigt die bekannte Absorptionskurve von Wasser und gemessene Absorptionskoeffizienten von Weichgewebe mit einem Wassergehalt von 60% als Funktion der Wellenlänge im Spektralbereich von 0.1-10 µm. Drei unterschiedliche Gebiete sind hierbei leicht zu differenzieren:
Im Wellenlängenbereich von ca. 0.3-1.1 µm kann die Wasserabsorption nahezu vernachlässigt werden. Die Gewebeabsorption ist ebenfalls gering, aber um Größenordnungen höher als für Wasser allein. Dies ist auf Gewebe-Chromophore, wie beispielsweise Hämoglobin, zurückzuführen, das Absorptionsmaxima bei 0.415, 0.540 und 0.577 µm besitzt. Für Wellenlängen zwischen 0.62-0.8 µm, insbesondere um 0.67 µm, ist die Hämoglobinabsorption verschwindend gering.
Bei Wellenlängen über ca. 1.5 µm wird die Gewebeabsorption fast ausschließlich durch ihren Wassergehalt bestimmt. Ab ca. 3 µm wird die Laser-Gewebe-Wechselwirkung nahezu unabhängig von der Zusammensetzung.
Im UV-Bereich von 0.25-0.29 µm dominiert für Weichgewebe die Proteinabsorption (aromatische Aminosäuren und DNA). Unter einer Wellenlänge von 0.2 µm ist Wasser wiederum der entscheidende Absorber, so daß nahe-

zu ähnliche Laser-Gewebe-Wechselwirkungen für Wellenlängen kleiner als 0.2 µm und größer als 3 µm zu erzielen sind.

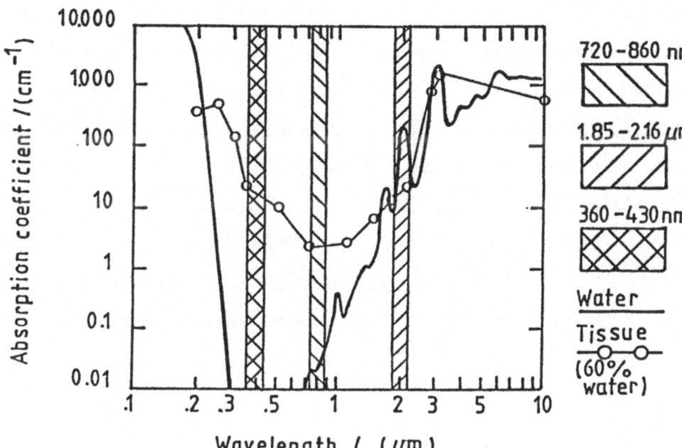

Fig.1 : Absorptionskoeffizient von Wasser und Weichgewebe mit 60% Wassergehalt als Funktion der Wellenlänge

Der fundamentale Wellenlängenbereich des Alexandrit-Lasers mit einem Abstimmbereich von 0.72.-0.86 µm fällt daher in den Bereich geringer Wasser- und Gewebsabsorption. Die Laserstrahlung dringt tief in das Gewebe ein und ermöglicht bei entsprechender Laserleistung eine weitreichende Koagulationszone. Der frequenzverdoppelte Wellenlängenbereich von 0.36-0.43 µm (blauer Spektralbereich) führt hingegen zu wesentlich höherer Gewebsabsorption, die in ihrer ablativen Wirkung gleich ist mit der Wirkungsweise von Laserstrahlung im Bereich vom 2 µm.
Für Zahnschmelz, Dentin und Karies ergeben sich ähnliche Absorptionskurven, wobei im Wellenlängenbereich von 0.3-0.6 µm kariös erweichtes Dentin das Laserlicht wesentlich stärker absorbiert als Zahnschmelz oder gesundes Dentin. Mikrospektralanalytische Untersuchungen an Zahnschnitten haben gezeigt, daß im Spektralbereich von 0.32-0.52 µm die größten relativen Absorptionsunterschiede zwischen kariös erweichtem und gesundem Dentin vorhanden sind /8/ (Fig.2). Diese liegen für den Abstimmbereich des frequenzverdoppelten Alexandrit-Lasers bei nahezu einem Faktor 5. Kariöses Dentin wird deshalb schnell und effektiv abladiert, während gesundes Dentin bei gegebener Pulsenergiedichte die Ablationsschwelle nicht erreicht. Eine natürliche Selektion ist somit in diesem Spektralbereich in idealer Weise vorhanden.

Die Verfahren

1. Kariesablation und Zahnkavitätfüllung

Fig.3 zeigt die einzelnen Schritte einer athermischen Kariesablation mit einem frequenzverdoppelten Alexandrit-Laser über ein Laserhand - stück, das ähnlich wie die Handstücke für mechanische Bohrereinsätze aufgebaut ist. Die Laserstrahlung wird über eine flexible Quarzglasfaser zugeführt und mit einer Optik auf das kariös erweichte Dentin oder Zahnschmelz fokussiert (A). Die Energiedichte ist dabei über - schwellig für Karies, jedoch unterschwellig für Dentin. Dadurch entsteht nach Kariesablation eine scharf definierte, kariesfreie Dentingrenzschicht (B). Die so erzielte Zahnkavität wird mit einer Suspension aus Hydroxylapatit und einem Antibiotikum aufgefüllt und mit divergenter Laserstrahlung über dasselbe Kopfstück des Laserhandstücks spaltfrei auskristallisiert (C). Hydroxylapatit ist natürlicher Bestandteil des Zahnschmelzes und des Dentins, wobei der Zahnschmelz ungefähr 2-5 Geweichtsprozent Carbonat in kristallografisch ungeordneter Matrix enthält /9/.

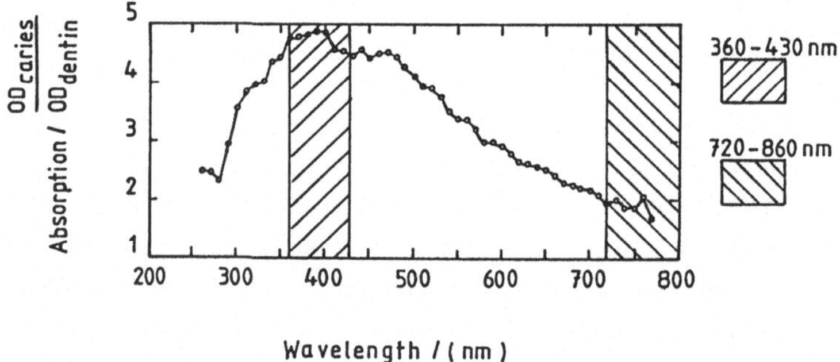

Fig.2 : Optische Dichte von kariösem Dentin im Verhältnis zu gesundem Dentin als Funktion der Wellenlänge

2. Wurzelkanalaufbereitung und -füllung

Im Gegensatz zu den bekannten thermoplastischen Wurzelkanalfüllmethoden /10/, wird diese auf nahezu athermische Weise mit dem frequenzverdoppelten Alexandrit-Laser und einem weiteren Kopfstück desselben Laserhandstücks ausgeführt. Für die Wurzelkanalaufbereitung wird ein Stück einer Quarzglasfaser verwendet, der unterschiedliche Durchmesser den mechanischen Äquivalenten der ISO-Norm für eine Handaufbereitung entsprechen. Die einzelnen Verfahrensschritte sind in Fig.4 dargestellt. Nach der Laserfaser-Aufbereitung des Wurzelkanals (A) wird der Apex im Bereich des apikalen Foramens mit Guttapercha oder einem Guttapercha-ähnlichen Material, das Hydroxylapatit enthält, auf bekannte Weise spaltfrei aufgefüllt (B,C). Anschließend wird zuerst der aufbereitete Wurzelkanal (C), danach die Zahnkavität (D) mit einer Suspension aus Hydroxylapatit und einen Antibiotikum aufgefüllt und innerhalb des Wurzelkanals mit Hilfe der Quarzglasfaser stufenweise auskristallisiert (C). Die Füllmasse innerhalb der Zahnkavität wird anschließend mit demselben Kopfstück des Laserhandstücks spaltfrei auskristallisiert, das für die Kariesablation Verwendung findet (D). Die Alexandrit-Laserstrahlung wird hierzu divergent applaziert.

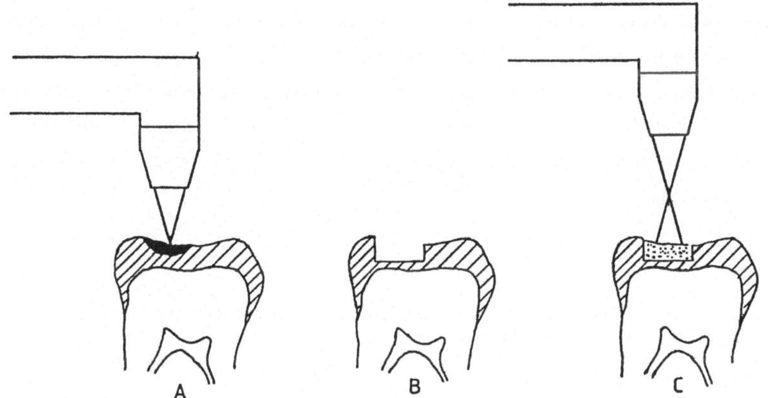

Fig.3 : Verfahrensschritte zur Kariesablation und Zahnkavitätfüllung

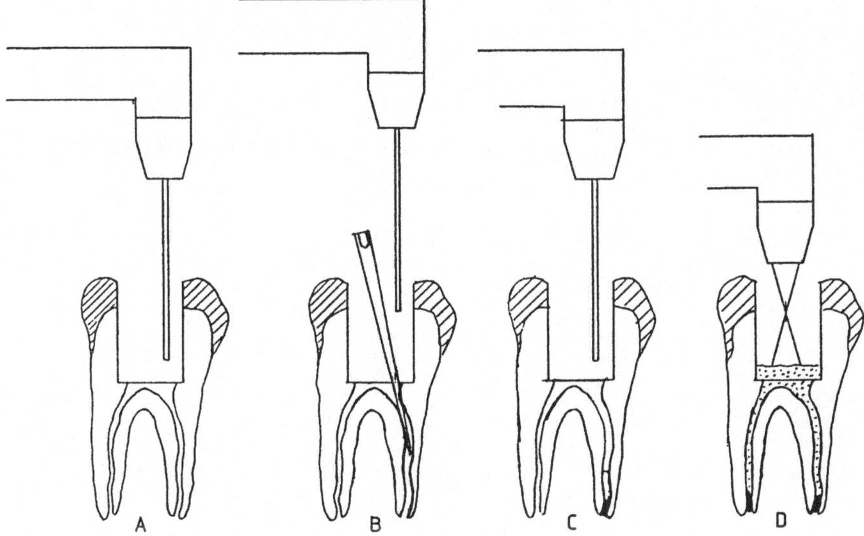

Fig.4 : Verfahrensschritte zur Wurzelkanalaufbereitung und -füllung

Schlußfolgerung

Mit Hilfe des frequenzverdoppelten Alexandrit-Lasers im abstimmbaren Wellenlängenbereich von 0.36-0.43 µm kann kariös verändertes Zahnmaterial äußerst selektiv und athermisch ablatiert werden. Die Konstruktion von zahnärztlichen Handstücken und Applikatoren ist unproblematisch, da die Laserstrahlung über extrem flexible Quarzglasfasern übertragen werden kann. Die Verwendung von Suspensionen aus Hydroxylapatit und Antibiotika ermöglicht zudem spaltfreie Zahnkavität- und Wurzelkanalfüllungen ohne weitere zusätzliche Hilfsmittel mit derselben Wellenlänge des Lasers.

Literatur

/1/ R.H.Stern,H.L.Renger,F.V.Howell:Laser effects on vital dental pulps, British Dental Journal,26-28,1969
/2/ G.C.Willenborg:The evolution of lasers in dentistry,Laser Focus/Electro-Optics,82-89,October 1986
/3/ A.Nagasawa:Nd:YAG laser therapies in dental and oral surgery,LASER'85, Optoelectronics in Medicine,483-489,1986
/4/ H.Hitzler,N.Leclerc et al.:Processing of biomaterials by excimer laser pulses transported through tapered light guides
/5/ R.Hibst,U.Keller,R.Steiner:Die Wirkung gepulster Er:YAG-Laserstrahlung auf Zahngewebe,Laser in medicine and surgery,4:163-165,1988
/6/ G.I.D'yakonov et al.:Cr:Er:YSGG laser as an instrument for dental surgery, OE/LASE'91,Biomedical Optics,Los Angeles,1991
/7/ E.Steiger:Novel dental procedures with the pulsed and frequency-doubled alexandrite laser,OE/LASE'91,Biomedical Optics,Los Angeles,1991
/8/ T.Hennig,P.Rechmann et al.:Cries-selective ablation by pulsed lasers, OE/LASE'91,Biomedical Optics,Los Angeles,1991
/9/ B.Steegmann,H.D.Pape:Hydroxylapatit-Knochenersatzmaterial im Kieferbereich, Zahnärztliche Mitteilungen,18,1985
/10/B.Briseno:Die thermoplastischen Wurzelkanalfüllmethoden im Überblick, Phillip Journal,2:65-73,1990

Some Observations on the Effects Produced by a Nd:YAG Laser on Human Dental Enamel: A Scanning Electron Microscopy Study

F. Márquez(1,2), E. Quintana(1,3), I. Roca(1), J. Salgado(1,4), V. Torres(1).

(1) Centro de Investigaciones Biomédicas Aplicadas, CIBA. Hugo de Moncada,4; 46010 Valencia (Spain).
(2) Depto. Química-Física. Universidad de Valencia. Dr.Moliner 50, 46100, Burjassot, Valencia (Spain).
(3) Depto. Biología Animal. Universidad de Valencia. Dr.Moliner 50, 46100, Burjassot, Valencia (Spain).
(4) Depto. Química Inorgánica. Universidad de Valencia. Dr.Moliner 50, 46100, Burjassot, Valencia (Spain).

ABSTRACT

The enamel surface layer of human teeth was treated with a Q-switched Nd:YAG laser with 8 mJ energy per pulse. Previously, the samples were etched, weakly, with acid in order to decrease their refletion. Treated and control samples were widely studied by scanning electron microscopy and, in the first ones, it was observed significant morphologic changes affecting the enamel surface. Those changes, principally, reveal the loss of the typical surface structure of the etched enamel. Further studies applaing knoop hardness measurements on cross-sections of the enamel samples confirm an increase of the demineralization resistance.

INTRODUCTION

The effect of laser irradiation on dental enamel has been of increasing research in the last years. Laser has been considered to be a potential tool in dentistry [1,2] and, although its aplications have many intraoral benefits, most studies have been directed to the analysis of the alterations generated by this kind of irradiation on the enamel surface [3-13].

The principal purpose of these investigations is to study the effects of the laser irradiations on the chemical characteristics of the dental enamel (solubility, demineralization resistance, permselectivity) with the aim of preventing the caries lesions formation [6-11]. Various types of laser (principally CO_2 and Nd: YAG lasers) and under different conditions have been used depending on the desired effects. In the case of Nd: YAG laser, it has been normally applied on previously coated enamel to increase its energy absorption [8-10].

MATERIALS AND METHODS

Nature and processing of the samples

Forty sound human teeth, extracted by orthodontic reasons, were used to conduct this study. They were carefully selected, the criterium being that they would not show any lesion that could mask the morphologic effects of the treatment.

Samples were fixed with 2.5% glutaraldehyde in 0.1 M phosphate buffer (pH = 7.02) at 4° C, during 12 hours. Then, they were washed in the same buffer (3 baths of 10 minutes each) and with distilled water. Subsecuently, the were cleaned with 12% sodium hypochlorite for 1 hour, to remove the organic matter from the surface and, finally, all teeth were weakly etched with 0.05 M orthophosphoric acid, during 1.5 minutes and rinsed with abundant distilled water.

Twenty samples were coated with acid-resistant wax leaving two square windows. One of the windows served as control and the other one was irradiated. Then, they were placed, individually, in 50 ml of demineralizing solution (pH=4.5) at 37°C containing 5% hydroxyethylcellulose 0.1 M lactic acid, 1.5 mM calcium chloride and 1.5 mM sodium phosphate (during 60 days), in order to form artificial caries lesions.

Laser irradiation conditions

The teeth were lased with a Spectron acousto-optically Q-Switched Nd:YAG laser, model SL 901TQ.

The aplication conditions were: a repetition rate of 5 KHz , a pulse width of 150 ns. and a pulse energy of 8 mJ. The operation mode was multimode and the unfocused spot size was 3 mm.

Scanning electron microscopy observations

All teeth were processed according to the conventional method for scanning electron microscopy and covered with gold (sputter coater, Bio-Rad, model SC 5000). The samples were examined with a Philips 515 Scanning Electron Microscope at 20 Kv.

Hardness measuremets

Samples were embedded in epoxi resin so that a transversely cut portion of the lesion and the underlying normal enamel were exposed. This surface was ground on a Buehler Motopol 8 machine using metallographic grinding paper and then, serially polished with 15 μm , 6 μm and 1 μm diamond abrasive (Buehler, metadi diamond spray) on Buehler polishing cloth.

A knoop diamond on a Matsuzawa MTH-1 microhardness tester was used under 10 g load. Knoop hardness numbers (KHN) were calculated using the ecuation $KHN = 14230 \cdot F/L^2$ from the length of each diamond indentation (L); where "F" is the applied force in grams.

RESULTS

Figure 1 shows a S.E.M. micrograph of acid etched dental enamel (a) non- lased and (b) lased.

The most significant structural changes are evidecied by the loss of the characteristic surface structure of the prisms due to the enamel fusion. These changes were not accompanied by the formation of cracks.

a)

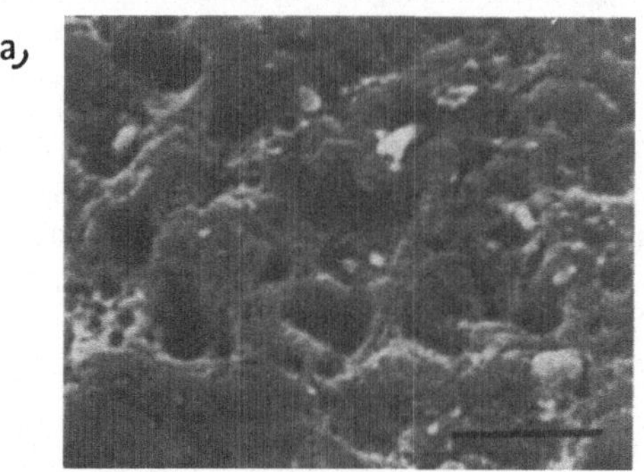

b)

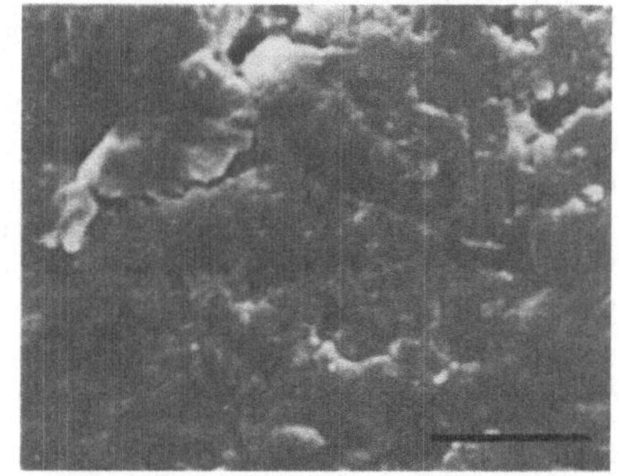

FIGURE 1: Scanning electron microscopy micrographs showing the characteristic uneven surface of an acid etched enamel, in which can be seen the arrangement of the apatite prisms (a), and this surface after the laser radiation treatment (b). Bar = 10 μm.

Artificial caries-like lesions were produced in control enamel (figure 2a) and lased-enamel (figure 2b) using a hydroxymethylcellulose gel, at pH = 4.5. The irradiation of human dental enamel, at a pulse energy density of 0.11 $J.cm^{-2}$, inhibited the artificial lesion formation with regard to the non-lased and demineralized samples. These results are in agreement with those obtained by other authors [8-10].

a)

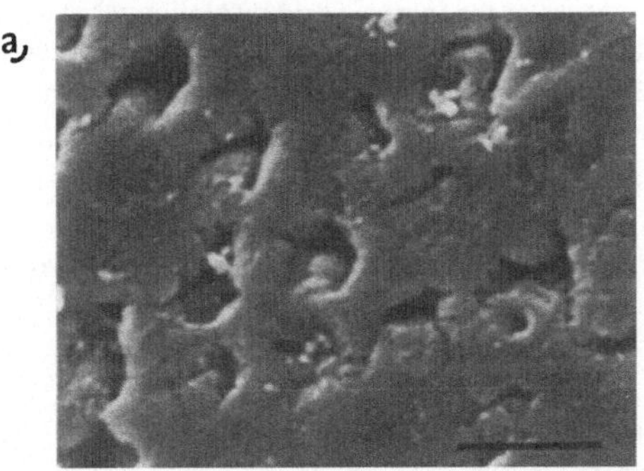

b)

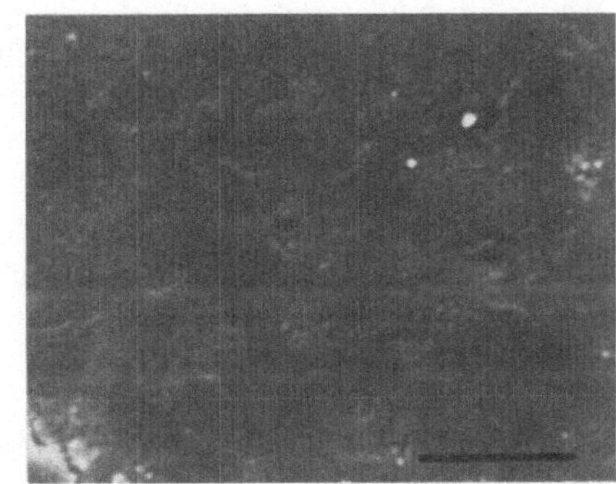

FIGURE 2: Scanning electron microscopy micrographs showing the enamel surface, previously lased (b) and non lased (a), after sixty days of demineralization. Bar = 10 µm.

The generated lesions in non-lased and lased dental enamel were compared by microhardness measurements [14,15]. Figure 3 shows the microhardness profile of non- lased and lased dental enamel. Both profiles difer in the minimum knoop hardness as well as in the depth of the lesions, and it can be clearly seen a more important decrease of the KHN in the non-lased samples.

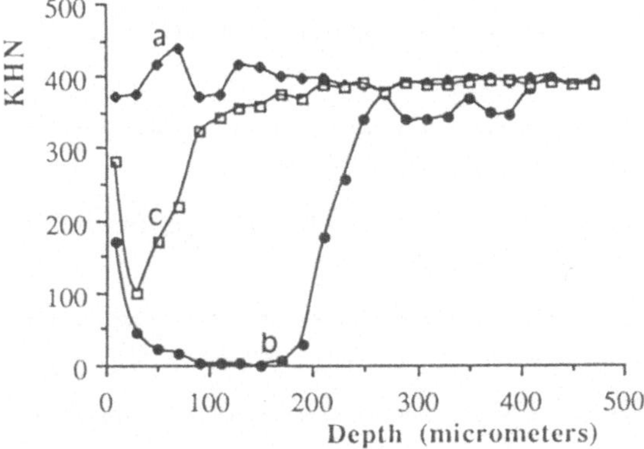

FIGURE 3: Knoop microhardness profile of cross sections obtained from a control sample (a), a non lased and demineralized sample (b) and a lased and demineralized sample (c).

It seems to be accepted that knoop hardness values are proportional to the mineral content of the enamel and, hence, the represented profiles in figure 3 can be also considered as demineralization profiles. In view of the general characteristics of the caries lesions formation processes (advance of a subsurface demineralization front under a less affected surface) it seems to be razonable to think that the differences in the demineralization profiles could respond to alterations of the physicalchemical parameters of the enamel surface, which govern the access of the cariogenic reagents to the deeper zones. Assuming this point of view, the modifications in the enamel permeability could play an important role in these processes that have been largely discussed in the literature.

Although it has been pointed that the permeability increases with low laser energy densities (due to the removal of the organic matter from the enamel) and that it decreases with large energy densities (due to the enamel fusion) [ ], there is not agreement in this point. Perhaps the effect presented could be in fact a combination of the alteration in the permeability and the increase of the intrinsic acid disolution resistance. Thus, the decrease of the lased enamel solubility could prevent the formation of large pores or access spaces to depther zones (such as it can be seen in the SEM micrographs), preventing the ionic exchange between these zones and the solution and so the lesion formation.

ACKNOWLEDGEMENTS

The authors are indebted to Miguel A. Bou and Carlos Peña for your valuable colaboration in this work.

REFERENCES

1. Nawasawa A. Nd:YAG laser therapy in dental and oral surgery. In Jotte SN, Oguro Y (eds): "Avances in Nd:YAG Laser Surgery". New York: Springer-Verlag, 1987; pp 235-246.
2. Willenborg GC. Dental laser applications: Emerging to maturity. Lasers Surg Med 1989; 9: 309-313.
3. Stern RH, Sognnaes RF. Laser beam effect on dental hard tissue. J Dent Res 1964; 43: 873-876.
4. Stern RH, Vahl J, Sognnaes RF. Lased enamel: Ultrastructural observations of pulsed carbon dioxide laser effects. J Dent Res 1972; 51: 455-460.
5. Stern RH, Sognnaes RF, Goodman F. Laser effect on in vitro enamel permeability and solubility. J Am Dent Assoc 1966; 73: 838-843.
6. Sognnaes RF, Stern RH. Laser effect on resistance of human dental enamel to demineralization in vitro. J So Calif Dent Assoc 1965; 33: 328-329.
7. Bohem R, Baechler T, Webter J, Jauke S. Laser processes in preventive dentistry. Optical Enginiering 1977; 16: 493-496.
8. Morioka T, Suzuki K, Tagomori S. Effect of beam absorptive mediators on acid resistance of surface enamel by Nd:YAG laser irradiation. J Dent Health 1984; 34: 40-44.
9. Nelson DGA, Shariati M, Glena R, Shields CP, Featherstone JDB. Effect of pulsed low energy infrared laser irradiation on artificial caries-like lesion formation. Caries Res 1986; 20: 289-299.
10. Yamamoto H, Kayano T. Prevention of dental caries and treatment of early caries using the Nd:YAG laser. In Joffe SN, Oguro Y (eds): "Advances in Nd:YAG laser surgery". New York: Springer-Verlag, 1987; pp 227-234.
11. Oho T, Morioka T. A possible mechanism of adquired acid resistance of human dental enamel by laser irradiation. Caries Res 1990; 24: 86-92.
12. Nelson DGA, Wefel JS, Jongebloed WL,Featherstone JDB. Morphology, histology and crystallography of human dental enamel treated with pulsed low-energy infrared laser iradiation. Caries Res 1987; 21: 411-426.
13. Hess JA. Scanning electron microscopic study of laser-induced morphologic changes of a coated enamel surface. Lasers Surg Med 1990; 10: 458-462.
14. Featherstone JDB, Ten Cate JM, Shariati M, Arends J. Comparison of artificial caries like lesions by quantitative microradiography and microhardness profiles. Caries Res 1983; 17: 385-391.
15. Purdell-Lewis DJ, Groeneveld A, Arends J. Hardness tests on sound enamel and artificially demineralized white spot lesions. Caries Res 1976; 10: 201-215.

Die Methode der Differenzreflektometrie als On-line Prozeßkontrolle bei der Zahnbehandlung mit dem Erbium:YAG-Laser

S.M. Rosiwal[1*], W.H.M. Raab[2*], M. Reindl**, H. Müller**, H.W. Bergmann[1*]
* Univ. Erlangen-Nürnberg,[1]LS Werkstoffwissenschaft (Metalle), [2] Poliklinik f. Zahnerhaltung u. Paradontologie, D-8520 Erlangen
** Aesculap Meditec, D-8501 Heroldsberg

Mit dem Erbium:YAG-Laser steht dem Zahnmediziner erstmals ein leistungsstarker Laser zur Verfügung, der nicht nur als Ergänzung, sondern als Ersatz des Präparierens mit einem konventionellen Bohrer angesehen wird. Da der behandelnde Arzt während des Präparationvorganges weder einen manuellen und visuellen Kontakt zur Präparationsoberfläche besitzt, noch aufgrund des schmerzlosen Abtrages eine Schmerzrückmeldung vom Patienten erfolgt, ist eine neue Art der Prozeßkontrolle notwendig.

Mit der Methode der Differenzreflektometrie sind die verschiedenen Zahnhartsubstanzen, deren pathologische Veränderungen sowie in gewissen Grenzen auch die Topographie der Zahnoberfläche detektierbar. Die Prozeßkontrolle kann vor einem Präparationvorgang sekundenschnell den Istzustand (z.B. Dentinkaries) und den Sollzustand (z.b. Dentin) anhand der Reflexionskurven "lernen". Durch eine Reflexionsmessung vor jedem Laserbeschuß entscheidet das Kontrolsystem in wenigen Millisekunden, basierend auf einen geeigneten Auswertealgorithmus, ob der Laserkopf auf gesundes oder pathologisches Gewebe gerichtet ist. Auf diese Weise kann der unerwünschte Beschuß von gesundem Gewebe, z.B. bei Karies-ex oder einer ungenauen Justierung des Laserkopfes, ausgeschlossen werden.

Physical-Mechanical Effects of Nd:YAG Laser on the Surface of Sound Dental Enamel

F. Márquez(1,2), E. Quintana(1,3), I. Roca(1), J. Salgado(1,4), V. Torres(1).

(1) Centro de Investigaciones Biomédicas Aplicadas, CIBA. Hugo de Moncada,4; 46010 Valencia (Spain).
(2) Depto. Química-Física. Universidad de Valencia. Dr.Moliner 50, 46100, Burjassot, Valencia (Spain).
(3) Depto. Biología Animal. Universidad de Valencia. Dr.Moliner 50, 46100, Burjassot, Valencia (Spain).
(4) Depto. Química Inorgánica. Universidad de Valencia. Dr.Moliner 50, 46100, Burjassot, Valencia (Spain).

ABSTRACT

Human dental enamel samples have been irradiated with a 5 KHz Q-Switched Nd:YAG laser. The generated effects were evaluated by Knoop microhardness and membrane permselectivity studies. The results showed an increase in the knoop hardness and a modification in the membrane permselectivity.

INTRODUCTION

Dental enamel is the most hard and mineralized human tissue and its mechanical, physical and chemical properties spring from its mineral composition as well as its structural arrangement. A calcium phosphate apatite is the basic constituent of the enamel, typically as hydroxyapatite forms [1].

Apatite crystals are arranged in prismatic structures densely packed and perpendicularly disposed with regard to the surface, and this structural disposition gives the tooth considerable mechanical resistance. The small amounts of enamel organic matter (structural proteins, lipids and carbohydrates), placed in the interprismatic spaces, can play an important role in the plasticity of such a rigid structure. However, the enamel is also a dynamic tissue that takes part in the transport of ions and solutions from the saliva as well as in demineralization and remineralization processes . Such dynamics properties depend on the porosity as well as on the electrochemical characteristics of the enamel (membrane potential and fixed charge) [2,3].

The interaction of the laser irradiation with the dental enamel has been studied from the 60th decade [4,5] and seems proved that it produces changes affecting some of the enamel general properties. The most outstanding aspect of such interactions is the increase of the demineralization resistance shown by the irradiated dental enamel. However, the actual reasons for this behaviour is still motive of controversy and could be connected with other essential questions, such as the dental caries mechanism or the laser-matter interaction [6-8].

In this paper we study the effect of the Nd:YAG laser irradiation on the dental enamel through the modification of two of its mechanical-physical properties, such as Knoop microhardness and membrane permselectivity.

MATERIALS AND METHODS

Processing of the samples:

23 macroscopically sound premolars were selected for the measurements. The teeth were cleaned and washed with 12% hypochlorite for 1 h to remove the organic matter from the surface. Then they were rinsed with distilled water and their enamel crowns removed from the roots. Fifteen crowns were used for microhardness measurements and the other eight embedded and used for permeability studies.

Samples for hardness measurements were ground perpendicular to the prisms direction (parallel to the surface) with polishing paper on a Buehler Motopol 8 machine, to obtain a little plateau, and then serially polished with 15 µm, 6 µm, and 1 µm diamond abrasive (Buehler, metadi diamond spray) on Buehler polishing cloth.

Samples for permeability studies were embedded in epoxy resin, ground and polished. Finally a 800 µm section was cut using a Buehler Isomet low speed saw and mounted in a concentration cell.

Laser irradiation conditions:

Samples were irradiated with a Spectron Q-Switched Nd:YAG laser. Laser pulses of 150 nsec were applied with a repetition rate of 5 KHz, having each a energy of 8 mJ. The total density of energy was 2857 J/cm2, the spot size was 3 mm and the operation mode was multimode.

Microhardness measurements:

A Knoop diamond on a Matsuzawa MTH-1 microhardness tester was used under 50 g load. The Knoop hardness values were calculated from the length of each diamond indentation using the ecuation $KHN = 14230 \frac{F}{L^2}$, where "F" is the applied force in grams and "L" is the observed indentation length in micrometers. 20 indentations were made at 150 µm regular intervals on the polished plateau of each sample.

Hardness measurements over the lased enamel were carried out by the same operator and close to the indentations made on the unlased enamel, in order to minimize the experimental error.

Permselectivity studies:

In all experiments the e.m.f. was measured in concentration cells of the type:

ref. electr. Ag+/AgCl ‖	solution 1	enamel membrane	solution 2	‖ ref. electr. Ag+/AgCl

Where the double vertical lines indicates the location of KCl junctions. The potential developed across the cell was measured with a high-impedance potentiometric recorder.

All solutions were prepared from analytical reagent grade salts and distilled water. They were buffered with sodium phosphate at pH= 7.02 and the influence of the ions from the buffer on the e.m.f. was neglected.

The basis of the calculation is the Teorell-Meyer-Sievers theory (TMS theory) [9-11], that describes the transport of ions through a charged and porous membrane whose faces are under equilibrium with a solution of the same electrolyte.

The total membrane potential, E, is given by:

$$E = \frac{R \cdot T}{F}\left[U \cdot \ln\left(\frac{\sqrt{X^2 + 4a_2^2} + U \cdot X}{\sqrt{X^2 + 4a_1^2} + U \cdot X}\right) + \ln\left(\frac{a_2}{a_1}\right) \cdot \left(\frac{\sqrt{X^2 + 4a_1^2} + \cdot X}{\sqrt{X^2 + 4a_2^2} + \cdot X}\right)\right]$$

where R is the gas constant, F is the Faraday's constant, $U=(\mathcal{D}-1/\mathcal{D}+1)$, ai are the activities and X is the fixed charge of the membrane.

X and $\mathcal{D}$ are determined applying a iterative least squares method.

RESULTS AND DISCUSSION

Table 1 gives the measured potentials, E, across human enamel membranes and the parameters X and $\mathcal{D}$ as functions of KCl-gradient.

Non-lased membrane potentials were positive and became more positive as the concentration of KCl increased, as it is shown in table 1. This indicates that human enamel is cation-selective and, therefore, the surface is negatively charged (X~-5 meq/l), according with the results previously obtained by Tung and Dijk [3,12].

When the enamel membranes are treated with laser, the membrane potentials became more positive than those measured in natural membranes, indicating that the permselectivity of enamel membranes is modified by the laser irradiation.

TABLE 1: membrane permselectivity parameters from lased and non lased samples

	1 (KCl = 0,02M)			*2* (KCl = 0.03M)			*3* (KCl = 0.04M)		
Sample	E (mV)	D	X (meq/l)	E (mV)	D	X (meq/l)	E (mV)	D	X (meq/l)
1	20	1.036	-5.054	32	0.930	-5.035	46	0.920	-5.064
1 lased	23	0.910	-5.000	38	1.023	-5.000	54	0.900	-5.030
2	24	0.890	-5.090	37	0.990	-5.000	49	0.900	-5.059
2 lased	28	0.997	-5.012	43	0.990	-5.000	51	0.960	-5.040
3	30	1.010	-5.000	48	0.970	-5.040	61	0.910	-5.060
*3*lased	33	1.036	-5.050	53	0.930	-5.350	63	0.910	-5.410
4	29	1.011	-5.000	36	0.990	-5.000	50	0.970	-5.040
4 lased	25	1.030	-5.040	42	0.980	-5.080	55	0.990	-5.070
5	38	0.978	-5.000	52	0.970	-5.000	63	0.890	-5.030
5 lased	42	0.998	-5.013	54	0.990	-5.130	62	0.890	-5.020
6	34	0.980	-5.010	42	0.950	-5.000	50	0.950	-5.040
*6*lased	45	0.990	-5.080	54	0.980	-5.100	62	0.990	-5.130
7	32	0.950	-5.000	40	0.910	-5.010	51	0.860	-5.033
7 lased	36	0.970	-5.040	44	0.960	-5.010	55	0.898	-5.032
8	23	1.060	-5.010	34	0.920	-5.000	42	0.870	-5.030
8 lased	28	1.010	-5.080	39	1.040	-5.130	49	1.030	-5.160

The obtained Knoop microhardness values from non lased sound dental enamel ranged from 340 to 388 and were in agreement with those previously published [13]. In all samples we observed a Knoop hardness increase when it was measured after laser application. Although these increases are not very large, they always happen and their values are connected with the initial hardness values of the correspondent non treated enamel. This connection is graphically represented in figure 1 where it is shown that larger initial hardness values correspond with smaller hardness increases and smaller initial hardness correspond with larger hardness increases.

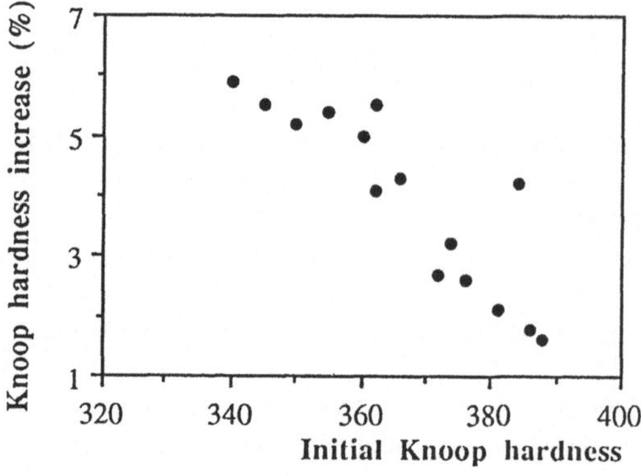

FIGURE 1: Representation of the Knoop hardness number increases of lased enamel samples (%) with regard to their natural Knoop hardness number. Each point corresponds to a sample and is obtained from two collections of 20 indentations (before and after laser irradiation).

We can assume that the laser beam affects the enamel modifying its mechanical properties and the question is what is the nature of such laser induced changes and what is the connection between them and other observed properties such as the increase in the decalcification resistance reported by many other authors [4-8].

In previously published works the enamel hardness has been related with the mineral content in demineralization and remineralization phenomenons [13-14]. If we accept this point of view it could be assume that the laser application increases the mineralization, but only by decreasing the water and organic matter ratio with regard to the inorganic content and obviously not affecting the amount of this mineral contet. This possibility could explain the hardenig of the enamel up to values characteristic of a more mineralized one, in such a way that when its initial hardness is high there are only little variations. However, other complementary or alternative explanations could be supposed, such as that hardness increase spring from the structural reorganization of the apatite crystals, or that the laser irradiation produce little molecular changes in the mineral composition affecting the structure of each crystal or the interactions between themselves. These last two possibilities could be dued to the surface microfusion of the mineral matter and could made the enamel more resistant to the Knoop indentations.

The observed modification in the permselectivity of lased enamel membranes could be explain in the same way. The possible changes produced by the surface fusion, as well as the loss of water, carbonate and organic substances, could change the electrochemical properties of the enamel membrane and to be the responsible for the changes in the permeability.

REFERENCES.

1. Miles AEW (ed). Structural and Chemical Organization of teeth.Academic Press. 1967.
2. Menaker L. The Biologic Basis of Dental Caries: An Oral Biology Textbook. Harper and Row Publishers, Inc of Hagerstwon. Chapter 7, 1986.
3. van Dijk JWE, Waters NE, Borggreven JMPM, Driessens FCM. Some electrochemical characteristics of human tooth enamel. Arch Oral Biol 1977; 22: 399-403.
4. Stern RH, Sognnaes RF. Laser beam effect on dental hard tissue. J Dent Res 1964;43: 873-876.
5. Stern RH, Sognnaes RF, Goodman F. Laser effect on in vitro enamel permeability and solubility. I Am Dent Assoc 1966; 73: 838-843.
6. Nelson DGA, Shariati M, Glena R, Shields CP, Featherstone JDB. Effect of pulsed low energy infrared laser irradiation on artificial caries-like lesion formation. Caries Res 1986; 20: 289-299.
7. Yamamoto H, Kayano T. Prevention of dental caries and treatment of early caries using the Nd:YAG laser. In Joffe SN, Oguro Y (eds): "Advances in Nd:YAG laser surgery". New York: Springer-Verlag, 1987; pp 227-234.
8. Oho T, Morioka T. A possible mechanism of adquired acid resistance of human dental enamel by laser irradiation. Caries Res 1990; 24: 86-92.
9. Schlogl R. Elektrodiffusion in freier losung und geladenen membranem. Z Phys Chem 1954; 1: 305-339.
10. Teorell T. Transport processes and electrical phenomena in ionic membranes. Prog Biophys 1953; 3: 305-369.
11. Helfferich F. Ion exchange. McGraw-Hill, New York 1962.
12. Tung MS, Brown WE. Characterization and modification of electrochemical properties of teeth. J Dent Res 1983; 62: 60-64.
13. Purdell-Lewis DJ, Groeneveld A, Arends J. Hardness tests on sound enamel and artificially demineralized white spot lesions. Caries Res 1976; 10: 201-215.
14. Featherstone JDB, ten Cate JM, Shariati M, Arends J. Comparison of artificial caries-like lesions by quantitative microradiography and microhardness profiles. Caries Res 1983; 17: 385-391.

Laserbearbeitung von Zahnhartsubstanzen und zahnärztlichen Füllungsmaterialien

R. Hibst, U. Keller[1]
Institut für Lasertechnologien in der Medizin an der Universität Ulm
[1] Poliklinik für Zahnärztliche Chirurgie und Röntgenologie der Universität Ulm
Helmholtzstraße 12, D-7900 Ulm

In der vorliegenden Studie haben wir die Bearbeitbarkeit von zahnärztlichen Füllungsmaterialien mit einem gepulsten Er:YAG Laser untersucht und mit den für natürliche Hartsubstanzen erreichbaren Ergebnissen verglichen. Die Experimente zeigen, daß eine effektive Abtragung von allen untersuchten Füllungsmaterialien möglich ist. Die Abtragseffizienz ist vergleichbar mit der von Schmelz oder Dentin und somit für eine klinische Anwendung ausreichend. Die Morphologie der Kraterwände deutet auf größere thermische Nebenwirkungen als bei der Abtragung von natürlichen Hartsubstanzen hin. Die Unterschiede können durch eine modellmäßige Beschreibung des Ablationsprozesses verstanden werden.

EINLEITUNG

In jüngerer Zeit konnte nachgewiesen werden, daß mit Hilfe gepulster Er:YAG-Laserstrahlung eine effektive Abtragung von gesundem und kariös verändertem Zahnschmelz und Dentin möglich ist. Die Schädigung der angrenzenden Hartsubstanzen ist minimal. Temperaturmessungen und Tierexperimente zeigten, daß eine irreversible Schädigung der Pulpa vermieden werden kann [1-6].

Der Er:YAG Laser für die Zahnmedizin steht nun am Anfang einer klinischen Erprobung. In vielen Fällen haben die Patienten bereits Füllungen, die entfernt werden müssen, so daß die Laserwirkung nicht nur auf natürliche Hartsubstanzen, sondern auch auf Füllmaterialien zu untersuchen ist. In einer ersten Übersichtsstudie haben wir untersucht, mit welcher Effizienz sich heute verwendete Füllungsmaterialien mit dem Er:YAG-Laser abtragen lassen und welche morphologischen Eigenschaften die dabei entstehenden Krater aufweisen.

MATERIALIEN UND METHODE

Für die Untersuchungen wurden Scheiben aus extrahierten Zähnen und folgende kommerziell erhältliche Füllungsmaterialien benutzt:

+ Phosphat- Cement	Harvard Cement	(Harvard Dental GmbH)
+ Carboxylat-Cement	Durelon	(ESPE)
	Aqualox	(VOCO Chemie)
+ Glas Ionomer Cement	Ketac-Cem	(ESPE)
	Ketac-Fil	(ESPE)
+ Polyketon	Diaket	(ESPE)
+ Komposite (PMMA)	Occlusin	(ICI -Pharma)
	Heliosit	(Vivadent)
	Palavit 55	(Kulzer)
	Silar	(Silar)
+ AgAm, poliert, unpoliert	Vivalloy	(Vivadent)

Aus diesen Materialien wurden entsprechend den Anweisungen der Hersteller Scheiben von 10 mm Durchmesser und 4 mm Dicke geformt. Die Proben wurden mit dem Licht eines blitzlampengepumpten Er:YAG Lasers im freilaufenden Betrieb (Wellenlänge: 2,94 µm; Pulsdauer: ~ 300 µs; Aesculap Meditec, Heroldsberg) bestrahlt. Das Laserlicht wurde senkrecht auf die Probenoberfläche fokussiert, der Fokusdurchmesser ($1/e^2$) betrug 1,0 mm. Es wurde eine Folge von 10 Pulsen appliziert, jeweils mit Energien zwischen 50 und 350 mJ pro Puls. Die entstehenden Krater wurden optisch vermessen, ihre Morphologie licht- und rasterelektronenmikroskopisch analysiert.

ERGEBNISSE UND DISKUSSION

Alle untersuchten Füllmaterialien können mit dem Er:YAG-Laserlicht abgetragen werden. Mit Ausnahme von Amalgam ist schon bei der geringsten der verwendeten Energien von 50 mJ, entsprechend einer Bestrahlung von 11 J cm^{-1}, ein Materialverlust feststellbar, doch sind hier die Kraterränder in der Regel nicht genau definiert. Bei höheren Energien liegen die Durchmesser im Bereich von 1,1 mm bis 1,2 mm, mit Extremwerten von 1,0 mm für Palavit und 1,4 mm für Durelon.

Die Abhängigkeit der Kratertiefe von der Energie der Laserstrahlung ist in den Diagrammen von Fig. 1 dargestellt. Bei Energien von 250 bis 350 mJ (i. e. 60 bis 80 J cm^{-2}) können bei den untersuchten Füllungsmaterialien mit Ausnahme von Amalgam mit 10 Laserpulsen Kratertiefen von 0,5 mm erreicht werden, das entspricht etwa einem Volumen von 0,5 mm^3. Die Abtragseffizienz und der im oberen Energiebereich feststellbare lineare Anstieg der Tiefe mit der Energie entspricht dem auch bei natürlichen Zahnhartsubstanzen beobachteten Verhalten. Die Abtragseffizienz erscheint für eine klinische Anwendung des Er:YAG-Lasers ausreichend.

Anders als bei Schmelz und Dentin weisen die in Füllungsmaterialien erzeugten Krater zum Teil deutliche Spuren einer Wärmewirkung auf: Die Carboxylat- und Glas Ionomer Cemente sowie Polyketon sind in einem Ring um den Krater braun verfärbt; Harvard Cement, Ketac-Fil, Diaket und Heliosit lassen Schmelzzonen oder kondensierte Schmelztröpfchen erkennen.

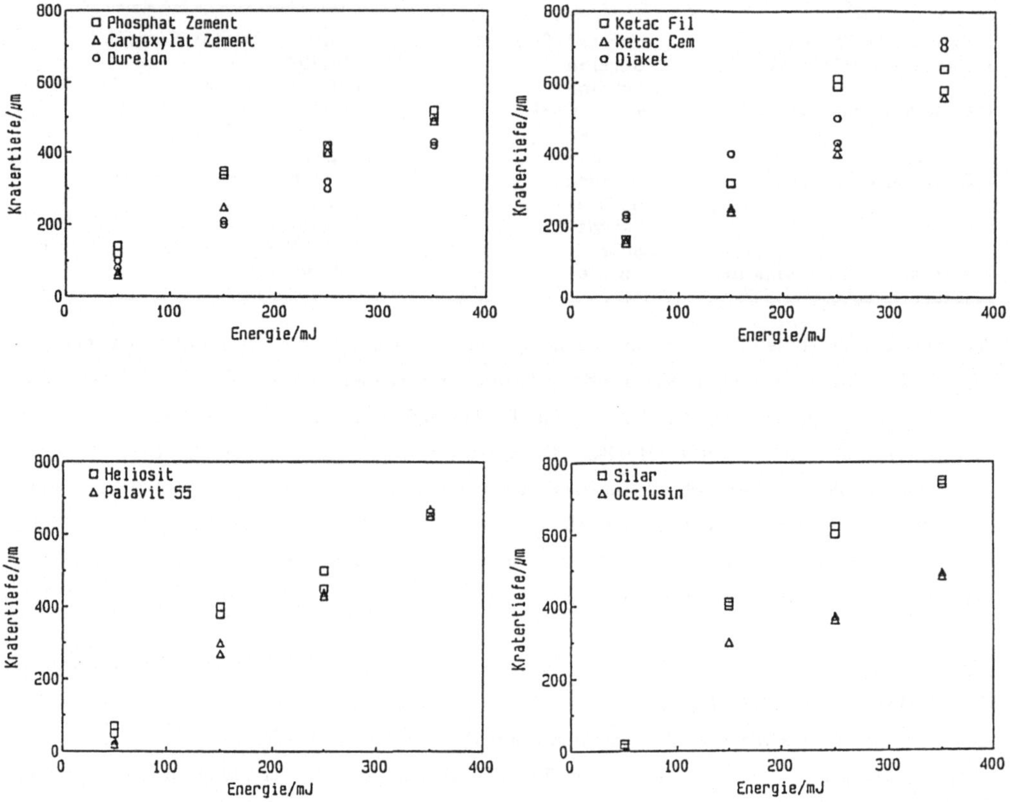

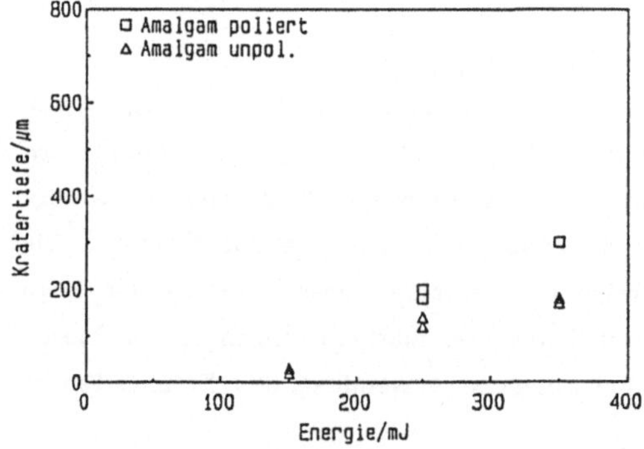

Abb. 1 Effizienz der Abtragung verschiedener zahnärztlicher Füllungsmaterialien mit dem Er:YAG-Laser.
Kratertiefe nach 10 Laserpulsen als Funktion der Energie pro Puls.

Ansonsten sind die Krateroberflächen rauh, teilweise granulär strukturiert. Eine Besonderheit bietet auch hier wieder das Amalgam: die Krater sehen aus wie erstarrte Schmelztiegel, mit aufgeworfenen Rändern und einem wellenförmigen Muster am Boden.

Die beobachteten Kratermorphologien lassen sich durch unterschiedliche Material- und Absorptionseigenschaften der Proben erklären. Im Fall von Dentin und Schmelz findet man eine inhomogene Verteilung aus einer festen Matrix und Wasser. Das Wasser absorbiert das Licht des Er:YAG-Lasers sehr stark, von den festen Bestandteilen kommt im Wesentlichen noch Hydroxylapatit als Absorber hinzu. Durch eine schnelle Erhitzung des Wasseranteils ist es möglich, die feste Matrix abzusprengen, so daß eine rauhe Oberfläche ohne Schmelzspuren zurückbleibt [6]. Eine solche inhomogene Verteilung von starken Absorbern in einer festen Matrix ist für die meisten Füllmaterialien eher fraglich. Die deutlichen thermischen Nebenwirkungen deuten darauf hin, daß der Abtragungsprozeß hier hauptsächlich , bei Amalgam möglicherweise ausschließlich, in Form von Aufschmelzen und Verdampfen abläuft. Wenn es es dabei zu einer Überhitzung oberflächennaher Schichten kommt, kann auch hier das Material teilweise in fester Form abgesprengt werden. Dies könnte die rauhen, teilweise granulären Oberflächen der Komposite erklären.

LITERATUR

1. R. Hibst, U. Keller, R. Steiner, "Die Wirkung gepulster Er:YAG-Laserstrahlung auf Zahngewebe ", Laser Med Surg 4, pp. 163-165, 1988
2. A.F. Paghdiwala, "Application of the Erbium:YAG Laser on Hard Dental Tissues: Measurement of the Temperature Changes and Depths of Cut", Proc L.I.A. Vol. 64 ICALEO pp. 192-201, 1988
3. R. Hibst and U. Keller, "Experimental Studies of the Application of the Er:YAG Laser on Dental Hard Substances: I. Measurement of the Ablation Rate", Lasers Surg Med 9, pp. 338-344, 1989
4. U. Keller and R. Hibst, "Experimental Studies of the Application of the Er:YAG Laser on Dental Hard Substances: II. Light Microscopic and SEM Investigations", Lasers Surg Med 9, pp. 345-351, 1989
5. R. Hibst, U. Keller, "Heat Effect of Pulsed Laser Radiation", Laser Surgery: Advanced Characterization, Therapeutics, and Systems II, S .N. Joffe, K. Atsumi (eds.), Proc SPIE 1200, pp. 379-386, 1990
6. U. Keller, R. Hibst, " Ultrastructural Changes of Enamel and Dentin Following Er:YAG Laser Radiation on Teeth", Laser Surgery: Advanced Characterization, Therapeutics, and Systems II, S.N. Joffe, K. Atsumi (eds.), Proc SPIE 1200, pp. 379-386, 1990

Zur Reparaturmöglichkeit metallischen Zahnersatzes mit dem gepulsten Nd:YAG Laser

Heinz van Benthem
Zentrum für Zahn-, Mund- und Kieferheilkunde der Universität
Gemeinsame Einrichtung Experimentelle Zahnheilkunde
Waldeyerstr. 30, D-4400 Münster

Die Anwendung der Laserschweißtechnik bei der Fertigung von kombiniert festsitzend und herausnehmbarem Zahnersatz bietet dem Zahnarzt und dem Zahntechniker bedeutende Vorteile. Hierzu zählen u.a. eine erhöhte Festigkeit der Schweiß- gegenüber der Lötverbindung (2, 3), eine verbesserte Korrosionsresistenz durch den Wegfall des Lotmaterials (1) und die hohe Schweißsicherheit (4). Die nur geringfügige Wärmebelastung während der Impulslaserschweißung ermöglicht ein Fügen verblendeter Prothesenteile direkt auf dem Meistermodell (2). Diese, auf den ersten Blick nur dem Zahnarzt und dem Zahntechniker vorteilbringenden Fakten haben jedoch auch positive Auswirkungen auf den Patienten selbst. So kann infolge der hohen Festigkeit der Laserschweißverbindung die Fügestelle graziler gestaltet werden als dies bei Anwendung der Löttechnik möglich wäre. Dies hat eine nicht unerhebliche Materialeinsparung zur Folge und vermag darüberhinaus den Tragekomfort einer Prothese verbessern helfen (2).

Das derzeit in der Zahntechnik fast ausschließlich angewandte Lötverfahren führt zu mancherlei Problemen hinsichtlich der Paßgenauigkeit, der Korrosionsbeständigkeit und vor allem der Festigkeit, was in der täglichen Praxis leider immer noch zu Schadensfällen, d.h. zum Bruch führt. Betroffen hiervon sind insbesondere Lötverbindungen zwischen Edelmetall- und Nichtedelmetallegierungen, die, bedingt durch die erheblichen Unterschiede im Schmelzintervall, a priori schwierig zu löten sind. Neben defekten Lotstellen treten jedoch auch Brüche an Stütz- und Halteelementen sowie Brüche infolge Materialermüdung auf. Ursachen hierfür sind u.a. Fehlbelastungen der Prothese infolge ungenügender Anpassung und Eingliederung des Ersatzes durch den Zahnarzt. Auch ein unphysiologischer Prothesengebrauch durch den Patienten sowie materialbedingte Fehler (insuffiziente Lötung, Fehlguß) gehören zu den Schadensursachen. Derartige Schadensfälle erfordern in aller Regel umfangreiche Reparaturmaßnahmen, die im wesentlichen durch die

Anwendung der konventionellen Löttechnik bedingt sind. Hierzu zählt insbesondere die Erfordernis der weitgehenden Entfernung und nachfolgenden Erneuerung der Kunststoffverblendungen, die durch die Wärmeeinwirkung während der Lötung zerstört würden. Auch ist zur Durchführung der Lötung eine Einbettung und Fixierung der Prothesenteile in spezielle Lötgipse erforderlich.

Der Einsatz des gepulsten Nd:YAG Lasers hingegen erfordert ein solch zeitaufwendiges Vorgehen in aller Regel nicht, wie Abb. 1 dies an einem repräsentativen Beispiel verdeutlichen möge. Dieser kombiniert festsitzend und herausnehmbare Zahnersatz weist mehrere Brüche auf: einen Bruch in der Metallbasis (Pfeil 1) und zwei Brüche zwischen den Inzisivi (Pfeile 2 und 3). Bevor die hier erforderlich werdende Reparatur unter Anwendung der Laserschweißtechnik erfolgen kann, ist die Schadensursache zu hinterfragen. Bei dieser teleskopierenden Oberkieferprothese konnte ein Materialfehler weitgehend ausgeschlossen werden. Hingegen wies der Oberkiefer dieses Patienten deutliche Rückbildungserscheinungen auf, die bei Prothesenträgern häufig beobachtet werden. Diese Veränderungen des Prothesenlagers müssen vom behandelnden Zahnarzt regelmäßig kontrolliert und die Prothese entsprechend unterfüttert werden. Bei diesem Patienten war dies jedoch nicht im erforderlichen Maße geschehen. Dadurch ergaben sich während des Kauens Hebelbewegungen, die die Kaukräfte auf die mit Teleskopen versehenen Frontzähne übertrugen und letztlich zum Bruch der Prothese führten.

Bei Repositionierung der gebrochenen Prothese auf das Meistermodell offenbarte sich eine Lageveränderung der Pfeilerzähne. Dadurch entstanden an den Bruchstellen zwischen den Inzisivi bis zu 0.5mm breite Spalten. Diese lassen sich durch Folienmaterial identischer Zusammensetzung überbrücken. Eine Schweißung mit dem Nd:YAG Laser ist dann möglich, wenn die Spaltbreite weniger als die Hälfte der beabsichtigten Schweißtiefe und der Fleckdurchmesser des Laserstrahles mindestens das 1.5fache der Spaltbreite beträgt. In diesem Fall wurden Folien einer AuAgCu-Legierung in die Spalten zwischen den Inzisivi eingebracht. Die Abb. 1b zeigt eine Ausschnittvergrößerung der Laserschweißung zwischen den Labialflächen der Inzisivi. Zur Verbesserung der Stabilität wurden die zervikalen Kronenränder ebenfalls mit je einem Laserimpuls verschweißt. Ein besonderes Augenmerk liegt bei dieser Reparatur in der Aufrechterhaltung der Einschubrichtung der Teleskope. Bezüglich der Justierung der Schweißprobe ist zu beachten, daß der Laserstrahl senkrecht auf die Oberfläche auftrifft, da der Bereich der größten

Schweißtiefe in der Ebene der Kontaktfläche der Probenteile liegen sollte (2). Nur so kann die Funktionsfähigkeit der Teleskope aufrechterhalten werden.

Nach erfolgter Reparaturschweißung (Fleckdurchmesser 1.5mm, Impulslänge 12.8ms, Energieflußdichte 3.8kJ/cm^2) kann die Schweißstelle nötigenfalls nachpoliert werden. Weitergehende Maßnahmen sind in aller Regel nicht erforderlich. Hier sei ausdrücklich darauf hingewiesen, daß die Verblendungen weder im Front- noch im Seitenzahnbereich durch die Laserschweißungen beschädigt wurden. Zur Beseitigung der Ursachen für die Brüche war es allerdings notwendig, der Prothese durch entsprechende Unterfütterungen festen Halt zu verschaffen; eine Maßnahme, die vom behandelnden Zahnarzt auszuführen ist.

Durch den Wegfall verschiedener Arbeitsgänge, die beim Löten dieser Bruchstellen notwendig gewesen wären, reduziert sich der für die Reparatur erforderliche Zeitaufwand. Das hat für den Patienten den Vorteil, daß, z.B. in Zahnkliniken, die über ein entsprechendes zahntechnisches Labor verfügen, die Reparatur sofort ausgeführt werden kann und dem Patienten neben einem längeren Verzicht auf den Zahnersatz ein weiterer Gang zum Zahnarzt erspart bleibt. Hinzu kommt, daß ein auf diese Weise reparierter Zahnersatz keine Einbuße an Stabilität aufweist, wie dies bei Anwendung des Lötens zu erwarten wäre.

Aber nicht in jedem Fall kann das Laserschweißen sinnvoll zur Reparatur gebrochenen metallischen Zahnersatzes angewandt werden. Dies gilt u.a. dann, wenn größere als die oben genannten Spaltbreiten zu überbrücken sind. Aus diesem Grunde sollte, wenn zur Korrektur der Passgenauigkeit der Zahnersatz bei der Anprobe durchtrennt werden muß, eine möglichst dünne Trennscheibe gewählt werden. Wird bei der Beurteilung der Schadensursache ein Materialfehler (Gußlunker, Gasblasen) oder eine ungenügende Dimensionierung z.B. eines Stütz- oder Halteelementes als Grund für einen Bruch gefunden, so sollte der behandelnde Zahnarzt in Absprache mit dem Zahntechniker prüfen, ob eine Neuanfertigung den berechtigten Ansprüchen des Patienten auf einen funktionellen, physiologisch wirksamen Zahnersatz nicht eher gerecht wird. Auch eine Reparatur mit dem Laser, sei sie noch so gut ausgeführt, kann in einem solchen Fall eines primär vorliegenden Materialfehlers kaum die geforderte Funktionalität des Zahnersatzes herstellen. In gleicher Weise gilt dies auch, wenn, wie in obigem Beispiel erläutert, die Ursache für einen Bruch nicht erkannt oder nicht beseitigt wird, was die Notwendigkeit einer klinischen und technischen Ursachenforschung noch unterstreicht.

1. van Benthem H: Influence of Lasing Parameters on The Corrosion of Laser Welded Dental Alloys. In: Oguro Y, Atsumi K, Joffe S (eds.): Nd:YAG Lasers in Medicine and Surgery - Fundamentals and Clinical Aspects. Professional Postgraduate Services, Tokyo 1986
2. van Benthem H: Experimentelle Untersuchungen zur Einführung des Laserschweißverfahrens bei zahntechnischen Verarbeitungsprozessen im Vergleich zum Löten und zum Mikroplasmaschweißen in der Dentalen Technologie. Habil Schr, Münster 1990
3. van Benthem H, Vahl J: Laserschweißen in der Zahntechnik - Vorteile gegenüber konventionellen Verfahren. In: Waidelich W u R (Hrsg.): Laser/Optoelektronik in der Medizin. Springer, Berlin Heidelberg New York London Paris Tokyo Hong Kong Barcelona 1990
4. Vahl J, van Benthem H (Hrsg.): Laser in der Zahnmedizin. Quintessenz, Berlin 1991 (in Vorbereitung)

a

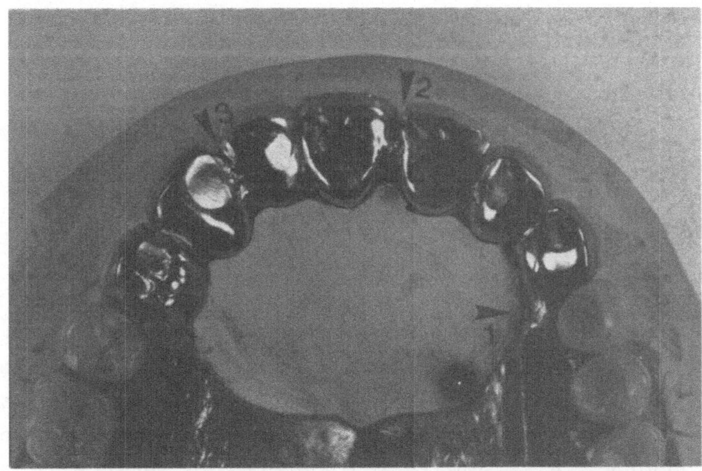

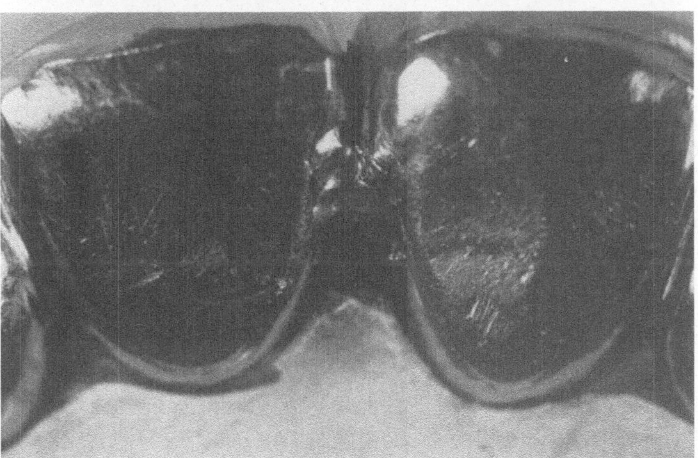

b

Abb. 1
Beispiel eines gebrochenen und mit dem gepulsten Nd:YAG Laser reparierten Zahnersatzes
a: Übersicht (Pfeile = Bruchstellen)
b: Laserschweissung der Labialflächen zweier Inzisivi

Diagnostic Application of Nd:YAG Laser for Dental Caries

A. Nagasawa* and K. Kato**
*Metropolitan Hiroo General Hospital, Tokyo. 2-34-10 Ebisu, Shibuya-ku, Tokyo 150, Japan
**Shibaura Institute of Technology. 3-9-14 Shibaura, Minato-ku, Tokyo 108, Japan

INTRODUCTION

It is needless to say that diagonosis for dental caries is the most important aspect in dentistry, and roentgenographic examination has been the essential diagonostic method for dental caries. However, strictly speaking, even the roentgenographic examination do not have enough resolution to detect a fine decay in the teeth of primary caries, and the multiple roentgenography is disliked for the safety reasons[1]. From the results of the spectral analyses of enamel, dentin and dental caries[2], the authors had presumed that the remarkably different photo-thermal reaction to laser exposure in each dental structure may lead to a new diagonostic technique for dental caries.

FUNDAMENTAL EXPERIMENT

First of all the authors examined the characteristics of the photo-thermal reaction in each dental structure, normal enamel(E), normal dentin(D) and caries dental structure(C) to exposure to Nd:YAG laser (wavelength:1.06μm) using the measurement system as shown in Figure 1. The laser beam was shot on the piece of each dental structure of 2.3mm in thickness. The surface temperature on both the lased suface and the opposit side of the subject was measuredby a pair of infrared thermometers, and the relative intensity of the transmitted laser beam through the subject was measured by a thermocouple located at the rear side of the subject. The thermocouple was 0.5mm in diameter and the sensing part of the thermocouple was coated by high absorption material to the laser. The results of the basic experiment is shown in Figure 2 and are summerized as follows:
1) The lased surface temperature(S_1) shows the tendecy as: $C \gg D > E$
2) The opposit surface temperature(S_2) shows the tendency as: $C < D < E$
3) The transmitted laser intensity(T) shows the tendency as: $C \ll D < E$
The results mean that the absorption of Nd:YAG laser in each dental structure shows the tendency as $C \gg D > E$[3]. The remarkable difference of the photo-thermal reaction to Nd:YAG laser shot in the caries

dental structure from the intact dental structure hopefully suggest us to lead to a new diagnostic technique for dental caries.

METHOD

Figure 3 shows the method of this experiment. Nd:YAG laser beam is shot on the occlusal surface of an extracted human tooth, and the occlusal surface temperature(ST_o) and the lateral surface temperature of the tooth crown(ST_s) were measured seperately by a pair of infrared thermometers and the relative intensity of the transmitted laser to the lateral surface of the tooth(TT_s) was measured by the thermocouple (0.5 mmϕ) explained above.

RESULT

Figure 4 comparatively shows the data examples of this experiment in the cases of an intact(non caries) tooth and a caries tooth, the roentgenograms of which are shown in Figure 5. In this experiment the occlusal surface of the teeth was exposed to Nd:YAG laser beam (output power:10W, spot size:5.0mmϕ for 0.2 second). As shown in this results the occlusal surface temperature(ST_o) of the caries tooth showed much higher temperature than that of the intact tooth, but the transmission of the laser to the lateral surface of the crown(TT_s) in the caries tooth was much less than that of the intact tooth.
As shown in the result of Figure 4 the difference of the photo-thermal reaction to Nd:YAG laser was so remarkable between a caries tooth and a intact tooth that this examination technique is enough to identify the caries tooth in spite of applying the fine energy of the laser exposure.

DISCUSSION

It was experimentally confirmed that the deviation of exposed laser beam from caries part gave great influence on the data of measurement in this examination system. From this result the laser exposure beam must be enough size to cover the tooth crown in order to eliminate detection error of caries in every part of tooth crown from the view-point of the diagnosis for dental caries.
Figure 6 shows the real time thermograms on a caries tooth(a) and a intact tooth(b) exposed to Nd:YAG laser in this experiment. We can identify clearly the decayed area on the thermogram of the caries tooth as an image of high temperature(Fig. 6-a).

Figure 7-a shows the roentgenogram of an extracted tooth of the primary caries, but the fine caries was usually impossible to be detected by the roentgenogram. On the contrally, the photo-thermal reaction to Nd:YAG laser shot of the tooth(Fig.7-b) revealed even the fine anomaly in the tooth. The fine caries in the 6 case of the primary caries teeth was completely detected by this laser applied technique, but they were missed to detect by the roentgenographic examination. This technique has much higher sensitivity for dental caries than the roentgenographic examination as shown in this example. All the results in this experiment hopefully suggest that the dental photo-thermal reaction to Nd:YAG laser is applicable to diagnosis of dental caries and lead to a new useful diagnostic examination for dental caries.

CONCLUSION

The authors has applied the photo-thermal reaction of a tooth to noninvasive level of a weak Nd:YAG laser irradiation for dental caries detection and obtained successful results. The advantages of this technique are as follows: ① Much more sensitive to caries detection than the roentgenography, ② Completely safe, ③ Very simple and easy technique, ④ Not only the existence but also the decayed area can be examined. This method is hopefully expected to lead to an epoch-making diagnostic method for dental caries with requirement of the futher improvement.

Literature

1) Ando,S.,: Dental roentgenodiagnosis, Ishiyaku-shuppan(Tokyo), 122-128 (1962)
2) Nagasawa,A., et al.,: J.J.M.E., 18(Suppl.), 178-179(1980)
3) Nagasawa,A., et al.,: J.Jap.Soc.BMTh, 5(1), 85-87(1985)

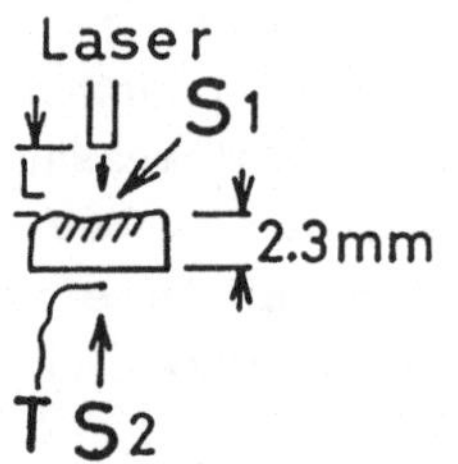

Figure 1. The measurement system of photo-thermal reaction in dental structures to exposure to Nd:YAG laser.

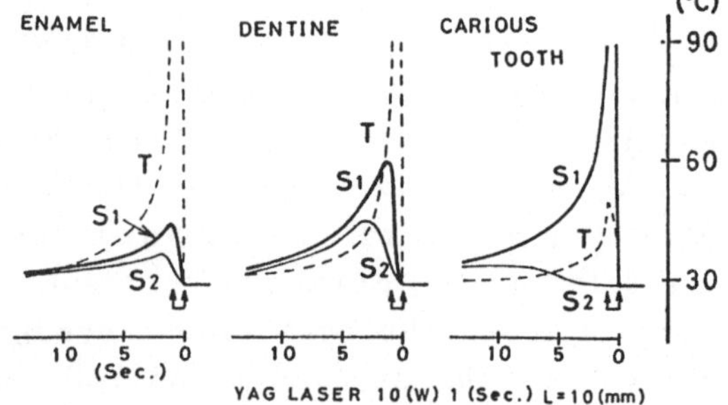

Figure 2. The results of the basic experiment(Fig. 1).

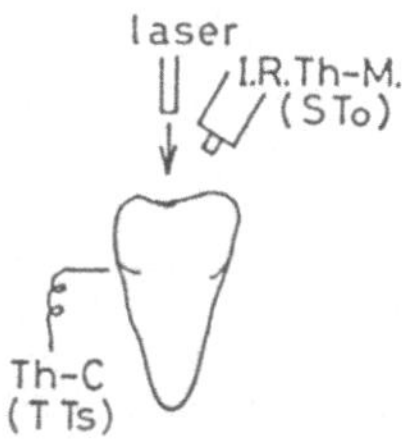

Figure 3. The experimental method of a diagonostic technique for dental caries. ST_o: occlusal surface temperature, TT_s: relative transmission intensity of laser in the lateral surface of a tooth crown

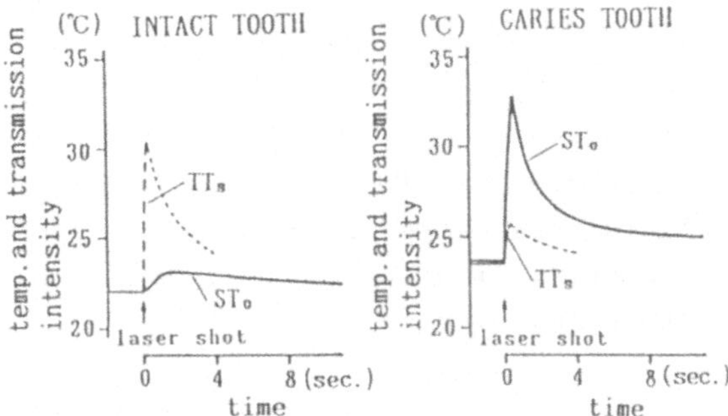

Figure 4. The data examples of the experiment in the case of an intact tooth(a) and a caries tooth(b). (exposure spot size:5.0 mmϕ)
Nd:YAG laser Power:10W, exposure time: 0.2 sec., power density:51W/cm²

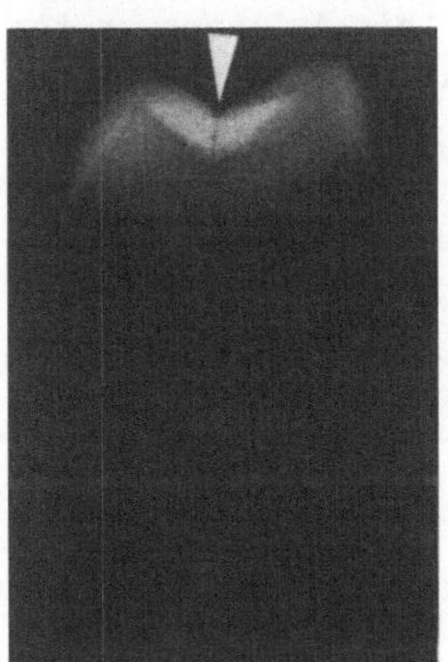

Figure 5. The roentgenograms of the teeth used in the experiment of Fig.4.
a: intact tooth, b: caries tooth

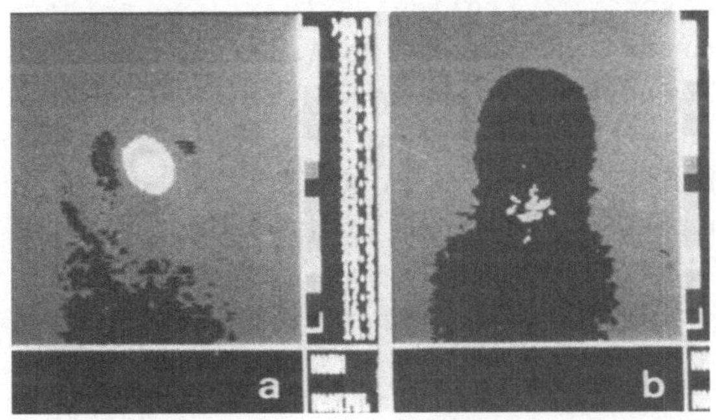

Figure 6. The real time thermograms on the caries tooth(a) and the intact tooth(b).

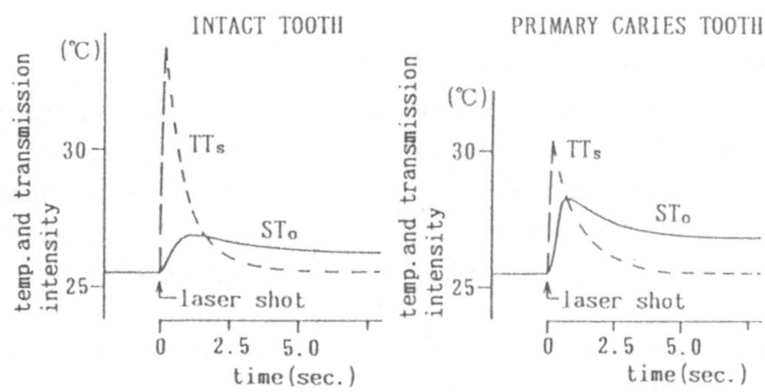

Nd:YAG laser Power:20W, exposure time:0.2 sec., spot size: 5mmϕ, power density:102W/cm²

Figure 7. Diagonostic results for fine premary dental caries. a: by high sensitive roentgenographic examination, b: by this laser reactive examination

Bone Regeneration Effect of Argon Laser in Alveolar Laser Surgery

A. Nagasawa* and K. Kato**

*Metropolitan Hiroo General Hospital, Tokyo. 2-34-10 Ebisu, Shibuya-ku, Tokyo 150, Japan

**Shibaura Institute of Technology. 3-9-14 Shibaura, Minato-ku, Tokyo 108, Japan

INTRODUCTION

Therapeutic effect of lasers on bone legions is very important aspect in its clinical application and has attracted some attention[1)-4)]. The authors' clinical application of Nd:YAG laser for alveolar ostitis has already revealed the bone regeneration effect of the Nd:YAG laser[5)-7)]. Following this, the authors have studied the bone healing effect of argon ion(Ar^+) laser in low incident energy application. This paper reports on the bone regeneration effects of the Ar^+laser in its clinical application for alveolar ostitis. Extremely severe bone legions caused by either periodontal or periapical alveolar ostitis are usually difficult to cure by traditional methodology. Therefore the alveolar ostitis are attractive indications for evaluating the therapeutic effects of lasers for bone legions.

METHOD

The Ar^+laser endodontic therapy was applied to the teeth of severe alveolar bone damage. The therapeutic techniques were as follows: Every wavelength of 457.9 ～514.5nm were mixed in this Ar^+laser system and the multisynthetic wave mode was used for this laser therapy. The authors' special optical fiber system designed for root canal laser treatment (RCFP) was applied to this laser therapy. The teflon cladding at the distal end of the RCFP was stripped off for a few cm, and the 0.6mm diameter quartz fiber core was used as the laser applying probe for the root canal. The proximal input end of the RCFP was connected to the distal end of the output fiber of the laser system using the authors' original fiber to fiber connector[8)], and the laser beam was thus delivered into a dental root canal through the RCFP. The method of the endodontic laser therapy was as follows: Following the complete widening of a dental root canal by the conventional technique, RCFP was inserted into the dental root canal as deep as possible (Figure 1). Thus the Ar^+laser beam was shot to the root canal towards the root apex. The laser probe was pulled up step by step towards the pulp chamber with repeating laser exposuresin the root canal with an output power of 400mW at the irradiating end of the probe, exposure time 0.5 second, at a freqency of 0.5～1 sec^{-1} and thus a total exposure energy was 20 ～25J in evry endodontic laser therapy.

RESULTS

As the result of the Ar^+laser therapy for the severe periapical alveolar bone ostitis and extremely successful results were obtained as shown in the following case examples.

1) Chronic Alveolar Ostitis (6⏋), (M.F., 34 yo, male)

Figure 2 shows a series of dental roentgenograms pre and post-endodontic therapy for the inveterate alveolar ostitis of the right lower first molar(6⏋). As shown in Figure 2- a, the pretreatment stage, the huge bone degeneration was obserbed in the apical alveolar region. The patient had suffered from persistent gingival abscess and demonstrated percussive pain. The affected tooth was remarkably loose associated with high mobility, and the patient was impossible to chew any food with this tooth. Before application of the laser treatment, the conventional endodontic therapy was continued more than 2 months to the molar without any good result as seen in Figure 2-b. The medial root canals were so highly degenerated that complete widening of them was difficult. The Ar^+laser therapy was then applied to the tooth. 15 days after the laser treatment, a fine regenerative-like change appeared in the bone focus as shown in Figure 2-c. The subsequet roentgenographic follow up showed that the bone focus had almostly regenerated within 2 months following laser endodontic therapy despite the incomplete treatment of the medial root canal as shown in Figure 2-d, e. The severe alveolar focus in 6⏋was thus healed and the normal mastication ability of the tooth has been completly restored with no problems and no recurence for more than a year after the laser treatment(Fig.2-f).

2) Chronic Alveolal Ostitis (⌈4), (R. A., 40 yo, female)

The severe chronic alveolal ostitis of the left first premolar(⌈4) with a large alveolar bone focus, which had not responded to conventional endodontic therapy over 2 months, has been improved also with progressive bone regeneration following only a session of the above mentioned Ar^+laser endodontic therapy as shown in the roentgenographic surgery following the laser treatment (Figure 3). Similar successful results to the above mentioned examples have been obtained in almost all other cases of alveolar bone legions following one session of the Ar^+ laser endodontic therapy.

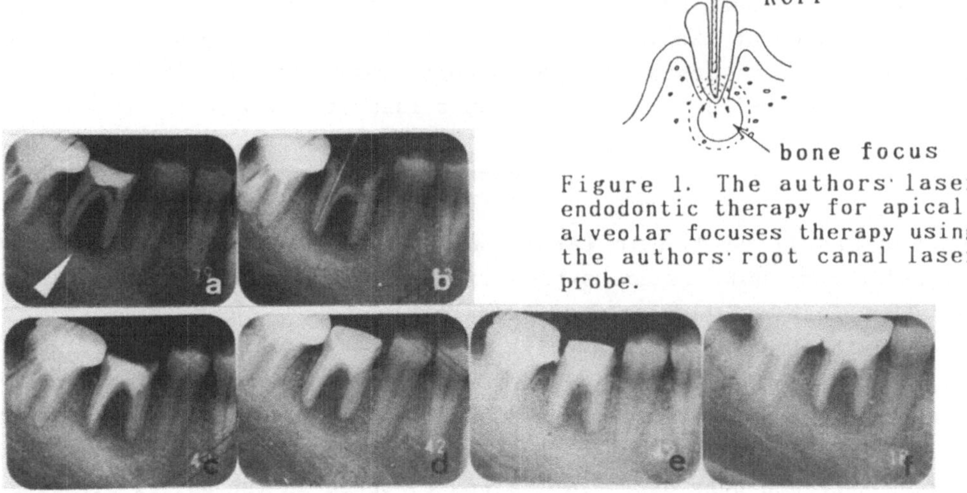

Figure 1. The authors' laser endodontic therapy for apical alveolar focuses therapy using the authors' root canal laser probe.

Figure 2. Roentgenographic survey evaluating the bone regeneration effect of Ar^+laser following the endodontic therapy severe chronic alveolar ostitis of the right lower first molar (M.F.,34 yo,male).
a : pretreatment, b : 2 months after the conventional endodontic treatment, c : 15 days after, d : a month after, e : 2 months after, f : a year after the laser endodontic treatmant

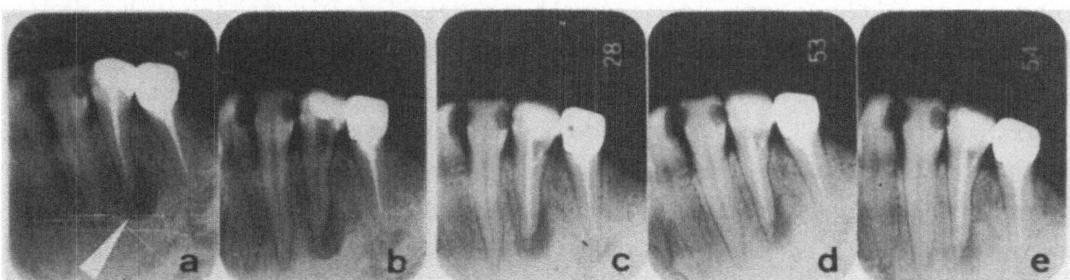

Figure 3. Roentgenographic survey evaluating the bone regeneration effect of Ar^+laser following the endodontic therapy for the chronic alveolar ostitis of the left first premolar , (R.A.,40 yo,female).
a : pretreatment, b : 2 months after the conventional endodontic treatment, c : 15 days after, d : a month after, e : 3 months after the Ar^+laser endodontic treatment

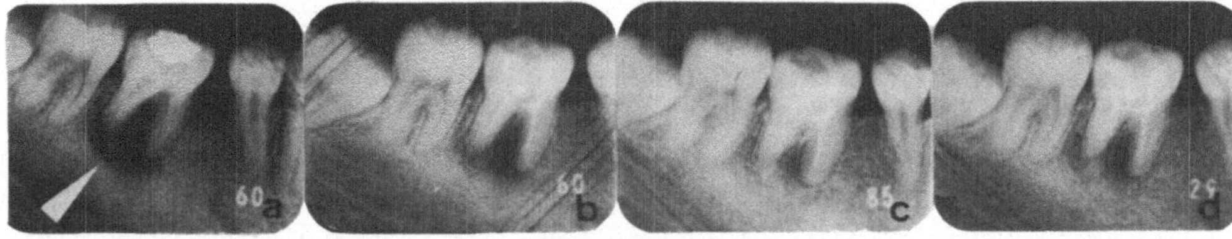

Figure 4. Roentgenographic survay evaluating the bone regeneration effect of Nd:YAG laser following the endodontic therapy for the severe chronic alveolar ostitis of the rigth first molar (H.O.,22 yo,female).
a : before treatment, b : a month after, c : 5 months after, d : 10 months after the laser endodontic treatment

DISCUSSION

Comparative observation of the results in the clinical application between low incident energy level argon laser (Figure 2) and high power level Nd:YAG laser (Figure 4) in similar cases has proved that the fomer is superior to the latter in the bone regeneration effect. The difference of the bone regeneration effect between argon laser and Nd:YAG laser may be caused by the differences of absorption of the lasers depending on their wavelengths.

The authors designed the following experimental study on the bone regeneration effect of lasers: 1) Histological evaluation of the bone regeneration effect of lasers using the artificial bone wound on rat femur[9]. 2) Effect of lasers on bone formation by bone morphogenetic protain BMP[10].

From the results of the authors· clinical and experimental studies the bone regeneration effect of lasers can be categorized to the bioactivation of the low reactive level laser therapy (LLLT).

CONCLUSION

The authors· clinical application of Ar^+laser for alveolar bone legions has confirmed that the Ar^+laser has more excellent effect on bone regeneration than Nd:YAG laser. In addition to the clinical results, the authors· experimental studies have certified the bone regeneration effect is categorized to a biostimulation of lasers.

Literature

1) Gertzbein,S.D.,: in; Laser Surgery, 224-229 (1979)
2) Motomura,K., et al.: J.Jap.Soc.Laser Med., 4(1), 195-196(1984)
3) Motomura,K., et al.: J.Jap.Soc.Laser Med., 5(3), 603-606(1985)
4) Motomura,K., et al.: J.Jap.Soc.Laser Med., 6(3), 171-174(1986)
5) Nagasawa,A., et al.: J.Jap.M.B.E., 24(Suppl.), 179(1986)
6) Nagasawa,A. : LASER 89 (Optoelectronics in Medicine), Springer-Verlag, Berlin, 483-489(1986)
7) Nagasawa,A. : Nd:YAG Laser in Medicin and Surgery, Proffessional Postgraduate Services, Tokyo, 491-497(1987)
8) Kato,K., et al.: J.J.M.I., 57(Suppl.), 30-32 (1987)
9) Nagasawa,A., et al.,: LASER 89(Optoelectronics in Medicine), Springer-Verlag, Berlin, 432-435(1990)
10) Nagasawa,A., et al.,: LASER 89(Optoelectronics in Medicine), Springer-Verlag, Berlin, 418-421(1990)

Optische Methoden in der Diagnostik
Optical Methods in Diagnosis

Fluoreszens-Verfahren
Florescence Diagnosis
Laseroptische Diagnoseverfahren
Laseroptical Diagnosis
Bildgebende Laserverfahren
Imaging Laser Techniques

Dosimetrie – Autofluoreszenz und Rückstreuung als Koagulationsdiagnostik?

H. Albrecht, R. Hagemann, J. Karras, R. Ulrich, G. Müller
Laser-Medizin-Zentrum Berlin
Krahmerstr. 6-10, 1000 Berlin 45

Verfahren zur Dosimetrie der photothermischen Laseranwendungen

Seit Beginn der Verwendung von Laserbestrahlung zur Koagulation von Tumoren und Metastasen bestand das Interesse an einem Verfahren, das eine Aussage über den erreichten Grad und die Ausdehnung der Koagulationszone ermöglicht. Die Wunschvorstellung zielt auf ein Verfahren, das sich on-line, d.h. während der laserinduzierten Hyperthermiebehandlung, oder bei einer fraktionierten Bestrahlung zwischen den einzelnen Bestrahlungsperioden anwenden läßt und eine Information über die Ausdehnung der späteren Nekrose liefert. Abbildung 1 zeigt ein typisches Bild für die Applikation von Nd:YAG-Strahlung bei der die Zone der Vaporisation, der direkten Koagulation und der Bereich der intermediären Schädigung schematisch dargestellt sind. Inbesondere die Darstellung des Bereiches der intermediären Schädigung ist von besonderem Interesse für ein dosimetrisches Verfahren, da hier die biologischen Veränderungen zeitverzögert, z.T. erst nach Stunden, eintreten.

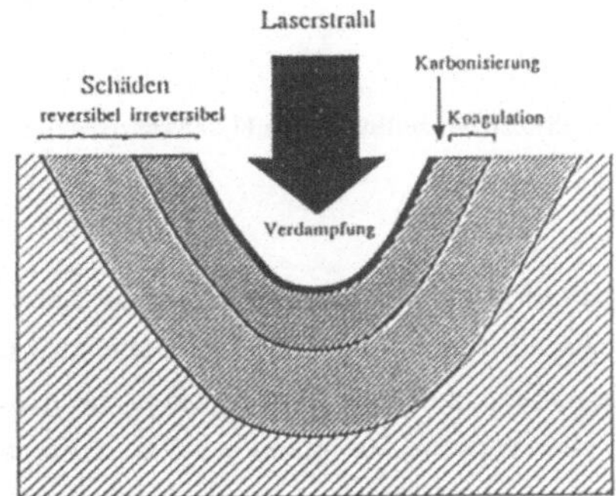

Abb. 1 Verschiedene Zonen einer thermischen Gewebeschädigung

Zur Dosimetrie eignen sich Verfahren, die eine Darstellung der reversiblen und irreversiblen thermischen Veränderungen oder der Schädigung des Zellstoffwechsels ermöglichen. Besonders in Frage kommen:

- visuelle Beobachtung (Ausbleichen von Farbstoffen)
- Ultraschall-Bild
- Magnet-Resonanz-Bild
- Laserinduzierte Fluoreszenz-Spektrometrie
    - zeitaufgelöst (time-gated)
    - zeitintegral

Die visuelle Beobachtung ist zum einen an die Veränderung an der sichtbaren Oberfläche gebunden und zum anderen ist das Auge ein schlechter Diskriminator, da erst die irreversiblen Vorgänge, z.B. das Ausbleichen von Chromophoren, beobachtbar sind. Ultraschall-Bild und Magnet-Resonanz-Bild ermöglichen prinzipiell die Darstellung von thermischen Veränderungen im Gewebe, wenngleich die handelsüblichen Geräte für diese Darstellung nicht ausgelegt sind. Das Verfahren der laserinduzierten Fluoreszenz-Spektrometrie erlaubt eine Aussage über die Veränderungen im Zellstoffwechsel, wobei sich die beiden Analyseverfahren im technischen Aufwand und in der Aussagefähigkeit deutlich unterscheiden. Die zeitaufgelöste Fluoreszenz-Spektrometrie wird z.B. von der Arbeitsgruppe BEUTHAN et al. /1/ zur Differenzierung verschiedener Gewebearten anhand der Intensität der NADH-Fluoreszenz bei Anregung mit kurzen N_2-Laserpulsen eingesetzt. Das Fluoreszenzsignal dieses Koenzyms erlaubt eine Aussage über den Gewebetyp und den Grad der thermischen Veränderungen.

Das Verfahren der zeitintegralen Analyse der Fluoreszenzsintensität körpereigener Chromophore bei Anregung mit cw-Lasern oder gepulsten Lasern verspricht im Erfolgsfalle einen begrenzten technischen Aufwand zur Realisierung einer zusätzlichen Steuereinheit für einen Koagulationslaser.

Abbildung 2 zeigt das Prinzip der zeitintegralen Autofluoreszenzspektrometrie zur Dosimetrie der Koagulation.

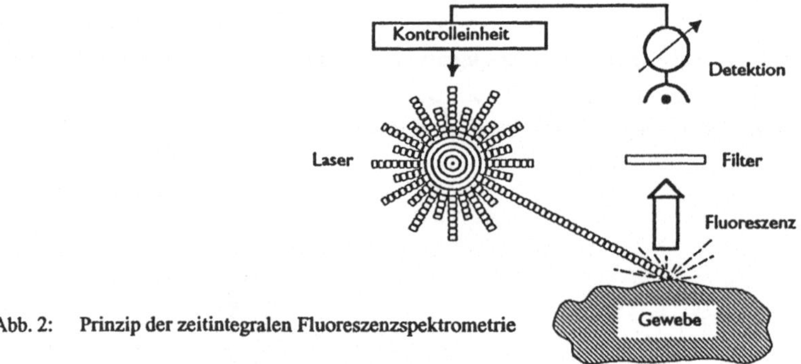

Abb. 2: Prinzip der zeitintegralen Fluoreszenzspektrometrie

Der Schwerpunkt dieser Untersuchungen liegt zunächst in der Klärung der Fragen, welche körpereigenen Chromophore sich für diese Kontrolle des Koagulationszustandes heranziehen lassen, welche gewebespezifischen Unterschiede auftreten und welches zeitliche Verhalten während der Koagulation sich beobachten läßt. Das zeitliche Verhalten wird als Hilfsparameter bei der langsamen Koagulation für den Fortschritt des Koagulationsgrades, bzw. die Ausbreitung der Koagulationszone verwendet, wobei die Korrelation zwischen aktueller Fluoreszenzintensität und und der thermisch induzierten Gewebeveränderung gesondert bestimmt werden muß. Da diese Untersuchungen zunächst an ex vivo Proben durchgeführt werden, wird die Korrelation zwischen Alter der Proben nach Tötung der Tiere und der verbleibenden Fluoreszenzintensität zusätzlich als Skalierungsfaktor bestimmt. Ferner ist ein Einfluß des aktiven Stoffwechsels und der Transportvorgänge bei in vivo Applikationen zu erwarten.

Meßanordnung

Zur Ermittlung der geometrischen und spektralen Einflußfaktoren werden getrennte Strahlengänge, bzw. Fasern für die Fluoreszenzanregung mit verschiedenen Laserwellenlängen, Koagulation mit Nd:YAG-

Laserstrahlung bei 1064 nm und die Fluoreszenzdetektion verwendet - vgl. auch KARRAS /2/.
Abbildung 3 zeigt den Versuchsaufbau zur Untersuchung der optischen Eigenschaften verschiedener Gewebearten im nativen und koagulierten Zustand.

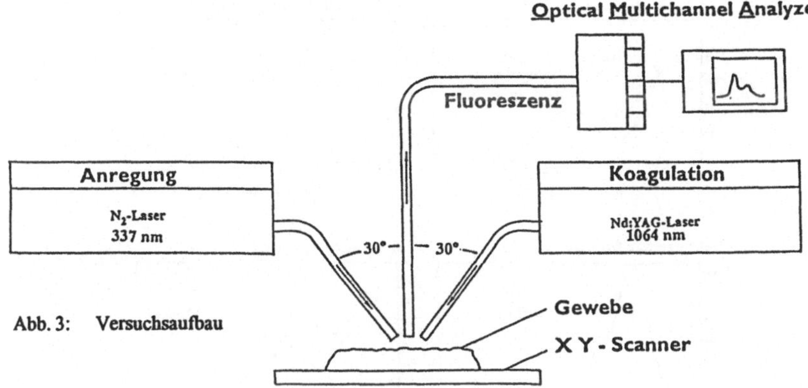

Abb. 3: Versuchsaufbau

Bei der Fluoreszenzanregung von bindegewebehaltigem Lebergewebe (Rind) mit N_2-Laserstrahlung bei 337 nm entsteht ein Fluoreszenz-Spektrum, siehe Abbildung 4, wobei sich die Bande bei ca. 460 nm der NADH-Fluoreszenz zuordnen läßt. Durch schrittweise Koagulation verringert sich die Intensität der beiden Fluoreszenzbereiche unterschiedlich. Die Fluoreszenz in Bereich <400 nm tritt bei reinem Lebergewebe im nativen Zustand nicht auf, vielmehr entspricht das Spektrum dem einer NADH-Lösung.

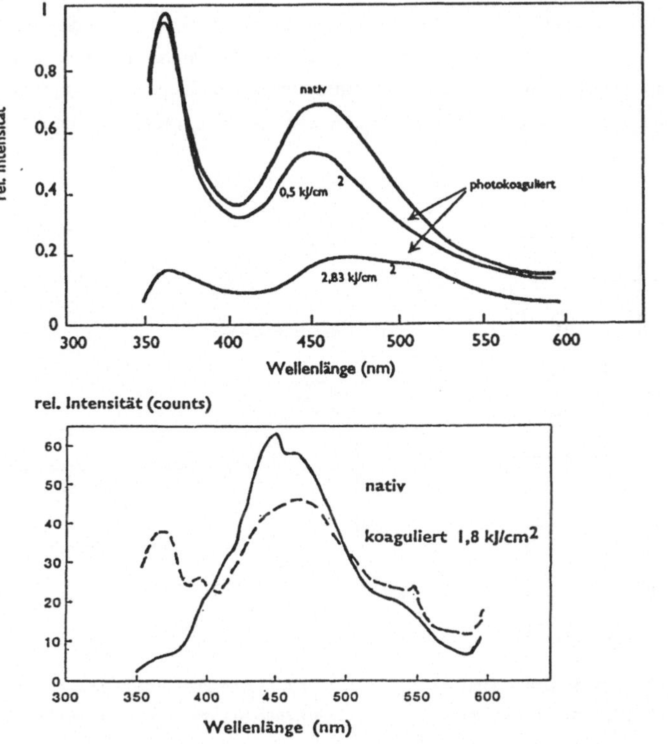

Abb. 4: Fluoreszenzspektren von fibrösem (links) und reinem (rechts) Leberparenchym

Abbildung 5 enthält die Fluoreszenzspektren weiterer Gewebearten im nativen Zustand, die gewebespezifische Unterschiede zeigen.

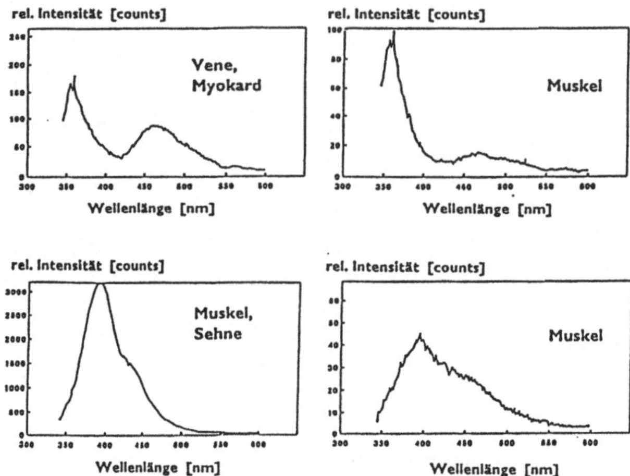

Abb. 5: **Fluoreszenzspektren verschiedener Gewebearten**

Eine weitere Beobachtung, die mit Literaturangaben übereinstimmt, ist die Tatsache, daß sich die optischen Eigenschaften, wie Absorption und Streuung von Gewebe, während der Koagulation ändern. Bereits im nativen Zustand zeigen die verschiedenen Gewebearten unterschiedliches Streu- und Fluoreszenzverhalten. Abbildung 6 zeigt typische Daten für die Intensität der beiden Fluoreszenzbanden (vgl. Abb. 4) und die Streulichtintensität der Anregungswellenlänge 337 nm, bei einer horizontalen Bewegung des Meßpunktes über die Oberfläche eine Leberscheibe mit einem Schnitt quer zu einer Vene.

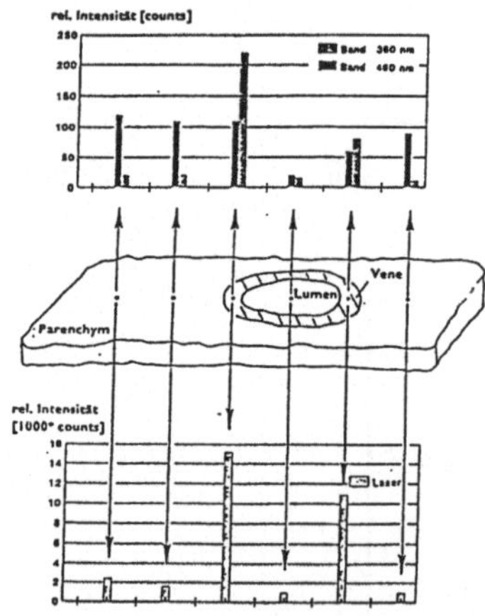

Abb. 6: Intensität der Fluoreszenzbanden und des Streulichtes einer Leberprobe mit verschiedenen Gewebearten

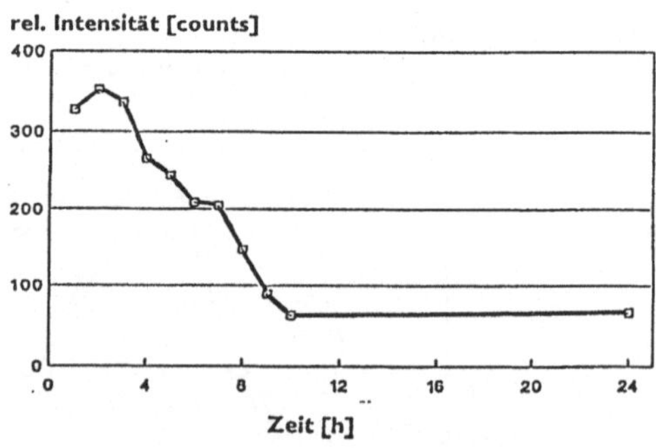

Abb. 7: Abnahme der Fluoreszenzintensität als Funktion des "Alters" der Gewebeproben

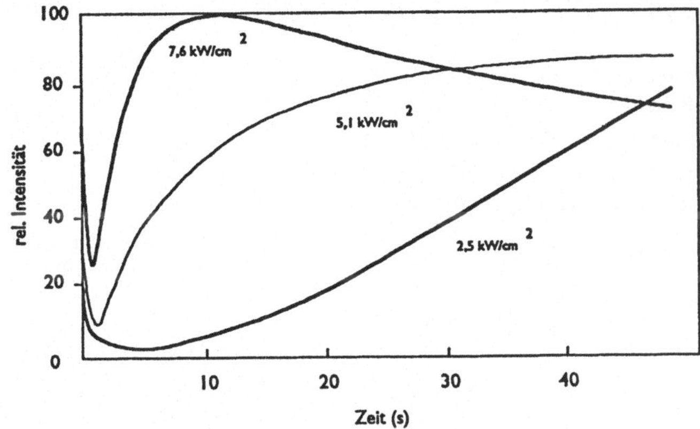

Abb. 8: **Fluoreszenzintensität als Funktion der Koagulationszeit für drei Werte der Laserleistung**

Dieser Einfluß der optischen Eigenschaften und deren Veränderungen während der Koagulation müssen bei einer Analyse des Fluoreszenzlichts und der Streulichtintensität zur Beurteilung des Koagulationszustandes berücksichtigt werden. Dieser Zusammenhang soll in Simulationsrechnungen über die Ausbreitung von Licht der beteiligten Spektralbereiche in den einzelnen Gewebearten analysiert werden. Grundsätzlich bieten die drei Parameter und ihre Änderungen eine Möglichkeit den Koagulationsgrad zu beschreiben. Sehr viel einfacher sind die Verhältnisse bei einer Fluoreszenzanregung und Koagulation mit dem Ar^+-Laser von blutreichem oder Leber-Gewebe, da hier ein Gemisch von körpereigenen Chromophoren angeregt wird, die ein Zeitverhalten entsprechend dem Koagulationsgrad wie in Abbildung 8 aufweisen. Hierbei scheint das Minimum den Punkt ausreichender Koagulation anzuzeigen, der auch bei einer Änderung der optischen Parameter erhalten bleibt.

Literatur:

1. J. Karras, Laserinduzierte Autofluoreszenz von nativer und mit 1064 nm koagulierter Rinderleber unter Anregung mit 337 nm, Diplomarbeit März 1991, Fachhochschule Gießen
2. J. Beuthan, K. Dörschel, R. Hagemann, G. Müller, B. Schaldach, Ch. Zur, New Results in Dosimetry of Laser Radiation in Medical Treatment, Optical Fibers in Medicine VI, Proceedings of SPIE, Vol. 1420, 1991

In Vitro Imaging of Tumors by Delayed Fluorescence

M. Kohl[1], J. Neukammer[1], U. Sukowski[1], H. Rinneberg[1], H.-J. Sinn[2], E.A.Friedrich[2], G. Graschew[2], P.Schlag[3], and D. Wöhrle[4]

[1]Physikalisch-Technische Bundesanstalt, Berlin-Charlottenburg

[2]Deutsches Krebsforschungszentrum, Heidelberg

[3]Chirurgische Universitätsklinik Heidelberg

[4]Institut für organische und makromolekulare Chemie, Universität Bremen

1. ABSTRACT

Laser-induced fluorescence was used to image tumors in vitro, which were marked with photosensitizers. Delayed detection of fluorescence following pulsed laser excitation allows to suppress autofluorescence background falling into the fluorescence band of porphyrin-based photosensitizer. This technique exploits the difference in fluorescence decay times of photosensitizers and average decay times of tissue autofluorescence. From delayed fluorescence spectra we infer that the ratio between photosensitizer signal and autofluorescence background can be improved by about one order of magnitude.

2. INTRODUCTION

Photosensitizers, such as hematoporphyrin derivative (HPD) and dihematoporphyrin ether (Photofrin II^{TM}) accumulate in tumors to a certain degree and are used for laser-induced photochemical destruction of tumors (photodynamic therapy, PDT)[1]. In addition, laser-induced fluorescence (LIF) of these photosensitizers allows to localize and image superficially growing lesions[2-6]. For imaging of tumors the laser-induced fluorescence is observed within a bandpass covering the fluorescence band of the photosensitizer. In fluorescence images autofluorescence background falling into this bandpass cannot be distinguished from photosensitizer fluorescence but may be estimated if additional information is available. Previously several attempts have been made to correct for autofluorescence background by excitation or detection of fluorescence at multiple wavelengths. In this paper we demonstrate that autofluorescence background can be suppressed in fluorescence images by delayed observation following pulsed laser excitation. This technique exploits the fact that fluorescence decay times of porphyrin-based photosensitizers are longer than average decay times of tissue autofluorescence.

3. DECAY OF LASER-INDUCED TISSUE FLUORESCENCE

For different kinds of tissue, in particular for tumors, we have investigated in vitro the decay of autofluorescence intensity following pulsed laser excitation. In addition, the decay of fluorescence intensity of tumors marked with porphyrin-based photosensitizers has been studied. Rats (BD IX) with an ovarian carcinoma transplanted on one hind leg served as tumor model. Besides Photofrin II^{TM} we used P4P-mD, a porphyrin-based photosensitizer, which has been developed by groups at the German Cancer Research Center at Heidelberg and at the University of Bremen.

Laser-induced fluorescence was excited at λ_{ex} = 430 nm using a synchronously pumped, cavity-dumped dye laser. The fluorescence decay was measured within the bandpass 470 nm $\leq \lambda_{obs} \leq$ 800 nm by an optical sampling oscilloscope (Hamamatsu OOS-01) with a time resolution of about 30 ps. For excitation the laser beam was focussed onto the surface of the tissue sample and the fluorescence was imaged onto the entrance aperture of the streak tube. The tissue samples were placed between two quartz plates inside a sealed sample holder to prevent desiccation. In Fig.1 we compare the fluorescence decay observed for a control tumor (trace c) with the decrease in fluorescence intensity measured for the same kind of tumor marked with the photosensitizers Photofrin II™ (5 mg/kg body weight (b.w.), trace b) or P4P-mD (1 mg/kg b. w., trace a). The autofluorescence of the tumor tissue (trace c) is seen to decay multiexponentially and is dominated by rapidly decaying components with decay times much shorter than 4 ns. Contributions from tissue autofluorescence are also discernible in the fluorescence decay of marked tumors (traces a,b) within 6 ns after excitation. On the other hand, for times exceeding about 6 ns the decrease in fluorescence intensity can be approximated by a monoexponential decay for both tumors marked with photosensitizer. A characteristic decay time of 11.5 (1) ns has been derived from the data shown in Fig.1 (traces a,b), which agrees with the fluorescence decay times of these photosensitizers in aqueous solutions. From a comparison of traces a,b with trace c it is evident that the fluorescence of both tumors marked with photosensitizer is dominated by photosensitizer fluorescence for times exceeding about 6 ns.

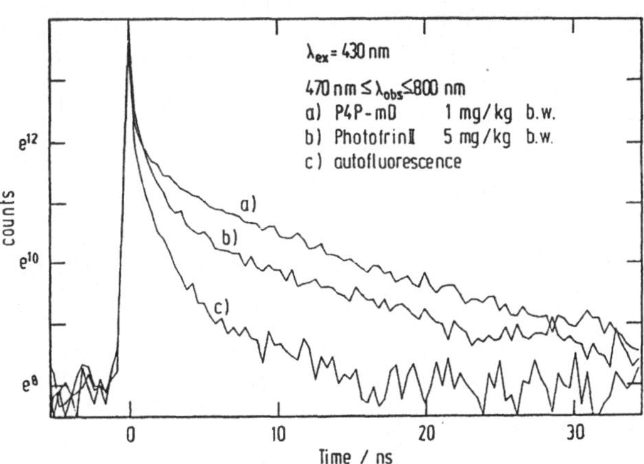

Fig. 1. Decay of laser-induced fluorescence of tumors marked with P4P-mD (trace a) or Photofrin II (trace b). For comparison the autofluorescence of a control tumor (trace c) is shown.

4. DELAYED FLUORESCENCE SPECTRA

Fluorescence spectra of tumors marked with Photofrin II™ or P4P-mD were recorded using a polychromator equipped with a cooled intensified linear diode array detector. The fluorescence was excited at λ_{ex} = 430 nm by focussing the laser beam onto the tissue surface to a spot size of about d = 200 μm in diameter corresponding to a power density of typically 5 kW/m^2. The dye laser output was cavity-dumped at a repetition rate of 50 kHz. The fluorescence was imaged onto the entrance slit of the polychromator. A long wave pass filter with 50 % transmission at 470 nm was used to block off scattered laser light. Delayed fluorescence spectra extending from λ_{obs} = 450 nm to λ_{obs} = 800 nm were recorded by gating the intensifier of the diode array detector. For this purpose electrical pulses with an amplitude of -180 V, a pulse width of 50 ns and a fall time of the leading edge of about 2.5 ns were applied between the photocathode and the microchannel plate of the intensifier. The electrical pulses were synchronized to the exciting laser pulses and delayed between 0 ns and 24 ns. The photocathode was biased at +20 V to suppress dark counts.

In Figs.2a,b we show delayed fluorescence spectra of tumors marked with P4P-mD (Fig.2a) and Photofrin II™ (Fig.2b) at doses of 0.05 mg/kg b.w. and 1 mg/kg b.w., respectively. For each tumor the delayed fluorescence spectra were obtained from the same, arbitrarily chosen spot on the tissue surface. In order to account for the decay of photosensitizer fluorescence intensity with increasing delay t_d, the recorded fluorescence intensities were scaled by the factor exp(t_d / 11.5 ns). In Fig.2a each spectrum exhibits the characteristic fluorescence doublet of the photosensitizer P4P-mD, riding on top of the autofluorescence background. The maxima of the photosensitizer signal appear at λ = 655 nm and λ = 720 nm. Starting from a maximum at $\lambda \approx$ 520 nm, the autofluorescence intensity gradually decreases with increasing wavelength. The rise in autofluorescence intensity at short wavelengths ($\lambda \leq$ 520 nm) is caused by the cut-off filter used. Whereas the scaled photosensitizer fluorescence intensity is approximately constant, the (scaled) autofluorescence background is seen to decrease with increasing delay t_d. This is true for the total spectrum of the autofluorescence as well as for that part which coincides with the photosensitizer fluorescence band.

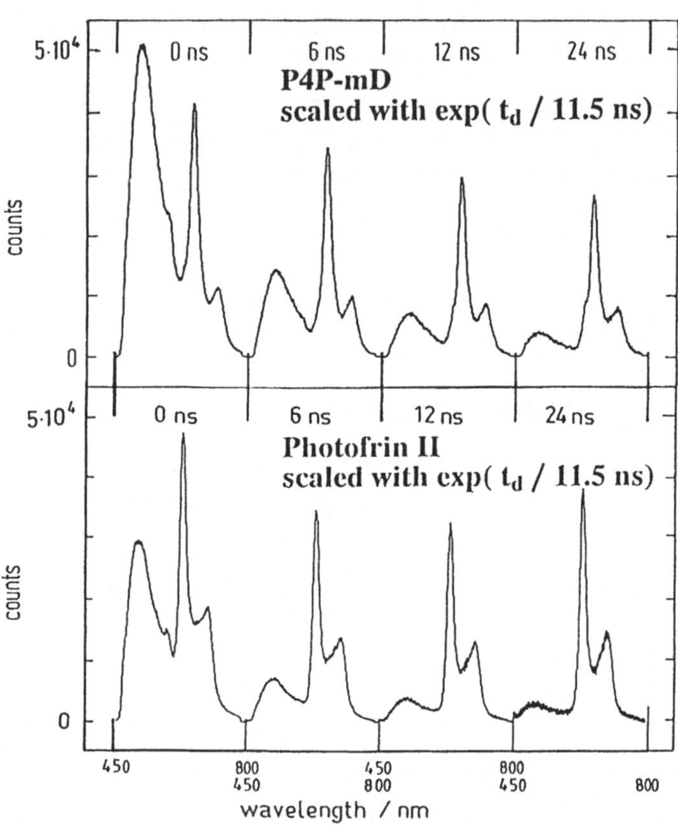

Fig. 2. Scaled fluorescence spectra of a tumor labelled with 0.05 mg/kg b.w. of P4P-mD (a) and with 1 mg/kg b.w. of Photofrin II^{TM} (b) recorded at different delays. Each spectrum clearly exhibits the characteristic fluorescence doublet of the corresponding photosensitizer.

The same results were obtained using Photofrin II^{TM} as photosensitizer. In Fig.2b the characteristic fluorescence signal of Photofrin II^{TM} is seen on top of the autofluorescence background in each spectrum. The maxima in intensity occur at λ = 630 nm and λ = 690 nm. Analogous to Fig.2a recorded fluorescence intensities were scaled by the factor exp(t_d / 11.5 ns). To facilitate comparison with the results obtained for P4P-mD, the laser-induced fluorescence was excited at λ_{ex} = 430 nm although the main absorption band of Photofrin II^{TM} is shifted towards shorter wavelengths compared to that of P4P-mD. It should be noted that a twenty-fold higher dose of Photofrin II^{TM} compared to that of P4P-mD was applied to mark the tumor. A quantitative comparison between fluorescence intensities observed for both photosensitizers is difficult, since photosensitizer absorption cross sections and fluorescence quantum yields in tissue as well as optical properties of the tumor tissue have to be known for this purpose.

In Fig.3 we have plotted signal/background ratios $R(t_d)$ versus delay t_d for P4P-mD normalized to the corresponding ratio at zero delay. To this end, within the fluorescence band of P4P-mD the autofluorescence intensities were obtained by extrapolation (cf. Fig.2a). Subsequently, the photosensitizer signal as well as the autofluorescence background were integrated over the fluorescence band of the photosensitizer in order to derive signal/background ratios. As can be seen from Fig.3, the increase in signal/background ratio with increasing delay can be approximated by a straight line. For a delay of 24 ns, an improvement in the signal/background ratio by a factor of about 10 has been achieved.

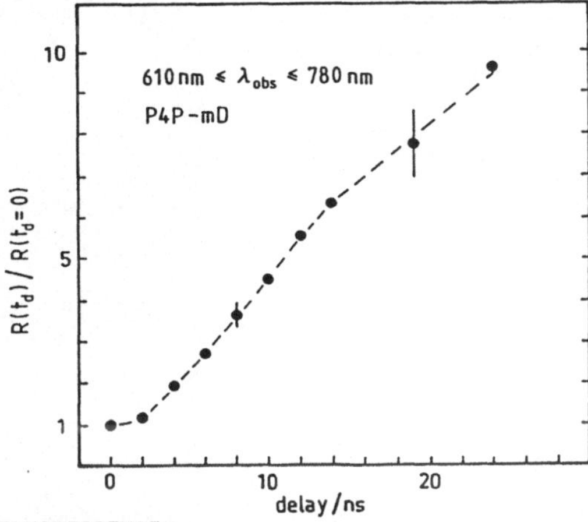

Fig. 3. Ratio $R(t_d)$ of photosensitizer fluorescence and autofluorescence normalized to the ratio ($R(t_d=0\ ns)$) at zero delay.

5. IMAGING OF TUMORS BY DELAYED FLUORESCENCE

We have recorded images of tumors by delayed observation of fluorescence using an intensified, cooled CCD-camera. Gating of the intensifier at 50 kHz repetition rate was performed in the same way as described above. Within the time resolution of about 0.5 ns achieved, the intensifier opened essentially at the same time across its entire sensitive area, i.e. no iris effect was observed when recording scattered laser light from a homogeneously illuminated reflectance standard. For homogeneous illumination of the reflectance standard as well as tissue samples the laser beam of the synchronously pumped cavity-dumped dye laser was expanded by means of a telescope. Typical power densities of 0.3 W/m^2 at the tissue surface were used for illumination. Scattered laser light was observed to determine zero delay between the impact of the laser pulse on the tissue surface and opening of the image intensifier. Fluorescence was observed through an optical bandpass ranging from 600 nm to 800 nm. The distance between the sample and the standard 50 mm focal length camera objective was 150 mm typically. Magnification was chosen such that the image of the tissue fully covered the 9 mm x 13 mm (384 x 576 pixel) CCD-detector.

In Fig.4 we show fluorescence images of a tumor marked with 0.1 mg/kg b.w. of P4P-mD (Figs.4a,b) and of a control tumor (Figs.4c,d) excited at λ_{ex} = 430 nm. Fluorescence intensities shown in Figs.4b,d were scaled in the same way as described above in order to account for the decay in photosensitizer fluorescence intensity with increasing delay. The images taken at zero delay (Figs.4a,c) are compared with those recorded for a delay of t_d = 12 ns (Figs.4b,d). At zero delay the marked and the control tumor show an inhomogeneous intensity distribution of the laser-induced fluorescence. Images displayed in Figs.4a,c exhibit areas of comparable fluorescence intensities. Hence it is not possible to distinguish between the labelled and the control tumor. Whereas the control tumor exhibits autofluorescence only, photosensitizer fluorescence contributes predominantly to the fluorescence image of the labelled tumor. This can be seen by comparing images taken at t_d = 12 ns with those at zero delay. Whereas only small changes are observed for the marked tumor, the control tumor exhibits a pronounced decrease in scaled fluorescence intensities. This decrease is to be expected because the average decay time of the autofluorescence is shorter than the fluorescence decay time of the photosensitizer used. It follows that scaled fluorescence intensities recorded for a delay of t_d = 12 ns allow to distinguish the labelled tumor from the control tumor. The images shown in Figs 4c,d clearly demonstrate the suppression of autofluorescence background by pulsed excitation and delayed observation of laser-induced fluorescence.

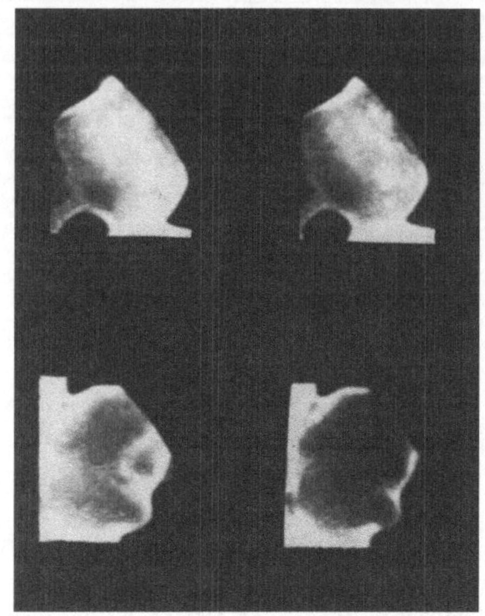

Fig. 4. Scaled fluorescence images of a tumor labelled with photosensitizer P4P-mD (4a,b) and a control tumor (4c,d). The same scale of halftones applies to Fig. 4a-d.

6. CONCLUSION

In this paper we describe a technique to suppress autofluorescence background in fluorescence spectra and images based on delayed observation of fluorescence following pulsed laser excitation. The ratio of photosensitizer fluorescence to autofluorescence background was improved by one order of magnitude in this way. In particular, delayed observation of laser-induced fluorescence allows to discriminate fluorescence of natural porphyrins in tissue against fluorescence of porphyrin-based photosensitizers in case their fluorescence spectra overlap.

7. REFERENCES

1. G. Morstyn and A.H. Kaye, "*Phototherapy of Cancer*", Harwood Academic Publishers, London, 1990

2. S. Lam, B. Palcic, D. McLean, J. Hung, M. Korbelik, and A.E. Profio, CHEST, vol. 97(2), pp. 333-337, February 1990

3. K. Svanberg, E. Kjellén, J. Ankerst, S. Montán, E. Sjöholm, and S. Svanberg, Cancer Research, vol. 46, pp. 3803-3808, August 1986

4. R. Baumgartner, H. Fisslinger, D. Jocham, H. Lenz, L. Ruprecht, H. Stepp, and E. Unsöld, Photochem. and Photobiol., 46, pp. 759-763, 1987

5. O.J. Balchum, A.E. Profio, and N.J. Razum, *in:* Laser Interaction with Tissue, SPIE, vol. 908, pp. 103-106, 1988

6. S. Montán, K. Svanberg, and S. Svanberg, Opt. Lett., 10(2), pp. 56-58, February 1985

Resonance Fluorescence Spectroscopy: A Diagnostic Tool for the Ablation of Biological Tissue

W. NEU, R. NYGA
Laser-Laboratorium Goettingen e.V., Im Hassel 21, D-3400 Goettingen

K.K. HAASE, C. TISCHLER, K.R. KARSCH
Medical Clinic, Department III., University Tuebingen, Otfried-Mueller-Str. 10, D-7400 Tuebingen

1 Introduction

A widespread application of different types of lasers with emission wavelengths from the ultraviolet (excimer lasers, λ: 193-351 nm) to the infrared (solid state lasers λ: 1064-2930 nm) spectral region, pulsed lasers with pulse widths ranging from femtoseconds to milliseconds as well as continuous wave (cw) lasers for the ablation of biological tissue has been reported up to now [1-3]. Especially XeCl excimer lasers have proven the possibility of precisely etching and removing biological tissue. The most urgent problem to be solved proceeding towards a minimal-invasive laser surgery is a reliable on-line control of the laser action in order to differentiate between different types of tissue.

2 Principle and experimental setup

Irradiating tissue with an excimer laser pulse causes the formation of an ablation plume, which consists of atomic, ionic, molecular, and macroscopic particles. The observed laser-induced fluorescence (LIF) spectra during ablation of tissue under atmospheric conditions show a very broad-band emission that goes along with atomic and ionic fluorescence [4, 5]. Due to strong quenching processes and collisional broadening of spectral lines in the presence of a liquid medium the fluorescence intensity is strongly reduced on the one hand and the lines are hardly resolved on the other hand. Therefore pure anorganic samples, e.g. indium (In), have been under investigation to test and optimize the proposed experimental method in simple model cases. Figure 1 shows part of the electronic level scheme of neutral indium (In I). The first excited 6s $^2S_{1/2}$ level is connected to the two lowest-lying fine structure levels 5p $^2P_{1/2,3/2}$ via resonant transitions at wavelengths $\lambda = 410.2$ nm and $\lambda = 451.1$ nm, respectively. A sketch of the experimental setup for resonance fluorescence spectroscopy (RFS) is given in Figure 2. A XeCl excimer laser pulse (pulsewidth $\Delta\tau = 30$ ns) at a wavelength of $\lambda = 308$ nm is used to ablate the sample material. The 308 nm radiation is transmitted through a bare quartz fiber with core diameter Ø= 600 μm. The fiber tip is kept at about 100 μm distance to the surface of the sample. A second XeCl excimer laser serves as a pump source for a tunable narrow-band dye laser. The wavelength is set to a strong resonant transition of the specific species to be detected in the ablation plume. The dye laser output is also guided by an optical fiber (Ø= 200 μm). Taking into account the formation of the plume, the dye laser pulse can be applied with a certain delay in order to excite resonantly a maximum number of the selected species in the plume. Part of the fluorescence light is guided backwards via the 600 μm ablation fiber, transmitted by the dielectric high reflector

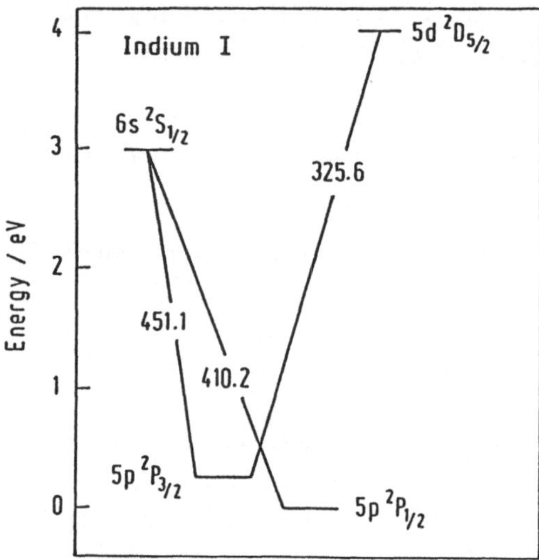

Figure 1: Part of the level scheme of In I

(HR 308 nm) in the fiber launching part of the ablation beam and is coupled into a 200 μm fiber, which delivers the fluorescence emission to the detector. An intensified gated optical multi-channel analyzer (OMA) system is employed to record both the broad-band fluorescence light of the ablation plume and the resonance fluorescence signal. In the testing case of In I the wavelength of the dye laser was set to the transition at $\lambda = 410.2$ nm and the resonance fluorescence has been detected at $\lambda = 451.1$ nm (cf. Fig. 1). The detector of the OMA system has been gated in order to suppress continuous background radiation as well as long-lived fluorescence emission.

3 Results and discussion

Figure 3 compares the broad-band excimer laser induced fluorescence emission during ablation (dashed line) to the resonantly enhanced fluorescence signal (solid line) of an indium sample at atmospheric pressure. Both spectra have been recorded with one single ablation pulse at a fluence of 7.5 J/cm^2 for the ablating pulse. The LIF (magnified four times) signal shows the characteristic line at $\lambda = 451.1$ nm (cf. Fig.1). Tuning the dye laser to the resonance line at $\lambda = 410.2$ nm results in a narrow-band resonantly enhanced fluorescence signal. The high spectral brigthness of the dye laser radiation due to its small linewidth leads to a resonance enhancement factor of about 30. The signal-to-background ratio (S/B) for the RFS method is $S/B^{air}_{RFS} \geq 200$ compared to the LIF signal $S/B^{air}_{LIF} = 10$. Exposing the indium sample to saline solution (0.9% NaCl) results in a drastic decrease of the absolute fluorescence intensity. This is due to the fact that the about 1000-fold higher density of a liquid medium leads to a collision probability, which is increased by the same factor thus quenching excited states, e.g. via radiationless transitions or other competitive processes. The peak intensity is reduced by a factor of 5 and 20 in the case of LIF and RFS, respectively. The S/B numbers for the measurements in aqueous solution are $S/B^{liquid}_{RFS} = 10$ and $S/B^{liquid}_{LIF} = 1$.

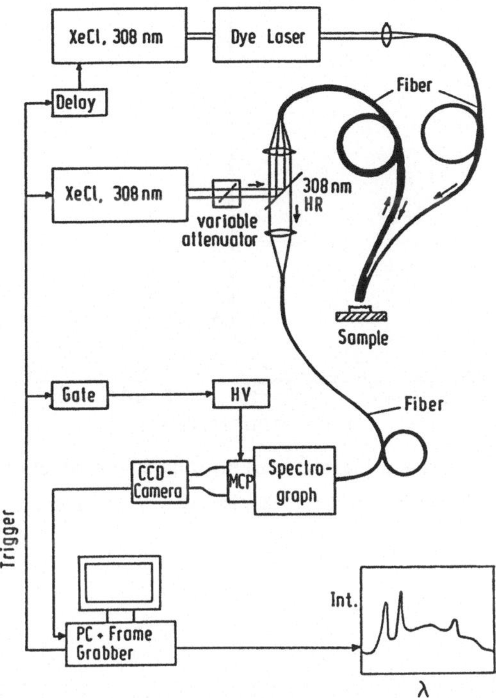

Figure 2: Experimental setup for resonance fluorescence spectroscopy of the ablation plume. The 308 nm pulses are transmitted by a fused silica fiber with core diameter Ø= 600 μm. The dye laser is tuned to the strong transition of In I at $\lambda = 410.2$ nm and these pulses are guided by a 200 μm fiber. An intensified OMA system is employed to detect the fluorescence signal.

Even if the S/B ratio is worse compared to the recorded spectra in air the RFS method provides a distinct and easily detectable resonance enhanced fluorescence peak. Moreover broad-band fluorescence arising in the LIF spectrum indicates that even for such simple anorganic samples the identification may become difficult. This effect is much more pronounced in the case of complex biological molecules, where vibrational and rotational bands are overlapping thus resulting in a rather unspecific broad-band emission during the ablation process.

4 Conclusion

The above discussed results on simple anorganic samples illuminate the potential of the RFS method. Further research work will emphasize on the ablation process and diagnosis of biological tissue. In order to identify e.g. atherosclerotic plaques, bone, cartilage, and soft tissue the wavelength of the narrow-band dye laser radiation has to be set to a strong transition of a specific species of the ablated tissue, e.g. calcium, with its relevant atomic and ionic lines at wavelengths $\lambda = 422.7$ nm or 657.3 nm and $\lambda = 393.4$ nm or 396.8 nm, respectively.

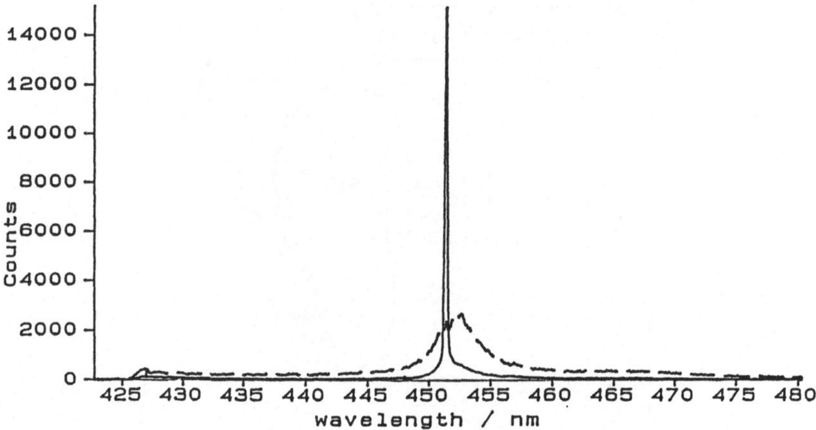

Figure 3: Comparison of the LIF signal (dashed line) magnified by a factor of four and the resonance fluorescence peak at $\lambda = 451.1$ nm due to the excitation at $\lambda = 410.2$ nm.

References

[1] J.A. Izatt, D. Albagli, I. Itzan, M. Feld: Proc. SPIE 1202, pp. 133-140, 1990

[2] R. Jahn, M. Dressel, W. Neu, K.-H. Jungbluth: Proc. SPIE 1424, pp. 23-32, 1991

[3] D. Vorwerk, G. Zolotas, S. Hessel, G.Adam, R.G. Guenther: *Investigative Radiology*, vol. 25, pp. 235-239, 1990

[4] G. Laufer, G. Wollenek, B. Rückle, M. Buchelt, C. Kuckla, H. Ruatti P. Buxbaum, R. Fasol, P. Zilla: *Lasers Surg. Med.*, vol. 9, pp. 556-571, 1989.

[5] B. Abel, H. Hippler, B. Körber, A. Morguet, W. Neu: Proc. SPIE 1525, 1991 (in press)

Fluorescence Spectroscopy in Medicine, First Experimental Results

M. Zimmer*, K. Seiband**, T.G. Mc Carthy, K. Hohla**, H.J. Refior*

* Orthopädische Klinik der LMU, Klinikum Großhadern
Marchioninistr. 15, D-8000 München 70

** Technolas Lasertechnik GmbH
Lochhammerschlag 19, D-8032 Gräfelfing

Summary

Autofluorescence is known to be a method for tissue identication. Most research work is done for plaque and arterial wall identification in angioplasty. The theoretical principal of the feedback and control circuit with the Excimer-Laser for simultaneous fluorescence induction and ablation is discussed. Different indications in surgery were proposed.

A new way of spectral analysis is presented using the whole spektrum instead of single wavelength. This method was applied to 315 spectra of bone, cartilage, muscle, tendon, fat, artery, and plaque. The results show that the quality of identification depends on the homogenity of the tissue.

Introduction

Fluorescence is a induced radiation, which depends on the energy level of the involved molecules. The fluorescence of biological tissue represents the sum of many different energy levels. The analysis of the spectrum allows the distinction of tissue to a certain degree.

One important application for autofluorescence is to properly control the surgical laser. It turns off for structures which have to be preserved, or turns on for maligant tissue which has to be removed (COMPUTER GUIDED SURGERY).

Principally for this application laser, spectrograph and computer work together as elements in a feedback and control circuit. The technical components are all readily available, but because no valid spectral analysis can be performed in real-time, no practical application currently exists.

Most research has been performed for the distinction between plaque and arterial wall, to prevent perforation during angioplasty.

To built up this feedback and control circuit, the surgical knife should be easily to handle, fast to control, should have minimal side effects, and should be able to induce fluorescence radiation.

Because the spectrum of a certain tissue is the integration of a wide variety of molecular spectra, the kind of tissue can not be identified by a single wavelength of the fluorescence radiation. Research to date uses only individual wavelengths as the decision criteria to determine the type of tissue.

This decision method, comparing the measured value against the standard value of a certain tissue, is the real problem of that feedback and control circuit. This paper shows a new approach in mathematical analysis using the spectral densities over all wavelengths.

Methods and material

For this study an Excimer-Laser (MAX 10, Technolas) was used with xenonchlorid gas mixture emitting 60 ns long pulses at 308 nm (pulsenergy 30 mJ). This ultraviolet radiation was transmitted by a quartzfiber. By the same fiber, the fluorescence light was transferred to the diffraction grating spectrograph. This spectrally divided light (302,5 nm to 648,0 nm) is measured by a diode array with 1024 channels. The information is registered, analysed and stored by a computer with special software. (Fig. 1)

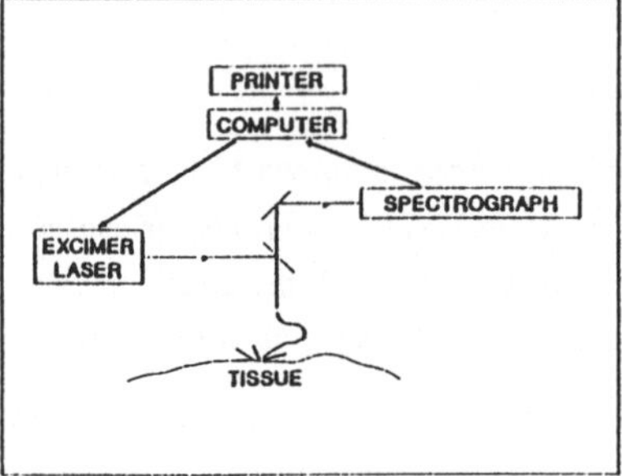

Figure 1: Schematic diagram of the Feedback and control circuit (ELSIS, Technolas)

Bone, cartilage, muscle, tendon and fat tissue from pigs as well as human arterial wall and athersclerotic plaques were examined. From each tissue, 45 spectra were registered in a defined procedure.

Fig 2 left shows the spectral intensity of fat tissue (Mean value and deviation N=45). Each curve was corrected by a factor to get the same area under the curve. (Fig. 2 right). The effect is a reduction of the deviation. In the next step, the spectral density is computed by normalizing this area to one. This spectral density is crucial for comparing different tissues.

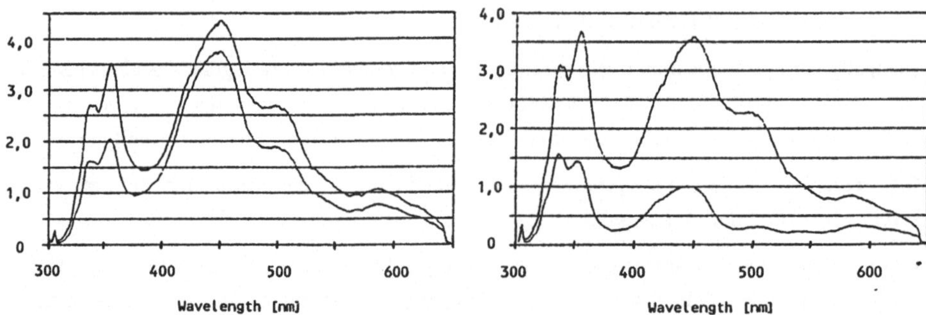

Figure 2: Fluorescence spectrum of fat tissue;
left raw average and right normalized average with standard deviation (both figures lower curve)

Then each single normalized spectrum was tested by the chi-sqared goodness of fit test with the normalized average spectral densities of each tissue.

Results

The identified type of tissue is compared with known type of tissue in tab. 1.

Tab. 1: Tissue samples (vertical) and result of identification (horizontal)

Identified as	TISSUE SAMPLE TYPE						
	BON	CAR	MUS	TEN	FAT	ART	PLA
BON	16	0	0	1	6	0	4
CAR	9	35	0	1	4	0	3
MUS	0	0	42	0	6	0	1
TEN	2	4	0	41	11	1	5
FAT	16	6	3	0	17	3	13
ART	0	0	0	0	1	39	9
PLA	2	0	0	2	0	2	10

The amount of correctly identified tissue, type I and type II errors, as well as the reliability is given in tab. 2. The reliability statistic is the conditional probability of the statistical model to correctly identify a tissue sample.

Tab.2: Quality of identification for the different tissues

	BON	CAR	MUS	TEN	FAT	ART	PLA
CORRECT	16	35	42	41	17	39	10
TYPE I ERROR	29	10	3	4	28	6	35
TYPE II ERROR	11	16	7	24	41	10	6
RELIABILITY	.36	.78	.93	.91	.38	.87	.22

To distinguish between two types of tissues, the spectral difference was calculated. At this time, the criteria to stop ablation in angioplasty probably is the most interesting indication for the use of the difference curve (Fig. 3). The maximum difference for artery-plaque distinction is at 453.5 nm.

Conclusions

The identification of tissue by spectral analysis of the autofluorescence could be a very helpful tool in many fields of medicine. To date, only specific aplications, like i.e. angioplasty, have been worked on. The aim in this example was to find the "stop"-condition at the transition from plaque to arterial wall.

Not the peak wavelenght of the single tissues but the maximum difference seems to be a good criteria for discrimination of two tissues.

Considering that the autofluorescence is an integrating phenomenon of many differing molecular fluorescence spectra, including some scattering and reflection, it is logical to analyse the whole spectrum where intensity was detected. The prescribed mathematical procedure is a common statistical method.

Two groups of tissue were analysed: Cartilage, muscle, tendon, and artery with a high reliability; bone, fat, and plaque with low reliability. The analysis result probably does not depend on the experiment or the mathematics but on the biological properties of the tissues.

Cartilage, muscle, tendon, and artery are specialized tissues with a defined homogeneous structure. The fat samples did not consist only of fat cells but of collagen and other components of connective tissue which are responsible for the inhomogenity of the used samples. Bone shows two different spectra: a smooth spectrum when blood is involved, or many spikes when blood is dried out by laser ablation and the anorganic calzified structures remained. Plaques consist of arterial tissue, fat and more or less calzified structures.

We intentionally left in this inhomogenity of the second group, because it corresponds to practical reality and shows how much it interferes with other identification processes. All contrast functions depending on single wavelength or wavelength groups should be compared with an evalution based on the whole fluorescence spectrum.

For all tissues, a reference spectrum has to be worked out where each single sample is examined histologically to ensure the tissue type. The experimental data show that all tested tissues probably can be identified. The main problem will always be the biology with their natural inhomogenity of each sample.

References

Anderson-Engels S., Gustafson A., Johansson J., Stenram U., Svanberg K., Svanberg S. 1989: Laser-induced fluorescence used in localizing atheroscerotic lesions
Lasers i n Medical Science 4: 171-

Clarke R.H., Isner J.M., Gauthier T., Nakagawa K., Cerio F., Hanlon E., Gaffney E., Rouse E., DeJesus S. 1988:
Spectroscopic characterization of cardiovascular tissue.
Lasers Surg. Med. 8: 45-59

Hamburg M. 1987: Statistical analysis for decision making.
Harcourt Brace Jovanovich Publishers Inc., Orlando, Florida 308-311

Laufer G., Wollenek G., Hohla K., Horvat R., Henke K.H., Buchelt M., Wutzl G., Wolner E. 1988: Excimer Laser-induced simultaneous Ablation and spectral identification of normal and atherosclerotic arterial tissue layers.
Circulation 78: 1031-1039

Laufer G., Wollenek G., Rückle B., Buchelt M., Kuckla C., Ruatti H., Buxbaum P., Fasol R., Zilla P 1989:
Characteristics of 308 nm Excimer Laser activated arterial tissue photoemission under ablative and non-ablative conditions.
Lasers Surg. Med. 9:556-571

Srinivasan R. 1988: Ablation of polymers and biological tissue by ultraviolet lasers.
Science 559-565

Photodynamische Fluoreszenzdiagnose: Technische Konzepte für die klinische Anwendung

P. Heil[1], R. Baumgartner[1,2], A. Buser [1], D. Jocham[3], H. Lenz[1], H. Stepp[1], E. Unsöld[1]

1 GSF-Zentrales Laserlaboratorium, D-8042 Neuherberg
2 Universität München, Urologische Klinik, D-8000 München
3 Universität Lübeck, Urologische Klinik, D-2400 Lübeck

Zusammenfassung

Die Photodynamische Fluoreszenzdiagnose ist ein lasergestütztes Verfahren zum Nachweis von Tumoren im Frühstadium und zur Abgrenzung sichtbarer Tumoren von der scheinbar gesunden Umgebung. Es basiert auf der Detektion von Fluoreszenztumormarkern, wie den Polyporphyrinen Photofrin II oder Photosan III. Zur homogenen Ausleuchtung von Gewebsflächen werden glasfasergekoppelte Mikrolinsensysteme oder speziell modifizierte Faserenden mit hoher Divergenz verwendet. Die Fluoreszenz wird sowohl spektral (OSMA-System), als auch bildgebend von einer Bildverstärkerkamera registriert und mit Hilfe einer realtime Bildverarbeitungsroutine, die Untergrundfluoreszenzsignale unterdrückt, auf einem Monitor darstellt. Das Verfahren wird in klinischen Pilotstudien eingesetzt zur Darstellung oberflächlicher Hauttumoren und zur endoskopischen Tumordiagnose in Hohlorganen wie Blase und Lunge.

Einleitung

Die Erkennung von Tumoren im Frühstadium ist in einer visuellen Untersuchung von verdächtigen Gewebearealen nicht gesichert. Die selektive Anreicherung von Porphyringemischen, wie dem Photofrin II kann für die Darstellung von Tumoren im Frühstadium genutzt werden /1/. Die Methode basiert auf dem Nachweis der Fluoreszenz des Tumormarkers. Nach dem erfolgreichen Test an chemisch induzierten Tumoren im Tiermodell /2/ wird in ersten klinischen Studien die Diagnose von Tumoren im Frühstadium durchgeführt.

Material und Methode

Zur Vermeidung der hautsensibilisierenden Nebenwirkung wird das Porphyringemisch mit der geringen Dosis von 0,4 mg/kg Körpergewicht appliziert. Die Verabreichung erfolgt intravenös 48 Stunden vor der Diagnose.
Infolge der reduzierten Konzentration ist zur bildgebenden Darstellung eine auf hoher Nachweisempfindlichkeit und Kontrasterhöhung basierende Technologie notwendig.
Die Fluoreszenz der Porphyrine im roten Spektralbereich wird bevorzugt durch Anregung mit violettem Laserlicht induziert. Man erhält die charakteristischen Emissionsbanden bei 630 nm und 690 nm (Abb. 1, Kurve 1).

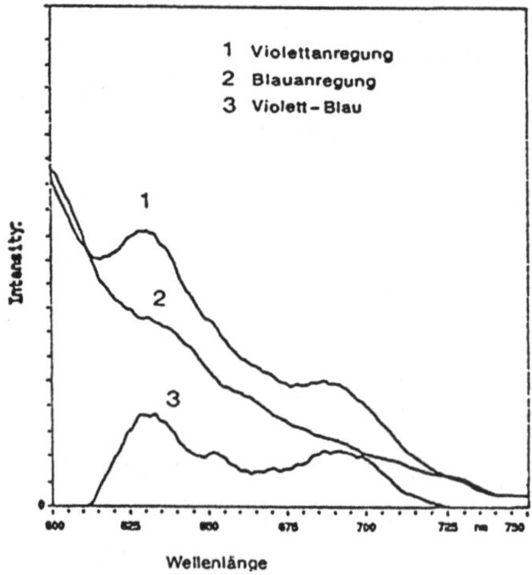

Abb.1: *Fluoreszenz von malignem Blasengewebe nach Bestrahlung mit violettem (λ≈400nm) und blauem (λ≈470 nm) Laserlicht.*

Wie in Abb.1 gezeigt, ist der Porphyrinfluoreszenz eine kontinuierliche Untergrundfluoreszenz von gewebsintrinsischen Farbstoffen überlagert, deren integrale Intensität wegen der geringen Dosis mit der Fluoreszenzintensität der applizierten Porphyrine vergleichbar wird. Dieser Signalanteil muß für eine kontrastreiche Darstellung der Tumormarkerfluoreszenz unterdrückt werden. Hierfür wird ausgenutzt, daß die gewebsintrinsischen Farbstoffe nach Anregung mit violettem und blauem Licht gleich stark fluoreszieren, während die Fluoreszenz der Porphyrine im roten Spektralbereich mit blauem Laserlicht kaum angeregt wird. Nach Skalierung der Laserlichtintensität in beiden Emissionsbereichen an gesundem Gewebe, läßt sich durch Differenzbildung der nach Anregung mit violettem und blauem Licht erzeugten Fluoreszenz ausschließlich der Tumormarker darstellen (Abb.1, Kurve 3).
Das für eine Echtzeitdarstellung des Tumormarkers entwickelte System ist in Abb. 2 schematisch dargestellt.

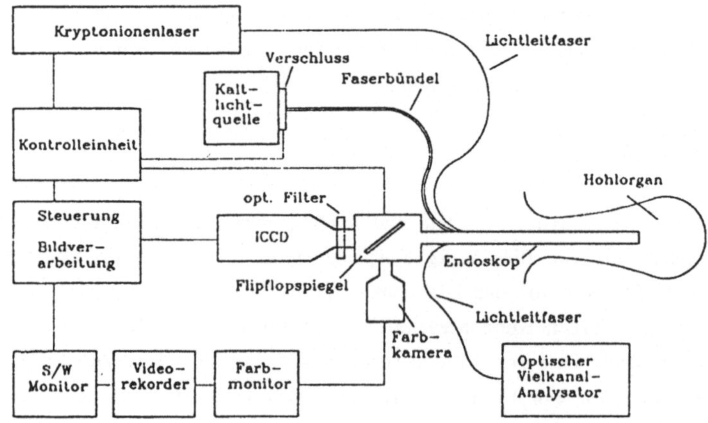

Abb.2: *Schematische Darstellung des Fluoreszenzdiagnosesystems.*

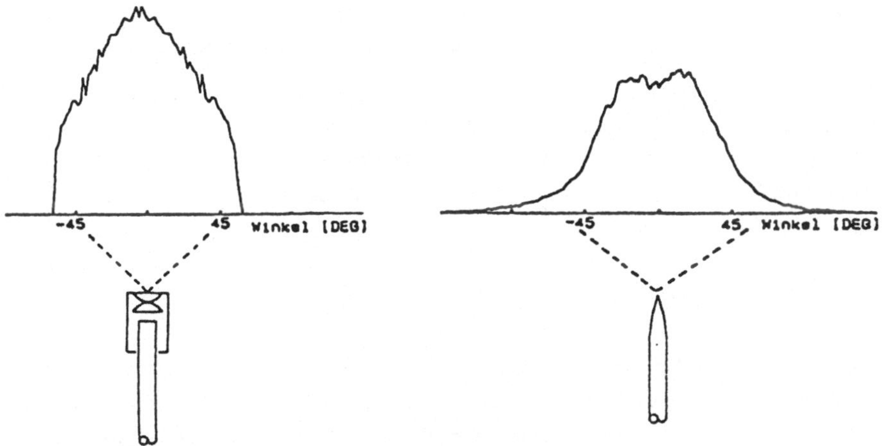

Abb.3: *Modifizierte Faserenden mit hoher numerischer Apertur*

Violettes und blaues Licht können rechnergesteuert von einem durch Einbau eines Doppelresonatorsystems modifizierten Krypton-Ionen-Laser alternierend emittiert werden.
Über Lichtleitfasern, die in Arbeitskanälen von Endoskopen geführt werden, wird das Licht in das Hohlorgan geleitet.
Um eine homogene Ausleuchtung der von der Endoskopoptik für die Bilddetektion erfaßten Fläche zu erhalten, werden speziell modifizierte Lichtleitfasern benutzt (Abb.3).
Entsprechend der fachspezifischen Endoskope kommen zwei Modifikationen zum Einsatz: In der Pneumonologie wird ein Mikrolinsensystem für die homogene Strahlaufweitung benutzt, während in der Urologie eine am Ende bikonisch geschliffene Kunstofffaser wegen der kleineren Abmessung und der höheren Flexibilität verwendet wird. Damit wird eine weitgehend homogene Ausleuchtung mit einem Winkel von
ca. 70 ° erreicht.
Die Detektion der Fluoreszenzbilder erfolgt durch eine Bildverstärkerkamera (ICCD-Kamera), die an das Endoskop adaptiert ist.
In einem Zyklus werden die Fluoreszenzbilder nach Anregung mit violettem und blauem Licht in einem Bildspeicher voneinander abgezogen und das Ergebnis in Echtzeit auf einem Monitor dargestellt.
Zur visuellen Kontrolle kann das Gewebeareal bei Beleuchtung mit einer Kaltlichtquelle von einer Farb-CCD-Kamera aufgenommen werden.
Zusätzlich wird für die spektrale Messung und Darstellung der Fluoreszenz ein OSMA-System eingesetzt. Mit diesem System läßt sich die spektrale Verteilung nach Violett- und Blauanregung beobachten. Damit wird eine Skalierung der Lichtströme von violettem und blauem Licht im Bereich von wenigen Prozent erreicht.

Ergebnisse

Mit der Methode werden Patienten mit unterschiedlichen Tumoren aus der Urologie, der Pneumonologie und der HNO untersucht (Tab.1).

Tab.1 : *Patientenzahlen*

Urologie	16
Pneumonologie	10
HNO	12

Tab.2 : *Ergebnisse in der Urologie anhand der Auswertung von 81 Biopsieproben*

Falsch-Negativ	keine
Falsch-Positiv	22
Richtig-Negativ	43
Richtig-Positiv	16

Im Rahmen einer klinischen Phase-II-Studie in der Urologie werden im Anschluß an die Diagnose Biopsien aus fluoreszierenden und nicht fluoreszierenden Arealen entnommen und histologisch untersucht. Durch eine Korrelation des histologischen Befundes mit dem Fluoreszenzkontrast kann eine erste Aussage über die Wertigkeit der Methode gemacht werden (Tab. 2).

Wie in Tab. 2 gezeigt, wurden bisher noch keine falsch-negativen Ergebnisse erzielt, d.h. in Biopsien aus nicht fluoreszierenden Gewebearealen wurde auch kein histologisch als maligne bewerteter Befund festgestellt. Die Rate der falsch-positiven Ergebnisse deutet daraufhin, daß Polyporphyrine in Entzündungen und Dysplasien angereichert werden.

Diskussion

Mit dem bildgebenden Nachweis der Fluoreszenz von tumorselektiven Porphyrinen können Tumore im Frühstadium erkannt werden. Die Sensitivität der Methode beträgt bisherigen, vorläufigen Ergebnissen zufolge 100%. Die Spezifität der Methode liegt bei 70 %, da auch benigne Veränderungen wie Entzündungen und Dysplasien erfaßt werden. Auf der technischen Seite konnte gezeigt werden, daß die Methode erfolgreich klinisch eingesetzt werden kann.

Die gesammelten Erfahrungen werden in Kooperation mit einem Firmenkonsortium für die Entwicklung eines kompakteren Systems für den weiteren klinischen Einsatz genutzt.

Das Vorhaben ist gefördert durch das BMFT unter der Nr. 0706903.
Die Autoren danken Herrn Dipl. Ing. H.W. Kloidt für die freundliche Unterstützung.

Literatur

1. Lipson, R.L., Baldes, E.J., Olsen, A.M., J.Nat. Cancer Inst 26(1) (1961), 1
2. Baumgartner, R., Jocham, D., Lenz, H., Stepp, H., Unsöld, E., Biomedizinische Technik Band 34 Ergänzungsband 1989

Floureszenzdarstellung atherosklerotischer Plaques durch Zweiwellenlängenanregung und digitale Bildverarbeitung

K. Coppenrath, T. Ischinger, A. Pesarini, R. Baumgartner, E. Unsöld
II.Mediz. Klinik, Uni Erlangen, Östliche Stadtmauerstr.29, D-8520 Erlangen

Um die Sicherheit der Laserangioplastie durch eine gezielte Fokussierung der Laserenergie auf das atherosklerotische Zielgewebe zu erhöhen, wird nach geeigneten Steuerungsverfahren gesucht. Neben Angioskopie und Ultraschall kommen hierbei fluoreszenzspektroskopische Verfahren in Frage.
Ein neues bildgebendes Verfahren wird zum Nachweis fluoreszierender Substanzen (z.B. Carotenoide, Elastin-Komplexe) in der Gewebsoberfläche eingesetzt, das in vitro eine Unterscheidung zwischen atherosklerotischem Plaque und normaler Gefäßwand zulässt. Dazu wurden Fluoreszenzvideobilder nach alternierender Anregung mit Laserlicht im violetten und blauen Spektralbereich (405 und 470 nm) aufgezeichnet und digital subtrahiert. Die im Differenzbild hell verbleibenden Areale waren deckungsgleich mit den Plaque-Bereichen der Gefäßpräparate. Durch zusätzliche Inkubation der Präparate in einer Lösung aus dem flureszierenden Arzneimittel Dihämatoporphyrinester/äther (DHE 10-40 ug/ml) konnte der Fluoreszenzkontrast der Plaques zur normalen Gefäßwand verstärkt werden. Die Fluoreszenzintensität insbesondere der DHE-inkubierten Präparate hängt von der morphologischen und histologischen Beschaffenheit der Atherome ab. Sie waren bei lipidhaltigen Plaques am größten, geringer bei fibrösen und kaum nachweisbar bei kalkhaltigen Plaques.
Von der Integrierung dieses bildgebenden Verfahrens in angioskopie-geführte Laserangioplastie-Katheter kann eine verbesserte Kontrollierbarkeit und Steuerbarkeit erwartet werden.

Anwendung laserfluoreszenzspektroskopischer Methoden in der pharmakologischen und medizinischen Forschung

W.Schramm, M.Naundorf
Institut für Wirkstofforschung, Alfred-Kowalke-Str.4,
O-1136 Berlin

In der pharmakologischen und medizinischen Forschung sowie in der klinischen Praxis besteht großes Interesse, mittels moderner Meßverfahren von der Oberfläche her, d.h. nichtinvasiv und atraumatisch Aussagen über den Stoffwechsel von lebendem Gewebe zu machen. Ein sehr empfindlicher Indikator für den Stoffwechselzustand in jeder lebenden Zelle ist NAD (Nikotinamid- adenin- dinukleotid) bzw. NADH, die reduzierte Form dieses wasserstoffübertragenden Coenzyms der Atmungskette der Zelle. Die Atmungskette vermittelt über mehrere enzymatische Zwischenstufen, daß der aus den Substraten der Nahrung stammende Wasserstoff mit dem aus der Atemluft zugeführten Sauerstoff in Verbindung tritt und die dabei gewonnene Energie für die Lebensvorgänge zur Verfügung gestellt wird.

NADH hat die günstige spektroskopische Eigenschaft, daß es bei 340 nm ein Absorptionsmaximum besitzt, wo vergleichsweise seine oxidierte Form NAD nicht absorbiert, und bei 470 nm eine natürliche Fluoreszenz zeigt. Dieser Sachverhalt erlaubt es, unter Zuhilfenahme der gegenwärtig zur Verfügung stehenden technischen Möglichkeiten wie effektive Anregungslichtquellen in Form der Stickstoffimpulslaser, dämpfungsarme flexible Lichtleitfasern zur Signalübertragung, empfindliche Lichtfasersensoren und Photoempfänger sowie eine schnelle Elektronik und Rechentechnik, eine Meßanordnung aufzubauen, die vielfältig einsetzbar ist. Die von uns entwickelte Meßanordnung besteht aus einem Grundgerät, das die optischen und elektonischen Komponenten enthält und über ein leichtes Lichtleiterkabel mit dem Sensor auf dem Gewebe verbunden ist, und einem Personalcomputer.

Abbildung 1 zeigt die NADH-Fluoreszenzmeßanordnung in schematischer Darstellung. Dabei ist mit (1) der Stickstofflaser bezeichnet, dessen Lichtimpulse mittels einer Quarzoptik (2) durch eine Teilerplatte (3) hindurch auf den Eingang einer Lichtleitfaser (4) fokussiert werden. Letztere leitet das Licht über einen Sensorkopf (5) auf das Gewebe (6). Das aus dem Gewebe rückgestreute Licht wird über rückleitende Fa-

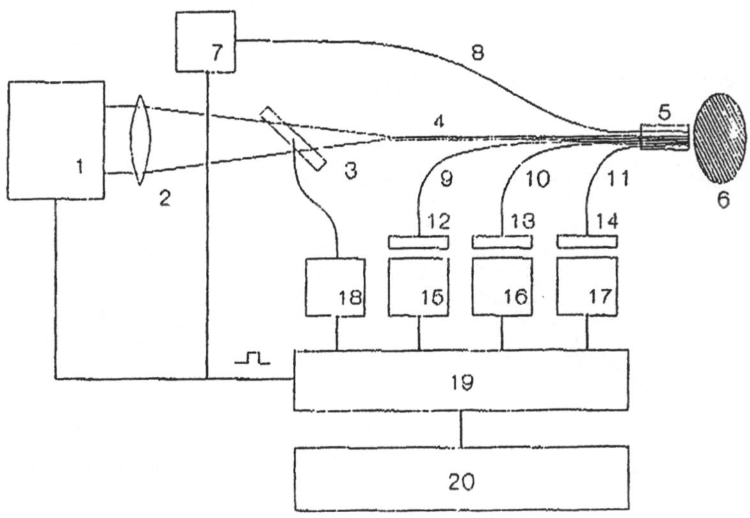

Abb.1. Schematische Darstellung der $NADH_2$-Fluoreszenzmeßanordnung

sern (9, 10, 11) wellenlängenselektiv über Filter (12, 13, 14) Photoempfängern (15, 16, 17) zugeführt. Deren Ausgangssignale werden von einer Auswerteelektronik (19) verarbeitet und an einen Rechner (20) vom Typ PC/AT 286 weitergegeben. Der PC steuert den Meßablauf, speichert die Daten der einzelnen Meßkanäle und führt eine Reihe von Korrekturen aus. Auf diese Weise kann die Abhängigkeit des Fluoreszenzsignals vom Abstand zwischen Sensorkopf und Gewebeoberfläche, die sich z.B. bei Messung am schlagenden Herzen im Millimeterbereich ändern kann, korrigiert werden, da die Abstandsabhängigkeit für den Sensorkopf als bekannte Funktion vorher eingegeben wurde. Weiterhin werden Impulsschwankungen des Lasers, Änderungen des reflektierten Anregungslichtes infolge einer Veränderung der optischen Qualität der Oberfläche (z.B. trockene oder feuchte Oberfläche) oder unterschiedliche Absorptionsverhältnisse im Gewebe infolge wechselnder Durchblutungsverhältnisse korrigiert. Letzteres geschieht dadurch, daß die Absorption durch das Blut im Gewebe bei einer isobestischen Wellenlänge gemessen wird, bei der die Sauerstoffbeladung keine Rolle spielt.

Hierzu wird das Gewebe zusätzlich aus einer Quelle (7) über die Lichtleitfaser (8) mit einem Licht von 805 nm bestrahlt und dessen vom Gewebe rückgestreute Komponente in gleicher Weise über einen Sensor erfaßt. Die über die Teilerplatte (3) ausgekoppelten und über den optischen Empfänger (18) umgesetzten Lichtimpulse dienen sowohl zur Messung der Impulsamplitude des Stickstofflasers als auch zur Triggerung der Auswerteelektronik (19).

An einigen Anwendungsbeispielen aus der pharmakologischen und klinischen Forschung soll die Nützlichkeit dieser laserfluoreszenzspektroskopischen Stoffwechselmeßapparatur gezeigt werden:

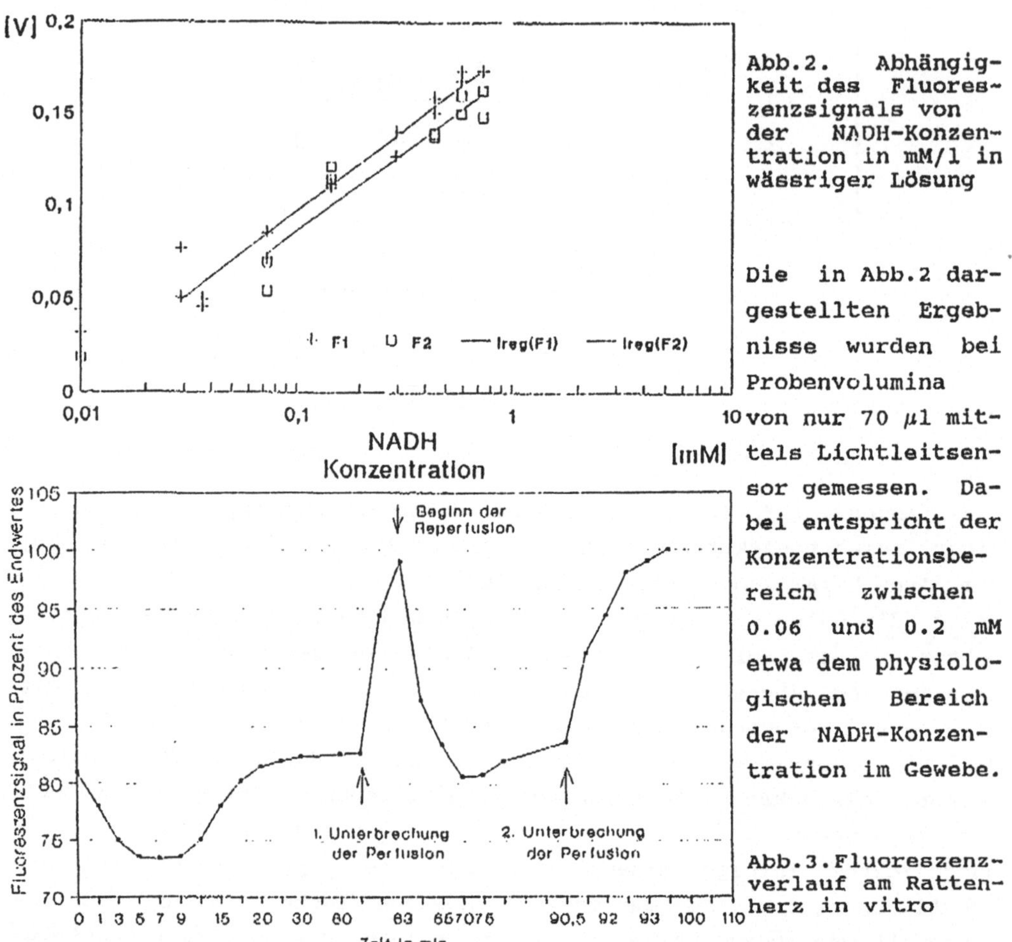

Abb.2. Abhängigkeit des Fluoreszenzsignals von der NADH-Konzentration in mM/l in wässriger Lösung

Die in Abb.2 dargestellten Ergebnisse wurden bei Probenvolumina von nur 70 μl mittels Lichtleitsensor gemessen. Dabei entspricht der Konzentrationsbereich zwischen 0.06 und 0.2 mM etwa dem physiologischen Bereich der NADH-Konzentration im Gewebe.

Abb.3. Fluoreszenzverlauf am Rattenherz in vitro

Abbildung 3 zeigt den Variationsbereich der Signalamplitude bei Fluoreszenzmessungen am Rattenherzen in vitro (Langendorff-Apparatur) als Funktion der Zeit in Minuten. Ein Rattenherz, das nach Narkotisierung des Tieres entnommen wurde, wurde in temperierter Umgebung mit Nährlösung versorgt. Bei Unterbrechung der Perfusion steigt der Signalpegel in kurzer Zeit (1min - 3min) an und fällt mit Beginn der Reperfusion nach Öffnung des Nährlösungszulaufes rasch wieder nach einem Unterschwingen auf etwa den Ausgangspegel ab. Durch die oberen und unteren Fluoreszenzwerte wird der Signalbereich definiert, in dem die bei Arzneimittelwirkung zu erwartenden Werte liegen.

Abbildung 4.a zeigt den Verlauf des Fluoreszenzsignals in Abhängigkeit von der Zeit in Minuten bei Untersuchungen an der Rattenleber in vivo. Beim Abklemmen der Versorgungsgefäße zur Leber (Arteria hepatica, Vena porta und des Gallenganges) steigt das Fluoreszenzsignal ausgehend vom Normalpegel steil an und erreicht einen Sättigungswert. 5 Minuten vor Beendigung der 60-minütigen Unterbrechung wurden im Vergleich zur Kontrolle (Kurve I -Gabe von physiologischer Kochsalzlösung) verschiedene Radikalfänger verabreicht (II - Vitamin C, III - Allopurinol, IV -Tocopherol, V -SOD). Durch sie wird der Stoffwechselzustand im Vergleich zur Kontrolle zwar mehr in Richtung des Ausgangswertes verschoben, erreicht ihn jedoch bei weitem nicht. Das bedeutet aber, daß nach 60-minütiger Unterbrechung der Versorgung der Leber trotz Arzneimittelgabe eine bleibende Schädigung nicht zu vermeiden ist.

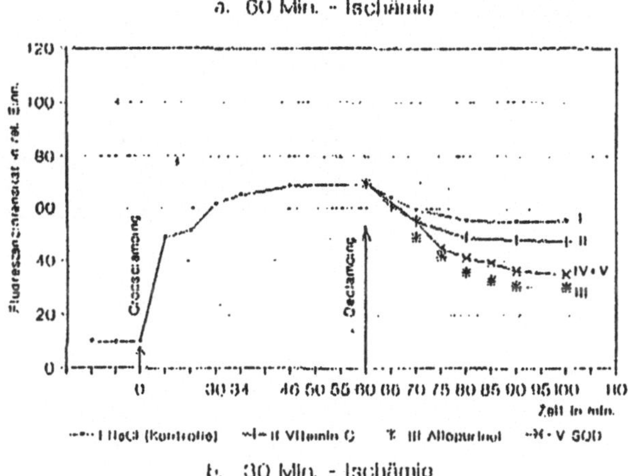

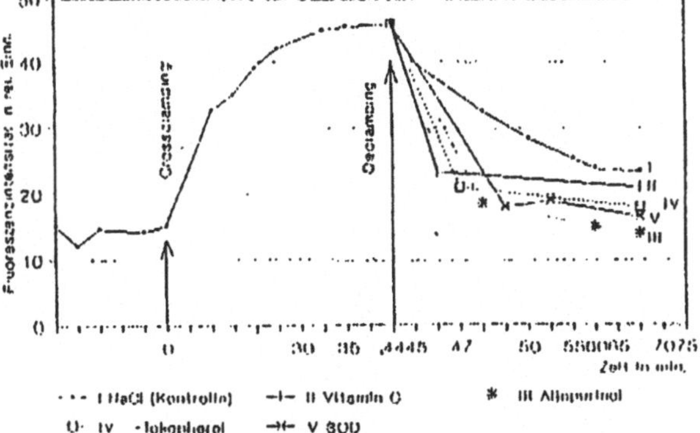

Abb.4.Fluoreszenzverlauf bei Ischämieuntersuchungen an der Rattenleber in vivo

Günstiger ist die Situation nach einer kürzeren Unterbrechung von nur 30 Minuten, wie Abbildung 4.b zeigt. Durch eine Gabe von Allopurinol (Kurve III) gelang es in diesem Fall, die Stoffwechsellage auf ihren Ausgangszustand zurückzuführen.

In Abbildung 5 schließlich ist in einer schematischen Darstellung die örtliche Verteilung der NADH-Fluoreszenzintensität zu sehen, wie sie an der zystische Lebergeschwulst einer Ratte gemessen wurde. Während der Fluoreszenzpegel im Inneren der Geschwulst etwa Null ist, also tiefer liegt als bei dem gesunden Gewebe außerhalb der Geschwulst, tritt in der Randzone eine typische Erhöhung der Fluoreszenz auf. Dieser charakteristische Verlauf der örtlichen Fluoreszenzverteilung über die Geschwulst wird in jüngster Zeit näher erforscht, um maligne Tumore eindeutig als solche zu identifizieren und deren Ausdehnung zu erkennen.

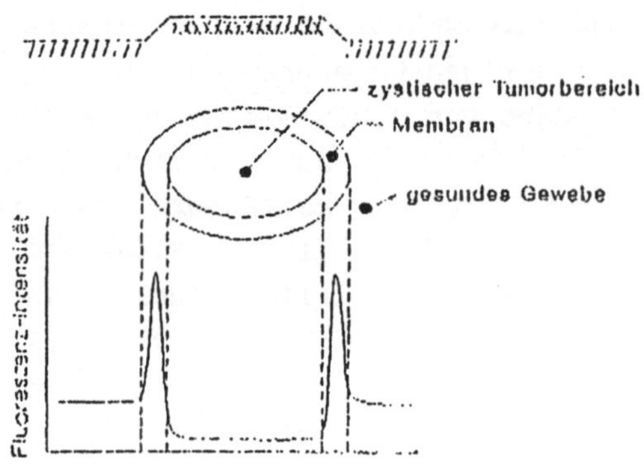

Abb.5. Schematische Darstellung des Verlaufs der NADH-Fluoreszenz an zystischen Lebertumoren der Ratte

Induction of Focal Brain Injury in Mice by Laser Irradiation at very Low Energy Level Following Injection of rose Bengal, a Photosensitizing Dye

M. Boquillon, Jean Bralet

Laboratoire de Pharmacodynamie, Faculté de Pharmacie, Dijon, France.

INTRODUCTION

Development of stroke therapy needs utilization of animal models able to simulate human pathology in a reproducible and physiologically relevant manner. An original approach for inducing brain infarction is based on a photochemical reaction between photosensitive dyes and light in the presence of molecular oxygen. Irradiation of photosensitive dyes such as fluorescein derivatives with light at an appropriate wavelength causes the production of reactive oxygen intermediates, mainly singlet oxygen and superoxide anion (Gandin et al., 1983). After injection of the dye into the circulation, irradiation of the vessels damages vascular endothelium leading to platelet aggregation and thrombotic infarction. . The technology was improved by Watson et al. (1985) by use of another dye, rose bengal, an efficient generator of oxygen radicals (Gandin et al., 1983). Irradiation was made using a filtered Xenon lamp through the intact calvarium of the rat, thereby rendering craniotomy unnecessary and ensuring the noninvasive character of the method.

In the present study, we have modified the original method of Watson et al.(1985) by replacing the arc lamp irradiation system by a laser beam and passing the light through an optic fiber. The method was applied to mice in order to develop a simple and inexpensive stroke model suitable for trial of pharmacological substances.

METHODS

Light source

Irradiation was produced either by an argon laser Innova 90 (power 3 W) which pumped a linear dye laser CR 599.21 (Coherent, Palo Alto,CA) and operated at 570 nm or an air cooled argon laser (Omnichrome) operating at 514 nm The light was passed through an optic fiber (Ensign-Bickford HCN 600, d=600 m) and the beam intensity was measured by a laser power meter Merchan Tek M8 (San Diego, CA).

Animal preparation

Male Swiss mice weighing 25-30 g were anesthetized with chloral hydrate (360 mg/kg, i.p.). Rose bengal (tetrachlorotetraiodofluorescein, Aldrich) dissolved in saline was injected into tail vein at the dose of 10 mg/kg. Irradiation was performed immediately after rose bengal injection, for 3 min, with the laser beam focused onto the right cerebral hemisphere, at the bregma level. The focused spot was circular and 2 mm in diameter. With power levels of 2, 5, 10 and 20 mW, the intensity delivered on the skull was respectively 0.064, 0.16, 0.32 and 0.64 W/cm2.

Location of cerebral infarction

Location of infarction was made (Bederson et al.,1986) using 2,3,5-triphenyltetrazolium chloride (TTC, Sigma) . Mice were decapitated 24 h after irradiation. The brain was rapidly removed and cut into coronal slices, each 1.3 mm thick. Brain slices were immersed in a 2 % solution of TTC in saline at 37°C, for 30 min, after which sections were fixed in 10 % phosphate-buffer formalin and examined macrocoscopically.

Brain water, sodium and potassium contents

Water and electrolyte contents were determined 4, 24 and 72 h following irradiation at different power levels (2, 5, 10 and 20 mW). The mice were killed by decapitation, the irradiated hemispheres were isolated.

Statistical analysis

The means and their standard errors were determined and compared by two-way analysis of variance followed by Newman-Keuls' test for multiple comparisons. The level of significance was set at $p<0.05$.

RESULTS

Absorption spectrum of rose bengal and time-course of plasma concentration after i.v. injection.

Rose bengal absorbs light with two major absorptions which were slightly different when the dye was dissolved in saline (absorption maximum, 520-550 nm) or in plasma (absorption maximum 530-562 nm).

Morphological studies

A well-demarcated infarct was visible 24 h after irradiation, the infarct size depending on the power level of irradiation (Figure 1) . With a power level of 2 mW, the infarct was restricted to cortical area. With 5 mW it extended through the entire thickness of the cerebral cortex and reached corpus callosum which became locally displaced. Increasing the power level to 10 and 20 mW enhanced the infarct size which extended to subcortical structures

Changes in brain water and electrolyte contents

Mice undergoing irradiation at 20 mW without rose bengal failed to show significant change in water content in the irradiated hemisphere. Water content determined 24 h after irradiation was 78.64 ± 0.12 % in irradiated mice (n=14) versus 78.60 ± 0.07 % in non-irradiated mice (n=12).

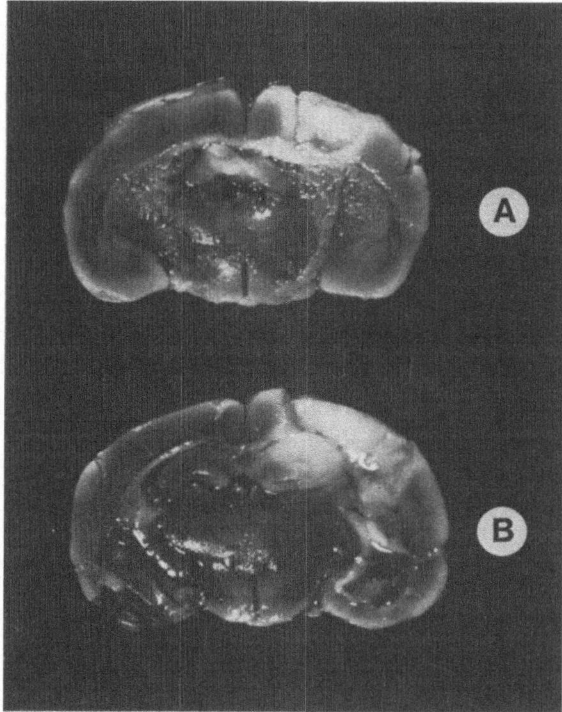

Figure 1 : Photograph of coronally sectioned mouse brain incubated with TTC. Mice were irradiated at power levels of 5 mW (A) or 10 mW (B) and were sacrificed 24 h later. The white areas indicate regions of infarction.

In irradiated mice receiving rose bengal, measurements of water and electrolytes were made in the irradiated cerebral hemisphere 4, 24 and 72 h after irradiation with power levels of 2, 5, 10 and 20 mW. As shown in Figure 2, water content was significantly elevated at 4h following irradiation, continued to increase at 24 h and decreased over the next 48 h. The increase depended on the power level. Twenty four hours after irradiation at power levels of 2, 5, 10 and 20 mW, the water content increased by 1.09 %, 1.48 %, 1.91 % and 2.72 % respectively, each value being significantly different from all the others (Figure 2). At time 72 h, water content returned to almost normal values with power levels of 2 and 5 mW but remained significantly elevated with power levels of 10 and 20 mW, when compared to non-irradiated mice.

The changes in sodium content (Figure 2) mimicked the changes in water. At time 24 h, the increase in sodium content for the four power levels reached respectively 61, 95, 138 and 202 mEq/kg ($p<0.05$ for each value when compared to all the other values). Irradiation caused decreases in potassium content which depended on the power level but were less important than the sodium gains (Figure 2). So, at time 24 h, the loss of potassium for the four power levels reached respectively 16, 33, 57 and 81 mEq/kg. At time 72 h, the potassium contents remained significantly lowered with all the power levels.

When the water, sodium or potassium content was plotted against the power level, highly significant correlations were found between the two parameters 24 h after irradiation (for water $r=0,736$, for $Na+$ $r=0,976$ and for $K+$ $r=0,978$). These results are obtained with the dye laser (570nm) ; the values are not so elevated with the argon laser operating at 514 nm. For example, the percent of water is identical with the argon laser delivering 10 mW and the dye laser delivering 5 mW.

DISCUSSION

In the present study, we have used two laser sources, equipped with an optic fiber,one operating at 570 nm, near the maximum absorption of rose bengal and an other operating at 514 nm. Generation of oxygen intermediates by irradiation of photosensitizing dyes depends on the wavelength of the excitation light and control of this parameter is ideally obtained by using a laser source which delivers a constant monochromatic light contrary to arc or halogen lamps.

Precise control of the light intensity is another crucial factor for obtaining reproducible effects. Experiments of Watson et al. (1985) were made using a fixed intensity of 0.64 W/cm2, which corresponded to the maximal power level (20 mW) used in the present study. When delivered to the rat skull, this intensity produced infarction which was restricted to cortical area (Watson et al., 1985). Our results show that in the mouse, infarction reaching the entire cortex was already obtained with a power level of 5 mW. The discrepancy is probably due to the lesser thickness of the skull and cortex in the mouse but it may also originate from differences in the emission spectrum of the light source.

Gradation of tissue damage may also theorically be produced by modifying the dose of rose bengal injected or the duration of irradiation. In the rat, duration of 15 min (Grome et al., 1988) and 20 min (Watson et al., 1985) were used. In the present study, the time was shortened to 3 min because of the rapid disappearance of rose bengal from the circulation. The dye being rapidly taken up by the liver and excreted in the bile, prolongation of the irradiation does not seem to be justified unless rose bengal was administered by continuous infusion during the irradiation period..

The present study demonstrated that graded brain edema can be induced in a reproducible manner by varying intensity of irradiation. The model presents other seductive advantages : obvious convenience due to minimally invasive procedure, simple and rapid evaluation of brain injury by measuring brain water content, and low cost of mice permitting many animals to be studied. It may open new possibilities for research of anti-ischemic drugs. .

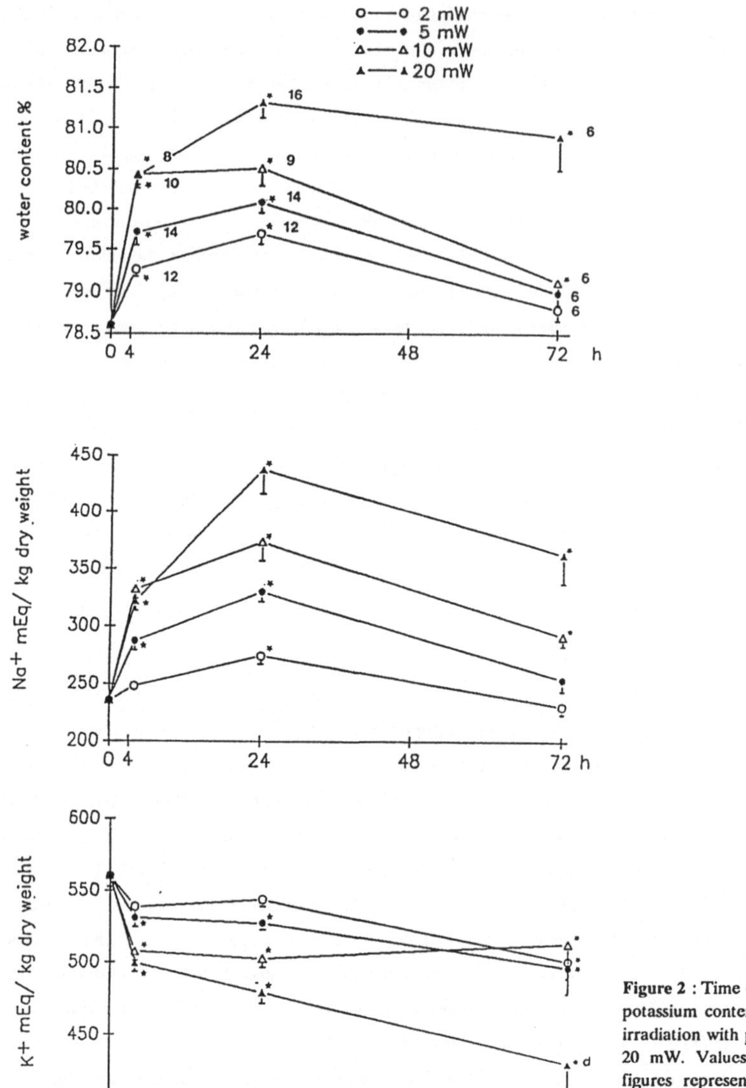

Figure 2 : Time course of water, sodium and potassium contents in the hemisphere after irradiation with power levels of 2, 5, 10 and 20 mW. Values are means ± SEM. The figures represent the number of animals. *compared to non-irradiated mice.

REFERENCES

Gandin E, Lion Y, Van de Vorst A (1983) Photochem Photobiol 37 : 271-278.

Bederson JB, Germano SM, Nishimura MC, Bartkowski HM (1986). Stroke 17 : 1304-1308.

Grome JJ, Gojowczyk G, Hofmann W, Graham DI (1988) J Cereb Blood Flow Metab 8 : 89-95.

Watson BD, Dietrich WD, Busto R, Watchel MS. (1985). Ann. Neurol.17 : 497-504.

Compact N_2 Pumped Dye Laser for Tumor Diagnostics

L.Pokora, Z.Ujda
Institute of Quantum Electronics, 01-489 Warsaw, Kaliski St.6, Poland

1. Introduction

Photodynamic therapy (PDT) has become an effective modality in the treatment of cancer, especially in the early stages. This method has also coupled succesfuly with surgical methods. There have been several attepmts to apply different laser systems to cancer diagnosis and therapy.

An axcimer-dye laser has commonly |1,2| as a light source to excite a photosensitizers e.g. hematoporphyrin derivative (HpD). In this system the laser emited 405 nm and 630 nm wavelength of pulse irradiation for diagnosis and treatment respectively.

Because of diagnosis can be doing with lower radiation power level than treatment and they can be timely separated, we developed system based on nitrogen-dye laser destinated for cancer diagnostics. In this system the laser emiting 405 nm wavelength of pulse irradiation is used as light source to excite a HpD photosensitizer.

Recently main purpose of studies was the search for new photosensitizers effective both for photodetection and phototherapy of tumor. For excite these photosensitizers nitrogen laser was used |3| succesfuly. The Al-phthalocyanine was used in this case. Under UV-excitation the tissue fluorescence signal consists of auto- and drug-related fluorescence signal. The comparative analysis of these signals, based on developed mathematical procedure, provides the opportunity to detect useful signal of tumor marker on the autofluorescence background.

2. Laser system constructions

We have constructed a sealed-off laser, working with nitrogen at low preassure. The N_2 laser generate of radiation (=337,1nm) with the pulse duration of 5 ns and of energy up to 0,3 mJ. The pulse repetition frequency is from 1 to 10 Hz. In this N_2 laser LC-invert circuitry with automatic UV preionization was applied. Capacity of two battery of capacitors was 22,5 nF and 10 nF respectively. The electrodes of 30 cm long were separated by 2 cm. The simple dye laser is connected with N_2 laser in one unit. The N_2 pumped radiation is focused on the dye cuvette by plane-cylindrical lens. This lens play also a role of resonator coupled mirror in nitrogen laser. The dye solution is circulated. The dye laser radiation is output using fiber guidance. The schematic diagram of the elaborated laser system is shown in fig. 1.

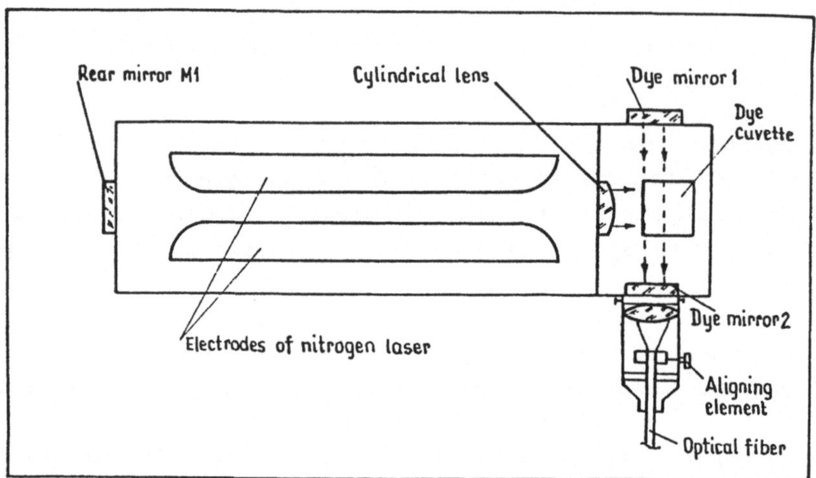

Fig.1. Schematic diagram of the dye laser pumped by compact nitrogen laser.

Presented below results of preliminary study were performed using solution of DPS in dioxane, then laser generated radiation of 405 nm wavelength. Output power of dye laser as a function of pump power N_2 laser is presented in fig. 2a. The maximum efficieny was 12,5%.

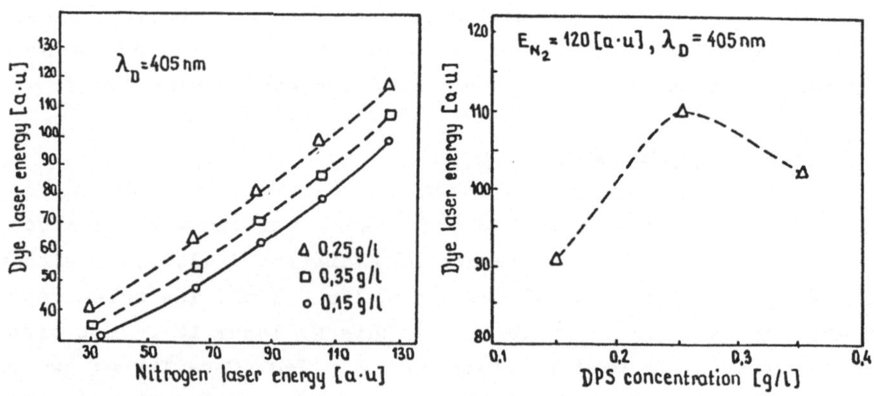

Fig.2. Main characteristics of dye laser (DPS-dye) pumped by nitrogen laser.

Output laser power as a function of dye concentration is presented in fig. 2b. Maximum of laser power was obtained for concentration of 0,25 g/l.

Second construction utylizes possibility of apply nitrogen laser for cancer diagnosis according to recently study. The idea of this laser depends on realization of transverse electric discharge in a gas while the discharge wave propagates along the laser channel and is properly synchronized with the radiation propagation in the active medium. A scheme of this laser system is shown in fig. 3.

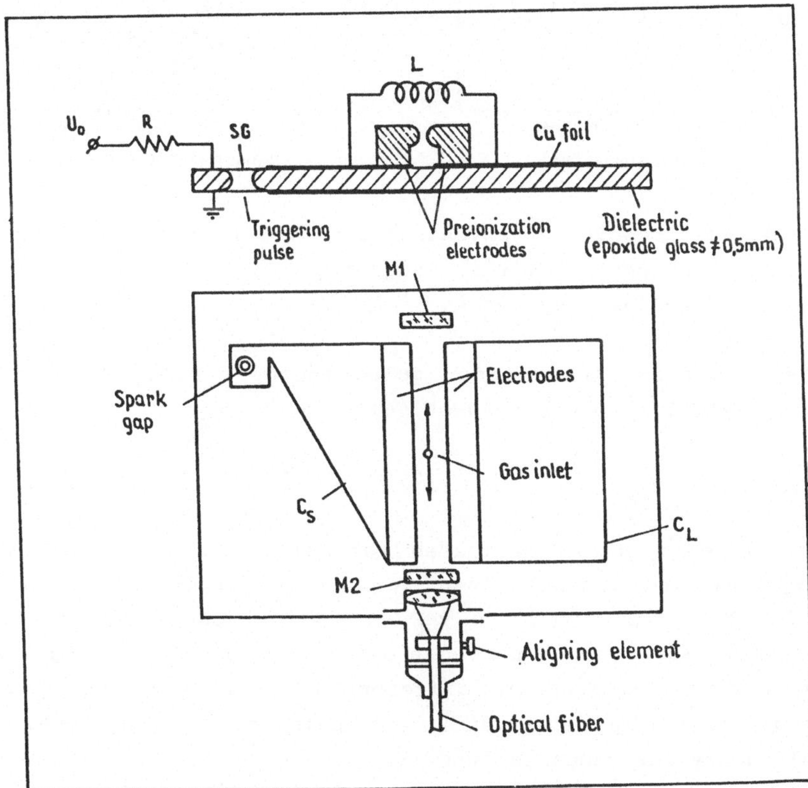

Fig.3. Schematic diagram of the nitrogen laser with fiber optic coupler.

The laser head consists of three fundamental sub-assembles. The first one is the laser chamber made of the main electrodes with optimum radii of curvature of their fronts and a casing made from plexiglass ended with optical elements. The second sub-assembly of the laser head is a plate made from two-side copper laminated epoxide glass of 0,5 mm thickness. Suitably formed top side of that plate makes two plane cappacitors (C_L, C_S): storing electric energy (C_L) and forming travelling voltage wave (C_S). The third sub-assembly is two-electrode high-preassure spark gap. The fiber optic was used for output laser beam.

This laser was very intensively studied. Some results of measurement were presented in fig. 4.

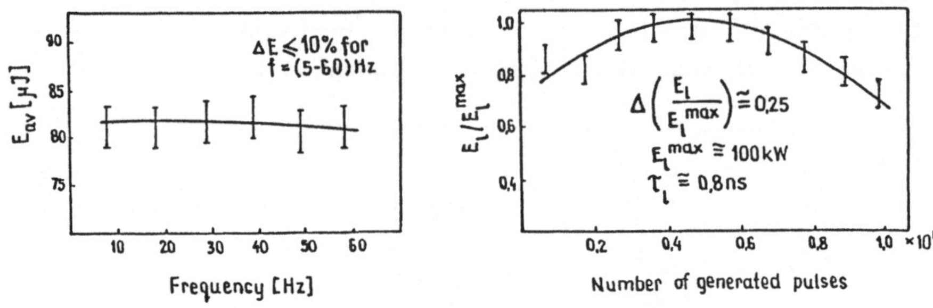

Fig.4. Some results of investigation of TEA nitrogen laser
a) pulse energy v.s. frequency
b) reliability tests.

In this figure are shown laser pulse energy versus frequency and result of reliability tests respectively.

3. Conclusions

Two laser systems destinated for cancer diagnosis were designed. Both systems are characterized compact construction and easy operation. The N_2 laser system is very useful for cancer diagnosis because of it simplicity. Second nitrogen-dye laser generated longer pulse and has possibility to generate different wavelength depend on different photosensitizers by using different laser dyes. Both systems can be commonly apply for cancer diagnosis.

Bibliography:

1. T.Hirano et al. Lasers in the Life Sciences 3(2), (1989),p.99.
2. L.Pokora, Proc. SPIE 1200, 83(1990)
3. V.Loschenov, N.Zharkova, V.Artiushenko, to be published.

^{3}H-Thymidin Autoradiographie: Untersuchung am Ösophagus der Ratte nach instraluminaler Laserbestrahlung

R.R. Lehmann, U. Stratmann, K. Schaarschmidt*, P.C. Hellweg, G.H. Willital* und M. Maragakis*
Institut für Anatomie und *Kinderchirurgische Universitätsklinik der Universität Münster
Vesaliusweg 2-4 und *Albert-Schweitzer-Strasse 33, D-4400 Münster

1 Einleitung

Heilung und Regeneration eines zuvor geschädigten Gewebes setzen teilungsfähige Zellen voraus. Ziel dieser experimentellen Arbeit war es, an einem Tiermodell den Anteil teilungsfähiger Zellen sofort, 2 Tage und 14 Tage nach Laseranwendung zu bestimmen. Gleichzeitig sollten mögliche Unterschiede in der Proliferationsrate epithelialer und bindegewebiger Zellpopulationen untersucht werden.

2 Material und Methode

Die Versuchsgruppe bestand aus 8 Ratten, deren Ösophagus einer intraluminalen Laserbestrahlung (Nd:YAG Laser 1064 nm) ausgesetzt worden war. Je 3 Tiere wurden sofort und 2 Tage nach der Laserbestrahlung fixiert, 2 weitere Tiere nach 14 Tagen. Als Kontrolle diente der Ösophagus von 6 weiteren scheinoperierten Ratten, von denen je 3 Tiere sofort und 2 Tage nach der Scheinoperation fixiert wurden. 20 Min. vor der Perfusionsfixierung des Ösophagus erhielt jede Ratte i. v. eine einmalige Dosis ^{3}H-Thymidin (0.5 µCi/kg Körpergewicht). Alle teilungsfähigen Zellen, deren Zellkerne sich während dieser Zeitspanne in der S-Phase (DNA-Synthesephase) des Zellzyklus befinden, bauen in ihr DNA-Molekül den radioaktiven Baustein ^{3}H-Thymidin ein. Mit Hilfe der autoradiographischen Technik können die so markierten Zellkerne sichtbar gemacht werden. Der Markierungsindex gibt das Verhältnis der radioaktiv markierten Zellkerne zu den nicht markierten Kernen in Prozent an. Daraus kann auf die Proliferationsrate innerhalb einer Zellpopulation geschlossen werden. Die Auswertung wurde an Querschnitten des Ösophagus in 3 Gewebebereichen, die ca. 2 mm von einander entfernt waren, durchgeführt. Sie wurden als zentrale mittlere, und ferne Laserzone bezeichnet. Ein ca. 4 cm entfernter Gewebeabschnitt wurde als weitere Kontrolle zum Vergleich herangezogen. Die gesamte Auswertung basierte auf der Auszählung von 64000 Zellkernen.

3 Ergebnisse

3.1 ^{3}H-Thymidin-Markierungsindex der Kontrollgewebe

Der Markierungsindex liegt in der basalen Epithelschicht des Ösophagus sofort nach der Scheinoperation bei 2,8 % und 2 Tage nach der Scheinoperation zwischen 0,9 und 4,3 % (Tab. 1). Für die Zellen des Bindegewebes liegt der Markierungsindex zwischen 0,1 und 0,5 % bei den scheinoperierten Sofort-Tieren und zwischen 0,3 und 0,7 % bei Tieren 2 Tage nach der Scheinoperation. Damit ist die Anzahl markierter Zellkerne im Epithel zwar deutlicher höher als im Bindegewebe aber innerhalb des Epithels und des Bindegewebes besteht zwischen dem Markierungsindex bei Tieren sofort und 2 Tage nach der Scheinoperation kein wesentlicher Unterschied. Anders verhält sich der Markierungsindex im nicht direkt vom Laserstrahl getroffenen Epithel des Kontrollabschnittes laserbehandelter Tiere (Tab. 2). Sofort nach der Laserbehandlung liegt die Anzahl markierter Epithelzellkerne hier zwischen 5,9 und 7,1 %. 2 Tage nach der Laserbehandlung ist sie auf 8,1-11,4 % angestiegen und nach 14 Tagen wieder auf 3,7 % abgefallen. Der Markierungsindex des Bindegewebes derselben Kontrollabschnitte des Ösophagus laserbehandelter Tiere liegt sofort nach der Laserbestrahlung zwischen 0,4 und 2,3 %, 2 Tage nach Laserapplikation zwischen 0,4 und 1,0 % und 14 Tage nach der Laseranwendung bei 1,1 % (Tab. 2). Der Vergleich zwischen scheinoperierten Tieren und den Kontrollstücken laserbehandelter Tiere zeigt, daß der Markierungsindex im Epithelgewebe (Tab. 2) zunächst deutlich über den Prozentsatz markierter Epithelzellkerne bei scheinoperierten Tieren (Tab. 1) ansteigt. Der Vergleich der Markierungsindizes der Zellkerne im Bindegewebe zeigt dagegen nur eine leichte Erhöhung bei den laserbestrahlten Ratten (Tab. 2) gegenüber den scheinoperierten Tieren (Tab. 1).

Tabelle 1. Markierungsindex (%) der scheinoperierten Tiere.

	Epithel	Bindegewebe
Sofort	2,8	0,1-0,5
2 Tage	0,9-4,3	0,3-0,7

3.2 ^{3}H-Thymidin-Markierungsindex in der laserbestrahlten Region

3.2.1 Epithelgewebe

Sofort nach der Laserbestrahlung sind im Laserzentrum keine Zellkerne markiert, da hier alle Zellen zerstört sind (Abb 1a). Nach 2 Tagen liegt der Markierungsindex zwischen 0 und 17,4 % und nach 14 Tagen zwischen 17,8 und 29,5 % (Tab. 2). Der Markierungsindex im anschließenden Epithelabschnitt verändert sich bei den Sofort-Tieren von 0 - 5,0 % über 1,6 - 33,3 % nach 2 Tagen (Abb. 1b) bis zu 7,5 - 21,8 % nach 14 Tagen. In dem weiter entfernt liegenden 3. Epithelabschnitt liegt der Markierungsindex zwischen 0,3 und 8,6 % bei den Sofort-Tieren, 0,4 und 35,3 % nach 2 Tagen und 3,8 und 34,4 % nach 14 Tagen. In allen Epithelabschnitten der laserbestrahlten Region des Ösophagus kommt es zu einem deutlichen Anstieg der Markierungsindizes sowohl im

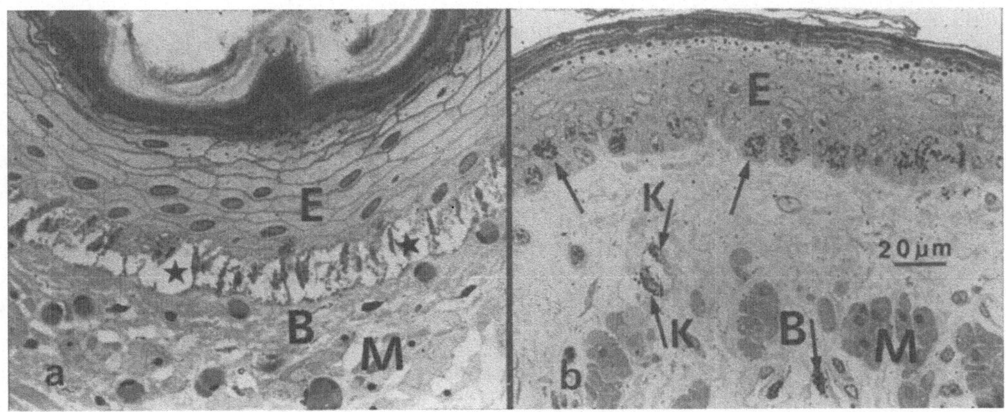

Abb. 1a und b. a Keine markierten Zellkerne sofort nach der Bestrahlung im Laserzentrum. b Zahlreiche markierte Zellkerne (Pfeile) im Epithel (E), im Bindegewebe (B) und im Endothel einer Kapillare (K) in der mittleren Zone 2 Tage nach der Laserbestrahlung. * geschädigte basale Zellschicht, M = Muscularis mucosae.

Vergleich zu den scheinoperierten Tieren (Tab. 1) als auch zu den Kontrollabschnitten der laserbehandelten Tiere (Tab. 2). Im Laserzentrum ist während der Versuchszeit ein kontinuierlicher Anstieg des Markierungsindex zu beobachten, in den anderen beiden Regionen bleibt er auch nach 14 Tagen im Vergleich zu 2 Tagen relativ hoch.

Tabelle 2. Markierungsindex (%) im Epithel und Bindegewebe laserbehandelter Tiere.

	Epithel				Bindegewebe			
	zentrale Zone	mittlere Zone	ferne Zone	Kontroll-abschnitt	zentrale Zone	mittlere Zone	ferne Zone	Kontroll-abschnitt
Sofort	0,0	0,0- 5,0	0,3- 8,6	5,9- 7,1	0,0	0,0-2,3	0,1- 0,3	0,4-2,3
2 Tage	0,0-17,4	1,6-33,3	0,4-35,3	8,1-11,4	0,0-10,6	0,0-6,5	1,6-17,2	0,4-1,0
14 Tage	17,8-29,5	7,5-21,8	3,8-34,4	3,7	1,0- 1,6	0,3-2,3	0,7-3,9	1,1

3.2.2 Bindegewebe

Auch im Bindegewebe sind sofort nach der Laserbestrahlung im Laserzentrum infolge Gewebeschädigung keine Zellkerne markiert (Abb. 1a). Nach 2 Tagen liegt der Markierungsindex zwischen 0 und 10,6 %, nach 14 Tagen zwischen 1,0 und 1,6 % (Tab. 2). Im anschließenden Gewebeabschnitt liegt der Markierungsindex zwischen 0 und 2,3 % bei den Soforttieren, zwischen 0 und 6,5 % nach 2 Tagen und 0,3 und 2,3 % nach 14 Tagen. In der entfernt liegenden Gewebzone ändert sich der Markierungsindex von 0,1-0,3 % bei den Sofort-Tieren über 1,6-17,2 % nach 2 Tagen auf 0,7-3,9 % nach 14 Tagen. Im Bindegewebe sind die höchsten Markierungsindizes bereits 2 Tage nach der (Tab. 2) Laserbestrahlung erreicht. Nach 14 Tagen sind die Prozentsätze markierter Zellkerne deutlich abgefallen, aber meistens immer noch höher als der höchste Index der scheinoperierten Tiere (Tab. 1). Allerdings liegt der Prozentsatz der markierten Zellkerne im Bindegewebe niemals so hoch wie im Epithelgewebe.

4 Diskussion

Es liegen bisher nur wenige autoradiographische Untersuchungen zur Zellproliferation nach Laserbestrahlung vor. Sie befassen sich mit dem Einbau von ^{3}H-Thymidin in das Epithel der Mukosa des Magens (1) und des Duodenums (2) der Ratte sowie in die menschliche Bronchialschleimhaut (3, 4) nach Bestrahlung mit dem Helium-Neon-Laser und in die Retina von Primaten nach Bestrahlung mit dem Argon- oder Krypton-Laser (5). Nur in je einer Untersuchung wurde das Bindegewebe (4) oder der zeitliche Verlauf (5) der Proliferation berücksichtigt. Bei der Heilung und einer möglichen Narbenbildung spielt jedoch die unterschiedliche Proliferation von Epithel und Bindegewebe eine entscheidende Rolle. Unter den gegebenen Versuchsbedingungen hat das Epithel im Ösophagus der Ratte nach intraluminaler Bestrahlung mit dem Nd:YAG-Laser eine deutlich höhere Proliferationsrate als das Bindegewebe.

5 Literaturverzeichnis

(1) Baibekov, I. M., Musaev, E. and Alimov, D. T.: Impact of irradiation with helium-neon laser on epithelial cells of gastric mucosa. Biull. Eksp. Biol. Med. **105**, 750-752 (1988).

(2) Baibekov, I. M. and Musaev, E.: Effect of helium-neon laser on the cell ultrastructure and proliferation of duodenal mucosa epithelium. Biull. Eksp. Biol. Med. **95**, 95-98 (1983).

(3) Nepomnyashchikh, L. M., Polosukhin, V. V., Nepomnyashchikh, G. I.: Electron microscopic and radioautographic studies of bronchoalveolar lavage in chronic inflammation of lung influenced by helium-neon laser. Biull. Eksp. Biol. Med. **108**, 117-121 (1989).

(4) Nepomnyashchikh, L. M., Polosukhin, V. V., Nepomnyashchikh, G. I., Tumanov, V. P.: Electron microscopic and radioautographic study of bronchi in chronic inflammation under conditions of helium-neon laser treatment. Biull. Eksp. Biol. Med. **104**, 743-749 (1987).

(5) Smiddy, W. E., Fine, St. L., Quigley, H. A., Dunkelberger, G., Hohman, R. M. and Addicks, E. M.: Cell proliferation after laser photocoagulation in primate retina. An autoradiographic study. Arch. Ophthalmol. **104**, 1065-1069 (1986).

Laserinterferometrische Längenmessung am Auge

A. F. Fercher, C. Hitzenberger, H. Li
Institut für Medizinische Physik der Universität Wien,
Währingerstr. 13, A-1090 Wien.

Die laserinterferometrische Längenmessung gibt Zugriff zu einer ganzen Reihe wichtiger Parameter des Auges. Neben Pulsationsmessungen[1] und der Messung von Teilstreckenlängen[2] können auch Dicken von Gewebeschichten gemessen werden. Dieses Meßverfahren beruht auf der Verwendung von Licht hoher räumlicher jedoch sehr kleiner zeitlicher Kohärenz, wie es beispielsweise von speziellen Halbleiterlasern emittiert wird. Durch die Verwendung des Dopplerverfahrens[3] und elektronischer Signaldetektion werden sehr kurze Meßzeiten (Größenordnung 1 Sekunde) erreicht, was für den klinischen Einsatz dieser Verfahren entscheidend ist. Außerdem erfordert dieses Meßverfahren keinerlei Anästhetisierung des Auges, da es berührungsfrei arbeitet, was auch eine erhebliche Verminderung von Infektionsgefahren bedeutet. Außerdem schließt die berührungsfreie Arbeitsweise jede Verformung des Augapfels durch den Meßvorgang aus, wodurch die Meßgenauigkeit im Vergleich zum Ultraschallverfahren erheblich erhöht wird. Dieses Meßverfahren besitzt eine vergleichsweise sehr hohe transversale und longitudinale Auflösung in der Größenordnung von 10 µm.

Das physikalische Meßprinzip ist in Abbildung 1 dargestellt. Eine Multimoden-Laserdiode MLD emittiert einen Lichtstrahl (Wellenlänge ≐ 780 nm) mit guter räumlicher Kohärenz aber geringer Kohärenzlänge. Dieser Lichtstrahl läuft zunächst ein Michelson-Interferometer mit einem festen Endspiegel FS und einem beweglichen Endspiegel BS. Dadurch wird dieser Strahl in zwei parallele, koaxiale Strahlen aufgespalten, einen Referenzstrahl (Strahl 1) und einen Meßstrahl (Strahl 2). Letzterer ist gegenüber dem ersten, entsprechend der Wegdifferenz im Michelson-Interferometer, phasenverschoben. Der bewegliche Spiegel des Meßarms des Interferometers wird mit konstanter Geschwindigkeit mittels eines Schrittmotors SM bewegt, wodurch die Lichtfrequenz von Strahl 2 eine feste Dopplerverschiebung erfährt.

Beide Strahlen beleuchten das Auge und werden an Cornea und Retina reflektiert. Es liegen nunmehr 4 Teilstrahlen vor. Für zwei dieser Teilstrahlen ist die gesamte Wegdifferenz nun gleich der Differenz der Wegdifferenzen D im Interferometer und L im Auge. Das Interferometer kompensiert gewissermaßen die optische Länge des Auges. Für D = L interferieren die beiden zuletzt erwähnten Teilstrahlen und ergeben eine mit der Dopplerfrequenz schwankende Intensität, deren Auftreten nach Signalfilterung durch einen elektronischen Bandpaß erkennbar wird. Das gefilterte Signal wird - zusammen mit der Spiegelposition im

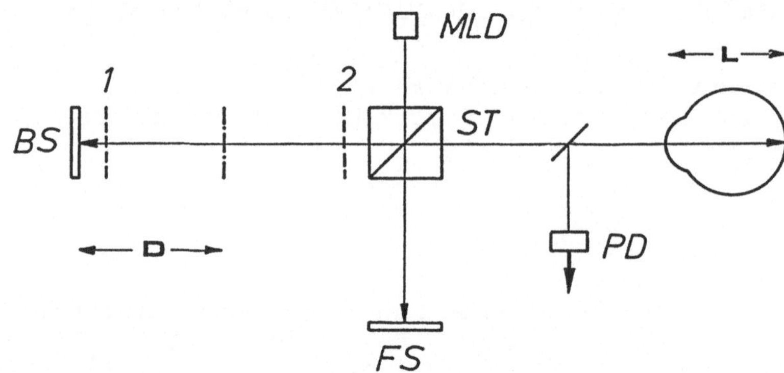

Abb. 1: Strahlengang des Laser-Doppler-Interferometers. MLD = Multimoden-Laserdiode. ST = Strahlenteiler, BS = beweglicher Spiegel, FS = fester Spiegel, PD = Photodetektor. Die strichpunktierte Spiegelposition entspricht D = 0. Die gestrichelten Spiegelpositionen (1 und 2) entsprechen dem Kompensationsfall L = D.

Michelson-Interferometer - von der Elektronik bzw. einem Personal Computer (PC) gespeichert. Signalverlauf und Meßergebnis können sofort oder im Anschluß an den Meßvorgang analysiert werden.

Erste Meßreihen zur Augenlänge zeigen unter Berücksichtigung des Gruppenindex der Augenmedien sehr gute Übereinstimmung mit den mittels Ultraschall gemessenen Längen. Die Abbildung 2 zeigt hierzu ein Beispiel für den (bandpaßgefilterten) Signalverlauf einer Augenlängenmessung. Man erkennt zwei Signalspitzen etwa bei den optische Distanzen (= L) von 31,25 mm und 31,50 mm im Auge. Hierzu gehören Lichtreflexe, die an der inneren Grenzschicht und an der Pigmentepithelschicht reflektiert werden. Die angegebenen Distanzen sind die optischen Längen des Auges von der Hornhautvorderfläche zu den betreffenden Schichten. Die Differenz der zwei angegebenen Längen entspricht der Retinadicke an der Fovea centralis.

Bild 3 zeigt den Signalverlauf einer Messung zum Rand der Papille. Man erkennt einen relativ breiten Reflex, was darauf hinweist, daß hier Licht aus einem größeren Tiefenbereich remittiert wird. Bild 4 schließlich zeigt den Signalverlauf einer Corneadickenmessung[4]. Man erkennt eine starke Signalspitze bei D = 0, was den interferometrischen Weißlichtinterferenzen entspricht und hier zur Feststellung der Nullposition des beweglichen Interferometerspiegels benutzt werden kann. Bei D = + 0,75 mm findet man die Signalspitzen entsprechend der optischen Hornhautdicke. Die Signalspitzen bei etwa + 1 mm sind durch Nebenmaxima der Kohärenzfunktion des benutzten Lasers bedingt und hier ohne Bedeutung.

Ein wichtiger Einsatzbereich dieses Verfahrens kann die Dimensionierung von Kunststofflinsen bei der Kataraktoperation

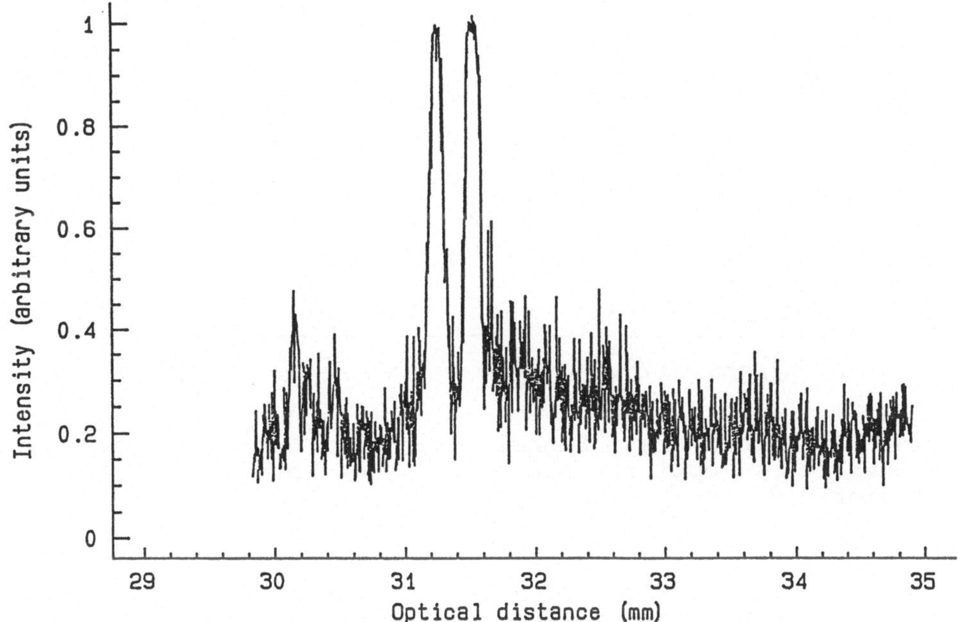

Abb. 2: Elektronisches Signal (nach Bandpaßfilterung) mit zwei Signalspitzen entsprechend Lichtreflexen von der inneren Grenzschicht und der Bruchschen Membran. Abszissenwerte = optische Achsenlänge L des Auges in Millimetern.

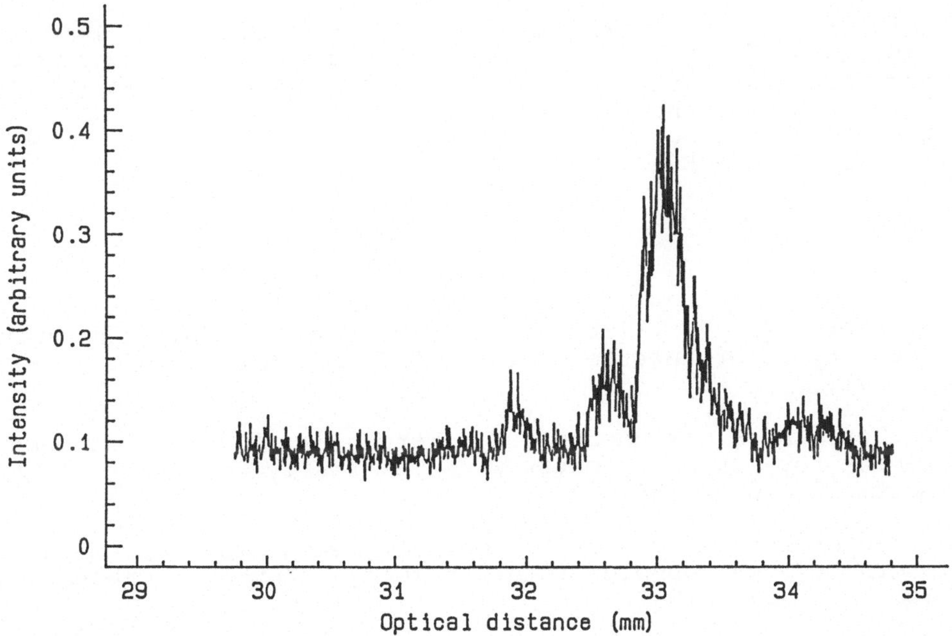

Abb. 3: Elektronisches Signal eines Lichtreflexes vom Papillenrand. Abszissenwerte = optische Länge L in Millimetern.

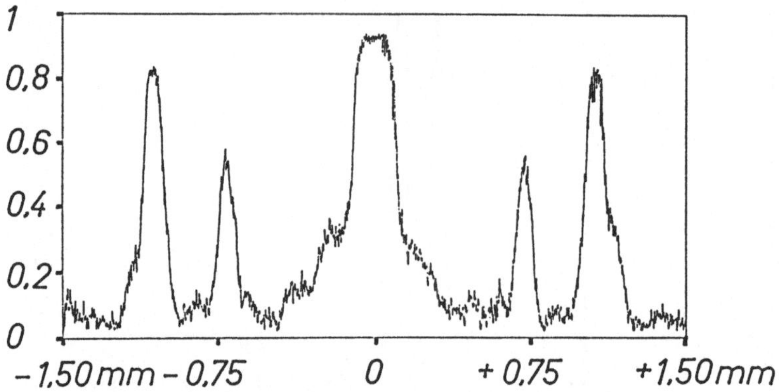

Abb. 4: Elektronisches Signal bei der Corneadickenmessung. Abszissenwerte = optische Länge L. Die optische Corneadicke beträgt hier 0,75 mm.

sein. Hier erhebt sich die Frage, inwieweit das benutzte Laserlicht Kataraktlinsen zu durchdringen vermag. Eine erste Meßreihe, die in Zusammenarbeit mit der Augenabteilung des Krankenhauses Lainz (Leiter: Prof. Dr. H. D. Gnad) an etwa 200 Kataraktpatienten durchgeführt wurde, hat ergeben, daß, mit Ausnahme extremer Spätstadien, praktisch alle Kataraktaugen meßbar sind.

Die Autoren danken Herrn Ing. H. Sattmann für den Bau der erforderlichen elektronischen Komponenten und die Entwicklung der Software für das Laser-Doppler-Interferometer. Dem Fonds zur Förderung der wissenschaftlichen Forschung sei ferner für die finanzielle Förderung der zugrundeliegenden Arbeiten gedankt (Projekt Nr. P7300-MED).

LITERATUR:

1. Fercher, A. F. (1984). In vivo measurement of fundus pulsations by laser interferometry. IEEE J. Quant. El. QE-20: 1469 - 1471.

2. Fercher, A. F., Mengedoht, K., Werner, W. (1988). Eye length measurement by interferometry with partially coherent light. Opt. Lett. 13: 186 - 188.

3. Hitzenberger, C. K. (1991). Optical measurement of the axial eye length by laser Doppler interferometry. Invest. Ophthalmol. Vis. Sci. 32: 616 - 624.

4. Hitzenberger, C. K., Drexler, W., Fercher, A. F. (1992): Measurement of corneal thickness by laser Doppler interferometry. Invest. Ophthalmol. Vis. Sci. 33: 98 - 103.

Modelling of Laser Coagulation: Light Distributions in Nd:YAG Laser Treated Biological Tissue

M. Essenpreis, T.N. Mills, P. van der Zee
Department of Medical Physics and Bioengineering, University College London,
11-20 Capper Street, London WC1E 6JA, United Kingdom

INTRODUCTION

Accurate dosimetry is an essential requirement for optimising the efficacy and safety of laser therapies such as hyperthermia and photodynamic therapy. The general problem of dosimetry in thermal laser medicine can be divided into three parts:

- transport and deposition of light energy in the tissue
- heat diffusion
- biological response to the thermal effect.

The first two parts are generally understood through using various physical models of light and heat transport in tissue. But, the short and long term responses of living tissue to a particular thermal history cannot yet be adequately predicted, and their incorporation within an accurate model of laser coagulation has still to be tackled.

Using a Monte Carlo model of light transport to calculate local light distributions within tissues, we present here predictions of the thermal response of tissue to a short pulse of laser light.

THERMAL RESPONSE

Analytical models of light and heat transport in tissue show that heat conduction during laser action can be ignored if the duration t_L of the interaction is much smaller than the characteristic time τ for heat to diffuse out of the tissue volume heated by the the laser: $t_L \ll \tau$. This characteristic time is often referred to as the thermal relaxation time.

Using an approximate solution to the Bioheat equation[1], a typical thermal response to a laser pulse can be calculated. A rapid increase in temperature is observed during irradiation. The much slower decrease in temperature after the laser pulse has ended is governed by the thermal properties of the tissue. Such a simplified treatment of the heating process is particularly valid for pulsed lasers such as Nd:YAG and Ho:YAG which produce short (less than 1 millisecond) laser pulses. A typical relaxation time for heat diffusion following Nd:YAG laser irradiation is about τ=1 sec which is very much longer than the laser pulse. The error introduced by neglecting heat transfer during the laser pulse will therefore be insignificant. Making this assumption, we present distributions of the temperature rise within rat liver, attained immediately after a single Nd:YAG laser pulse of a given energy. We compare the effects of different wavelengths (1.064 μm and 1.32 μm) and the state of the tissue (fresh and coagulated) on these temperature distributions.

METHOD

A Monte Carlo model of light transport in tissue[2] was used to calculate absolute fluence rates $\Phi(z,r)$ [Wmm^{-2}] in a semi infinite volume of tissue irradiated by a finite diameter laser beam. The random walk process of the photons in the tissue was weighted using experimentally determined optical coefficients of *in vitro* rat liver before and after thermal coagulation. These include the absorption coefficient μ_a, reduced scattering coefficient[3] $\mu_s(1\text{-}g)$ and single scattering phase function[4]. The average cosine of the scattering phase function was g=0.94 for fresh and g=0.62 for coagulated rat liver. Figure 1 shows the fluence rate within the tissue along the axis of the laser beam for 1.064 μm and 1.32 μm as a function of depth. A 2 mm diameter laser beam with a uniform irradiance of 1 Wmm^{-2} was used in the model. The light distribution for 1.32 μm reveals a penetration depth comparable to that of 1.064 μm despite the higher absorption at 1.32 μm. This is due to a similar total attenuation coefficient, $\mu_t = \mu_a + \mu_s(1\text{-}g)$, for both wavelengths. $\mu_s(1\text{-}g)$ is smaller at 1.32 μm than at 1.064 μm. Note that in both cases the maximum fluence rates in the centre of the beam are higher than the incident irradiance. This is due to the scattering which diffuses the collimated laser light rapidly and to the refractive index change at the tissue surface causing significant internal reflection[5]. The temperature rise $\Delta T(z,r)$ in the tissue was calculated from the transient local fluence rates $\Phi(z,r,t)$ integrated over the pulse duration t_L:

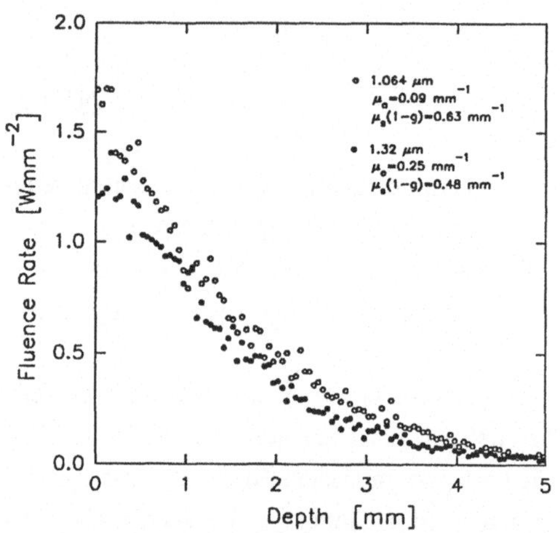

Figure 1: Energy fluence rate inside the tissue along the axis of a 2 mm diameter, 1 Wmm^{-2} irradiance laser beam.

$$\Delta T(z,r) = \frac{\mu_a}{\rho\, c} \cdot \int_0^{t_L} \Phi(z,r,t)\, dt \qquad (1)$$

Tissue density $\rho=10^{-3}$ gmm^{-3} and tissue heat capacity $c=3.5$ Jg^{-1} $°C^{-1}$..

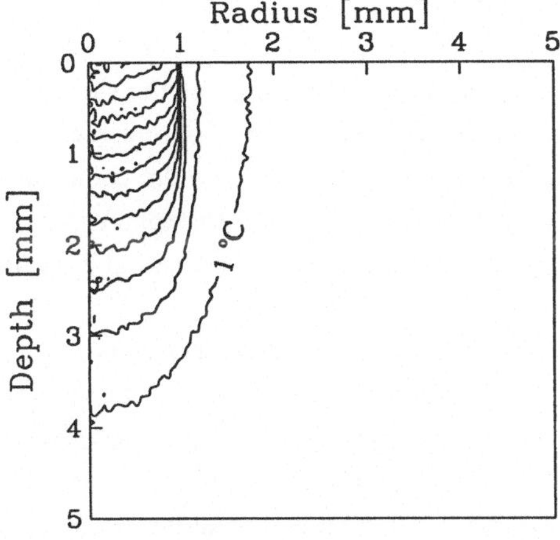

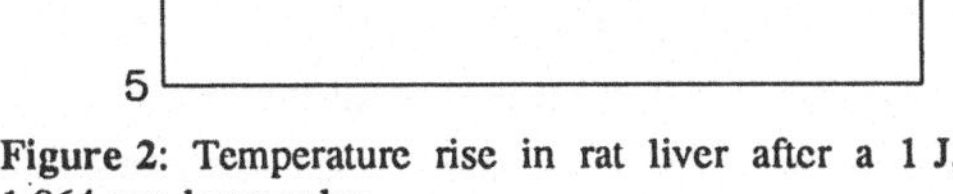

Figure 2: Temperature rise in rat liver after a 1 J, 1.064 μm laser pulse.

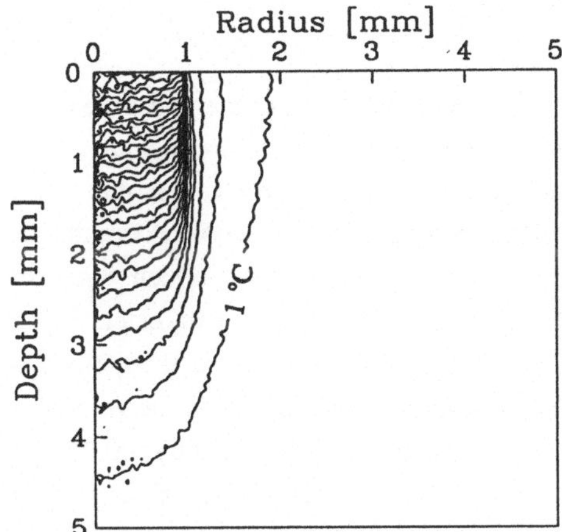

Figure 3: Temperature rise in rat liver after a 1 J, 1.32 μm laser pulse.

RESULTS

Figures 2 and 3 show the temperature profiles in rat liver calculated using Equation (1) together with the fluence rates shown in Figure 1. Heat transfer during the laser pulse was neglected. The total delivered energy was 1 J in both cases. The isotherms are in steps of 1 °C starting at a minimum temperature increase of 1 °C. The maximum temperature rise reached in the centre of the laser beam is significantly higher for 1.32 μm, being more than 30 °C compared to about 13 °C in the case of 1.064 μm. Furthermore the volume of tissue heated is larger (the 1 °C isotherm is deeper at 1.32 μm).

Figure 4 shows the temperature distributions in coagulated tissue using the same beam parameters at 1.064 μm. The experimentally observed threefold increase in the reduced scattering coefficient[3] results in a reduced penetration depth of light in the liver which explains the change in the temperature profile. Absorption changed little by coagulation. It should be mentioned that due to the increased scattering a larger proportion of the light is scattered back out of the tissue and does not therefore contribute to the heating. Of 1 J total delivered energy, 0.26 J is back-scattered from the fresh tissue compared with 0.46 J from the coagulated tissue.

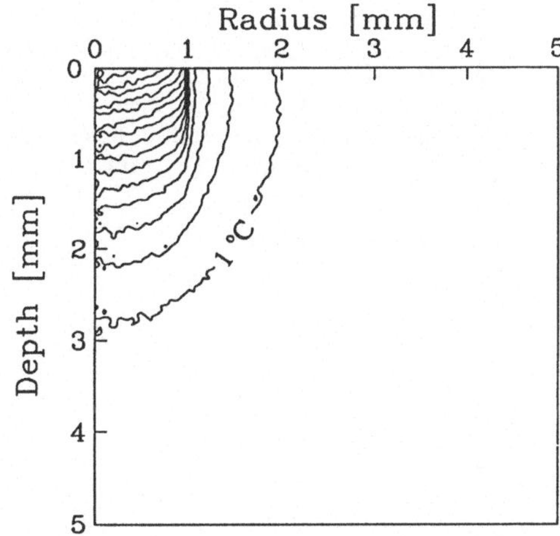

Figure 4: Temperature rise in coagulated rat liver after a 1 J, 1.064 μm laser pulse.

DISCUSSION

Comparison of the thermal responses of rat liver to short laser pulses of the same total energy at 1.064 μm and 1.32 μm shows that there is more efficient conversion of delivered light energy to heat at 1.32 μm. This is due to the higher absorption at 1.32 μm and the comparable penetration depths of the two wavelengths. Our theoretical results can be used to explain previous experimental observations[6, 7] which show that greater necrosis depths are produced at 1.32 μm than at 1.064 μm, the laser parameters being the same.

A further comparison of the thermal response of fresh and coagulated rat liver shows that there is a significant decrease in the volume of coagulated tissue heated by the laser. This is partly due to an increase in back-scattering. The smaller penetration depth and the higher temperature gradient beneath the irradiated surface in coagulated tissue is due to an increase in scattering. Our results show that there is a significant change in the light distribution and resulting temperature response following coagulation. We suggest, therefore, that these changes must be taken into account when modelling the dynamic process of thermal laser coagulation.

ACKNOWLEDGEMENTS

This work was carried out with the support of the Science and Engineering Research Council (SERC), in collaboration with Lumonics Ltd., Rugby. M. Essenpreis is grateful for the financial support of the Gottlieb Daimler- und Karl Benz-Stiftung.

REFERENCES

1. M.J.C. van Gemert, A.J. Welch, *Las. Surg. Med.*, **9**:405-421 (1989)
2. M. Essenpreis, P. van der Zee, T.N. Mills, *Proc. SPIE*, **1524** (1991)
3. M. Essenpreis, P. van der Zee, S.M.L. Andrew, P. Gewehr, T.N. Mills, In: Proc. Optics in the Life Sciences, Springer (1991)
4. M. Essenpreis, P. van der Zee, P.S. Jones, P. Gewehr, T.N. Mills, *Las. Surg. Med.*, **Suppl. 3** (1991)
5. M. Keijzer, S.L. Jacques, S.A. Prahl, A.J. Welch, *Las. Surg. Med.*, **9**:148-154 (1989)
6. F. Frank, O.J. Beck, S. Hessel, E. Keiditsch, *Las. Surg. Med.*, **6**:546-551 (1987)
7. P.S. Jones, M. Essenpreis, T.N. Mills, Unpublished experimental results

Monte-Carlo-Simulationen zur Transillumination

M. Schweiger, H. Pulvermacher, K.-H. Schmidt, W. Waidelich
Institut für medizinische Optik der Ludwig-Maximilian-Universität München
Barbarastr. 16, D-8000 München 40

Einführung

Die Durchleuchtung von Körpergewebe mit sichtbarem Licht (Transillumination) kann zur Tumordiagnose, z.B. von Mammakarzinomen, eingesetzt werden. Gegenüber der Röntgendurchleuchtung (Mammographie) hat diese Methode den Vorteil geringerer Strahlenbelastung.

Das Hauptproblem von Transilluminationsverfahren ist die geringe Ortsauflösung aufgrund starker Streuung im Gewebe. Bei Streukoeffizienten im Bereich $5mm^{-1}$ - $50mm^{-1}$ und Schichtdicken von einigen Zentimetern ist die ungestreute Komponente in Transmission vernachlässigbar, so daß die gesamte Bildinformation aus Streulicht gewonnen werden muß. Mit Hilfe eines Simulationsmodells sollen die Möglichkeiten und Grenzen der Methode abgeschätzt werden. Untersucht wird die Lichtausbreitung im Gewebe in Abhängigkeit von den optischen Parametern der Probe. Insbesondere wird auf die Möglichkeit der Auflösungsverbesserung durch Einsatz zeitauflösender Detektionsverfahren eingegangen.

Simulationsmodell

Bild 1 zeigt schematisch den Aufbau des simulierten Modellexperiments. Eine Gewebeprobe (planparallele, ebene Oberflächen, unendliche transversale Ausdehnung) der Dicke d wird senkrecht mit einem Laserstrahl beleuchtet. Die Lichtausbreitung wird duch Inhomogenitäten (absorbierende Objekte) im Innern der Probe beeinflußt. Dem Laser gegenüber registriert ein Detektor das transmittierte Licht. Durch Verschieben der Probe senkrecht zur optischen Achse (Scanning) kann ein räumlich aufgelöstes Transmissionsbild aufgenommen werden.

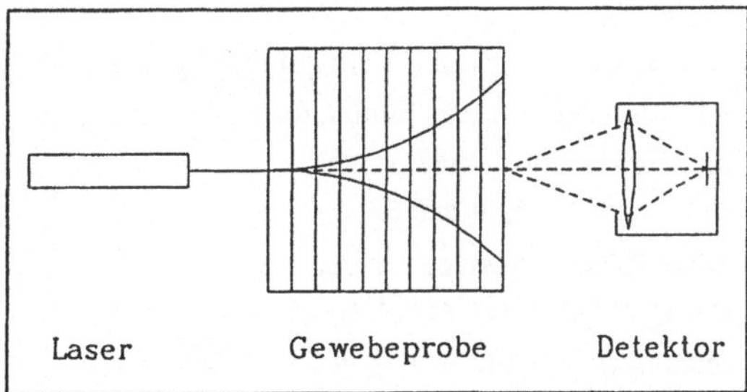

Bild 1: Modellexperiment

Das Monte-Carlo-Modell basiert auf der Simulation einzelner Photonenbahnen. Bei ausreichend großer Zahl von Photonen sind statistische Aussagen über die makroskopischen Vorgänge möglich. Das Verfahren erfordert nur elementare Parameter (Streuung, Absorption) und erlaubt eine einfache Anpassung an komplexe Versuchsbedingungen.

Um den hohen Rechenaufwand der Scan-Simulationen zu begrenzen, wurde ein spezieller im folgenden beschriebener Modellansatz gewählt. (Eine "straight-forward"-Implementierung erforderte für jeden Scanpunkt einen kompletten Simulationslauf. Das hier verwendete System mit einer Leistung von ca. 10^4 Streuvorgängen/s würde z. B. für die Aufnahme eines Bildes von 50x50 Pixeln und 10^5 Photonen pro Pixel bei typischen Modellparametern mehrere Jahre benötigen.)

Implementierung

Jede Photonenbahn ist definiert durch eine Kette diskreter Streuereignisse. Ein Einzelstreuereignis basiert auf den Parametern

Freie Weglänge:	$\tau = -\ln(r_1)/\sigma$	(σ: Streukoeffizient)
Streuwinkel (Azimutanteil):	$\eta = 2\pi r_2$	
Streuwinkel (Polaranteil):	$\gamma = P^{-1}(r_3)$	mit $P(\gamma) = \int_0^\gamma p(\gamma')d\gamma', P(\pi) = 1$

$r_{1,2,3}$: gleichverteilte Zufallszahlen im Bereich [0..1]; p: Streuwinkelverteilung für das Einzelstreuereignis (single scattering phase function, SSPF). Ein charakteristisches Merkmal biologischer Proben die starke Anisotropie der SSPF ([1],[2]) mit Anisotropiefaktoren im Bereich 0.9 bis 0.95 für Fettgewebe.
Der Simulationsprozeß selbst ist unterteilt in eine bzgl. des Einstrahlpunktes invariante und eine ortsspezifische Komponente:

a) Homogene Basis
Die Probe sei homogen hinsichtlich Streuung und Absorption: $\sigma(x,y,z)=\sigma$, $\alpha(x,y,z)=\alpha$. Zunächst gelte $\alpha=0$. Jede Photonenbahn wird vom Eintrittspunkt (0,0,0) bis zum Austritt aus der Probe (x,y,z) simuliert. Für transmittierte Photonen (z=d) werden Austrittspunkt (x,y), Austrittswinkel (θ,φ) und Bahnlänge l aufgezeichnet. Zusätzlich speichert das Programm eine Liste der Durchtrittspunkte der Bahn durch äquidistante Bezugsebenen im Innern der Probe. Dieses Verfahren ermöglicht eine grobe Rekonstruktion der Bahn aus der Datenbasis. Insbesondere können nachträglich zweidimensionale absorbierende Objekte in den Bezugsebenen simuliert werden.

b) Filterung
Durch Anwendung von Filtern auf die allgemeine Basis können spezielle Parameter simuliert werden.

- Absorptionsfilter: Zur Simulation einer homogenen Absorption α in der Probe erhält jedes Photon n ein Gewicht g gemäß seiner Bahnlänge l_n: $g_n = \exp(-l_n \alpha)$
- Objektfilter: Passage einer Bezugsebene im Objektbereich führt zu Schwächung gemäß Objekttransmissionsgrad T: $g_n' = g_n T$ für jede Objektpassage.
- Detektorfilter: Selektion der Basis gemäß vorgegebener Detektorgeometrie: $g_n'' = \delta_{detect}\, g_n'$
- Zeitfilter: Selektion gemäß vorgegebener maximaler Detektionslaufzeit t_{max}. $g_n''' = \delta(t<t_{max})\, g_n''$

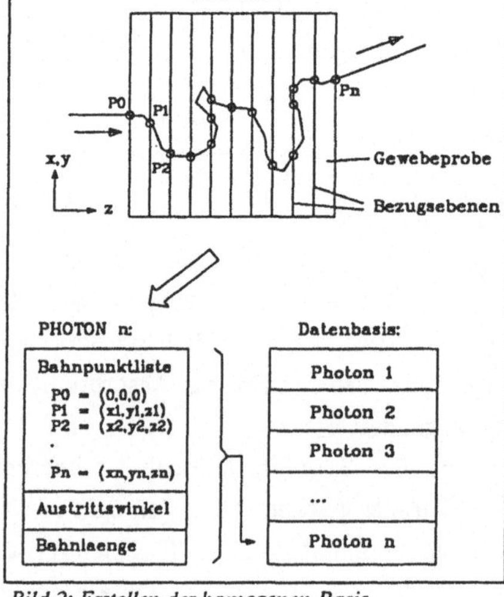

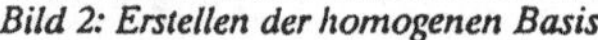
Bild 2: Erstellen der homogenen Basis

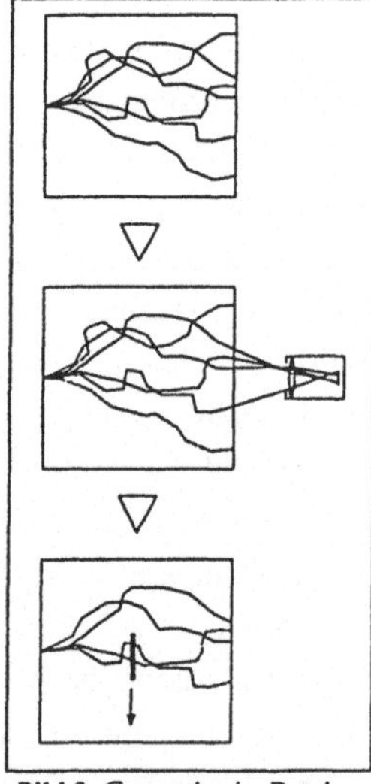
Bild 3: Gesamtbasis, Detektor-, Objektfilter (schamat.)

Analysen

Die folgenden Auswertungen stützen sich auf Meßreihen mit Probendicken von 40 mm. Die SSPF p ist durch die Henyey-Greenstein-Funktion

$p_{HG}(\cos\theta) = \frac{1 - g^2}{(1 + g^2 - 2g\cos\theta)^{3/2}}$ mit einem Anisotropiefaktor g von 0.93 gegeben.

a) Laufzeitverhalten

Die Laufzeitverteilung des transmittierten Lichtes bei Variation von Streu- und Absorptionskoeffizient zeigt Bild 4. Die Laufzeit wird hier bezogen auf die minimale Transmissionszeit t_{min} für ungestreutes Licht (t_{min} = 187ps bei Schichtdicke 40mm und Brechungsindex 1,4).

Bei Erhöhung des Streukoeffizienten erhöht sich die mittlere Lichtlaufzeit infolge stärker gekrümmter Photonentrajektorien in der Probe. Dagegen führt die Erhöhung des Absorptionskoeffizienten zu einer Verringerung der mittleren Laufzeit, da die Absorptionswahrscheinlichkeit mit der Verweildauer in der Probe zunimmt, so daß die Verteilung im Bereich hoher Laufzeiten verstärkt gedämpft wird.

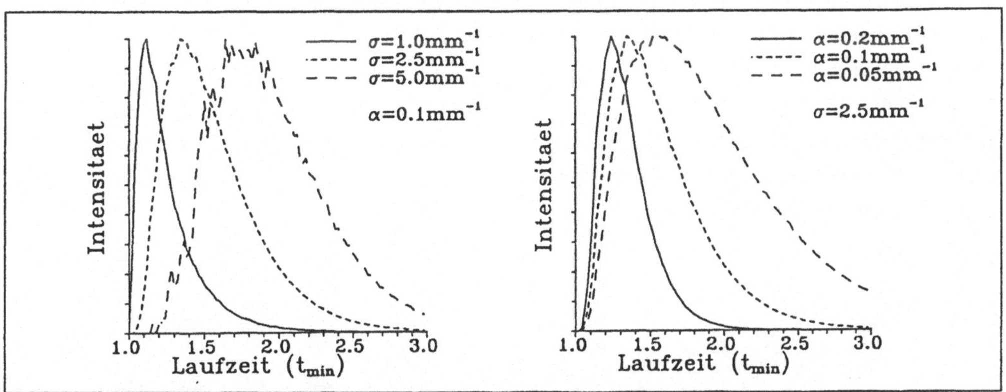

Bild4: Lichtlaufzeit in Transmission bei Variation der optischen Parameter (Schichtdicke 40mm, t_{min} = 187ps). Links: Streukoeffizient σ = 1.0/2.5/5.0mm^{-1} bei α = 0.1mm^{-1}; rechts: Absorptionskoeffizient α = 0.05/0.1/0.2mm^{-1} bei σ = 2.5mm^{-1}

b) Punktbildfunktionen

Die integrierte Leuchtdichteverteilung (Punktbildfunktion, PSF) in der Objektebene ist ein Maß für die Flankensteilheit der Abschattungskurve eines Objektes beim Scannen und damit für das Auflösungsvermögen. Die Breite der effektiven PSF kann durch zeitauflösende Detektionsverfahren beeinflußt werden; der erzielbare Effekt ist aber stark von den Eigenschaften der Probe abhängig, wie Bild 5 zeigt. Bei hoher Streuung und geringer Absorption (links) kann durch Laufzeitfilterung die Auflösung um den Faktor 2 verbessert werden, dagegen zeigt das Zeitfilter bei geringer Streuung und hoher Absorption kaum Wirkung, da die Photonenlaufzeit hier bereits durch die Absorption begrenzt ist.

c) Beispiel: Scannen eines Modellobjektes mit zeitauflösendem Detektor

Zur Untersuchung von Kontraststeigerung und Auflösungsverbesserung durch Laufzeitbegrenzung wurde die Abtastung eines Modellobjektes bei unterschiedlichen Zeitfenstern simuliert. Die Probe ist 40 mm dick, mit α=0.05 mm^{-1}, σ=2.5 mm^{-1}, p=HG(0.93). Die Objektmatrix besteht aus 4x4 totalabsorbierenden Quadraten mit 3 mm Kantenlänge im Abstand von je 8 mm in der Mittelschicht der

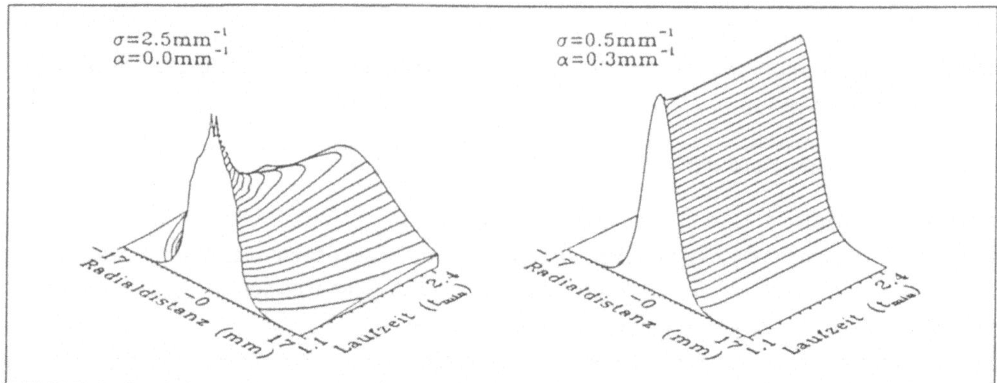

Bild 5: Punktbildfunktionen der Leuchtdichteverteilung in der mittleren Gewebeschicht in Abhängigkeit vom Detektionszeitfenster. Links: hohe Streuung, geringe Absorption; rechts: geringe Streuung, hohe Absorption. Schichtdicke jeweils 40 mm (t_{min} = 187 ps)

Probe. Der komplette Scanbereich beträgt 50x50 mm bei einer Schrittweite von 1 mm. Detektor: Aperturwinkel 45°, Bildfeldradius 2 mm auf der Probenoberfläche.

Es zeigt sich, daß durch Laufzeitbegrenzung eine signifikante Verbesserung der Objekttrennung erreicht werden kann, allerdings erst bei sehr engen Zeitfenstern (1.1 t_{min} bzw. 205 ps für die vorgegebenen Parameter). Eine so extreme Laufzeitbegrenzung stellt hohe Anforderungen an die Detektionsapparatur [4]. Daneben wird die Auflösung durch die mit der Signalschwächung verbundenen Reduzierung des Signal-Rausch-Verhältnisses begrenzt.

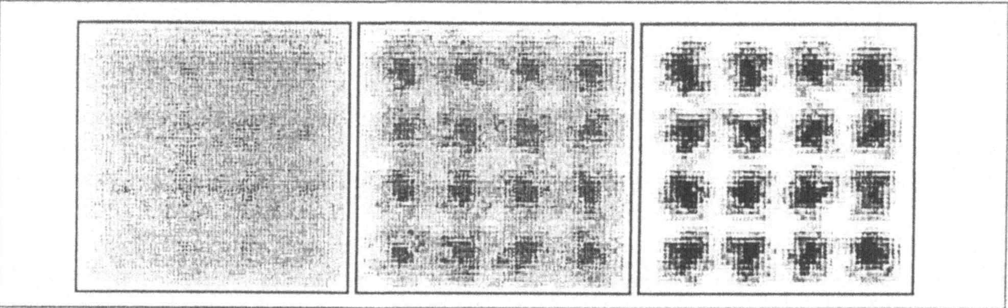

Bild 6: Simulation der Aufnahme eines Modellobjektes bei unterschiedlichen Laufzeitfenstern. Parameter: Scanbereich 50x50 mm, Schichtdicke 40 mm, Objekte (totalabsorbierend) 3x3 mm in der Mittelebene bei 8 mm Objektabstand. Scanschrittweite 1 mm. Laufzeitbegrenzung: links 3.0 t_{min} (560 ps), Mitte 1.3 t_{min} (243 ps), rechts 1.1 t_{min} (205 ps)

Literatur

[1] P. van der Zee, D. T. Delpy, "Computed point spread functions for light in tissue using a measured volume scattering function,"

[2] R. Marchesini, A. Bertoni, S. Andreola, E. Melloni, A. E. Sichirollo, "Extinction and absorption coefficients and scattering phase functions of human tissues in vitro," Appl. Opt. 28, 2318-2324 (1989)

[3] D. T. Delpy, M. Cope, P. van der Zee, S. Arridge, S. Wray, J. Wyatt, "Estimation of optical pathlength through tissue from direct time of flight measurement," Phys. Med. Biol. 33, 1433-1442 (1988)

[4] J. C. Hebden, R. A. Kruger, "Time-of-flight imaging of a simple breast phantom,"

[5] R. R. Meier, J.-S. Lee, D. E. Anderson, "Atmospheric scattering of middle uv ratiation from an internal source," Appl. Opt. 17, 3216-3225 (1978)

Eine Apparatur zur direkten Erfassung des 2-Wellenlängen-Differenzbildes in der Transillumination

H. Pulvermacher, J. Fischer, St. Lang, W. Waidelich
Institut für Medizinische Optik der LMU München
Barbarastr. 16, 8 München 40

Einleitung

Transillumination [CUTTLER 1] oder Diaphanograghie ist ein Teilgebiet der Gewebeoptik, in dem versucht wird, mit sichtbarem Licht Informationen über die Strukturen im Inneren von intaktem biologischen Gewebe zu gewinnen. Die Schwächungskoeffizienten von Gewebe sind so groß, daß der nach Durchgang durch eine Schicht von einigen cm Dicke noch vorhandene ungestreute Anteil des Lichtes so gering ist, daß aus ihm keine Rückschlüsse mehr gezogen werden können. Das Bild wird also ausschließlich von mehrfach gestreuten Photonen aufgebaut. Daß so überhaupt noch eine, wenn auch sehr schlechte Auflösung möglich ist, beruht auf der außerordentlich anisotropen Streuung in biologischem Gewebe.

Bei vielen diagnostischen Aufgaben handelt es sich nicht um Auflösungs– sondern um Detektionsprobleme. Bei ihnen ist nicht die Auflösung selbst das entscheidende Ziel sondern das bei hoher Auflösung regelmäßig vorhandene gute Signal–Rauschverhältnis. Wird das Signal–Rauschverhältnis mit anderen Mitteln verbessert, so sind die Folgen eines Auflösungsverlustes nicht so gravierend.

Das Meßprinzip

Von der Umgebung abweichende spektrale Eigenschaften eines Details lassen sich zu seiner Hervorhebung vorteilhaft auszunutzen. BARTRUM and CROW [2]. haben deshalb in der Diaphanographie aus zwei mit verschiedenen Wellenlängen aufgenommenen Bildern ein Differenzbild erzeugt und daraus diagnostische Schlüsse gezogen. Dies ist besonders attraktiv, weil sich in der Umgebung eines Tumors häufig ein Vaskularisierungshof bildet, der deutlich größer ist als der Tumor selbst, und damit die Detektionschancen in der Transillumination verbessert werden (WATMOUGH [3] , PING et al [4]). Damit ist die Tumordetektion auf einen Hämoglobinnachweis zurückgeführt. Nun ist es naheliegend dieses Differenzbild in real time zu erzeugen und zwar so, das es als Wechselspannungssignal vorliegt. Da auch sehr kleine Wechselspannungen von einem großen Gleichspannungshintergrund abgetrennt und vorteilhaft weiterverarbeitet werden können, ist eine Signalaufbereitung mit gutem Signal–Rausch–Verhältnis möglich.

Dazu wird der das Objekt abtastende Laserstrahl aus zweien von verschiedener Wellenlänge zusammengesetzt und diese, um 180° in der Phase verschoben, sinus– oder rechteckförmig moduliert. Das Strahldichteverhältnis der beiden Strahlen wird an einem Referenzpunkt so eingestellt, daß das Modulationssignal verschwindet. Eine vom Ort abhängige Änderung des Strahldichteverhältnis der beiden Strahlen führt dann zu einem ortsabhängigen Wechselspannungssignal, aus dem das Bild aufgebaut werden kann.

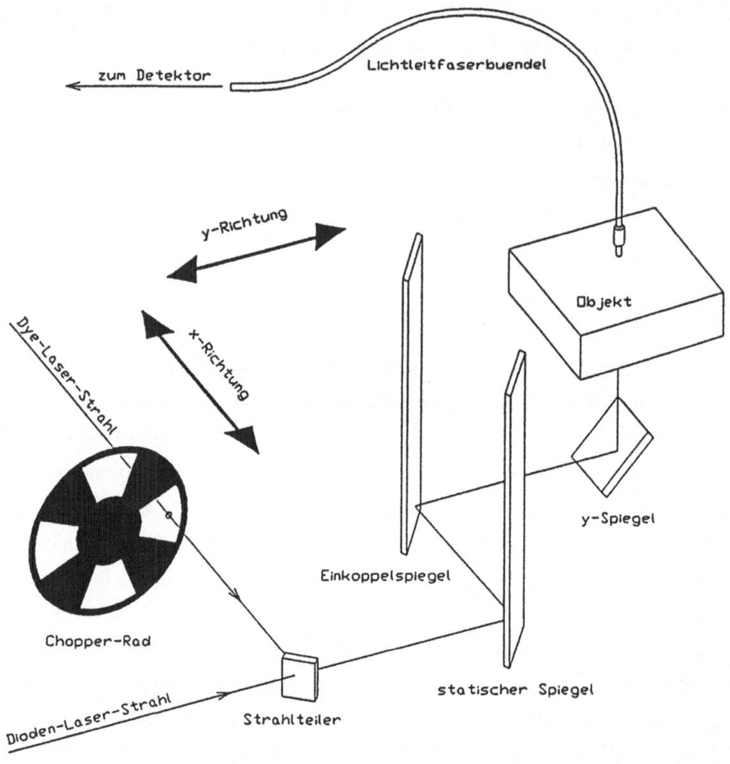

Abb. 1: Der Scannbereich der Versuchsanordnung

Die Versuchsapparatur

Bei unseren Experimenten stammte einer der Strahlen, er soll als Referenzstral bezeichnet werden, von einer Laserdiode mit der Wellenlänge 800 nm und einer Leistung von 0.5 W. Der Meßstrahl stammte von einem Farbstofflaser (Pyridin 620–790 nm). Er wurde auf ein Chopperrad fokussiert und anschließend wieder kollimiert. Das vom Chopperrad erzeugte Referenzsignal wurde zur Modulation der Laserdiode benutzt. Die Phasenverschiebung zwischen beiden Strahlen wird durch Verschieben des Chopperrades gegenbüber dem Meßstrahl verändert. Beide Laserbündel werden über einen halbdurchlässigen Spiegel vereinigt und dann von zwei beweglichen Spiegeln über das Untersuchungsobjekt hinweggeführt. Gleichzeitig wird das vom Objekt transmittierte Licht von einem dem Strahleintrittsort gegenüberliegenden Faserbündel erfaßt und einem peltiergekühlten Multiplier zugeführt. Das Modulationssignal wird von einem Lock–in–Verstärker vorverarbeitet und über einen PC registriert. Der Gleichspannungsanteil des Signals wird ebenfalls vom PC erfaßt. Der Quotient beider Signale ergibt den Modulationsgrad, aus dem die Bilder aufgebaut werden. Die unter günstigen Bedingungen erreichbare Auflösung beträgt ohne Streukörper etwa 2 L/mm. Der Beitrag des Faserbündels zur Auflösung hängt von seinem Abstand vom Meßobjekt ab; bei 2 cm Entfernung beträgt er nur noch 0.3 L/mm.

Als Testdetails dienten Filterstreifen verschiedener Breite. Das Schottfilter KG4 dient als Phantom für arterielles, UG3 für venöses Blut. Der nach Durchgang des Lichtes durch sie erzielbare Modulationsgrad des Signals betrug 9% (KG4) bzw. 21% (UG3) (siehe auch Abb.3).

In–Vitro–Untersuchungen

Die Abhängigkeit der Abbildungsqualität von der Tiefenlage in der durchstrahlten streuenden Schicht zeigt Abb. 2. Die Filter lagen schräg in einer 44 mm starken Fettschicht. In ihrer Mitte ist ein sehr ausgeprägter Kontrastabfall zu beobachten.

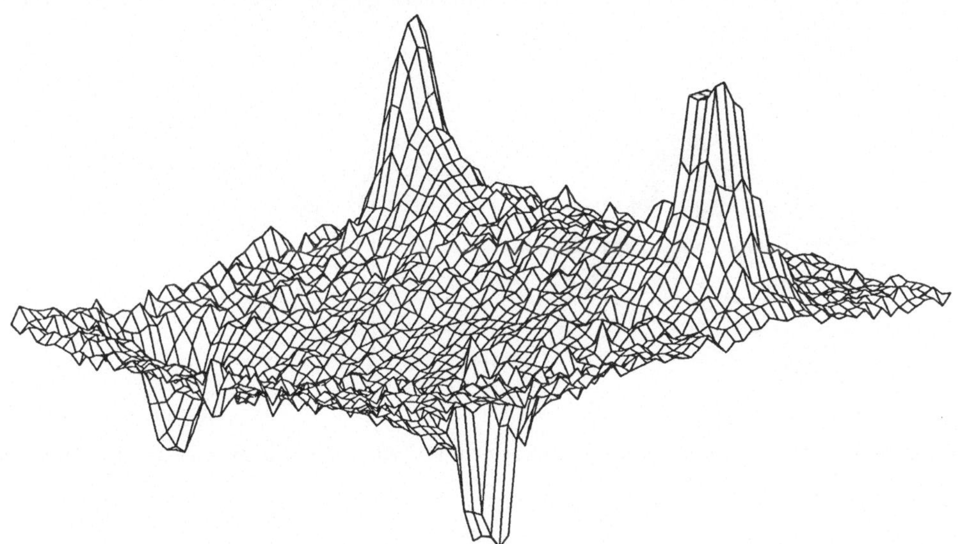

Abb. 2: Kontrastverlauf im Bild von schräg in Fett eingelagerten Filtern

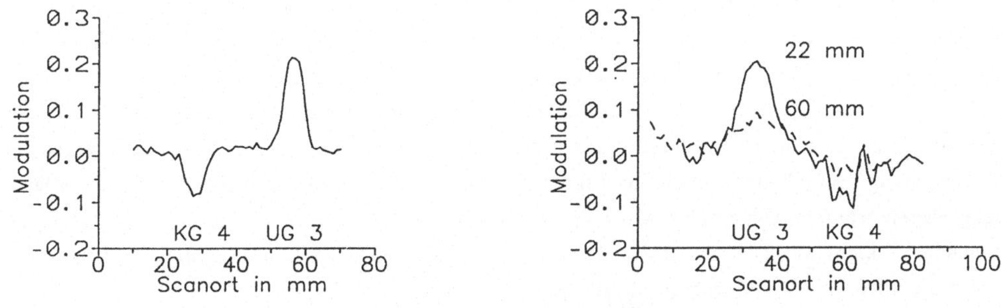

Kontrastverlauf im Bild von Filtern

Abb. 3: Lage: Oberfläche von 22 mm Fett
Breite: 5 mm; Abstand : 28 mm

Abb. 4: Lage: Mitte von 22 bzw. 60 mm Rind–fleisch; Breite 10 mm, Abstand 20 mm

Abb. 3 zeigt den Kontrastverlauf im Bild der Filter, wenn sie einmal an der Oberfläche einer 20 mm starken Fettschicht liegen. Bei Abb. 4 liegen sie im Inneren von 22 mm bzw. 60 mm starken Schichten von Rindermuskelgewebe. Man erkennt, daß 1 cm breite Filter in der Mitte von 22 mm Muskelgewebe noch mit dem Originalkontrast dargestellt werden. Bei einer Vergrößerung der Schichtdicke auf 60 mm ist die Kontrastabnahme sehr deutlich.

In–Vivo–Untersuchungen

In–vivo–Messungen sind mit der Apparatur ebenfalls möglich. Abb. 5 zeigt einen Ausschnitt aus einem Handrücken. Die einzelnen Mittelhandkochen können getrennt werden. Arterien oder Venen kann man ncht erkennnen.

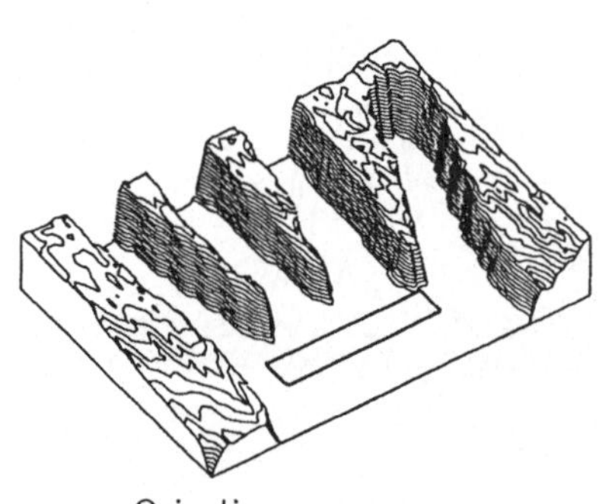

Orientierungsscan

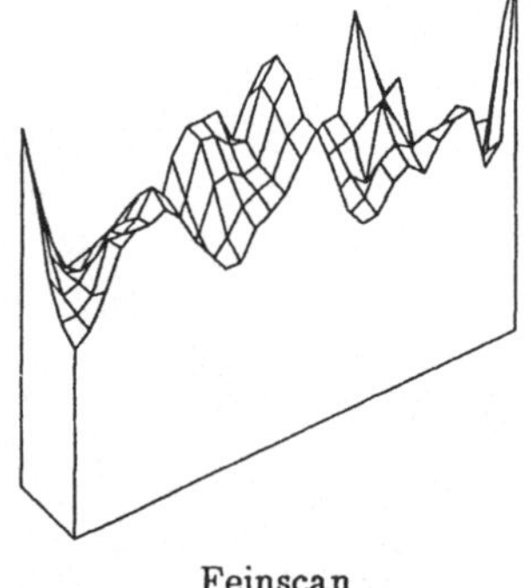

Feinscan

Abb. 5: Scannbild einer Hand mit Ausschnitt aus dem Mittelhandbereich; Bereich des Feinscans im Orientierungsscan eingetragen

Schlußfolgerungen

Will man zum Nachweis der Hypervaskularisierung in der Umgebung von Tumoren mit Hilfe der Transillumination ein Differenzbild aus zwei mit verschiedenen Wellenlängen aufgenommenen Einzelbildern erzeugen, so kann dies durch Einstrahlen der beiden Wellenlängen in schnellem zeitlichen Wechsel geschehen. Man erhält so ein moduliertes Gleichspannungssignal, von dem das Differenzbild als Wechselspannungsanteil abgetrennt und mit gutem Signal–Rausch–Verhältnis (Lock–in–Technik) weiterverarbeitet werden kann. Objekte mit geringem Farbkontrast gegenüber der Umgebung (9%) können auch im Inneren von stark streuenden Schichten noch zuverlässig nachgewiesen werden. Die erreichbare Bildgüte hängt deutlich von der Lage der Objekte in der streuenden Schicht ab. Die Apparatur erlaubt In–Vivo–Messungen. Unter günstigen Umständen können die Mittelhandknochen getrennt dargestellt werden.

Literatur

1) Cutler, M.: Sur Gynecol Ostet 48, 721–729, 1929
2) Bartrum, R. J. Jr.and H. C. Crow: Am. Journ. Ronetg. 142, 409–414, 1984
3) Watmough, D. J.: Radiology 147, 89–92, 1983
4) Ping, H., M. Kaneko, M. Takai, K. Baba, Y. Yamashita and K. Ohta: Radiat Med 8, 1–5, 1990

Laser Computed Tomographic Bioimaging by Means of Coherent Detection Imaging – CDI Scheme I

H. Inaba[1,2], M. Toida[1], M. Kondo[2], T. Ichimura[1] / Sendai Japan
[1] INABA Biophoton Project, Research Development Corporation of Japan (JRDC)
[2] Research Institute of Electrical Communication, Tohoku University

This series of papers report for the first known time on the operation principle and the experimental demonstration of optical computed tomography providing two-dimensional imaging of various in vitro and in vivo biological objects using the Coherent Detection Imaging (CDI) method. This new method has been established incorporating the laser heterodyne detection technique and the image reconstruction from back projection of the data that were obtained via laser absorption measurements.

The optical heterodyne detection technique has basically appreciable characteristics and virtues which are well recognized at present to be both a receiver and an antenna. Thus its antenna properties can yield not only high spatial resolution for detection and image formation but also excellent directivity to distinguish between specific directions. The method we reprot here utilizes the optical heterodyne technique to achieve image formation in highly scattering absorptive media and also to evaluate the capability of image resolution in comperison with the conventional direct detection method. As far as we are aware, no experimental study to use the advantage of the optical heterodyne detection has been reproted until now for imaging an object hidden completely from normal visual observation by the presence of strong scattering and migration of light inside media.

This first paper I describes and discusses the basic concept and experimental verification of excellent directional resolution capability of optical heterodyne technique with collimated laser beam configuration employing actual biological tissues and typical media accompanying severe multiple scattering of the signal beam. We also demonstrated successfully the two-dimensional image detection of test target and and samples placed in these tissues and media.

Laser Computed Tomographic Bioimaging by Means of Coherent Detection Imaging – CDI Scheme II

M. Toida[1], M. Kondo[2], T. Ichimura[1], H. Inaba[12] /Sendai, Japan
[1] INABA Biophoton Project, Research Development Corp. of Japan (JRDC)
[2] Research Institute of Electrical Communication, Tohoku University

Although the idea of imaging inside the living body with optical wavelengths is attractive and challenging, strong light scattering by the tissues and other optical distortions creates severe practical difficulties. In order to overcome the diffuse nature of the optical image quality in biomedical tissues and other systems specified as highly scattering absorptive media, we have proposed and verified for the first time, as far as we are aware, the usefulness of the optical heterodyne technique. It should be pointed out here that this technique possesses the potentiality to achieve image detection in highly scattering absorptive media for which the conventional direct detection technique can not be employed due to the presence of widely dispersive multiple scattering and hence the basic limitation in the signal-to-noise ratio. We believe that the heterodyning method offers practically the feasibility and advantages for the application to not only biological tissues, systems and substances but also various objects and environments surrounded and/or covered by smoke, fog, cloud and other obstacles.

For the establishment of optical absorption computed tomography for biomedical applications on the basis of the projection slice theorem, the three conditions should be satisfied in principle : (1) Excelent selectivity and detectivity to distinguish a directly transmitted beam component from widely spreading multiply scattered light (Directivity), (2) Comfirmation of the Lambert-Beer's law for the directly transmitted beam component that is detected selectively (Linear absorbance) and (3) Existence of a directly propagated beam component even in the presence of the complex distributions and boundaries for the refractive index in the medium (Straight-through path). We have experimentally demonstrated the fulfillment of these basic conditions by means of the optical heterodyne technique to establish the Coherent Detection Imaging (CDI) method as applicable in any highly scattering absorptive media.

In this series paper II, we report the experimental test of the Lambert-Beer's law for the directly propagated beam component via straight-through path, even after suffering multiple forward-scattering, that is detected selectively by the optical heterodyne scheme. Using a stack of pork hams and other in vitro samples, this law was confirmed quantitatively for laser beams from Ar, Kr and Nd:YAG lasers.

Das automatisierte Lasermikrofluorometer mit quasisimultaner zeitaufgelöster Fluoreszenz- und Bildanalyse

B.Hüttl+, N.Kempe+, W.Rinck+, U.Woggon*, Ch.Wollenberg*, F.Böhm#

+Zentralinstitut für Elektronenphysik, AG Elektrolumineszenz
Hausvogteiplatz 5-7, O-1086 Berlin
*Humboldt Universität Berlin, Fachbereich Physik
Invalidenstr. 110, O-1040 Berlin
#Humboldt Universität Berlin, Hautklinik der Charitè
Schumann Str. 20/21, O-1040 Berlin

Die Aussagen viefältigster Untersuchungen photophysikalischer und photochemischer Prozesse an organischen und anorganischen Substanzen und an lebender Materie werden durch die Kombination der orts-,spektral- und zeitaufgelösten Messungen erhöht.
Das Mikrofluorometer ist zur zeitaufgelösten Fluoreszenzanalyse an Mikroobjekten bei deren quasigleichzeitiger Beobachtung konzipiert. Das Gerätesystem ist modular aufgebaut (siehe Bild 1). Die Einheit akusto-optisch modulierter Ar+-Laser/Farbstofflaser liefert spektral durchstimmbare Pikosekundenimpulse. Die Farbstofflaserimpulse haben typisch eine Breite von 2 ps und sind in einem Bereich von 530 nm bis 810 nm mit verschiedenen Farbstoffen generierbar.

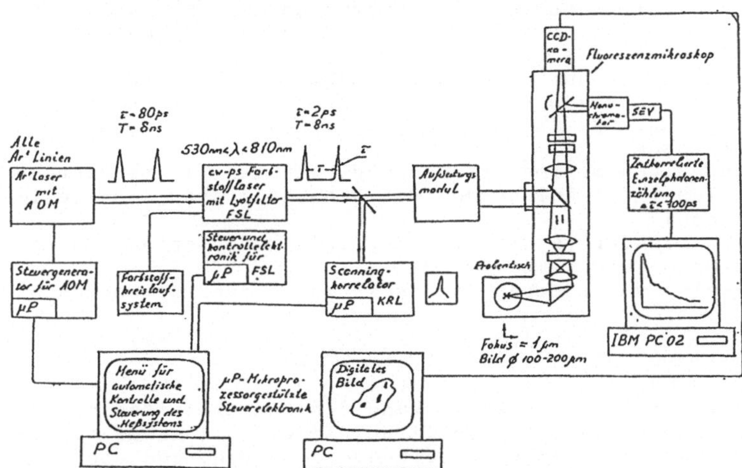

Bild 1. Schematischer Aufbau des Mikrofluoromters

Zur Fluoreszenzanregung sind ebenfalls die modensynchronisierten Linien des Ar+-Lasers (457, 476, 496, 501, 514 nm mit Impulsbreiten von ca. 80 ps) brauchbar. Die Güte der Impulse wird mit einem Autokorrelator während des Meßprozesses überwacht. Die Einheiten akusto-optischer Modulator, Farbstofflaser, Autokorrelator sind mit Steuerrechnern ausgerüstet, werden über einen übergeordneten Hostrechner bedient und kontrolliert.
Die erzeugten kurzen Laserimpulse werden in ein Mikroskop geführt und sind bis auf ≈ 1 μm fokussierbar.Das konventionelle Fluoreszenzmikroskop, erweitert durch zusätzliche optische Baugruppen, wurde mit zwei Detektionssystemen ausgestattet. Der Modul zeitkorrelierter Einzelphotonenzähler erlaubt die Messung der dynamischen Fluoreszenz und das Bildverarbeitungssystem die Beobachtung langsamer visueller Prozesse.

Das optische Signal wird wechselseitig den Detektoren (Photomultiplier,CCD-Kamera) der Systeme zugeleitet, wodurch die die Quasigleichzeitigkeit realisiert wird.
Per Monitor ist das Objekt während der optischen Anregung beobachtbar, das Bildverarbeitungssystem erlaubt im Echtzeitbetrieb Bildmanipulationen (z.B.Kontrasterhöhungen, Einfärbungen), Akkumulationen und Abspeicherungen.
Die dynamische Fluoreszenz, spektral von der Anregungsstrahlung separiert, wird nach dem hochempfindlichen Verfahren der zeitkorrelierten Einzelphotonenzählung analysiert. Mit dieser Methode ist hier eine Zeitauflösung von 100 ps erreichbar. Die Vorzüge dieses Meßverfahrens liegen in der hohen Dynamik und in der sehr geringen Strahlungsbelastung der Probe.

wesentliche technische Daten:

-Anregung mit durchstimmbarer Laserstrahlung (530-810 nm)
-Impulslängen : ≈2 ps (Farbstofflaser) ≈80 ps (Ar^+-Laser) bei fester Wiederholungfrequenz von 125 MHz
-Empfindlichkeit :Einzelphotonenzählung
-Dynamikbereich : 10^5
-Zeitauflösung : ≈ 100ps
-Ortsauflösung : ≈ 1μm
-Bildverarbeitungssystem im Echtzeitbetrieb

Hervorzuheben ist, daß es durch den modularen Aufbau möglich ist, verschiedenste Methodenkopplungen, neben der hier vorgestellten Fluoreszenz- und Bildanalyse /1/, zu realisieren. Versuche zur photoakustischen Spektroskopie und der linearen Laserabsorption wurden absolviert. Es existieren konzeptionelle Vorstellungen zur Erweiterung des Systems für die Aufgaben der CARS-Mikroskopie.
Das Lasermikrofluorometer ist universell einsetzbar. Am Institut werden Lumineszenzausbeuteuntersuchungen von Aktivmaterialien für Elektrolumineszenzstrukturen /2,3/ durchgeführt. In der Lasermedizin sind folgende Applikationen von Interesse:

- Langzeitbeobachtungen von minimal räumlich getrennten fluoreszierenden Zellbestandteilen (z.B. Anlagerung von Sensibilisatoren an Zellmembranen oder Kernen)
- Untersuchungen von Transfer-,Aggregations-, und Akkumulationsprozessen an Zellen mit Orts- und Zeitauflösung
- Fluoreszenzdiagnostik von Tumoren mit spektralem oder zeitaufgelöstem Nachweis

Eine Anwendung, Untersuchungen zur Aufklärung des therapeutischen Wirkungsmechanismus der Neugeborenenhyperbilirubinämie, soll näher vorgestellt werden. Der Nachweis der Bilirubinmembranbindung und die Bindungsortbestimmung an der Membran von lymphoiden Zellen soll über Messungen der dynamischen Fluoreszenz durchgeführt werden. Die Fluoreszenzmessungen werden dann nach einer Bestrahlung der Zellen mit blaugrünem Licht wiederholt. Erwartet wird eine Abnahme der vom membranbebundenen Bilirubin herrührenden Fluoreszenz. Der Vorgang hat große Bedeutung für das Nachstellen von in vivo-Vorgängen im menschlichen Körper durch modellhafte in vitro-Abläufe.

Es wurden Lymphozyten mit albumingebundenem Bilirubin inkubiert (mikrokopische Aufnahme Bild 2).

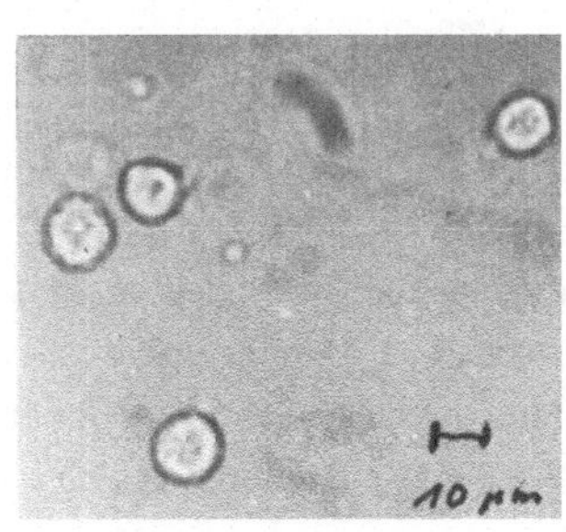

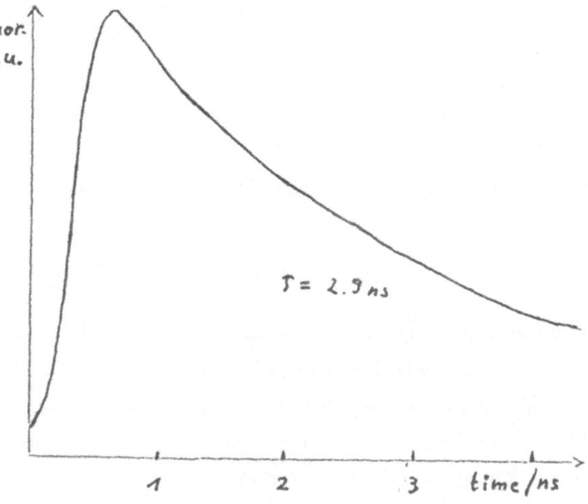

Bild 2 Lymphozyten in mit Bilirubin versetztem Puffer

Bild 3 Dynamische Fluoreszenz des an Lymphozyten gebundenen Bilirubins

Nun wurden Laserimpulse (Wellenlänge: 457.9 nm; Impulslängen: 80 ps) auf einen Lymphozyten fokussiert ($\phi \approx 2\mu m$). Die dynamische Fluoreszenz besitzt eine spektrale Ausdehnung von 490-570 nm und eine Abklingzeit von 2,9 ns. In weiteren Messungen werden vorbestrahlte Lymphozyten untersucht, um die geäußerte Vermutung zu bestätigen.

Literatur:

/1/ N.Kempe, W.Rinck 'An automatically controlled laser microfluoromter with picosecond time resolution and simultaneous observation of the sample', Proc. 2nd Int. Conf. on Laser Scattering Spectroscopy of Biological Objects

/2/ R.Mach, G.O.Müller 'Electroluminescence' Springer Proceedings in Physics, vol.38, p.264, Springer-Verlag Berlin 1989

/3/ P.Benalloul, J.Benoit, R.Mach, G.O.Müller, G.U.Reinsperger, Proc. 4th Int. Conf. on II-VI Compounds 1989, Berlin (West), J.Cryst. Growth 101 (1990) 989

Ein Laser-Schalldruck-Sensor

M. Wimmer[1], W. Waidelich
Institut für medizinische Optik, Barbarastraße 16, 8000 München 40
[1] seit Mai 1991:
Dr. Johannes Heidenhain GmbH, Dr.-Johannes-Heidenhain-Straße 5, 8225 Traunreut

Die meisten heute üblichen Druckaufnehmer für Ultraschall insbesondere in Flüssigkeiten nutzen den reziproken piezoelektrischen Effekt. Da die polarisierten Materialien ihre Empfindlichkeit durch thermische und mechanische Einflüsse mit der Zeit ändern, müssen die Sensoren regelmäßig kalibriert werden. Die Absoluteichung solcher Sensoren mit Kolbengewichtsmanometern /1/ ist sehr aufwendig. Ein neueres Verfahren zur Absoluteichung von Druckaufnehmern ist die Laserinterferometrie /2/: das Hydrophon wird nach der Druckmessung durch eine hochreflektierende Membran ersetzt, deren schallinduzierte Bewegungen interferometrisch ausgewertet werden. Hier wird ein Verfahren vorgestellt, das den akustooptischen Effekt zur Bestimmung des absoluten Schalldrucks nutzt. Diese rein kontaktlose Methode zur Schalldruckmessung, bei der ein Austauschen des Piezosensors gegen eine Reflexionsmembran nicht erforderlich ist, konnte sich erst seit der Verfügbarkeit von LASER-Licht und geeigneten Photodetektoren etablieren. Bei Messungen im Raman-Nath Regime, d.h. bei kleinen Werten für Schalldruck und Schallfelddurchmesser wurden schon früher /3/ geringe Meßfehler erreicht. Bei großen Schallfelddurchmessern wird in der Regel unter Bragg-Bedingungen gemessen. Durch geeignete Präparation der Schallfeldgeometrie wird das vorgeschlagene Experiment zu einem sehr flexiblen, variantenreichen Meßaufbau.

Die Grundlage der akustooptischen Meßmethode bildet das Lorentz-Lorenz-Gesetz /4/, nach dem die dynamische Dielektrizitätszahl ϵ mit der Teilchenzahldichte N in Beziehung steht:

$$N \propto \frac{\epsilon - 1}{\epsilon + 2}$$

Demzufolge bildet ein Ultraschall-Wellenfeld für transversal durchtretendes Licht ein dickes Sinus-Phasengitter. Für einfache Schallfeldgeometrien erlaubt die Analyse der Beugungsfigur eine Berechnung des Schalldrucks. Die Näherungen von Raman und Nath setzen das Schallfeld einem dünnen Phasengitter gleich. Im Gültigkeitsbereich dieser Näherungen (Raman-Nath Regime) ist regelmäßig auch die Annahme ebener Wellenfronten eine gute Näherung. Allgemeinere Lösungen zur Analyse der Beugungsfigur von Licht an Ultraschallwellen fanden Bhatia und Noble 1953 /4/. Deren Näherungen setzen ein ebenes Schallwellenfeld voraus, eine Bedingung, die zwar im Nahfeld eines ausgedehnten, ebenen Dickenschwingers sehr gut erfüllt ist; allerdings variiert die Druckamplitude dort (Fresnelzone /5/) sowohl in axialer als auch in transversaler Richtung des Wellenfeldes jeweils stark, wogegen Bhatia und Noble eine transversal kastenförmige Schalldruckverteilung und eine axial sinusförmig mit konstanter Amplitude modulierte ansetzten.

Die wichtigsten Merkmale des Experimentes:

- Im Nahfeld eines kreisförmigen, ebenen Ultraschallsenders werden zwei Ultraschall-Sammellinsen so angebracht, daß sie als beam expander (Kepler Konstruktion) wirken. Im gemeinsamen Fokus "verschmiert" die transversale Amplitudenmodulation der Fresnelzone. Dieser Fokus kann als hochkohärente Punktschallquelle interpretiert werden, die von der Austrittslinse ins Unendliche abgebildet wird. Hinter der Austrittslinse erhält man ein ebenes Ultraschallwellenfeld mit kreisförmigem Querschnitt, dessen Druckamplitude in transversaler Richtung nahezu konstant ist.
- Durch laterale Verschiebung der Austrittslinse kann die Ausbreitungsrichtung des Ultraschall-Wellenvektors bequem eingestellt werden. Die transversal kastenförmige Verteilung der Schalldruckamplitude entspricht einem Potential vom Typ rect(η). Das im beschallten Gebiet verlaufende Stück des Laserstrahls hat die Länge des Schallfelddurchmessers d. Es kann als linearer, phasenrichtig aufintegrierender Amplitudensensor für Schall aufgefaßt werden. Die Richtcharakteristik eines derartigen Sensors ergibt sich als Fouriertransformierte der Sensorgeometrie zu Fou(rect(η)) $\propto$ sin(H)/H. Durch sukzessive Verschiebung der Austrittslinse wird das Meßdiagramm dieser Richtcharakteristik gewonnen. Aus der Rücktransformation des Diagramms können die Abweichung der Schallfeldgeometrie von der rect(η)-Form und der Parameter d (=Gitterdicke) bestimmt werden.
- Eine CCD-Zeile in der Brennebene einer Abbildungslinse (f_{opt} = 80cm) empfängt das gesamte Fraunhofer-Beugungsbild des HeNe-Lasers (0.5 mW, div. beam expander 3...10-fach). Ein Transientenrecorder bereitet die Bilddaten für die Auswertung im PC auf. Der Rechner regelt außerdem die Belichtungszeit für jeden Meßpunkt.

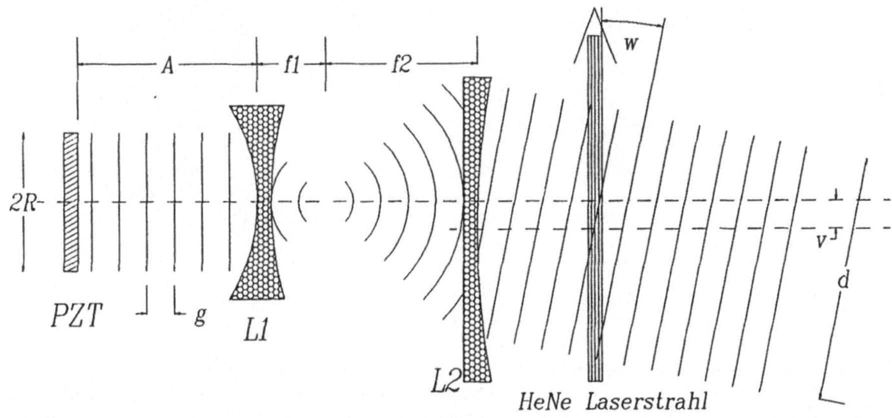

Abb. 1: Die Sendekeramik (PZT) erzeugt für Abstände $A << R^2/\Lambda$ (Schallwellenlänge $\Lambda \equiv$ Gitterkonstante g) vor sich ein ebenes, zylinderförmiges Schallfeld, das die Linse L_1 in ihrem Fokus konzentriert. Die Fresnelringe des Dickenschwingers können bei entsprechend kleinem Fokus (Linsenapertur, -qualität) nicht mehr örtlich aufgelöst werden. L_2 bildet die Punktschallquelle (Fokus) ins Unendliche ab. Es steht hinter L_2 ein zylindrisches Schallfeld des Durchmessers $d = 2Rf_2/f_1$ mit transversal kastenförmiger Amplitudenverteilung zur Verfügung, dessen Wellenfronten wieder eben sind. L_2 ist auf einem Transversalschlitten befestigt. Eine Verschiebung gegen die gemeinsame akustische Achse von PZT und L_1 um die Strecke v bewirkt eine Neigung der Ausfallrichtung um den Winkel $w = \varphi = \arctan(v/f_2)$.

Messung der Richtcharakteristik des LASER-Schalldruck-Sensors

Gemessen wird die Abhängigkeit der Ausprägung des Beugungseffektes in 1. Ordnung vom Winkel φ. φ bezeichnet die Abweichung der Einfallsrichtung des Lichts zum Schallfeld gegenüber senkrechter Inzidenz. Die akustische Austrittslinse L_2 wird rechnergesteuert von einem Schrittmotor lateral verfahren. Zu jeder Position werden in einem Anpaßzyklus eine geeignete Belichtungszeit und der zugehörige Untergrund ermittelt. Nach Einstellung dieser Belichtungszeit werden mehrere Einzelmessungen der ±1. Ordnungen durchgeführt, nach Ordnungsvorzeichen getrennt gemittelt und abgespeichert. Nach erfolgter Initialisierung läuft das Meßprogramm vollautomatisch ab. Der PC liefert die Kurven für die beiden 1. Ordnungen in einem Diagramm rel. Intensität vs Linsenverschiebung zurück. Bei der Konzeption des Experiments wurde großer Wert darauf gelegt, möglichst viele Parameter variabel zu halten. In diesem Entwicklungsstadium können Schalldruckmessungen mit 15% Genauigkeit vorgenommen werden. Die nächste Ausbaustufe des LASER-Schalldruck-Sensors wird ,die bisher gewonnenen Erfahrungen berücksichtigend, Genauigkeiten im Prozentbereich ermöglichen. Zur Illustration der Kurvenschar, die bei den Messungen der Richtcharakteristik reproduzierbaren Kurven gezeigt, die sich aus Modellrechnungen ergeben.

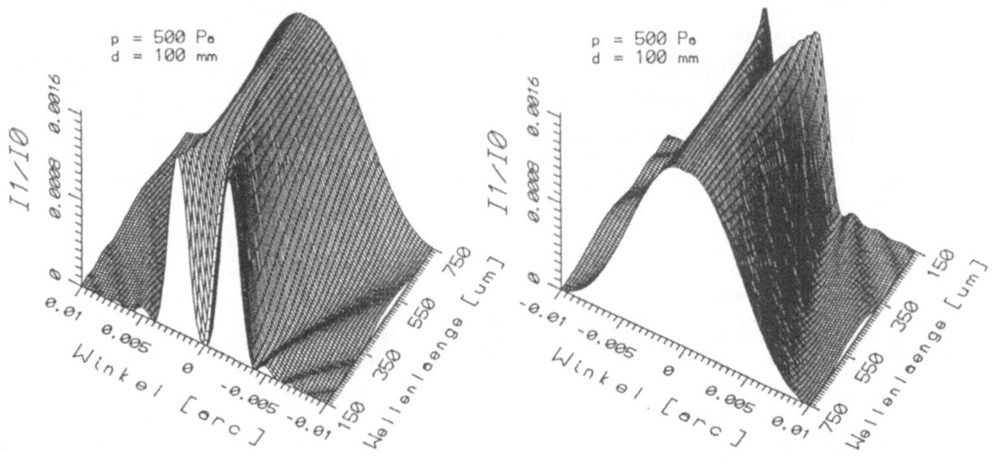

Abb. 2: Berechnete Richtcharakteristik des akustooptischen Sensors für verschiedene Ultraschallfrequenzen. Die Netzgrafiken zeigen für positive Winkel die −1. und für negative Winkel die +1.Ordnung der Fraunhoferbeugung eines LASER-Strahls (λ_0=632.8nm) vs. Einstrahlwinkel gegen das Schallfeld jeweils normiert auf die ungebeugte 0.Ordnung. Medium: Wasser bei 293K. Ultraschallfrequenz: 2 ... 10MHz. Das absolute Maximum einer Kurve liegt jeweils beim zugehörigen Bragg-Winkel φ_b=arcsin($\lambda_0/2\Lambda$). Die beiden Graphen stellen jeweils dieselbe Funktion unter verschiedenen Betrachtungsrichtungen dar. Im Experiment gelingt es derzeit bis zu einer Frequenz von 2.4MHz hinunter die beiden ersten Ordnungen deutlich getrennt darzustellen (Schallfelddurchmesser d=80mm). Für kleinere Frequenzen genügt das Auflösungsvermögen der Apparatur noch nicht zur signifikanten Unterscheidung der dann beinahe übereinanderliegenden Kurven.

Eichung eines Hydrophons

Nach der Bestimmung des effektiven Schallfelddurchmessers aus Abb.2 und evtl. Korrektur des Einstrahlwinkels auf senkrechte Inzidenz (v=0 muß Symmetrieachse der beiden Kurven aus Abb.2 sein) wird das zu kalibrierende Hydrophon unmittelbar hinter dem LASER-Meßstrahl angebracht und orientiert. Bei Verwendung eines zweiten Transientenrecorders für den Piezosensor und eines programmierbaren Verstärkers für die Sendekeramik kann die Eichung ebenfalls vollautomatisch durchgeführt werden. Anstelle des Einfallswinkels wird diesmal die Senderleistung variiert.

Technologie

Die Meßdynamik der CCD 181 von Fairchild (ungekühlt nutzbar ca. 1500 bezogen auf $noise_{pp}$) wird bisher durch Verwendung eines nur 8 bit tiefen AD-Wandlers bei weitem noch nicht ausgenutzt. Die rechnergesteuerte Anpassung der Belichtungszeit (0.52ms $\lesssim \tau \lesssim$ 500ms) vergrößert den Dynamikumfang um den Faktor 1000 zu Lasten der Meßzeit. Durch zusätzliche elektronische Maßnahmen (integration control) und Kühlung des Sensors ist der Belichtungszeitrahmen noch nach beiden Seiten hin dehnbar. Angestrebt wird ein nutzbarer Rahmen von (0.1ms $\lesssim \tau \lesssim$ 3000ms).

Bisher noch wenig befriedigend ist die experimentelle Situation bei den Ultraschall-Sammellinsen. Durch zu kleine Linsendurchmesser entstehen bei der Lateralverschiebung Artefakte. Die Neukonstruktion eines Ultraschall-Telezooms wird angestrebt. Als Linsenmaterial ist – wie bisher – Polystyrol vorgesehen. Konkave Polystyrollinsen in Wasser konzentrieren den Schall.

Als Sendeplatten werden kreisförmige PZT-Scheiben verwendet, deren freie Abstrahlfläche einen Radius von 46mm hat. Das Airy-Scheibchen im Fokus des Ultraschall-Teleskopes ist noch relativ groß, sodaß in transversaler Richtung noch eine Restmodulation von etwa 20% der Schalldruckamplitude erhalten bleibt. Durch den Einsatz von Sendern mit 80mm Durchmesser kann die transversale Amplitudenkonstanz stabilisiert werden. Diese Methode begrenzt den Schalldruck nach oben, weil durch die hohen Energiedichten im Fokus Mikrokavitation entstehen kann.

Mit dem Experiment sind derzeit Schalldruckmessungen im Bereich von 250Pa bis 8kPa mit einer Genauigkeit von ca. 15% (Frequenz = 6.28MHz) möglich. Mit den erwähnten Weiterentwicklungen wird erwartet, daß Drücke bis unterhalb von 100Pa mit Prozentgenauigkeit bestimmt werden können.

/1/ TICHY, GAUTSCHI: Piezoelektrische Meßtechnik, Springer
/2/ SCRUBY, DRAIN: Laser Ultrasonics, Adam Hilger, Bristol, 1990
/3/ REIBOLD: Acustica 36, S 214, 1976
/4/ BORN, WOLF: Principles of Optics, Pergamon Press, New York
/5/ SUTILOV: Physik des Ultraschalls, Springer

Dermatologie
Dermatology

Dye Laser Irradiation System for Investigations of Human Skin Reactions

*A. ANDERS, H.-J. Altheide, M. Knälmann, H. Tronnier**
Institut für Biophysik, Universität Hannover
**) Institut für experimentelle Dermatologie, Universität Witten-Herdecke*

Summary:

Human skin responds to UV irradiation with erythema and pigmentation. This does not only happen under the influence of natural sunlight but also when skin is irradiated with UV while treating skin diseases or for cosmetic tanning. Dye lasers contribute to a better understanding of those reactions as they are ideal light sources because of their high spectral intensity, monochromaticity and wavelength tunability.

We set up an irradiation system consisting of an excimer pumped dye laser, a UV fibre optic system and a device to irradiate small skin areas of patients. Used for the irradiation of human skin the paramount property of the laser is its high spectral intensity. As high UV intensities were to be transmitted the fibre optic system was optimized. Another problem had to be solved: a homogeneous distribution of energy over the irradiated skin areas of about 0.5 cm diameter was needed. Therefore a special coupling method between laser and fibre was developed.

The volunteers' skin reactions such as erythema and pigmentation were determined after irradiation with a colour measuring instrument ("chromameter"). These measurements were compared with data obtained in vitro from pure blood and melanine. For analyzing the measured data and estimating the skin reactions a computer programme was developed.

We determined the skin reactions in dependency of the irradiation wavelength in the range of 290 - 370 nm (action spectra) for various skin types. Very exact action spectra could be measured by using the specially adjusted chromameter. So a feasible method for the technical separation of UV dependent skin reactions was found and former data in literature could be corrected.

As well as that the temporary development of erythema and pigmentation was pursued after the irradiation. At the present we are trying to work out which molecular mechanisms in the skin interact with various UV wavelengths. For example, the presence of certain intermediates of the melanine metabolism play an important role for pigmentation in the UVA.

Laser-induzierte Kinetik von Hautreaktionen

M. Knälmann, A. Anders, H. Tronnier*
Institut für Biophysik, Universität Hannover, FRG
*Institut für experimentelle Dermatologie, Universität Witten-Herdecke

Über den Einsatz des Farbstofflasers bei der Ermittlung von Hautreaktionen (1) und ihrer Kinetik (2) wurde bereits berichtet. Es wurde darauf hingewiesen, daß eine differenzierte Methodik auf der Nachweisseite zur Verfügung stehen sollte, um den besonderen Eigenschaften des Lasers zu entsprechen. Der Einsatz des Farbmeßgerätes Chroma-Meter ergab bei ersten Ergebnissen, daß einerseits die Erfassung des Farbwertes der Haut sehr genau ist, andererseits aber die erhaltenen kinetischen Verläufe erhebliche Schwankungen aufweisen. Für die Analyse kinetischer Vorgänge ist die objektive und genaue Farberfassung unumgänglich, daher wurde die Anpassung dieser Nachweismethode unter verschiedenen Aspekten getestet. Hier soll zur Erythementwicklung berichtet werden. Der bei einer Bestrahlungsreaktion auf der Haut erzeugte Farbwert wird durch drei Faktoren des Chroma-Meters wiedergegeben, durch a, b und L. Die Änderung des Wertes a entspricht vor allem einer Änderung der Rötung, die des Wertes b einer Änderung der Bräunung. Rötung bzw. Bräunung spiegeln Erythembildung bzw. Pigmentierung der Haut wieder. Abgesehen von einem vorübergehenden Immediate Tanning (IT) tritt die Pigmentierung der Haut frühestens nach Stunden ein. So spiegelt die Entwicklung des Wertes a in der ersten Zeit nach Bestrahlungsende im wesentlichen den Rötungsprozess wieder. Im folgenden soll die Dynamik der Entwicklung des a-Wertes nach Bestrahlung der Haut bei einer Wellenlänge des UVA, bei 358 nm, gezeigt werden. Einige Beispiele spiegeln die Dynamik der Erythembildung kurz nach Bestrahlungsende wieder.

METHODE

Einen begrenzenden Faktor für die Versuchsdurchführung stellte die verfügbare Laser-Intensität dar. Trotz einer spezifischen Eigenschaft des Lasers, seiner hohen spektralen Intensität, reicht diese nur schwer aus zur Erzeugung größerer gefärbter Hautflächen. Menschliche Haut erfordert im UVA eine extrem hohe Bestrahlungsdosis (ca. 50 J/cm^2). Bei der Messung sollte der Anteil

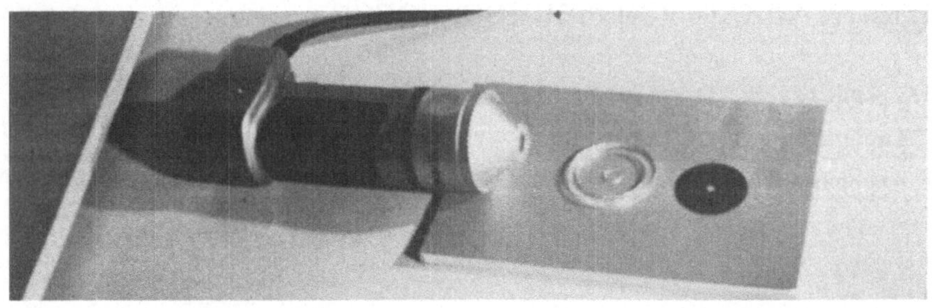

Abb. 1

unbestrahlter Fläche klein gehalten werden, daher konnte nur ein Teil der zur Messung vorgesehenen Fläche des Chroma-Meters genutzt werden. Zwischen Meßkopf und Haut wurde eine in schwarzer Farbe ausgeführte Schablone mit zentraler Durchbohrung gesetzt (Abb. 1).

ERGEBNISSE UND DISKUSSION

In Abbildung 2 sind Beobachtung durch Auge und Gerät gegenübergestellt. Während der Bestrahlung konnte nur das Auge eingesetzt werden. Es erkennt einen Anstieg des IT bis zu einem Maximum bei Bestrahlungsende. Danach erst wird ein Anstieg des Immediate Erythema (IE) innerhalb der ersten 10 Minuten nach Ende deutlich. Diesen Ergebnissen entspricht die Messung der Chroma-Meter Werte a und b, die gemessene Kurve stellt sich jedoch weitaus differenzierter dar.

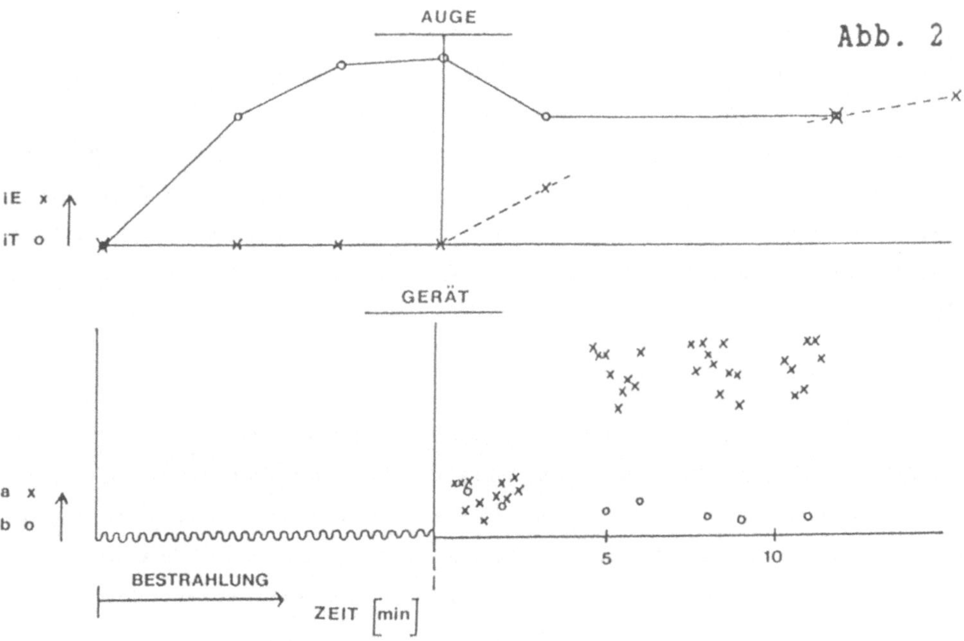

Abb. 2

Bestrahlung
Energie
[J/cm2]
Zeit
[min]
~50
10
~55
7,5
35
4,8
Messung
a [relative Einheiten]
5
10
Zeit nach Bestrahlungsende [min]

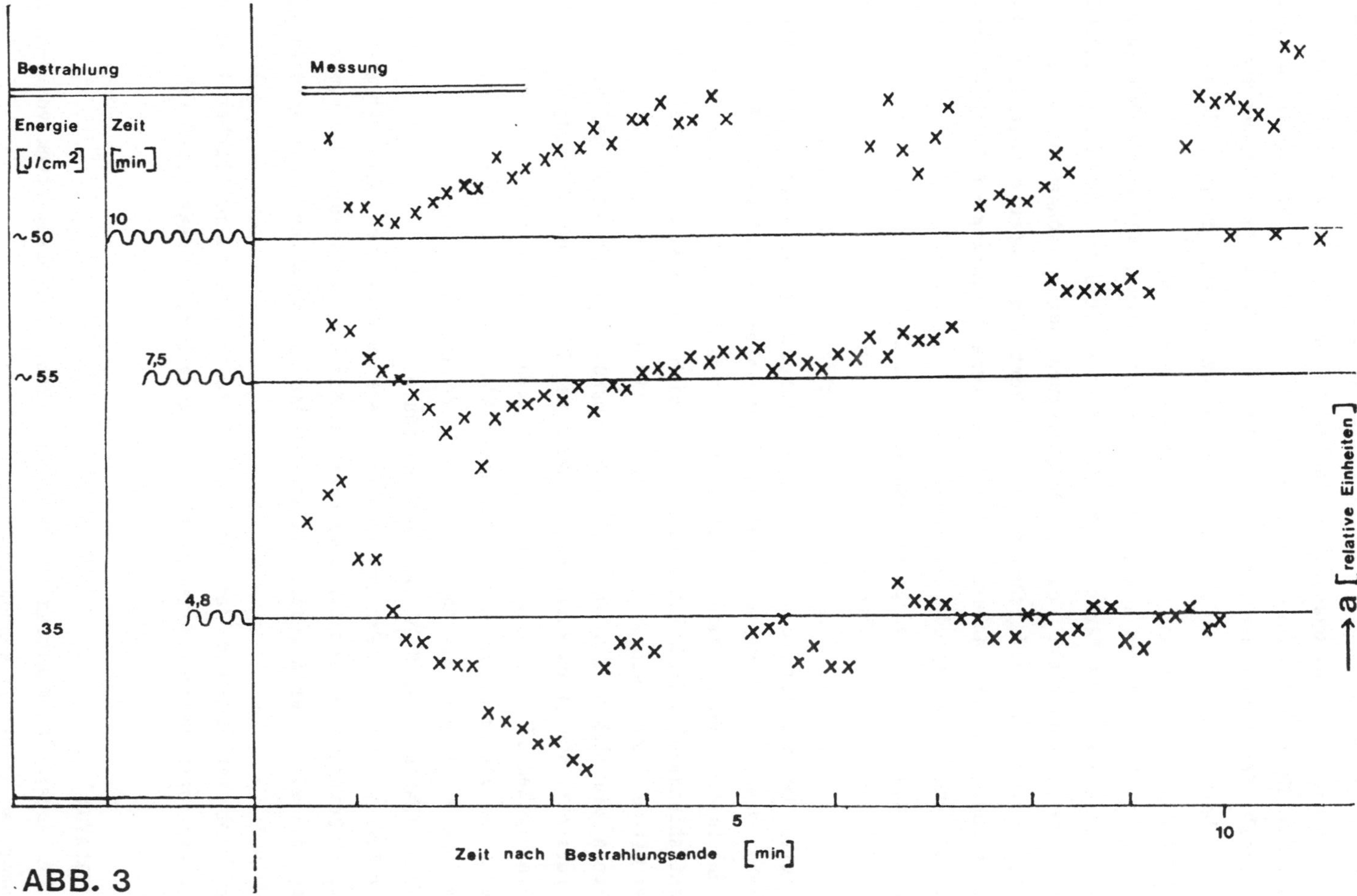

ABB. 3

Entwicklung von Farbfaktoren der bestrahlten Haut während einer Zeit von 10 Minuten nach Bestrahlungsende. Wellenlänge: 358 nm. Abb. 2 (↑). Beobachtung bzw. Messung des Anteils von Braun (IT, b) und von Rot (IE, a). Energie: 62 J/cm². Schablonenbohrung: 3 mm ∅. Abb. 3 (↓). Entwicklung der Werte von a, bezogen auf den Ausgangswert der normalen Haut, dargestellt durch die jeweilige Grundlinie (——). Schablonenbohrung: 6 mm ∅.

Den Werten der Faktoren a und b liegen jeweils verschiedene Ursachen zugrunde. Dazu gehören die Farbe der Hautoberfläche, (Hauttyp, Bräunungszustand), der Bestrahlungseffekt und die Durchblutung. Diese können im kinetischen Verlauf in unterschiedlichem Maß zu dem Wert von a oder b beitragen. Auch Bedingungen wie Bestrahlungszeit und -energie beeinflussen den kinetischen Verlauf und seine Reproduzierbarkeit.

In Abbildung 3 sind drei Entwicklungen von a im Bereich von 10 Minuten nach Bestrahlungsende gegenübergestellt. Sie zeigen beispielhaft den wellenförmigen Verlauf mit mehr oder weniger ausgeprägten Maxima und Minima. Ein ausgeprägtes Minimum findet sich im Anfangsbereich jeder Kurve. Diese Minima stehen sowohl in Bezug auf den Bestrahlungsbeginn als auch auf das -ende nicht in Koinzidenz. Sie sind offensichtlich abhängig von der vorangegangenen Bestrahlungszeit. In Koinzidenz befindet sich aber das Minimum bei 1,5 Minuten mit dem nach gleicher Bestrahlungzeit (10 Minuten, Abb. 2). Diese anfänglichen deutlichen Minima sind möglicherweise durch eine Gefäßverengung verursacht, die einem Wärmeerythem und einer Histaminausschüttung folgt. Das Wärmeerythem läßt an eine Anregung von Mediatoren in der Haut denken, die durch das UVA geschieht und zu schnellen Rötungen führt. Im späteren Bereich der Kurven treten offensichtlich auch Koinzidenzen auf. So sei auf ein Minimum/Maximum bei 9/10 Minuten hingedeutet.

Die Registrierung des Faktors a führte stets zu Verläufen, die auch innerhalb kurzer Zeiträume wellenförmig erscheinen. Sie stellen jeweils das summarische Ergebnis sich überlagernder Reaktionen dar und bedürfen einer sorgfältigen Deutung.

An einer Verbesserung des Systems zur Bestrahlung menschlicher Haut und Analyse ihrer verschiedenen Reaktionen wurde bereits gearbeitet (3).

LITERATUR

1. A. Anders, M. Knälmann, H. Tronnier (1988). Aktionsspektrum von 8-Methoxypsoralen im UVA in menschlicher Haut.
Dermatosen, 5, 165-167

2. M. Knälmann. A. Anders, H. Tronnier (1989). Kinetische Untersuchungen von Hautreaktionen nach Laserbestrahlung im UVA.
Laser/Optoelektronik in der Medizin, 89, 308-312

3. A. Anders, H.-J. Altheide, M. Knälmann, H. Tronnier (1991). Dye laser irradiation system for investigations of human skin reactions.
In diesem Buch

Die Behandlung von Xantelasmen mit CO_2 Laser

G. Ginsbach
Abteilung für Plastische und Wiederherstellungschirurgie
St.Franziskus Krankenhaus, Morillenhang 27, D-5100 Aachen

SCHLÜSSELWÖRTER : XANTELASMEN - ENTFERNUNG - LASER -

EINLEITUNG

Seit 1976 wurden 149 Patienten mit Xantelasmen von uns mit Argon, bzw. CO_2 Laser mit gutem bis sehr gutem Erfolg behandelt. Bei einigen Patienten wurde gleichzeitig eine Lidplastik entweder in herkömmlicher Weise mit dem Scalpell oder auch mit dem CO_2 Laser durchgeführt. Die Patienten wurden praeoperativ internistisch durchuntersucht, in einer speziellen Serie nachuntersucht, die Befunde wurden fotographisch und schriftlich festgehalten. Wenn wir es für nötig hielten, wurden auch Biopsien für die histologischen Untersuchungen entnommen. Anhand von Tabellen und Fotos werden die Ergebnisse dokumentiert.
Xantelasmen sind die am weitesten verbreitete Art von Xanthomen. Sie kommen an den Augenlidern vor und sind charakterisiert durch weiche gelbe Flecken oder flache Tumore, die auch konfluieren können. Die gelben Papeln, Knoten oder Plaques in der Haut allgemein werden auch Xanthome genannt. Sie bestehen aus Ablagerungen von Lipiden.

Mikroskopisch bestehen diese Veränderungen aus hellen Zellen mit schwammigem Protoplasma = (Schwamm Zellen oder Xanthom-Zellen).
Es gibt verschiedene Arten von Xanthomen der Haut.

<u>Xanthoma diabeticorum</u> = eruptives Xanthoma vergesellschaftet mit diabetes mellitus. Sobald der Diabetes unter Kontrolle ist, verschwinden diese.

Xanthoma disseminatum = chronische, gutartige, normolipoproteinaeische Xanthomatosis, die ebenfalls durch gelbe Papeln charakterisiert ist, aber auch vornehmlich die Beugeseiten und intertriginösen Stellen des Körpers befällt, auch mucöse Membranen und häufig vorgesellschaftet mit Diabetes inspipidus

Xantelasma eruptivum = gelbe oder gelb-braune Papeln die über den ganzen Körper verteilt sein können.

Xantelasma planum = Xanthomatosis, die durch flache Flecken oder leicht erhabene Plaques von gelb-oranger Farbe ausgezeichnet ist.

Sind sie auf die Augenlider beschränkt, heißen sie Xantelasmen. Oder sie sind auf dem ganzen Körper verteilt und heißen dann generalisierte plane Xanthome oder Xantelasmatosis. Normalerweise ist die Krankheit gekoppelt an reticuloendotheliale Störungen besonders multiple Myelome. Außerdem gibt es noch

- Xanthoma striatum palmare
- Xanthoma tendinosum
- Xanthoma tuberosum

vorwiegend in den Ellenbogen und Kniekehlen lokalisiert. Diese Form ist oft vorgesellschaftet mit den Typen I und II der Hyper-Lipoproteinämie, bililären Cirrhose und Myxödem.

Xantomatosis = Anhäufung von einem Überfluß an Lipiden im Körper verursacht durch Störungen des Lipid-Metabolismus und gekennzeichnet durch die Bildung von Schwammzellen mit Hautveränderungen.

MATERIAL UND METHODE

Seit 1976 wurden 149 Patienten mit Xantelasmen von uns behandelt. 42 Patienten wurden mit dem CO_2 Laser, die übrigen Patienten wurden mit dem Argon Laser behandelt. In

23 Fällen wurde gleichzeitig eine Blepharoplastik durchgeführt. Bei 13 Patienten wurde nach der CO_2 Laser Behandlung zusätzlich eine Blepharoplastik durchgeführt. Und in weiteren 10 Fällen wurde zusätzlich eine Blepharoplastik im herkömmlichen Sinne mit dem Scalpell durchgeführt. Die Patienten wurden vorher auf gestörte Stoffwechselfunktion und Gallenblasenfunktionsstörungen untersucht. In nur 20% der Fälle ließen sich Störungen nachweisen. in 2 Fällen wurde eine Cholecystektomie durchgeführt.

Physikalische Parameter:

CO_2 NIC IK 105 Laser bei 10600 nm
Power range von 0-41 W, minimaler Spotdurchmesser 200 um kontinuierlich und gepulst 0,05 bis 1 sec oder supergepulst 200 bis 990 pulse/sec und 200 bis 900 ns Dauer und mit He-Ne Leitstrahl von 2mW bei 632,8 nm.
Die Behandlung mit CO_2 Laser erfolgt superpulsed 5-10 W wie beim Hautabschleifen. Manchmal wiederholen wir den Eingriff nach 14 Tagen bis 4 Wochen wenn die Krusten abgefallen sind und noch gelbe Plaques zu sehen sind
Oftmals benutze ich auch einen Coherent 900 Argon Ion Laser bei 488 und 514,5 nm, bei einer max. Power von 4 W, mit einem Strahlendurchmesser von 1 mm kontinuierlich oder gepulst (0,2 bis 1 sec). Oder einen Meditec-Aesculap Argon Laser MDS 10 bei 488 bis 514,5 nm , bei einer max. Power von 3 W, mit einem Strahlendurchmesser von 0,5 mm kontinuierlich oder gepulst (0,2 sec Pulsdauer etwa 10-15 pulse/Xantelasma).

Vorbereitung der Patienten :

Die oberflächlichen Xantelasmen werden meistens in LA oder Oberflächenaneasthesie mit Chloraethyl oder EMLA Creme behandelt. Schmerzmittel: Tramal, Sedativum: Valium Tropfen und Infusion

Behandlung:

Bei der ersten Vorstellung werden die Hautveränderungen klassifiziert und ein Behandlungsplan aufgestellt, der häufig varriert von allgemein bekannten Behandlungsmethoden. Die meisten Hautveränderungen werden vor der Behandlung fotografiert, zur Dokumentation und aus forensichen Gründen.

Methoden:

Argon: Polka-dot-Methode oder Pointilistic Point by point (Ginsbach 1977)

Carbonisation oder Vaporisation (Ginsbach 1977)

CO_2: defocussiert - z.Bp. Dermabrasio , kontinuierlich - Vaporisieren gepulst (Pulsdauer 0,01-1sec)

Nachbehandlung:

Die gelaserten Stellen sollten wie kleine Wunden behandelt werden, sauber und trocken. Die Patienten müssen jede Reizung - wie übermäßiges Waschen, Eincremen oder Reiben vermeiden. Krusten dürfen niemals von den Patienten selbst entfernt werden, da es zur Narbenbildung führen könnte. Eine UV-Bestrahlung ist auf jeden Fall zu vermeiden, um einer Hyperpigmentierung vorzubeugen. Die Zeitspanne, in der der Patient die Sonne meiden muß, ist individuell verschieden und abhängig vom Hauttyp, der Heilungstendenz der gelaserten Stellen sowie der Pigmentierung der Haut. Bei einer Excision per Laser muß man damit rechnen, die Fäden erst 2-3 Tage später entfernen zu können als bei der Excison mit dem Scalpell. Eine erste Kontrolle sollte nach ca. 14 Tagen erfolgen, wenn die gelaserten Stellen abgeheilt sind, um eine gute Beurteilung der noch verbleibenden Befunde zu ermöglichen. Nach Beendigung der Therapie werden die Befunde wieder auf Fotos festgehalten, um einen Vergleich mit dem Vorbefund zu haben.

ERGEBNISSE

Bei den Patienten die mit dem Argon-Laser behandelt wurden traten in 30% der Fälle Rezidive auf. In den mit dem CO_2 Laser behandelten Fällen ließen sich keine Rezidive

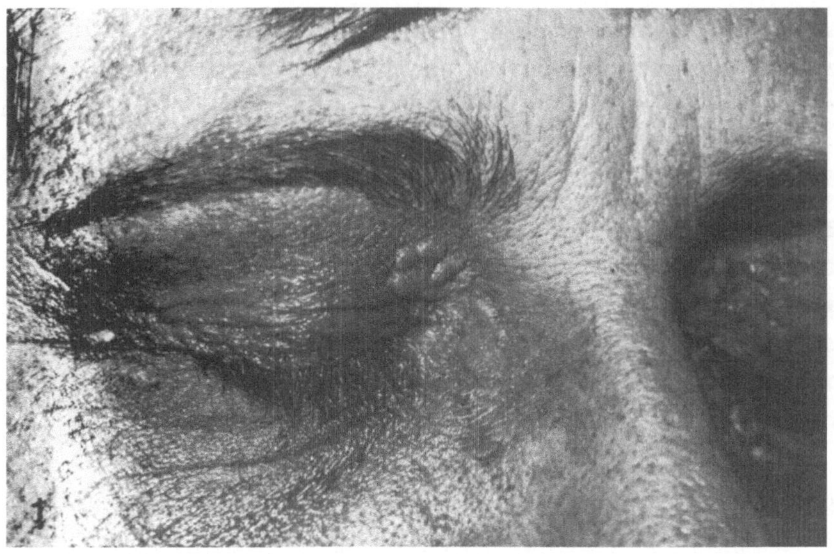

Abb 1. Xantelasmen bei einer 5o jährigen Frau vorher rechtes Auge

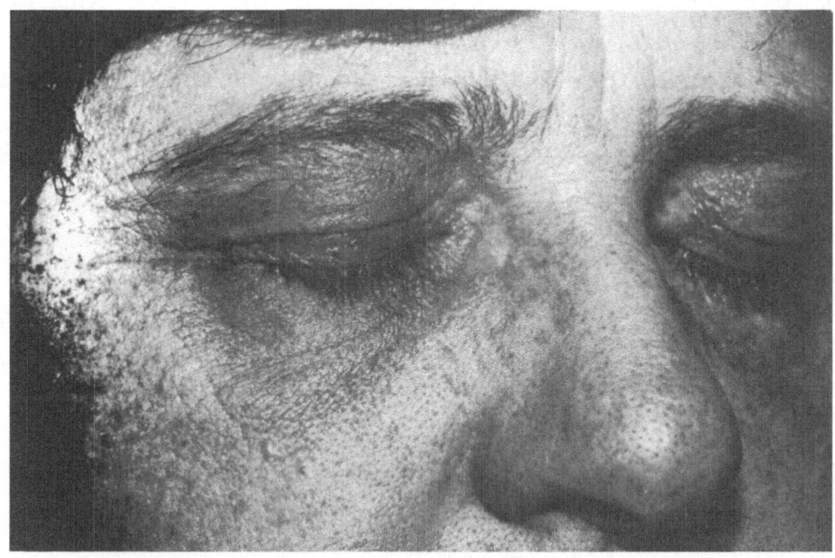

Abb 2. nach 4 Argon Laserstrahl Behandlungen rechtes Auge

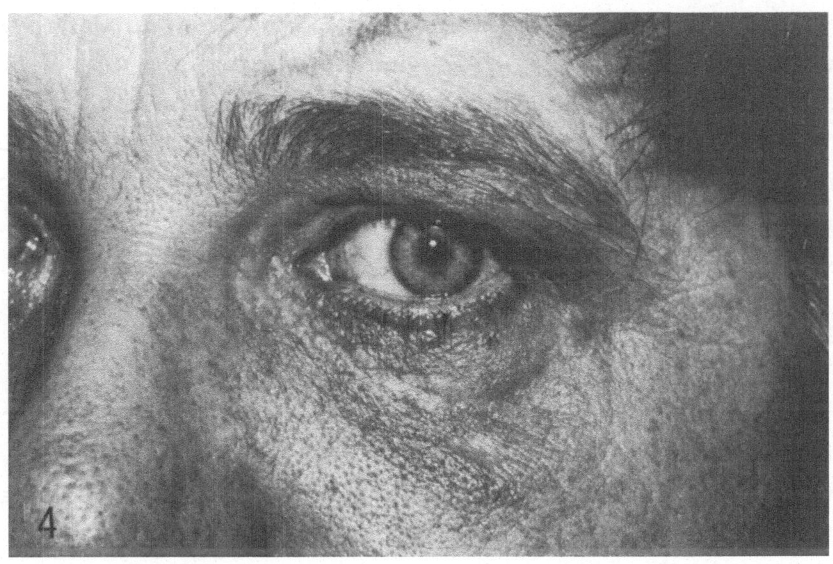

Abb 3. vorher Xantelasmen linkes Auge

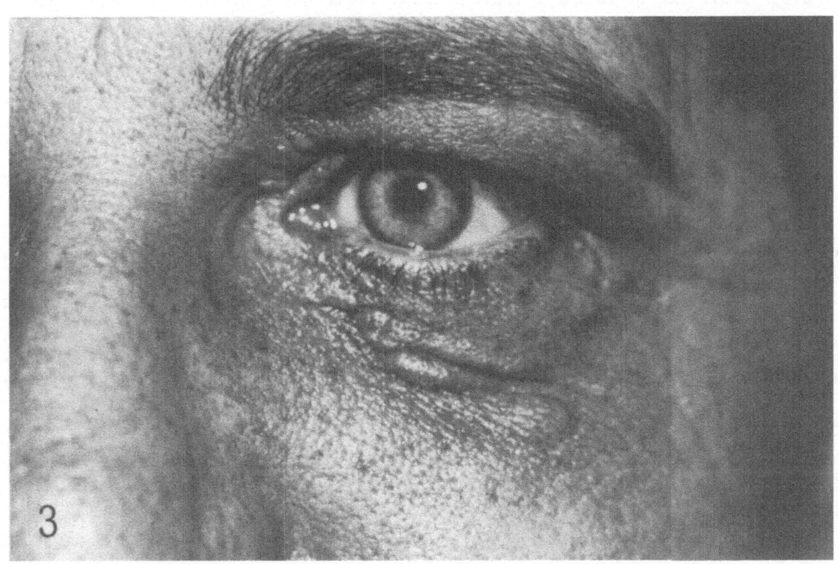

Abb 4. nach 4 Argon Laserstrahl Behandlungen linkes Auge

feststellen. Die besten kosmetischen Ergebnisse wurden bei den Patienten erzielt, bei denen später auch eine Blepharoplastik durchgeführt wurde. das erklärt sich daraus, daß diese Patienten älter als 40 Jahre waren und somit auch schon über eine erschlaffte Haut im Augenbereich klagten.

DISKUSSION

Uns fiel auf, daß Patienten mit Xantelasmen gleichzeitig eine Braunverfärbung der Haut im Augenbereich aufwiesen, was ihnen eine krankes Aussehen verlieh. Aus diesem Grunde halten wir in diesen Fällen eine zusätzliche Blepharoplastik für indiziert.

Bei Patienten mit isolierten Xantelasmen empfehlen wir anhand unserer Erfahrungen die Entfernung mit CO_2 Laser. Diese Therapie ist der mit dem Argon-Laser überlegen, da es nicht zu Rezidiven kommt. Insbesondere können wir nachweisen, daß die Entfernung mit dem CO_2 Laser aber auch mit Argon Laser der konventionellen Entfernung durch Schaben oder alleiniges Schneiden überlegen ist.

LITERATUR

GINSBACH,G.: Die Behandlung von Hämangiomen mit dem Argon Laser, Plast.Chir. 1, Seite 20-25 (1977)

GINSBACH,G.: New Aspects in the Managments of Benign Cutaneous Tumors, Laser 1979 - Opto Electronics, Conference (1979)

GINSBACH,G.: The use of Argon Laser for Treatment in Dermal Lesions, Optoelectronics in Medicine, Laser 1981, Seite 51-60 (1981)

GINSBACH,G.: Treatment of Dermal Lesions with Argon Laser (John Lewis) Atlanta, Georgio USA Volume I,Seite 203, No.31 (1989)

GINSBACH,G.: Treatment of Benign Tumors with Argon and CO_2 Laser, First Hands on Course in Aachen (1990)

GINSBACH,G.: Blepharoplasty with CO_2 Laser, The First Hands on Course in Aachen , (1991)

GINSBACH,G.: Biopsien mit dem CO_2 Laser,Lasermedizin in Vol.7/1, Gustav Fischer Verlag, Seite 5-10 (1991)

The Successful Laser Treatment of Neurofibromatosis – Six Years Experience

D. Katalinic
Privatklinik Dr. Katalinic
Am Plärrer 35, D-8500 Nürnberg

Being a hereditary disease, neurofibromatosis (NF) does not lend itself to causal therapy. Since the genetic changes affect only a limited number of cells, the extent of the skin lesions is itself determined in advance and thus also limited. This holds great significance in any treatment applied to the skin lesions of NF. Briefly stated, an NF tumor that has been removed completely (leaving no remnants) cannot recur at the same site. The predetermined total number of neurofibromas that may arise is thus reduced by one. Considered under symptomatic therapy, this is the basis upon which present-day treatment of NF skin lesions is founded. The experience which we have acquired during the past six years reveals, in regard to laser therapy, that the amenability of the skin lesions to treatment is better or less so in certain phases of their development and that the results of treatment can be maximized by using different laser systems. Accordingly we have categorized neurofibromatous skin lesions in three stages: 1) incipient stage, 2) developed NF, and 3) confluent tumors - the bizarre stage of NF.

While still in the incipient stage of multiple (miliary) phakomas showing up reddisch-brown through the skin, the greatest success is achieved with the argon laser. This is due to the argon laser light causing less damage to the skin surface and the greatest energy of its blue-green beam accumulating in reddish lesions owing to the selectivity of its action, with corresponding destruction of the focus. Specifically this is the stage at which treatment should be initiated. The earlier the better in fact, not allowing NF tumors to grow and thus make treatment more difficult. Fig. 1, 2, 3.

In the second stage of developed NF, when the phakomas appear in mixed variety of size (thousands and thousands of small 1 and 2 mm phakomas, others up to 1 or 2 cm across, located either close to the skin surface or deep in the dermis), use of the C02 laser is

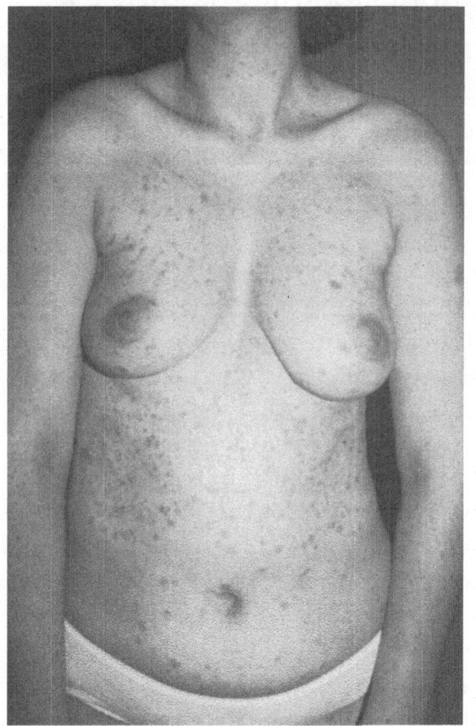

Fig. 1: NF in the first (beginning) stage. The right time for the Argon laser therapy.

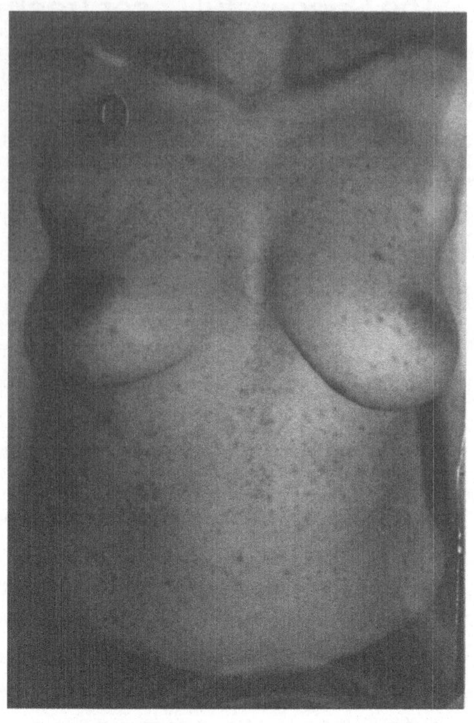

Fig. 2: The same patient a year after treatment. The skin is smooth, no tumors

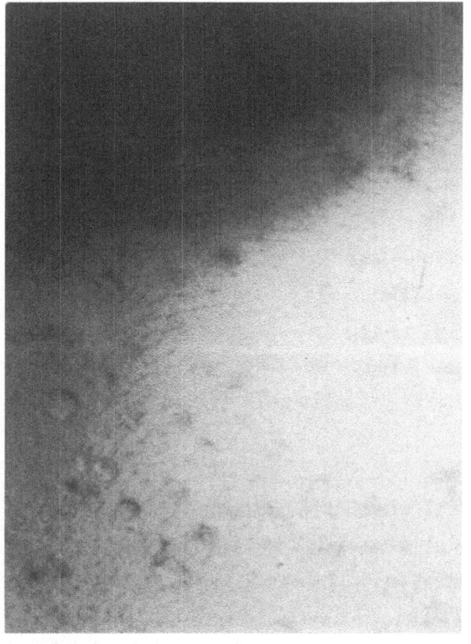

Fig. 3: Close-up: Treated area shows only a shadow in the area which was treated.

imperative. At this stage of the disease, laser therapy can only be based on the ability of the C02 laser to perform coagulation and to achieve vaporization and destruction of the neoplasm. Treatment in this stage is more extensive and demands considerable time. Fig. 4, 5.

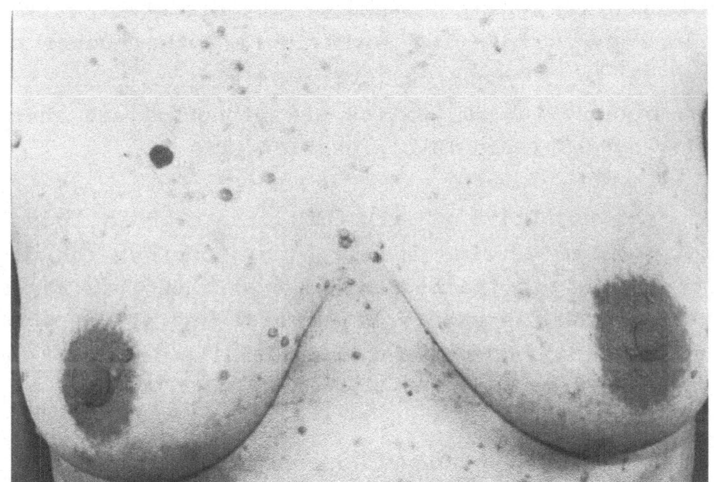

Fig. 4: Moderately developed NF

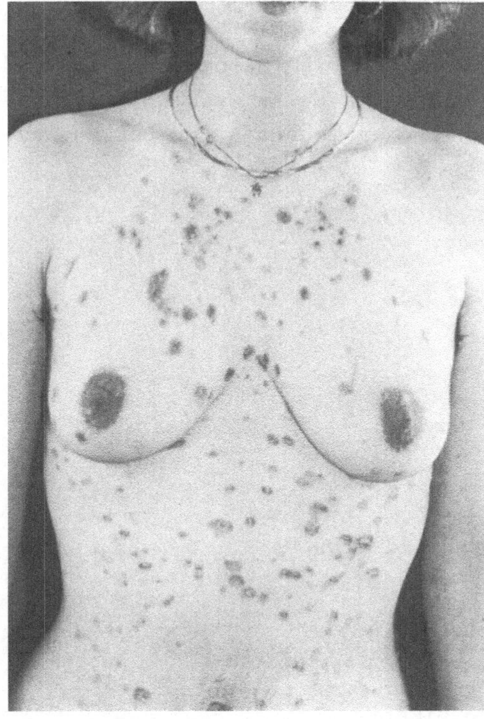

Fig. 5: The same patient after CO_2 laser therapy. Only traces (scars) of the laser action are visible

In the third stage of bizarre NF, it is possible to achieve substantial therapeutic results on the surface of the skin step by step using a combination of conventional surgery or laser surgery (cutting action) and the previously mentioned effects of the C02 laser's therapeutic capabilities. The principal aim of whole body therapy is accomplished in repeated sessions at this stage of the disease. Over a long period of time involving a large number of treatment sessions (1 to 3 years) it is possible to clear the entire skin of the bizarre tumors. Limits are of course set where the tumors have already developed into gigantic size.

On the other hand, the objective of all this treatment is to not allow such large tumors to develop and to always control the disease by laser irradiation at its beginning, even when this means repeating the treatment at intervals of several years. In this third stage the success of treatment is substantially dependent on the surgeon's resourcefulness and skills. Fig. 6, 7.

Laser treatment of NF leaves many questions unanswered: When will recurrences take place? Will progress of the disease be inhibited for a long time or accelerated? As already observed, it is to be assumed that radically removed (coagulated, vaporized) phakomas will not arise again from the same root at the same site. It cannot reliably be stated whether the disease is altogether retarded or accelerated by laser therapy, since the actual rate of development in formation of the phakomas is unknown and every patient ex-

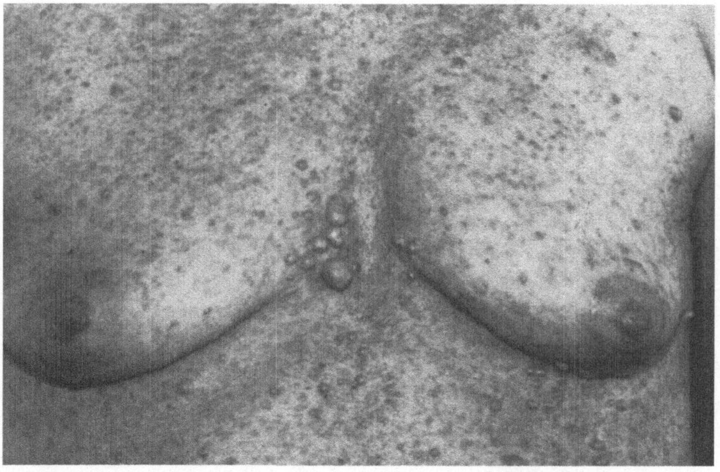

Fig. 6: NF in the third stage, the bizarre form of phacomas.

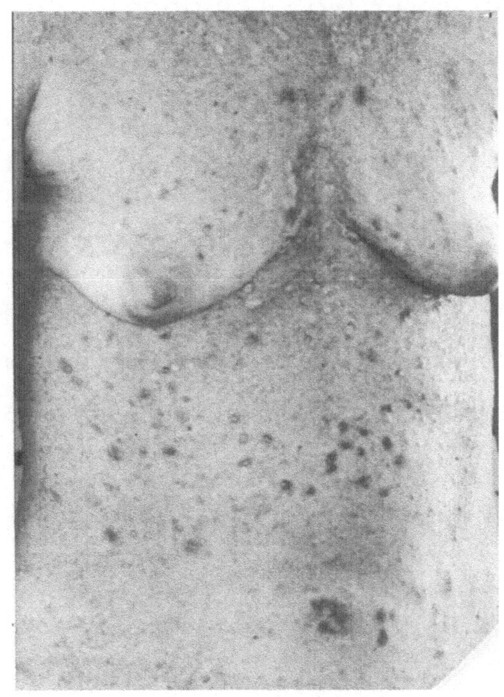

Fig. 7: The same patient after all tumors have been removed (end result after several laser sessions)

hibits a different rate of development. Therefore, the factual foundation for laser therapy can only reasonably lie in reduction of the genetically determined total of neurofibromas by the number of radically removed fibromas.

Does laser therapy halt the development of neurofibromatosis or does it just give a breathing pause in the ominous growth of the tumors? Considering that the tumors have a generally slow rate of growth and that the respite may last several years, the therapeutical foundation for laser treatment is clearly given.

Laser treatment of neurofibromatosis appears to be a valuable and hope-fulfilling therapy for those affected with the disease. The 22 patients whom we have treated in the past six years demonstrate that no recurrence takes place at the treated sites. Despite the scars that are left, removal of the ugly neurofibromas contributes to greatly improved quality of life for the victims.

Erste klinische Erfahrungen mit einem Hochleistungs-Argonlaser in der Dermatologie

Ulrich Hohenleutner, Stefan Lang und Michael Landthaler

Dermatologische Klinik und Poliklinik der Ludwig-Maximilians-Universität München

Mit den konventionellen Argonlaser-Therapiesystemen (Ausgangsleistung 2 bis 5 Watt, Pulszeiten im 100 bis 500 msec-Bereich) lassen sich bei der Behandlung von Nävi flammei in 60 bis 65 % der Patienten gute bis sehr gute Ergebnisse erzielen (2).
Bei den übrigen Patienten, insbesondere bei Kindern und Jugendlichen und bei hellen, rosafarbenen Feuermalen sind die Ergebnisse bis heute unbefriedigend, so daß die Anwendung des Argonlasers hier eher nicht empfohlen wird (2). Die Nebenwirkungshäufigkeit (vorwiegend Närbchen und Pigmentverschiebungen) wird mit bis zu 16 % angegeben (2).
Ziel der vorliegenden Untersuchungen war, herauszufinden, ob durch Erhöhung der Ausgangsleistung bei konsekutiver Reduktion der Pulszeiten wegen der dabei zu erwartenden spezifischeren Schädigung der Gefäße im Vergleich zum umgebenden Gewebe (1) eine bessere Aufhellung erreicht werden kann.

Material und Methoden

Verwendet wurde ein Argonlaser (Spectra Physics 2040) mit einer maximalen Leistung von 29 Watt im all-lines-Modus (488 und 514 nm). Nach einem elektromechanischen Shutter zur Pulserzeugung wurde der Strahl in eine flexible Fiberoptik eingekuppelt, deren Linsenhandstück Strahldurchmesser von 1 bis 3 mm auf der Haut ermöglicht; die maximale Leistung auf der Haut betrug 20 W.

Behandelt wurden insgesamt 153 Patienten mit Nävus flammeus, bei denen 700 einzelne Probebehandlungen mit verschiedenen Therapieparametern (s.u.) durchgeführt wurden. 530 Behandlungen konnten ausgewertet werden (Nachbeobachtungszeit › 3 Monate).
439 Behandlungen wurden an mit dem bisherigen Argonlaser (3 W, 300 msec, 2 mm) vor- oder ausbehandelten N. flammei durchgeführt, 91 an nicht vorbehandelten.
Abb. 1 zeigt die Therapieparameter.

	10 W	**15 W**	**20 W**
6 J/cm²	18,8	12,6	9,4
10 J/cm²	31,4	21,0	15,7
15 J/cm²	47,1	31,4	23,6
20 J/cm²	62,8	41,9	31,4

Abb.1: Pulszeiten in Millisekunden bei 2 mm Strahldurchmesser

Ergebnisse

Die Ergebnisse wurden in vier Klassen unterteilt:

sehr gut: Fast völlige Aufhellung ohne Nebenwirkungen

gut: deutliche Aufhellung ohne Nebenwirkungen

mäßig: nicht ausreichende Aufhellung ohne oder mit leichten Nebenwirkungen

Schlecht: Fehlen jeder Aufhellung und/oder deutliche Nebenwirkungen.

Zur Beurteilung der endgültigen Aufhellung kann die Auswertung frühestens 3 Monate nach der Therapie erfolgen. Bisher sind noch nicht alle behandelten Patienten ausgewertet, so daß hier nur erste, tendenzielle Ergebnisse vorgestellt werden können.

Auswertung nach der Energiedichte

Mit zunehmender Energiedichte (6 - 10 - 15 J/cm²) nahm beim unbehandelten Patientengut erwartungsgemäß auch die Aufhellung zu (23 - 30 - 48 % gut und sehr gut). Bei vorbehandelte Patienten zeigte sich ein flacherer Anstieg bei insgesamt schlechteren Ergebnissen (14 - 19 - 22 % gut und sehr gut). Immerhin konnten bei 6 J/cm², was einem Viertel der Dosis des herkömmlichen Argonlasers entspricht, noch ca. 20 % gute Ergebnisse erzielt werden.

Auswertung nach der Leistung bzw. Pulszeit

Meist konnte bei gleicher Energiedichte kein Vorteil steigender Ausgangsleistung und damit kürzerer Pulszeit gefunden werden, insbesondere bei allen vorbehandelten Patienten. Lediglich bei 6 J/cm² verbessern sich die Ergebnisse tendenziell bei kürzeren Zeiten: 10 W - 11 %, 15 W - 25 %, 20 W - 28 % gut und sehr gut (nicht vorbeh. Patienten).

Auswertung nach der Farbe

Hier zeigte sich bei allen Therapieparametern ein dem alten Argonlaser ähnliches Verhalten: beste Aufhellung bei kräftig- bis dunkelroten N. flammei, schlechtes Ansprechen bei hellen und lividen Läsionen.

Nebenwirkungen

An Nebenwirkungen fanden sich vorwiegend Depigmentierungen und Hyperpigmentierungen. Mit steigender Leistungsdichte (6 - 10 - 15 -20 J/cm²) stieg erwartungsgemäß auch die Nebenwirkungsrate

(2,7 - 4,4 - 11,1 - 12,5 %). Hervorzuheben ist das bei 6 und 10 J/cm² und 15 bis 20 W drastisch reduzierte Schmerzempfinden der Patienten in Verbindung mit der hier sehr geringen Nebenwirkungsrate.

Schlußfolgerungen

Bei den bisherigen Untersuchungen konnten - insbesondere bei vorbehandelten Patienten - keine wesentlich besseren Ergebnisse mit dem Argonlaser hoher Leistung erzielt werden. Vorteile wie geringere Schmerzempfindung und reduzierte Nebenwirkungsquote bei niedrigen Leistungsdichten und kurzen Pulszeiten scheinen nur bisher unbehandelten Patienten mit kräftigroten Nävi flammei zugutezukommen.

Literatur:

1) Landthaler M, Haina D, Brunner R, Waidelich W, Braun-Falco O (1986) Effects of argon, dye and Nd:YAG lasers on epidermis, dermis and venous vessels. Lasers Surg Med 6, 87-93

2) Landthaler M, Hohenleutner U, Donhauser G, Braun-Falco O (1991) The Argon Laser in Dermatotherapy. In: R. Steiner, R. Kaufmann, M. Landthaler, O. Braun-Falco (Eds.) Lasers in Dermatology. Proceedings of the International Symposium, Ulm, 26 September 1989. Springer, Berlin Heidelberg New York, 44-59

Noncontact Tattoo Ablation with Nd:YAG Laser

V.A. Obelienius
Medical Academy, Kaunas, Lithuania

Fortytwo patients underwent the procedures for tattoo ablation during the last 2 years. All but two pts had linear tattoo pictures with the lines 1-3 mm wide. A special laser instrument was used for the operation which enabled us to maintain the distance between the distal end of the quartz fiber and the skin of 1 to 3 mm, with regard to the width of the tattoo line. The irradiation power ranged from 15 to 32 W, the pulse duration varied from 400 to 700 ms. In order to avoid skin damages, the irradiation surface was cooled with water. All the procedures were performed under local cold anaesthesia. Usually, the first procedure consisted of the removal of a short tattoo line using changing irradiation parameters. In 4-5 weeks the evaluation of the results was possible both for the physician and the patient, and the optimal irradiation parameters could be established. Irradiation doses were adequate to induce coagulation of the tattoed skin layers and create only small visible point of burned epidermium. Five-eight weeks after the second procedure for the removal of the total tattoo, the attempts were repeated in points were the pigmentation remained. Usually 2-3 procedures were neccessary for the complete elimination of the tattoo, and it took 3-5 months. Fadding of the scar took the next 5-7 months. The elimination of tattoo was achieved in all pts, but hyperscarring occured in 4 of them, requiring additional treatment, and a light blue shade of the skin developed along the both sides of the scars in 4 pts.
Thus, the noncontact Nd-YAG laser irradiation which produces coagulation of the tattooed areas may effectively remove them. No need for special care after the procedure, painless healing and the patient's ability to work should be emphasized.

Laser Treatment of Acne Vulgaris

Zhi-kang Qui, Wen-juan Ou, Jian-fen Wu, Wen-juan Liu,* Guo-Shen Qiu
Shanghai University of Technology,313 Heng Feng Road,Shanghai,PRC
*Shanghai Second Medical University, School of Stomatology,639 Zhi Zao Ju Road,Shanghai,PRC

Acne vulgaris is one of commonly skin diseases occuring during adulthood stage. It often occurs on human's face. If you dnt' go to the doctor on time, in case there is a cntinueos infection, it will be easily left a scar on the face eternally. It will serious influence the beauty of one's face and gives him or her a wound psychologically. Therefore the purpose of treatment is not only for human 's beauty but also for reliefing the inflammation, prevent from the occurence of new damages andf the formation of eternal scar.

We are trying to cure Acne vulgaris by using HeNe laser. During the period of spreading we can make a quick control in the shortest time.

The physical condition of laser equipment:
We adapt a HeNe laser with the wavelength of 632,8 nm, output power > 25 mW, the fucula spread the light beam to round facula with a diameter of 15 cm. We can radiate all the Acne vulgaris on the whole face which involves all the pathological damaged skin area.

Methods of treatment:
1.) First with the water wash your face involving all the affected where the Acne vulgaris are. Then put some Acne vulgaris mixture on the affected parts on the face.

The ingredients of the mixture for the male are: androgenic hormone, cortical hormone, antibiotics and emulsion.

The ingredients for the female are: estrogenic hormone,cortisone,antibiotics and emulsion.

2.) The patient wears a special glasses for protecting HeNe laser radiation to radiate all the Acne vulgaris on the whole face which involves all the pathological damaged skin area. Do once aday, 30 miutes for each time. One course of treatment contains ten times.

The clinical results:

Among the 30 cases of the treatment of Acne vulgaris there are 19 cases of male and 11 cases of female. Taking a course of treatment the effective case 26, that means 87 %. Generally a patient take only one time to cure, it has got evident relieved of damaged hyperaemia. Through 10 times of treatment the effective cases show the damage of the skin on the face has disappeared.

After having ten times of treatment those patients who are not satisfactory with it effiency can still continue going one course of such treatment, the efficiency will be evidently improved.

After recovering those patients who have got relapse can still repeat such treatment, the efficiency will still be evidently got much better.

Discussions:

The application of laser in medical science has covered a history of nearly thirty years. Early in 1963, the American l. Goldman and Mc Guff, the Hungarian Mester and Kovacs those specialist made lot of research and experiment. They have proved that the main principles and functions in the wide application of HeNe laser in medical science are:

1.) The function of anti-inflammation.

Allthough the spectrum of HeNe laser cannot kill the bacteria directly, yet it can strengthen the immunity ability of body cells and body fluid, increase the amount of phagocytig cells, increase the vitality of giant cells,streng the swallow abilty of cells so as to increase alpha globulins and complament and change the sensiotivity of cells to antibiotics.

2.) Strengthen the metabolism.

The HeNe laser can influence the passage of cells and the vitality of some enzyme in the cells and increase the glucose ingredients etc.. Therefore it can stregthen the body metabolism and improve all the system of human body and its tissue function.

3.) Promotion of growth.

The HeNe laser can increase the formation of fibrocyte and collagenous fibers and accelerate the renew of the veins and reproduction of new cells. So it promote the growth of granulation, accelerate the recover of tissue and make the wound heal and promote the reproduction of cut nervs.

Hence if we adopt the HeNe laser radiation treatment at the same time we adopt related appointment for surgical treatment, surely it would be better than the use either one of these two treatments.

Owing to Acne vulgaris is a kind of disease ocurred under multidifferent factors. Up to now, the cause of this disease has not been found out yet, but according to lots of research, it demonstrates that the factor of endocridine and the function of sebaceous glands and the microorganism in the follicle hair are the three most mainly factors of causing such disease. But it also has certain relation with hereditary factors. Therefore we are trying to make two different kinds of the mixture for Acne vulgaris for male and female respectively. We have achieved satisfactionly effects by adopting the method of radiation treatment with HeNe laser.

Photobiologie
Photobiology

Laser Biostimulation
Low Power Laser
Bio-Photonenemission
Bio Photon Emission

Photobiological Basis for Laser Biostimulation

R. Lubart, Y. Wollman, H. Friedmann, S. Rochkind and I. Laulicht
Department of Physics, Bar-Ilan University; Department of Biochemistry Sourasky Medical Center; Department of Chemistry, Bar-Ilan University; Neurosurgery Department, Ichilov Medical Center; Department of Physics, Bar-Ilan University

Summary

The effect of 360 nm, 632 nm and 780 nm light on NIH fibroblast cells was examined. Mitosis counts of irradiated cells at various energy doses were taken. It is suggested that low level laser therapy (LLLT) in the visible and in the near infra-red region is due to cell respiration stimulation by either the endogeneous porphyrins in the cell, or by the cytochromes.

1. Introduction

Low Level Laser (LLL) irradiations have been used for more than a decade in clinical practice causing biostimulation. There are numerous examples where this method has been successful in dermatology, gynecology and other medical areas.[1-5] The lasers used were either in the visible or the infrared region [4-6], the beneficial effect of the infrared lasers still being controversial. The therapeutic effects were generally attributed to enhanced cell proliferation.[7]

In order to examine carefully the effect of various wavelengths at different energy doses, we decided to irradiate cell cultures. In the present work we have irradiated NIH fibroblastic cells with 360 nm, 632 nm at 780 nm light sources and found that at a specified relatively low energy dose there is an accelerated cell mitosis. At higher energy doses the cells are destroyed. These results support our previous claims[8-9] that the therapeutic photoeffect may be due to small amounts of singlet oxygen $^1O_2$ photoproduced by the natural porphyrins or the cytochromes in the cell.

2. Materials and Methods

2.1 Cell Line

NIH/3T3 fibroblastic cell line was used throughout this study. The cells were grown in Dulbecco's Modified Eagles' Medium (MEM) with 4.5 g/L D-Glucose and 2mM L-Glutamine. The medium was supplemented with 10% Foetal Calf Serus (FCS). The cultures were split 1:5 898e to five) every four to five days, and grown in a CO_2 atmosphere of 5% at 37°C in Nunc 60 mm dishes. The cultures were irradiated two days after seeding. The number of mitoses was counted.

2.2 Irradiation

The light sources were I) A 35 mW or 10 mW HeNe laser (spectra physics), λ = 632 nm. II) A VL - 206BL black light source (Vilber Lourmat) which irradiated the sample with $2mW/cm^2$. The emission spectrum of the light was in the region 320-400 nm with a maximum at 360 nm. During the irradiation, the cells were kept in their medium. Energy doses were varied from $0.1J/cm^2$ - $90\ J/cm^2$.

2.3 Cellular Counts

Immediately after irradiation, the cultures were put back into the incubator, and the number of mitoses were counted the following day. We used a phase contrast microscope at a magnification of ×30. All the mitoses in a 5 mm diameter circle were counted.

3. RESULTS AND DISCUSSION

Mitoses counts of laser-irradiated NIH fibroblastic cells at 630 nm exhibit a significant increase in the number of mitoses in these cells, in comparison with their respective non-irradiated controls (Table 1). The maximum cell mitoses was counted after 15J/cm²

Table 1 The Effect of Laser Irradiation at 632 nm on NIH Fibroblastic Cells

Energy Dose (J/cm^2)	Mean Cell Mitoses	p-value
0	46	
9	43	0.55 (not significant)
15	83	0.001 (very significant)
30	56	0.04 (significant)
60	38	0.04 (significant)
90	37	0.01 (significant)

HeNe irradiation. At higher energy doses 60J/cm² the number of cell mitoses decreased in comparison with the control cells, which means that a destructive process takes place. A similar effect is observed with the 780 nm diode laser, Table 2. Irradiation at 360 nm

Table 2 The Effect of 780 nm Diode Laser on NIH Fibroblastic Cells

Energy Dose (J/cm^2)	Mean Cell Mitoses	p-value
0	54	
7	86	0.0001 (extremely significant)
18	64	0.02 (significant)
36	52	0.3 (not significant)
72	45	0.05 (marginally significant)

light shows that the maximum in cell mitoses is at a very low energy dose - 0.6J/cm². The destructive procedure using 360 nm light begins already at 1J/cm² (Table 3).

Table 3. The Effect of 360 nm Light on NIH Fibroblastic Cells

Energy Dose (J/cm^2)	Mean Cell Mitoses	p-value
0	55	
0.36	65	0.006 (very significant)
0.6	80	0.0001 (extremely significant)
0.84	53	0.66 (not significant)
1.1	33	
1.6	23	
2	-	

It is clear that in order to interact with tissue, light has to be absorbed by chromophores in the cell. In a previous work[8] we found that singlet oxygen ($^1O_2$) is generated in the cells during HeNe (630 nm) irradiation. This was proved by an E.P.R. (Electron Paramagnetic Resonance) technique. We assumed then that the irradiated light is absorbed by the endogeneous porphyrins existing in the cells. Porphyrins have an intense absorption band at the 360 nm region, and four additional bands with decreasing intensity at 502, 540, 560 and 630 nm. The enhanced mitosis at rather low energy dose at 360 nm (Table 3) is thus obvious. Porphyrins are known to be excellent photosensitizers. This means that they transfer their excited energy to triplet oxygen ($^3O_2$) raising it to its singlet state. Singlet oxygen is a very highly reactive intermediate, and it is known for its destructive action in biology. This, of course, explains the cells' destruction after certain doses of laser irradiation. Recently, however, it was suggested[10,11] that at small amounts it may be a significant biochemical intermediate in biological processes. It is therefore conceivable that singlet oxygen at very small amounts may have a role in biostimulation. In a very recent paper[12] we suggested a possible mechanism which can explain cell mitosis stimulation by $^1O_2$. Being a potent oxidizer, it can stimulate the redox activity in the respiratory chain, enhance chemiosmosis and calcium ion influx into the cytoplasm, thus promoting mitosis. Experimental proof of this hypothesis can be found in Baker's work[13]. He reported that hydrogen peroxide (a very reactive agent similar to singlet oxygen) was found to stimulate growth of cells when it was added at very small concentrations to the cells. It is also possible that the visible light is absorbed by the cytochromes of the respiratory chain in the mitochondria as suggested by Karu[17]. The cytochromes have an absorption spectra very similar to porphyrins, but in addition one of them (the cytochrome oxidase) has very weak absorption bands at 780 nm and 830 nm. The cytochromes have been known to be very poor photosensitizers, but in a recent paper J. Jung[14] showed that cytochromes photogenerate $^1O_2$ in spinach thylakoid. If this is so, it could explain the accelerated cell mitosis at 780 nm. It is difficult to agree with this interpretation as the 780 nm band is one to two orders of magnitude smaller than the 630 nm band and does cause cell mitosis at a similar energy dose. It is therefore possible that this band interacts differently with the cell.

We have not yet examined wavelengths beyond 830 nm. If such wavelengths do promote cell mitosis, which in the meantime is controversial, it could not be explained by singlet oxygen generation, and a different mechanism taking into account vibrational excitation has to be considered[12].

4. References

1. K. Caspers, "Laser stimulation therapy", Physics and Medical Rehabilitation 18(9), (1977) 426-445.
2. J. Kana, D. Hana and W. Waidelich, "Effect of low power density radiation on healing of open skin wounds in rats", Archives in Surgery 116, (1981) 291-296.
3. L. Korvacs, "The stimulatory effect of laser on the physiological healing of portio surface", Lasers in Surgery and Medicine 1 (1981), 241-252.
4. E. Mester, "Clinical results of laser stimulation and experimental studies on the mechanism of action". Min. Med. 72, (1981) 2195-2199.
5. O. Ribari, "The stimulating effect of low power laser rays: Experimental examinations in otorhinolaryngology", Reviews in Laryngology 102 (1981) 531-533.
6. K. Asuda, Y. Yutani and A. Shimazu, "Diode laser therapy for rheumatoid arthritis". Laser Therapy, 1 (1989) 147-153.
7. T.I. Karu, "Molecular mechanism of therapeutic effect of low intensity laser radiation". Lasers in life sciences. 2(1): (1988) 53-74.
8. R. Lubart, Z. Malik, S. Rochkind and T. Fisher, "A possible mechanism of low level laser - living cell interaction". Laser Therapy 2 (1990) 65-68
9. H. Friedmann and R. Lubart. "Towards an explanation of laser-induced stimulation and damage of cell cultures", SPIE (1991). To be published.
10. R. Kanofsky. "Singlet oxygen production by biological systems". Chemical Biology Interaction 70 (1989) 1-28.
11. J.P. Williams, "The necessary and desirable production of radicals in biology" Phil. Trans. R. Soc. Lond. B 311: (1985) 593-603.
12. H. Friedmann, R. Lubart and I. Laulicht, "A possible explanation of laser-induced stimulation and damage of cell cultures". Accepted for publication in Journal of Photochemistry and Photobiology B: Biology
13. M.A. Baker "Prevention of peroxide produced DNA strand scission in human tumor cells by lipoxygenase inhibitors". To be published.
14. J. Jung and H.S. Kim. "The chromophores as endogeneous sensitizers involved in the photogeneration of singlet oxygen in spinach thylakoids", Photochemistry and Photobiology 52 (1990) 1003-1009.

Defocused CO_2 Laser Therapy in Pathologic Wound Healing

L. LONGO° - L. CORCOS°°
Laser Unit° and Surgery Unit°°
Casa di Cura "Villa Donatello", Piazzale Donatello 14, 50132 FIRENZE (I).

Wound healing takes place through a series of events involving coagulation, inflammation, proliferative phenomena (fibroblasts, epithelial cells) neoangiogenesis, and the synthesis and depositing of new connective tissue (1,2). Collagen, which comprises over ten different types of macromolecules, represents a factor that modulates various phases in the healing process due to its interaction with cells and growth factors. In fact, it favors chemiotactic responses of monocytes and fibroblasts, epithelial differentiation and endothelial activity. In addition it replaces matter that is lost in injury (3)(4)-

Science has long been familiar with several physical, chemical and biological agents that can stimulate or delay the healing process (3)(4). Among these, defocused and/or "low power" lasers are especially important since, given equal conditions, they can exert opposite, dosedependent effects (5,6,7,8,9,10,11,12). In turn, the laser dosage depends on the interrelationship between physical, biological and clinical factors. The significant physical factors include energetic density, power density, wavelength, type of emission (continuous or pulsing), the features of each pulse and the beam's divergence and expansion. The clinical-biological factors include the method of irradiation (duration of each application, number and rhythm of applications, that is, fixed spot or scanner) and the type of disorder being treated (specifically: etiology, site, entity and the patient's general condition) (6,7,8).

Beyond a certain irradiation threshold, it seems that the same type of laser, given identical clinical conditions, can have an opposite effect, inhibiting collagen production and the metabolism of the more, the first effect will be thermal microlesions due to protein denaturation and dehydration, leading to clinically evident burns (5,6,7).

MATERIALS AND METHODS

The authors used laser radiation doses of 50J/cm2 and more, which are capable of inhibiting healing, yet do not cause irreversible clinical burns. The features of the CO_2 laser used are summarized in the table. Both He-Ne and diode lasers were excluded from this study due to the long exposure times required to achieve doses exceeding 6J/cm2. The defocused Nd-YAG laser was also excluded because, up to now, there is no evidence that it can stimulate healing, whereas we believe that it can only delay the process (11,13,14). The defocused Argon lasers was also excluded because of its particular type of proportional absorption within certain limits on complementary tissue pigments. In addition to reversible burns, overdoses could also cause often irreversible diskeratosis. Dye lasers were also excluded for the same reason.

Therefore we selected individual doses of CO2 laser radiation that can be described as "sub-burn". Not knowing at exactly which doses connective tissue metabolism is inhibited, the lesions were irradiated long enough to cause initial reddening. For these preliminary experiments we chose lesions the treatment of which had not been completely resolved and specifically, 10 cases of retracting keloids that had developed more than 1 and not more than 3 years before the treatment in youthful patients of both sexes.

We also treated a case of calcified myositis of the quadriceps femoris muscle in a soccer player which had developed one year before following a torn muscle from a sports injury.

The patients were subjected to 2 cycles of 20 sessions each at a rate of 1 application per day, with a 2 months pause between the cycles. The irradiated zone always included an area of about 2 cm of healthy tissue surrounding the wound. Immediately after each session, and during the following months, the irradiated areas were treated with a topical proteolythic enzyme base cream (deoxyribonuclease and plasmin collagenase) once a day. The purpose was to dissolve the already-formed fibrosis. Photographs were taken every two months from the start of treatment for one year and thereafter once a year. Calcification of the quadriceps muscle was monitored by ultrasonograms at the same intervals.

RESULTS AND DISCUSSION

In all the cases treated, after about 10 applications we observed greater elasticity and less compactness of the lesions. Of the keloids treated, 2 decreased considerably after the first treatment cycle, 4 after the second; 3 remained essentially unchanged and 1 patient frightened by the developed of a partial 2nd degree burn blister, interrupted the treatment after 1 session. In 2 other cases, resolved with 2 cycles, burn blisters appeared which caused us to temporarily suspend treatment. After 1 year, keloids did not reappear, and only some insignificant scar tissue remained.

Post-trauma calcification decreased markedly after the first treatment cycle and disappeared definitively after the second.

This preliminary report will not delve into the various mechanisms with which lasers and other factors affect the complex phenomenon of normal and pathological wound healing (1,2,3,4 13). However, on the basis of currently available biological and clinical data we wish to underline the need to address spontaneous reactive-reparative phenomena towards regenerations-repair rather than reactive-scarring. It is possible that lasers succeed in performing this important function on connective tissue, even if we do not yet know all the mechanisms that bring it about (5,7,8,9,10,11).

CONCLUSIONS

The aim of these preliminary findings is to induce researchers to continue their experiments in the field of wound healing, where an effective elective treatment yet remains to be found for too many types of lesions. We hope that further developments in laser technology will prove useful in these cases.

REFERENCES

1. - SILVER F., DOILLON C., Wound Healing In vivo response to biomaterial implantion. In: Biocompatibility. Interactions of biological and implantable materials. VCH Publishers, Inc. New York, 1989.

2. - SILVER I. A., The physiology of wound healing. In "Wound Healing and Wound Infection" Ed. by T. K. Hunt, Apllenton N. Y., 1980.

3. - CLARK R. A. F., Cutaneous tissue repair basic biologic considerations. I. J. Amer, Ac. Dermat., 13: 701.06 1985.

4. - GROSS J., Collagen biology: structure, degradation and disease. Hervey Lect., 68:351-8, 1978.

5. - MESTER A. F., MESTER A., Scientific background of laser biostimulation. Laser, I(l): 23-26, 1988.

6. - LONGO L. Terapia laser, 1986, USES ed., Firenze.

7. - Mc CAUGHAN J. S., BETHEL B. H., JOHNSTON T., JANSSEN W. Effects of low dose argon irradiation on rate of wound closure. Lasers Surg. Med., 1985, 5: 607-615.

8. - LONGO L., EVANGELISTA S., TINACCI G.; SESTI A. G. Effects of diode laser silver arsenide aluminium (GaAIAs) 904 nm on healing of experimental wounds. Lasers Surg. Med. 1987,5: 444-448.

9. - LIEVENS P. The influence of Laser Treatment on the Lymphatic System and on Wound Healing, (Laser), 1988, I(2): 6-12.

10. - BALBONI G. C., ZONEFRATI R., BRANDI M. L., REPICE F., Effects of He-Ne/I.R. Laser irradiation on two lines of normal human fibroblasts in vitro. Arch. Ital. Anat. Embriol:, 1986,91(3):179-188.

11. - ABERGEL R. P., MEEKER C. A., LAM T. S., DWYER R. M., LEŞAVOY M. A., VITTO J., Control of connective tissue metabolism by lasers: recent developments and future prospects. (J. Am. Acad. Dermatol.) 1984 Dec, 11 (6), 1142-50.

12. - TRELLES M. A., MAYAYO et AL., Mastcells are implicated in low power Laser effects on tissue. A preliminary study. Laser in Surg. and Med., 6, 282-86, 1986

Laser Stimulation of Biological Cell Fusion with Ultraviolet Low Energy Beam

Shunichi Sato*, Eiji Higurashi* and Humio Inaba*,**

*Research Institute of Electrical Communication, Tohoku University, Sendai 980, Japan
**INABA Biophoton Project, Research Development Corporation of Japan, Sendai 980, Japan

Various kinds of biological cell fusion techniques have been developed until now and they are widely used as essential means for basic research and applications in biotechnology and cell biology. However, whole cell damage associated with these fusion techniques is unavoidable because stimulations such as high concentration polyethylene glycol and high voltage electric field are collectively applied.

This paper reports the observation of laser-induced cell fusion and the measurement of the cell fusion rate utilizing an excimer-laser pumped dye laser in the ultraviolet region. We should note that this laser-induced cell fusion technique possesses the major advantage, compared with the conventional cell fusion techniques, such as the possibility of an one-to-one fusion of specific cells, and the limited cell damage within a small area where the laser pulse is irradiated.

The all fusion process is started by focusing 350 - 370 nm dye laser beam to about 1 um in diameter by a microscope objective on the intersection of contacted two cells. For the experiment mouse myeloma cells are used. It is observed that the laser irradiated cells become one single cell after about 10 to 120 minutes. The fusion product was confirmed to be viable by means of trypan blue dying.

We measured the cell fusion rate as a function of the laser pulse energy and the number of irradiating pulses. The maximum fusion rate up to about 50 % was achieved under the condition of 30 pulse shots of 1.5 μJ pulse energy in the ultraviolet region ranging 350 - 370 nm.

Studies on Optical Trapping and Manipulation of Single Cells and Microscopic Particles Compared with Different Lasers in Wavelengths and Mode Patterns

Shunichi Sato[*], Masayuki Ishigure[*], Fumio Kusano[*] and Humio Inaba[*,**]

[*]Research Institute of Electrical Communication, Tohoku University, Sendai 980, Japan
[**]INABA Biophoton Project, Research Development Corporation of Japan, Sendai 980, Japan

There is recently considerable interest in laser technology for medical and biological applications. Optical trapping technique of microscopic particles has been developed by utilizing a strongly focused laser beam and it can offer a non-contact and non-destructive means of single biological cell manipulation.

In this paper, we report for the first time the comparison of the optical trapping and manipulation characteristics of biological cells using several kinds of laser such as Ar laser, near-infrared high power diode lasers (0.83, 1.3 and 1.5 μm) and Nd:YAG laser. We have confirmed the optical trapping of microscopic particles like polystyrene latex spheres and some biological cells with all these lasers and measured the horizontal component of the trapping force by each of these laser beams. Thus it was found quantitatively that the shorter the laser wavelength is, the stronger the trapping force becomes. Moreover, the near-infrared laser beam proved to be more adequate for the optical trapping and manipulation of the biological cells since shorter wavelength light has generally larger absorption which produces fetal damage to the cells.

As strong focusing of the laser beam is required for the optical trapping, only a fundamental mode (TEM_{00}) laser beam has been utilized for the optical trapping of microscopic particles up to the present. We succeeded, however, in achieving it using high-order mode Nd:YAG laser beams and observed stronger trapping force for TEM_{01}^{*} mode beam than TEM_{00} mode beam. We also demonstrated the rotation of a trapped red blood cell, synchronized with the rotation of TEM_{0n} high-order mode beam by rotating precisely a rectangular aperture inserted into the Nd:YAG laser cavity.

Complex Treatment of Chronic Diffuse Hepatic Diseases with Laser Irradiation

A.K.Dubrovsky
The Center of the chronic hepatic disease treatment, Central Medical Department of USSR Academy of Sciences
142432, Moscow region, Chernogolovka

Serious ecological violations led to the annual increase of chronic diffuse hepatic diseases by four times in average during the past decade. Therefore, the problem on the effective treatment of such diseases requires more efforts /1/. Definite results are achieved in investigations on the etiopathogenesis of hepatitis and cirrhosis of liver, their diagnosis and intercellular metabolism of the organ /2/. In the same time the treatment methods are ineffective quite often, and practical remains to be fruitless in the treatment of patients with the diffuse diseases of liver /3/.

The aim of this work is the development of the practical medicine complex which might allow the search of the effective methods /4/ for the treatment of chronic hepatic diseases such as hepatitises, hepatoses and cirrhosis of liver. The main principle is based on two directions in the treatment i.e. detoxication and regeneration.

Involving active detoxication therapy one may stimulate the regeneration of hepatocytes and improve the blood circulation and microcirculation in liver that may lead to the reciprocal development of the cirrhosic changes in liver. The main point in the organism detoxication is related with combined hemosorbtion which creates favorable conditions for the subsequent regeneration therapy. The combined hemosorbtion includes the simultaneous hemosorbtion oxygenation and quantum therapy. Such a combination (UV or laser irradiation) improves the detoxication and curative properties of hemosorbtion by two times. It may be achieved by the special methodology and the constructive peculiarity of the sorbtion fractional column made from the quartz glass and quartz diffusion filters possessing by a construction of elongated slots which favors the equalized distribution of blood over the sorbent and prevents penetration of the sorbent particles less then 30 μm of size. The special control and amplifying complex, see Fig.1, which allows to carry out oxygenation and quantum therapy (UV or laser irradiation of the blood) favors the detoxication and curative role of sorbtion. The important supplement to hemosorbtion is the hyperbaric oxygenation and forced deureasis in number of cases. The subsequent regeneration therapy is often combined with the surgical operations such as cholesystitisectomia or draining of the gall-bladder ducts, in our modification, and electrocoagulation of the liver surface with the denervation of the hepatic artery. The dosed oxygenation of the portal system through the widen umbilical vein is the important supplement of the surgeral operations. It is necessary to apply the low intense irradiation from red He-Ne laser. The latter starts with the contact interaction with the liver through the perfotube installed during the operation or in the puncture way (3-5 procedures, 15-20 mW/sm^2 with the wave length 630 nm during 10 min) and then goes to the reflexogenic irradiation to the liver zones up to 8-12 seances with the necessary extra corporal laser irradiation of blood with oxygenation (ELOKSO) following our approach, see Fig.2.

The important meaning is given to the study of different functional indicators aiming for the control over the way of treatment, namely, the dynamics of symptoms in the treatment course, the ESR spectra of blood,, electrophoresis of proteins, IR-vision, X-ray investigation of small gusts, morphology of liver, etc. The results of the treatment with use of the methods suggested are displayed in Table 1. In home conditions the disease remission is supported by phytotherapy.

Table 1

Liver diseases	Number of patients	Effective treatment num.	%	Ineffective treatment num.	%	Dead number	%
hepatoses	97	97	100	0	0	0	0
hepatitises	101	100	99	1	0.9	1	0.9
cirrhosies	114	105	92.1	9	7.9	6	5.3
overall	312	302	86.8	10	3.2	7	2.2

In conclusion it should be underlined that our approach and the treatment course suggested allow the practical medicine to go beyond the treatment deadlock occurring often in the case of chronic liver diseases. It is important that this method is directed at the treatment of the liver diseases rather then complicationsof this of illness.

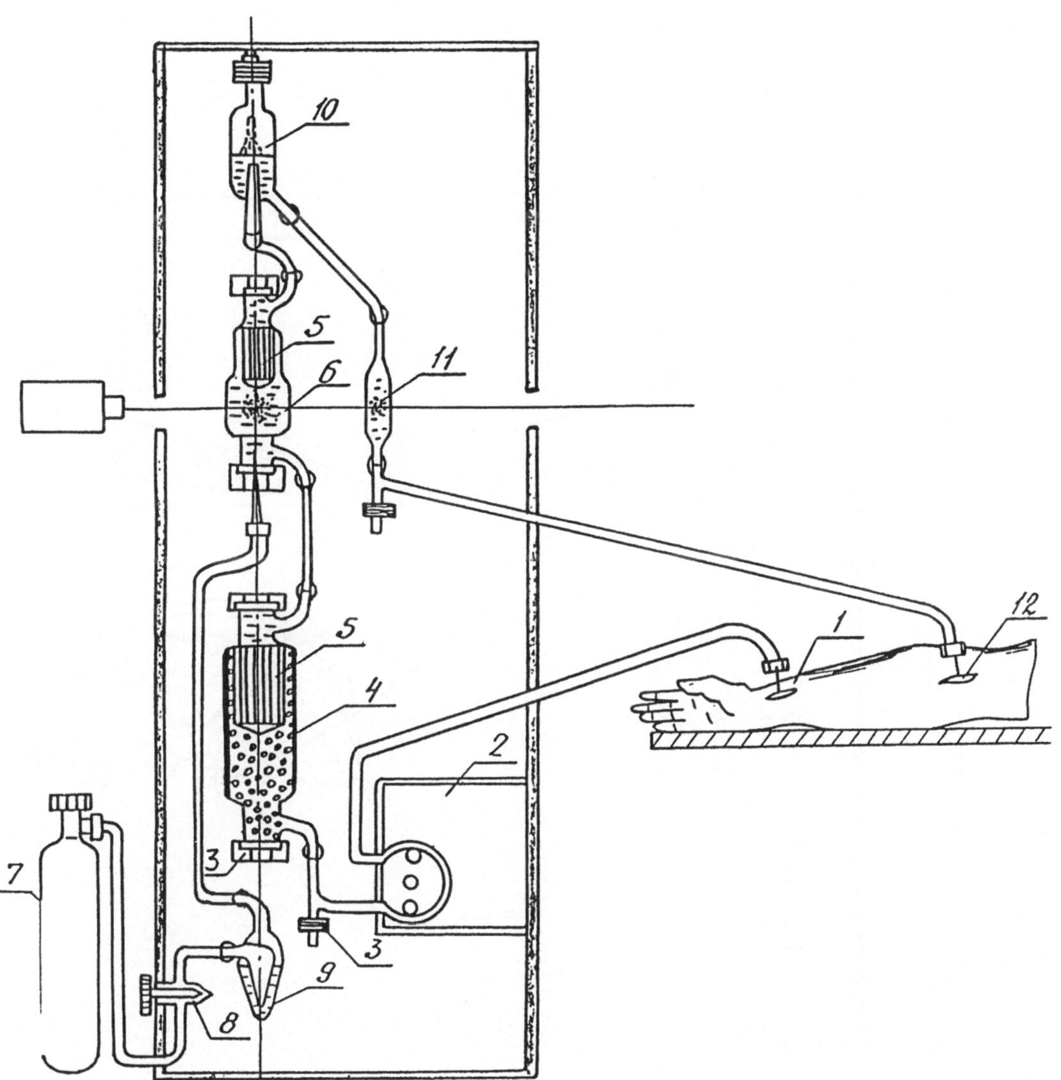

FIG.1 FUGURE CAPTIONS AND DESINATIONS SCHEME OF THE COMBINED HEMOSORBTION. 1.Artery 2.Pump 3.Clutch 4.Sorbtion column 5.Diffusion filter 6.Chamber for oxygenation and laser irradiation 7.Oxygen container 8.Fine regulation screw (for oxygen dosage) 9.Chamber of bubble counting 10.Air trap 11.Vessel for UV irradiation 12.Vien

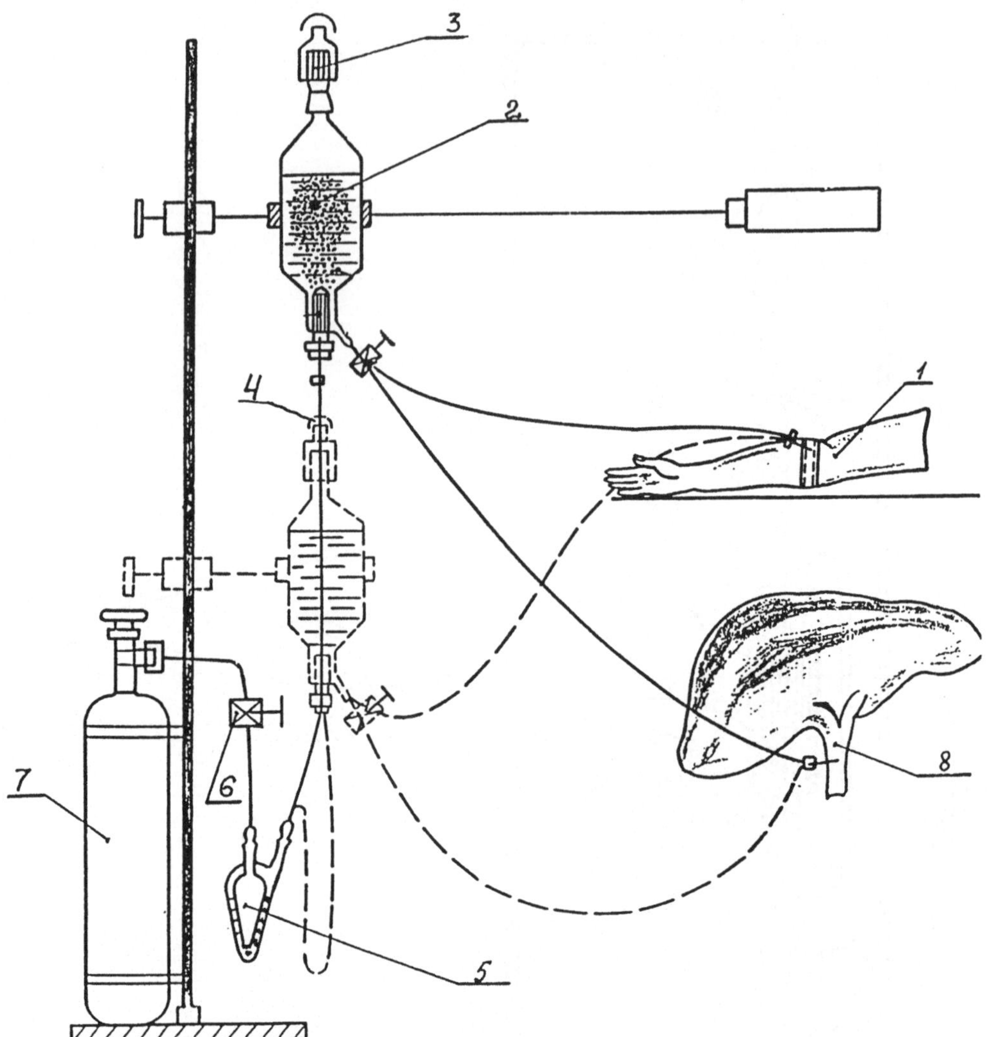

Fig 2. SCHEME OF ELOKSO 1.Vein 2.Flat flask for laser irradiation 3.Diffusion filter for the foam suppression 4.The same flask in the bottom position during the blood sampling (from account by 3 ml/kg of weight) 5.Chamber of the bubble counting 6.Oxygen feed-control devise 7.Oxygen container 8.Portal vein (umbilical) for the blood return (is used in some special cases).

LITERATURE

1.Bluger A.F., Krupnikova E.E. "Chronic diffuse diseases of liver", Clinic Medicine, Moscow, 1984, p.120-124.
2.Podymova S.D.,"Liver diseases",Moscow, 1984.
3.Dubrovsky A.K. "Complex treatment of the liver corrhosies", in "Actual problems of pharmacological estimation on the activity of chemical compounds", Part 1, p.117-118, Moscow, 1981.
4.Dubrovsky A.K. "Surgical stimulation of the liver regeneration in the complex treatment of chronic diseases of liver", Doctor dissertation (Ph.D.) thesis, 1990, unpublished.

Theoretical Aspects of Electromagnetic and Biochemical Effects of Low Intensity Laser Stimulation on Living Cells

Anu Mäkelä*, Reijo Mäkelä**

*Bioenergy Research Institute, Pohj. Rautatienk. 17 C, 00100 Helsinki
** Msf-Kuntoutus, Keskikatu 12 as 3, Kouvola, Finland

Abstract

The interaction of light and living systems has several working mechanisms: energy dissipation through electromagnetic and quantum mechanical fields, trigger function for biochemical, electrochemical and structural changes. Laser light of specific wavelenghts (He-Ne laser 633nm), of relatively low emission intensity (mWatt range) and of low dose (Joule/cm^2) has been successfully used in various medical laser therapies during the last 20 years.

The results obtained with He-Ne laser on various patients with socalled 'incurable' diseases has led to various theoretical working models of the possible effects of the 633 nm irradiation.

Upon research, numerous previous physical studies on the effects of radiation by differing wavelenghts, was discovered. Upon combining this information with the biochemical and electromagnetic functional theories of the living cell, a hypothesis can be formulated: The trigger function of laser light causes biochemical and electromagnetic reactions which may alter the progress of such diseases and symptoms as Alzheimer's- and Parkinson's Disease, Hyperthyroidism, Hypothyroidism and Migrane.

Introduction

For 10 years we have been using low power He-Ne laser therapy to alleviate pain in cases of migrane, sciatica, neuritis, arthritis, terminal cancer, and neuralgia. Within a few months it was noted that not only was pain alleviated quite effectively by this method, but also marked improvement occured in various diseases.

Reijo Mäkelä had previously researched upon the differing mechanisms of disease-etiology* and it was hypothesised that this specific radiation affected not only the production of endorphins and enkephalins but also several other subcellular reactions.

---

* see references

The studies of R. Mäkelä led to the strong belief that many diseases and malfunctions of the patients were somehow linked with thyroid function. Upon repeated thyroid function tests of treated patients it was discovered that thyroid function did indeed alter during and after laser treatments.
However, all patients did not have abnormal thyroid hormone levels in the blood even though they had all the typical symptoms of thyroid malfunction. This led to the hypothesis that low emission laser irradiation does not nesessarily only alter the production of thyroid hormones but also affects the production or catabolism of hormonal second messengers.

Discussion

In his experiments Earl Sutherland found that Cyclic Adenosine Monophosphate (cAMP) acts as a second messenger in the action of some hormones where the first messenger is the hormone itself. Perhaps the most important feature of Sutherland's discoveries is that the hormone need not enter the cell. Its impact is made at the cell membrane and the biological effects of the hormone are mediated inside the cell by cAMP rather than the hormone itself. Thus the hormonal signal in greatly amplified by the use of cAMP as second messenger.
Cyclic Adenosine Monophosphate (cAMP) is synthesised from ATP under the catalytic influence af adenylate cyclase, which is located on the inner side of the plasma membrane. When various extracellular messengers bind to surface receptors, the inner part of the receptor is changed in such a way that it induces a second protein (G Protein) to bind guanosine triphospahte (GTP).(Norman & Litwack, 1987) In this form, G protein activates adenylate cyclase, with consequent rapid increase in the cytosol concentration of cAMP.
In order to respond quickly to the body's changing requirements, the level of cAMP must be capable of rapid change. Production of cAMP continues only so long as messenger- receptor complexes persist at the cell surface, and such complexes are rapidly removed by endocytosis. Also, activated G protein quickly renders itself inactive by hydrolysing its bound GTP, and cAMP in the cytosol is rapidly destroyed by phosphodiesterases. Accordingly brief signals induce rapid and short-lived changes in cAMP levels.
Edwin Krebs and Donald Walsh discovered that cAMP activates a protein kinase in skeletal muscle. This protein kinase phosphorylates both glycogen synthetase (rendering it inactive) and phosphorylase kinase (rendering it active). In this way, cAMP stimulates glycogen breakdown and stops glycogen synthesis in muscle. A similar mechanism exists in liver.

The cAMP system is closely integrated with another important second messenger system, in which Ca^{++} plays a major role. The overall concentration of intracellular calcium is approximately the same as in extracellular fluid, but most of the intracellular calcium is bound in various organelles or incorporated into calcium phosphate or calcium-binding proteins, and so is not in ionic form. There is thus a steep concentration gradient of Ca^{++} across the plasma membrane and this is maintained by using energy derived from hydrolysis of ATP to pump Ca^{++}, against the gradient both out of the cell and into its organelles. The binding of some extracellular messengers to their cell surface receptors produces a local effect on the plasma membrane and the membrane of cell organelles, the result of which is to allow Ca^{++} to enter the cytosol. Like cAMP, the level of cytosol Ca^{++} can change rapidly. Entrance of relatively small numbers of calcium ions can increase the concentration to several times the low baseline level, and the level can be reduced rapidly by Ca^{++} pumps. (Schatzman, 1983)
As was mentioned earlier, cAMP act as a second messenger to various hormones; adrenaline, corticotropin, lipotropin,vasopressin and specifically para-thyroid hormone and thyroid-stimulating hormone (TSH). Thyroid hormone production is regulated by a classic multilevel feedback control system, mainly controlled by TSH. Thyroid-stimulating hormone exerts its effects on thyroid epithelium by activating adenylate cyclase which, by increasing cAMP, stimulates all the processes of thyroid hormone formation and release thyroxine (T_4), tri-iodothyro- nine (T_3), and calcitonin.

Thyroxine and tri-iodothyronine are iodinated amino acids which have the effect of increasing heat production in various tissues by uncoupling oxidative phosphorylation. i.e. increasing oxygen utilisation relative to the rate of formation of high energy phosphate bonds, two processes which are closely linked in the economy of the cell. Tri-iodothyronine, the active form of thyroid hormone, binds to nuclear receptors of cells sensitive to it and influences transcription of DNA and thus the cellular metabolism.
Depending on the amounts and availability of certain amino acids, cAMP affects different subcellular reactions accordingly. The presence of high amount of cAMP causes an increase in the production of Norepinephrine and Epinephrine. These are produced from the amino acid Tyrosine, and its product, Dopamine.

Effects of Low Emission Laser Irradiation

Between the wavelenghts of 620-642 nm, the production of phosphodiesterase is slightly increased (Räsänen & Bondybey, 1984) This is a cAMP catabolist, reducing thus the effects of cAMP intracellularly.

Between the wavelenghts of 630-640 nm, Nicotinate or nicotinic acid- a B complex vitamin that is a constituent of the redox coenzymes nicotinamide adenine dinucleotide (NAD) and nicotineamide adenine dinucleotide phosphate (NADP) - reacts with urea or ammonia, whichever is present in abudance (Graselli & Ritchey, 1975) and forms Anthranilate and carbon dioxide. NAD & NADP production through this pathway slows down but conversely the production of NAD & NADP through the citric cycle is emphasised.

Anthranilate in turn reacts at waveleghts 620-670 nm (Graselli & Ritchey, 1975) , producing Benzoate and from that Phenyl pyruvate. At wavelenghts of 628-652 nm Phenyl pyruvate is turned into phenylalanine (Margaretha, 1982). Phenylalanine is a naturally occurring amino acid which is essential for growth in infants and for nitrogen equilibrium in human adults. Phenylalanine is also the amino acid from which Tyrosine is formed. Tyrosine in turn is the precursor of thyroid hormones, dopa, dopamine, norepinephrine, epinephrine and melanin.

Absorption spectra of amino acids and metabolic pathways, summary

at 620-642 nm

Production of phosphodiesterase increased

at 630-640 nm

Nicotinate → Anthranilate

at 620-670 nm

Anthranilate → Benzoate → Phenyl pyruvate

at 628-652 nm

Phenyl pyruvate → Phenylalanine → Tyrosine

Phosphodiesterase catabolises cAMP, reducing the active amounts.
Tyrosine is precursor of Dopa - Dopamine - Norepinephrine - Epinephrine
Tyrosine is also precursor of Thyroxine (T_4) , Triiodothyronine (T_3), and other thyroid hormones.

Conclusions

As was mentioned earlier, cAMP act as a second messenger to various hormones; epinephrine or adrenaline, noerpinephrine or noradrenaline, corticotropin, lipotropin, vasopressin and specifically para-thyroid hormone and thyroid-stimulating hormone (TSH). When the amount of phosphodiesterase which regulates the catabolism of cAMP, is increased, the active amounts on cAMP are reduced. Thus the effects of the abovementioned hormones are also reduced since the second messenger activity is slowed down. Thus hyperthyroid-like symptoms are relieved. However, it must be pointed out that direct irradiation of thyroid tissue seem to massively increase the production of thyroid hormones.

In case of hypothyroidic symptoms, even though the effect of cAMP second messenger system is reduced, due to the increased production of tyrosine, the body is able to produce the needed amounts of thyroid hormones more easily.

The increased production of tyrosine, enables the body to also produce levodopa and dopamine, the lack of which produces muscle stiffness, tetany, spastic movements, involuntary muscle contractions and a variety of symptoms which are better known by the name of Parkinson's Disease.

This then is the possible reason why even quite advanced cases of Parkinson's Disease have shown marked improvement after repeated Low Emission Laser Irradiation treatments. Here it must also be pointed out that these treatment sessions used are quite leghthy, and the laser is applied to various acupuncture points. Acupuncture by itself gives moderate results in these cases, but combined laser and acupuncture give more efficient and more permanent results.

In Alzheimer's Disease alteration in calcium have been reported (Freeman and Gibson, 1987). These alterations could give rise to the exxagerated cAMP production which has been widely reported to accompany DAT (Dementia of the Alzheimer Type). This results in the timulation of cAMP dependent phosphokinases, altering in turn mitochondrial function, resulting in partial enzyme inhibition. Enzyme inhibition causes changes in oxidative metabolism which is itself an adequate cause of premature neuronal death. Low Intensity Laser Stimulation can accelerate oxidative metabolism in the cells (Klima, 1987), but also, as mentioned before affects the levels of cAMP and functional amino acids and resulting enzymes.

References

1. Arnold, D.R., et al., Photochemistry, Academic Press. 1974

2. Bell, Christopher & McGrath, Barry. Ed. Peripheral Actions of Dopamine. Macmillan Press, London. 1988.

3. Campbell, Anthony K., Intracellular Calcium - its Universal Role as Regulator. John Wiley & Sons. 1983
4. Creighton, Thomas E. Proteins - Structures and Molecular Principles. W.H. Freeman & Co., New York, 1984.
5. Freeman,G.B., Gibson, G.E. (1987) Selective release of neuro- transmitter release with age. Neurobol. Aging. **8**: 147-152.
6. Graselli, J.G., Ritchey, W.M. CRC Atlas of Spectral Data and Physical Constants for Organic Compounds 2nd. Ed. CRC Press Inc. Cleveland, Ohoi. 1975.
7. Henderson, A., Henderson, J.H. Ed. Etiology of Dementia of Alzheimer's Type. John Wiley & Sons. 1988.
8. Horspool, W.M., Aspects of Organic Photochemistry, McGraw & Hill. 1976.
9. Kelley, W.N. et al. Hypoxanthine-guanine phospho-ribosyltranferase deficiency in gout. Ann Intern Med, 70:155, 1969.
10. Klima, H. Biophysikalishe Aspekte von Lasertherapien, in "Laser- und Inrarotstrahlen in der Akupunktur" (Ed. J. Bahn, J. Bischko) Haug-Verlag, Heidelberg. 1987.
11. Margaretha, P. Preparative Organic Photochemistry, in Topics in Current Chemistry, Springer-Verlag. 1982.
12. Michl, J., Thulstrup, E.W. Spectroscopy with Polarized Light. VCH Publishers Inc. New York. 1986
13. Mäkelä, Anu., Mäkelä, Reijo. Koottua tietoa 1-3. M-sf Kuntoutuksen Tuki Ry, Kotka, Finland. Yearly publications, 1/1989, 2/1990, 3/1991
14. Mäkelä, Reijo. TM index test. Modern Athlete and Coach, 3:19, 1976
15. Mäkelä, Reijo. Horizontal and true junctional type ST-segment depression as a sign myocardial stress on sobmaximal heart rates in elderly woman doing arm, leg and combined arm plus leg exercises. Queensland University, Brisbane, Australia, 1976.
16. Mäkelä, Reijo. Laws of electomagnetism- as applied to physiology in the creation of a sodium/potassium (Na/K) pump in living cells. Queensland National fitness council, Brisbane, Australia. 1976.
17. Mäkelä, Reijo. Living cells are electromagnetic in their character and obey the electromagnetic laws. Sunshine Seminar by Australasian Institute of Radiography. Alexandra Headlands, Queensland, Australia 1976.
18. Mäkelä, Reijo. Wrong theories lead to wrong conclusions - electromagnetic character of actin and myosin filament movement. Commonwealth Scientific and Industrial Research Organisation, CSIRO-congress 20.10.1977, Brisbane, Queensland, Australia
19. Mäkelä, Reijo. Quantum mechanics, nutrition and health belong together. Queensland National fitness council, Brisbane, Australia. 1978.
20. Mäkelä, Reijo. Cancer and heart disease are opposite effects of quantum mechanical state. Queensland Community Cultural Council, Brisbane, Australia. 1978
21. Mäkelä, Reijo. Quantum mechanical effects of negative air ions. Queensland National fitness council, Brisbane, Australia. 1978.
22. Mäkelä, Reijo. Quantum mechanical effects of relaxation programme. Queensland All Nations Cultural Council, Brisbane, Australia. 1979.
23. Mäkelä, Reijo. Ratkaisuja mystisiin sairauksiin (etiology of disease). Omakustannus, Helsinki, Finland. 1983
24. Mäkelä, Reijo. Terveyden salaisuus. Omakustannus, Helsinki Finland. 1987.
25. Mäkelä, Reijo & Mäkelä, Anu. Tunne vaivojesi syyt. Bioenergy Research Institute Oy, Helsinki, Finland.1990
26. Mäkelä, Reijo & Mäkelä, Anu. Kilpirauhanen - terveyden avain ?. Importus Oy, Tampere, Finland. 1990.
27. Norman, Anthony., Litwack, Gerald. Hormones. Academic Press, Inc. San Diego, California. 1987.
28. Räsänen, M., . & Bondybey, V.E. Chem.Phys. Lett. 111 , 515 (1984)
29. Räsänen, M., Bondybey, V.E. J.Chem.Phys. 82 , 4718 (1985)
30. Räsänen, M., Schwartz, G.P. & Bondybey, V.E. J.Chem.Phys. 84 , 59 (1986).
31. Schatzman, H:J:, The red cell calcium pump. Ann. Rev. Physiol. **45**: 303-312, 1983
32. Sutherland, E.W. Studies on the Mechanism of Hormone Action. Science, **177**: 401-408 (1972) Account on the classic experiments on cyclic AMP.

Ultraweak Photon Emission Phenomena of Living Samples and Their Applications to New Biomedical Measurements I. Ultraweak Photon Emission of Human Breath

Masaki Kobayashi*, Masashi Usa*, Yoshio Taguchi** and Humio Inaba*,***
*Biophoton Project, Res. Develop. Corp. Japan, Sendai, JAPAN,
**The 2nd Dept.of Surgery, Tohoku Univ. Sch. Med., Sendai, JAPAN,
***Res. Inst. Elect. Commun., Tohoku Univ., Sendai, JAPAN

Ultraweak light emission originating from living states is generally called biophoton emission and has known to occur naturally in conjunction with various vital processes of life. The aim of our study is to develop new techniques for biomedical measurements and analyses based on highly sensitive detection and characterization of ultraweak biophoton emission from living materials of human origin. In this first paper, we describe fundamental emission properties of human breath and present an example of its application to clinical uses.

Human expired gas emits ultraweak light spontaneously, and it is supposed to reflect the presence of excited biomolecules and/or free radicals originating from living body. In order to clarify the properties of breath photon emission, we measured the time course of emission intensity variation during an excess exercise. Exercise test was carried out using a bicycle ergometer with a constant force to realize a condition above anaerobic threshold, and then emission intensity, minute ventilation and other parameters were measured simultaneously. We observed a gradual increase of the emission intensity after the exercise was started and high levels of emission intensity maintained even after the exercise was stopped. The presence of a hysterisis behavior was recognized between the time course of variation in emission intensity and that in minute ventilation. It is suggested that the increase of photon emission reflects an oxidative change in physiological condition during the excess exercise, and the measurement of breath ultraweak photon emission is considered to be valuable to obtain new biomedical information.

Ultraweak Photon Emission Phenomena of Living Samples and Their Applications to New Biomedical Measurements I. Ultraweak Photon Emission of Human Sputum

Masaki Kobayashi*, Masashi Usa*, Yoshio Taguchi** and Humio Inaba*,***
*Biophoton Project, Res. Develop. Corp. Japan, Sendai, JAPAN,
**The 2nd Dept. of Surgery, Tohoku Univ. Sch. Med., Sendai, JAPAN,
***Res. Inst. Elect. Commun., Tohoku Univ., Sendai, JAPAN

Ultraweak biophoton emission is considered to be closely associated with production of highly reactive biomolecules related to oxygen radicals and lipid peroxidation, and provides important in situ information on living states. In this second paper, we report the ultraweak photon emission characteristics of human sputa and discuss the possibilities for its clinical application.

A sputum sample containing phagocytes and related substances is supposed to be a source of physiological and pathological informations concerning infection or inflammation. We examined the ultraweak photon emission properties of sputa from normal subjects and patients under a variety of conditions. According to our experimental results, we found that cigarette smoking affects the emission intensity of sputa taken from normal subjects. In the time course of intensity variation in photon emission of sputa from a patient after surgical operation to remove the cancer in the esophagus, we observed a remarkable increase of photon emission at several days after the operation. It is supposed that the increase of photon emission indicates the effect of infection, and this technique has a potential usefulness for detection of early infection at the time far before the number of white cells in the peripheral blood is increased.

Ultraweak Photon Emission Phenomena of Living Samples and Their Applications to New Biomedical Measurements III. Analysis of Ultraweak Photon Emission of Plasma and Urine Based on Spectral Characterization

Masaki Kobayashi*, Shinichi Agatsuma*, Masashi Usa*, Haruo Watanabe*, Hiroshi Sekino**, Yoshio Taguchi*** and Humio Inaba*,#
*Biophoton Project, Res. Develop. Corp. Japan, Sendai, JAPAN,
**Kidney Res. Lab., Kojinkai Hospital, Sendai, JAPAN,
***The 2nd Dept.of Surgery, Tohoku Univ. Sch.Med., Sendai, JAPAN,
#Res. Inst. Elect. Commun., Tohoku Univ., Sendai, JAPAN

The spectral analysis of ultraweak photon emission from living substances leads to important information concerning the nature of the emitter. In this paper, we report the spectral characterization of ultraweak photon (biophoton) emission from plasma and urine samples of human subjects. As an applicational example of spectral analyses, we also compared the emission spectra obtained from the plasma samples of hemodialysis (HD) patients and normal subjects.

Ultraweak photon emission spectra of plasma and urine samples from normal subjects showed a similar pattern with a broad distribution around 500-700nm. We examined spectral patterns under various conditions and found significant change occurred in plasma spectrum with enhanced photon emission in the 600-700nm region when oxygen was introduced into the sample. Furthermore, a characteristic difference in the spectral distribution of HD patients' plasma was recognized in the wavelength region between 450 and 700nm, especially in the range of 600-700nm with enhanced photon emission.

It can be suggested that the ultraweak photon emission from plasma in the specific wavelength region reflects the physiological condition such as the vulnerability to oxidative stress of the human subjects. Further study on spectral characterization of ultraweak photon emission could provide important information on physiological and pathological conditions, leading to the possibility of a potential, noninvasive clinical technique.

Ultrasensitive Measurements and Studies on Biophoton Emission from Human Body Surface I

M.Usa*, K.Kawase**, T.Kimura**, M.Kobayashi*, K.Takaya***, Y.Taguchi*** and H.Inaba*,**
*Biophoton Project, Res.Develop.Corp.Japan, Sendai, JAPAN, **Res.Inst.Elect. Commun., Tohoku Univ., Sendai, JAPAN, ***The 2nd Dept.Surgery, School of Medicine, Tohoku Univ., Sendai, JAPAN

Biophoton emission is the ultraweak light emission originating from almost all biological systems in various living states and considered to be an universal phenomenon occurring in nature. We have been studying the physiological role and biophysical properties of human biophoton emission, a new physiological information noninvasively detectable at human body surface. Characterizations of the spectral, spatial and temporal photon distributions and their correlations with other physiological and/or biochemical parameters, for example, have been carried out by using several kinds of ultrasensitive photon counting systems, including the filter-differential type biophoton spectrum analyzer and the two-dimensional biophoton imaging system, developed in our laboratory. Here we report examples of the first experimental results on the ultraweak biophoton emission measured at the surface of human hands under various conditions.

According to long-term measurements covering a wavelength range between 160 and 650nm, it was found that the time course of variation in emission intensity measured at the left hand shows a relatively clear cyclic trend with higher emission levels during day time than night time. Spectral analyses in a wavelength region from about 450 to 850nm showed that the spectral distribution of biophoton emission from the tip of the right hand middle finger tends to be broad with a major peak at around 660nm and a minor peak at around 550nm although any specific differences are not observed in the spectral patterns obtained during day time (waking) and night time (sleeping). We have also succeeded in obtaining emission images from the left hand palm and fingers to show a characteristic biophoton emission pattern with the highest and the lowest emission intensity levels in the region of middle finger and in the middle of the palm, respectively.

Ultraweak biophoton emission from human body surface is supposed to reflect a variety of dynamic physiological states. It is thus expected that noninvasive and nondestructive measurement and analysis of biophotonic information will contribute to further development in life science.

Ultrasensitive Measurements and Studies on Biophoton Emission from Human Body Surface II

M.Usa*, K.Kawase**, T.Kimura**, M.Kobayashi*, K.Takaya***, Y.Taguchi*** and H.Inaba*,**
*Biophoton Project, Res.Develop.Corp.Japan, Sendai, JAPAN, **Res.Inst.Elect. Commun., Tohoku Univ., Sendai, JAPAN, ***The 2nd Dept.Surgery, School of Medicine, Tohoku Univ., Sendai, JAPAN

In order to clarify the relationships between biophotonic information and dynamic physiological conditions, multiple investigations are now being carried out by means of simultaneous measurements of ultraweak biophoton emission from human body surface and other physiological parameters such as temperature distribution, bioelectrical activities, localized oxygen consumption, peripheral blood flow and variations in biochemical factors. We present here the first experimental results showing that the intensity levels of biophoton emission may be closely related with the functions of the thyroid glands.

Measurements of ultraweak biophoton emission were performed by using the highly sensitive photon counting system, developed in our laboratory, with a photomultiplier tube to cover a wavelength range approximately from 300 to 900nm. Considering the presence of periodical trend in the emission intensity, similar to circadian rhythm, all the comparative measurements were completed in the appointed period of time between 14:00 and 15:00. We paid attention also to the delayed fluorescence and artifacts from sweat and dirt on the skin.

For example, the levels of emission intensity, measured by setting a circular window with a diameter of 2 cm at the surface region of left hand index and middle fingers, were compared between a patient with hypothyroidism (45 years old, male) and a healthy adult (40 years old, male) as a control. It was then found that the levels of emission intensity appear to be almost always lower in hypothyroidism than in the normal. In the case of a patient (42 years old, female) after the operation to remove the whole thyroid glands with the tumor, it was also shown that the emission intensity measured at four weeks after the total thyroidectomy is much lower than that at two weeks after the operation corresponding to the gradual decrease of the hormone concentration in vivo. These experimental results are reproducible and indicate that biophoton emission from human body surface is sensitive to the levels of metabolic activities related with the thyroid functions and may provide us new physiological and pathological informations useful for diagnostic purposes.

Ultrasensitive Measurements and Studies on Biophoton Emission from Human Body Surface III

Masashi Usa*, Tsunehisa Kimura**, Kodo Kawase**, Masaki Kobayashi* and Humio Inaba*,**
*Biophoton Project, Research Development Corporation of Japan, Sendai, JAPAN,
**Research Institute of Electrical Communication, Tohoku University, Sendai, JAPAN

In an effort to elucidate fundamental biophysical properties of biophoton emission originating from human body surface, we have attempted to examine ultraweak emission especially in the ultraviolet region and polarization characteristics in the visible region. In this report, we briefly describe examples of preliminary experimental results indicating the possibilities of the presence of UV emission and characteristic polarization in the total biophoton emission detected at the tip of the left hand index finger, for instance.

We have developed and used this time a highly sensitive photon counting system equipped with a specially selected low-noise photomultiplier tube to cover a wavelength range approximately from 160 to 650nm with maximum sensitivity at around 420nm. An UV-transmitting and visible-absorbing filter (240 - 400nm, Tmax=90% at 330nm) and a linear polarizer (400nm - infrared, Tmax=47.5% at 500nm) with its pulse motor driver to set rotation angles were also included in the measurement system.

According to the results obtained for the first time, measurements of UV emission showed not only that it is indeed possible to detect the ultraweak light, originating from human body, in the wavelength region between 240 and 400nm, but also that the intensity of UV emission appears to be much higher after physical exercise (tennis) than before the exercise. Moreover, the intensity levels of ultraweak biophoton emission in the visible region through the polarizer were found to vary with the rotation angle of the polarizer. In addition, it was also confirmed that the emission intensity levels measured at different rotation angles from 0 to 180 degrees can be fitted well to a sine curve with a formula, $f(\theta)=73*\sin(2\theta+14^\circ)+223$. The details on the polarization characteristics of biophoton emission with a broad spectral distribution are now under investigation from various aspects. On the basis of newly developed biophotonics, characterization of the so-called acupuncture points in terms of biophotonic information are also in progress.

Simultaneous Measurement of Ultraweak Biophoton Emission and Bioelectrical Activity from Carrot (Daucus Carota) Callus

Masashi Usa*, Masaki Kobayashi* and Humio Inaba*,**
*Biophoton Project, Research Development Corporation of Japan, Sendai, JAPAN,
**Research Institute of Electrical Communication, Tohoku University, Sendai, JAPAN

In order to study the significance of biophotonic information from intact living systems, we have been striving to establish noninvasive and nondestructive techniques for measurements and analyses of various physiological and environmental parameters which may be correlative with biophoton emission properties. As an experimental example, we have previously reported the details on simultaneous measurement of biophoton emission and bioelectrical activity from the dark-adapted whole root system, including the hypocotyl and the radicle, of a single germinating soybean (Glycine max) [1]. It was then confirmed, for the first time, that the time course of variation in intensity levels of biophoton emission often show a synchronous behavior with that of corresponding bioelectric potentials measured at the surface of the root system. A soybean seedling is a macroscopic model system which shows highly self-organized axial growth, and the synchronous behavior observed between biophoton emission and bioelectrical activity is supposed to indicate the possibilities of the presence of not only a morphological common origin but also a cooperative biochemical mechanism between the two physiologically different phenomena.

In the present study, we used cultivated carrot callus instead of soybean seedling in order to compare biophoton emission properties and bioelectrical characteristics between them in terms of differences in the levels of development and differentiation, for example. Carrot callus is considered to be a model of the undifferentiated and less-organized system with active cell multiplication. According to the first experimental results obtained, it was found that both the biophotonic and bioelectrical activities in the callus system are basically similar to those in the soybean system except that, reflecting the lack of morphological and physiological orders in the mass of cells, remarkable regional differences in the levels of their activities are observed.

REFERENCES: [1] M.Usa, M.Kobayashi, R.Q.Scott, T.Maeda, R.Hiratsuka and H.Inaba, Protoplasma, 149, 64-66 (1989)

Multiple Measurements and Analyses of Ultraweak Biophotons Emission and Bioelectrical Activity from the Intact Whole Body of Mature Plant

Masashi Usa*, Masaki Kobayashi* and Humio Inaba*,**
*Biophoton Project, Research Development Corporation of Japan, Sendai, JAPAN,
**Research Institute of Electrical Communication, Tohoku University, Sendai, JAPAN

For the purpose of establishing the technological basis for the future plant factory based on biophotonics and bioelectronics, the possibility of multiple measurements and analyses of ultraweak biophoton emission and bioelectrical activity, physiological and/or pathological informations in situ, from the whole plant system has been examined. Here we summarize the examples of preliminary experimental results obtained for the first time from the intact whole body of a mature plant (Scindapsus aureus) in a controlled environment.

The intensity levels of biophoton emission from the intact root system were measured by using two kinds of photomultiplier tubes, arranged at the different positions around the root system in the light-tight rhizostat, to cover the wavelength ranges approximately from 160 to 850nm and from 300 to 900nm, respectively. The portion of intact stem with leaves was placed in the growth chamber coupled to the rhizostat. The environmental condition such as temperature, water and nutrition for the root system was maintained separately from that in the growth chamber where not only temperature and humidity but also illumination cycle and light intensity were controlled. Together with the biophotonic information, bioelectric potentials were also measured by setting a number of electrodes at various positions on the plant system.

According to the results of measurements continued for many days, it was confirmed that the levels of both biophotonic and bioelectrical activities show a variety of variations, including periodical trends, corresponding to the dynamic changes in physiological conditions, and they were found to be more or less responsive to temperature, gas contents in the atmosphere, water condition, wavelength of light irradiated, physical damage, infection and the addition of various artificial stimuli, for example. Further investigation on these responsive phenomena and their correlations with photosynthetic activity is now in progress. In addition, the study of biophotonic and bioelectrical informations in terms of synergetics and information transduction is also being carried out.

Positionierung und Ablation mit dem Lasermikroskop (PALM)

Karin Schütze

Städt. Krankenhaus München-Harlaching, Applikatives Laserzentrum, Sanatoriumsplatz 2, D - 8000 München 90

Lasermikrostrahlapparaturen sind dadurch gekennzeichnet, daß Laserlicht über eine geeignete Optik in ein Mikroskop eingekoppelt wird. Durch das Mikroskopobjektiv kann der Laserstrahl im Idealfall bis zur Beugungsbegrenzung (Strahldurchmesser = Wellenlänge) fokussiert werden.
Seit ca. 25 Jahren wurde mit gepulstem oder kontinuierlichem Laserlicht von unterschiedlichen Wellenlängen an zahlreichen Zellen und Zellorganellen experimentiert. (BEREITER-HAHN 1971; BERNS et al. 1969, 1981)

Ablation mit dem UV-Mikrostrahl:

Mit einem gepulstem Laser im nahen UV (300 - 400 nm) und einer Leistungsdichte von ca. 10^{12} W/cm^2 auf der Objektebene lassen sich sowohl unter hoher örtlicher als auch zeitlicher Auflösung Zellen und subzelluläre Teile mikrochirurgisch bearbeiten, ohne die Zelle zu zerstören.
Durch die extrem hohe Leistungsdichte werden biochemische Strukuren photolysiert. (GREULICH et al. 1989)

Anwendung: So können z.B. Chromosomen oder Teile davon in der lebenden Zelle funktionsunfähig bestrahlt werden. Einsatzbereich: Grundlagenforschung in der Zellbiologie, Gentechnologie, Erbkrankheiten. (McNEILL et al. 1981).
Studien zum Cytoplasmaskelett und der Cytoplasmaströmung in Pflanzenzellen zeigten, daß kurz nach der Bestrahlung die gesamte Bewegung des Cytoplasmas reversibel zum Stillstand kommt. Desweiteren wurden verschiedene Zellorganellen wie z.B. Streßfasern, intermediäre Filamente, Centrosome, Nucleoli und Mitochondrien bestrahlt. Dabei wurden Teile oder das gesamte Filament bzw. Organell zerstört und das Verhalten der Zelle nach dieser Mikrooperation beobachtet.
Einsatzbereich: Grundlagenforschung in der Zellbiologie.
(BERNS et al. 1981, HAHNE et al. 1984, KOONCE et al. 1984, SCHÜTZE et al. 1989, STRAHS et al 1979).

Biologische Membranen können perforiert werden, so daß z.B. Genmaterial in die Zelle oder sogar in Zellorganellen transferiert werden kann. Einsatzbereich Gentechnologie: Humangenetik, Veterinärgenetik, Pflanzengenetik. (WEBER 1989)

Die Zellmembran zweier aneinanderliegender Zellen kann so bestrahlt werden, daß die Zellen fusionieren. Bereich Tierzucht, Pflanzenzucht, Veterinärmedizin, Immunologie. (WIEGAND et al. 1987).

Mit dem defokussierten Laserstrahl lassen sich z.B. Chromosomen in äußerst dünne Scheibchen schneiden (ca. 0,5 µm dick). Anwendung: Aufstellung von Genbibliotheken, Erforschung und Diagnostik von Erbkrankheiten (MONAJEMBASHI et al. 1986, LENGAUER et al. 1991).

Positionierung mit der Laserpinzette:
Voraussetzung für eine gut funktionierende Laserfalle bzw. Laserpinzette sind stark fokussierte, polarisierte Lichtstrahlen.

Kleine Teilchen mit einem im Vergleich zum umgebenden Medium höheren Brechungsindex und einem Durchmesser unterhalb der eingestrahlten Wellenlänge werden durch optisch induzierte Dipolkräfte zum Strahlfokus hingezogen und dort festgehalten.

Die Kräfte, mit denen größere Teilchen (Durchmesser >> Wellenlänge) zum Strahlfokus hinbewegt werden, lassen sich anhand der auf der Teilchenoberfläche stattfindenden Lichtbrechung und der daraus resultierenden Umlenkung der Photonenimpulse ableiten (ASHKIN et al. 1989).

Anwendung: Mit dem auf ca. 1 µm fokussierbaren Laserstrahl lassen sich Partikel mit einer Größe vom nm - bis zum µm-Bereich fangen, festhalten und manipulieren. z.B.: Viren, Bakterien, Hefe, rote Blutkörperchen, Protozoen, Säugerzellen u.ä. Einsatzbereich: Grundlagenforschung, Zellbiologie, Biotechnologie (ASHKIN et al. 1987 a, b). Es lassen sich Kräfte messen, mit denen z.B. Bakteriengeißeln schlagen oder mit der sich ein Spermium fortbewegt. Einsatzbereich: Biotechnologie, Human- bzw. Veterinärmedizin. (BLOCK et al. 1989, TADIR et al. 1990). Messung von Kräften im Cytoplasmatransport, Viskoelastizitätsbestimmungen an Zellmembranen und im Cytoplasma der lebenden Zelle oder Chromosomenwanderung bei der Zellteilung sind interessante Anwendungen im Bereich Zellbiologie (ASHKIN et al. 1989 b, 1990, BLOCK et al. 1990, BERNS et al 1989). Einzelzellsortierung unter optischer Kontrolle findet Einsatz in der Biologie, Medizin und Biotechnologie (BUICAN et al. 1987).

Positionierung und Ablation mit dem Lasermikroskop:

Die kombinierte Einkopplung eines gepulsten Lasers (Wellenlänge 320 - 360 nm) und eines Dauerstrichlasers im nahen Infrarot (1060 nm) bietet eine Fülle von hochinteressanten Anwendungsmöglichkeiten.

Mit der Laserpinzette lassen sich Zellen festhalten und so auf der Objektebene anordnen, daß sie mit dem Ablationsstrahl fusioniert werden können. Diese unter Sichtkontrolle durchführbare gezielte Zellfusion könnte in der Veterinärmedizin bzw. Tierzucht, in der Immunologie, Pharmazie und Zellbiologie Anwendung finden. (POOL 1990, WIEGAND STEUBING et al. 1991)

Genetisches Material kann mit der Laserpinzette direkt an den Einsatzort gebracht werden (SEEGER et al. 1991). Gentransfer in die Eizelle oder in die Pflanzenzelle z.B. sind interessant für die Humangenetik, Tierzucht oder Pflanzenzucht.

Dies sind nur einige wenige Anwendungsgebiete, die sich mit dieser High-tech-Apparatur bearbeiten lassen. Sicherlich werden sich im Laufe der nächsten Jahre weitere Einsatzbereiche eröffnen.

Literatur:

Optical trapping and manipulation of viruses and bacteria
A. Ashkin et al., Science Vol. 235, 1517 - 1520 (1987) a

Optical trapping and manipulation of single cells using infrared laser beams
A. Ashkin et al., Nature, Vol. 330, no. 6150, 769 - 771 (1987) b

Optical trapping and manipulation of single living cells using infrared laser beams
A. Ashkin et al., Ber. Bunsenges. Phys. Chem. 93, 254 - 260 (1989) a

Internal cell manipulation using infrared laser traps
A. Ashkin et al., Pro.Natl. Acad. Sci. USA, Vol. 86, pp. 7914-7918, (1989) a, Cell Biology

Force generation of organelle transport measured in vivo by an infrared laser trap
A. Ashkin et al., Nature, Vol. 348, No. 6299, 346 - 348, (1990)

Melaninbewegung mit Laser untersucht
J. Bereiter-Hahn, Umschau (1971), Heft 16: 601 - 602

Use of a laser-induced optical force trap to study chromosome movement on the mitotic spindle
M.W. Berns et al., Proc.Natl. Acad. Sci. USA, Vol. 86, 4539 - 4543 (1989)

Laser micro-surgery in cell and developmental biology
M.W. Berns et al., Science, Vol. 213, 505 - 513 (1981)

Argon laser micro-irradiation of nucleoli
M.W. Berns et al., I.Cell Biol. 43, 621 - 626 (1969)

Compliance of bacterial flagella measured with optical tweezers
S.M. Block et al., Nature, Vol. 338, 514 - 517 (1989)
Bead movement by single kinesin molecules studied with optical tweezers
S.M. Block et al., nature, Vol. 348, 348 - 352 (1990)
Automated single-cell manipulation and sorting by light trapping
T.N. Buican et al., Applied Optics, Vol. 26, No. 24, 5311 - 5316 (1987)
The use of high uv photon densities for physicochemical studies in the life sciences
K.O. Greulich et al., Ber.Bunsenges. Phys. Chem., 93, 245 - 249 (1989)
The effect of laser microsurgery on cytoplasmic strands and cytoplasmic streaming in isolated plant protoplasts
G. Hahne et al., European Journal of Cell Biology 33, 175 - 179 (1984)
Laser irradiation of centrosomes in newt eosinophils: Evidence of centriole role in motility
M.P. Koonce et al., The Journal of Cell Biology, Vol. 98, 1999 - 2010 (1984)
Painting of defined chromosomeal regioons by in situ suppression hybridization of libraries from laser-microdiessected chromosomes
C. Lengauer et al., Cytogenet. Cell. Genet. 1991 56 (1): 27 - 30
Chromosome behavior after laser microirradiation of a single kinetochore in Mitotic PtK_2 Cells
P.A. McNeill et al., The Journal of Cell Biology, Vol. 88, 543 - 553 (1981)
Microdissection of human chromosomes by a laser microbeam
S. Monjembashi et al., Exp. Cell. Res. 167, 262 - 265 (1986)
Making Light Work of Cell Surgery
Robert Pool, Science, 6 April 1990, Volume 248, pp. 29 - 31
The movement of melanosomes in melanophore fragments obtained by laser microbeam irradiation
V.I. Rodionov et al., Cell Biology Int. Reports, Vol. 11, No. 8, 565 - 573 (1987)
Laser microsurgery on pullen tubes
K. Schütze et al., Ber. Bunsenges. Phys. Chem. 93, 249 - 252 (1989)
Application of an Optical Tweezers in Immunology and Molecular Genetics
S. Seeger et al., Cytometrie 12,6 (1991) in press
Laser microirradiation of stress fibers and intermediate filaments in non-muscle cells form cultured rat heart
K.R. Strahs et al., Exp. Cell Res. 119, 31 - 45 (1979)
Force generated by human sperm correlated to velocity and determined using a laser generated optical trap
Y. Tadir et al., Fertility and Sterility, Vol. 53 (5): 944 - 947 (1990)
A laser microbeam as a tool to introduce genes into cells and organelles of higher plants
G. Weber, Ber. Bunsenges. Phys. Chem. 93, 252 - 254 (1989)
Laser-induced fusion of mammalian cells and plant protoplasts
R. Wiegand et al., Journal of Cell Science 88, 145 - 149 (1987)
Laser-induced fusion in combination with optical tweezers; The laser Cell Fusion Trap
R. Wiegand et al., Cytometrie 12,6 (1991) in press

Laserstrahlenschutz in der klinischen Forschung und Routine

Laserstrahlenschutz in der klinischen Forschung und Routine

Wolfram Gorisch, München

1985 wurde der amerikanischen Food and Drug Administration folgender Zwischenfall gemeldet:
Nach 5-6 Stunden [Operationsdauer], beim Auslösen des CO_2-Lasers, begannen sterile Abdecktücher zu brennen. Daraufhin entstand Feuer in der Umgebung des Lasers; Patient und Personal blieben unverletzt. Bei der Untersuchung des Lasers wurde festgestellt, daß der Laserapplikator aus seiner Halterung gerutscht war und in die Tücher gefallen war. Wahrscheinlich ist er verrutscht, weil der Laser langdauernd und umfangreich manipuliert worden war.

Ein Bericht von 1987 lautet:
Offensichtlich gab der [Argon/Krypton-] Laser mehr Energie ab als eingestellt war. Es entstand beim Patienten eine Verbrennung der Netzhaut, woraufhin es zu einer Blutung kam. Die Blutung wurde gestoppt und dem Patienten geht es in der Zwischenzeit gut. Er wird weiter beobachtet.

Der FDA wurden zwischen 1884 und März 1989 insgesamt 134 Zwischenfälle gemeldet.

Die Statistik zeigt, daß in der überwiegenden Mehrzahl der Fälle der Patient betroffen war; in nur einem Zehntel der Fälle waren es Mitglieder des OP-Teams. Es wurde deutlich, daß das Auge am stärksten gefährdet ist. Zweithäufigste Vorkommnisse sind Brände. Feuer in den Atemwegen ist zwar weniger häufig; ein brennender Beatmungstubus ist jedoch die größte Gefahr, die für Leib und Leben des Patienten droht.

Laserstrahlenschutz

Die Aufgaben des Laserstrahlenschutzs sind verteilt: auf den Betreiber und den Lieferanten bzw. den Hersteller des Geräts. Die Schutzmaßnahmen beim Betrieb des Lasers sind in der **Unfallverhütungsvorschrift VBG 93** der Berufsgenossenschaften geregelt.

Im medizinischen Bereich sind es hauptsächlich 12 Schwerpunkte, in die sich die Maßnahmen des Laserschutzes untergliedern lassen. Dazu gehören die Anzeigepflicht bei den Behörden, die Vorbereitung und Kennzeichnung der Laserbereiche, die Verhütung von Brand und gefährlichen Zersetzungsprodukten, Bereitstellung von Schutzeinrichtungen und die Unterweisung von Beschäftigten. Die Bestellung des Laserschutzbeauftragten und die Sorge für seine Sachkunde sind unverzichtbare Pflichten des Unternehmers. Alle anderen Schutzmaßnahmen wird der Laserschutzbeauftragte in eigener Regie wahrnehmen.

Der Laserschutzbeauftragte

Zu den Pflichten des Laserschutzbeauftragten gehören insbesondere die Auswahl der persönlichen Schutzausrüstungen. Dazu gehören vornehmlich Laserschutzbrillen. Auch muß er mindestens jährlich die im Laser-OP Beschäftigten über Gefahren, Schutzmaßnahmen und richtiges Verhalten unterweisen.

In manchen Krankenhäusern stellt sich die Frage, ob ein Mitarbeiter der Technik oder ein Laseroperateur benannt werden soll. Zweifellos trägt der Schutzbeauftragte ein großes Maß an Verantwortung; er hat deshalb Weisungsbefugnisse, die bis zur Außerbetriebsetzung des Lasergerätes reichen. Manche Klinikchefs bevorzuges es, einen qualifizierten Techniker zu benennen. Der Techniker kann gleichzeitig mehrere Anlagen betreuen, die Arbeit ist delegiert und der Arzt hat mehr Zeit für seine Patienten.

Die Laserschutzbrille

In der Augengefährdung sah man das größte Risiko des Lasers. Deshalb beschäftigte sich fast die gesamte Grundlagenforschung für den Laserstrahlenschutz mit der Ermittlung von Grenzwerten für die Bestrahlung des Auges. Das ist ein riesiges Gebiet, wenn man bedenkt, wie viele verschiedene Laser es gibt. Wegen dieser Vielfalt bietet ein führender Hersteller serienmäßig an die hundert verschiedene Brillen an.

Für Laserschutzbrillen gilt die Norm DIN 58215. Laserschutzbrillen müssen gekennzeichnet sein und der Laserstrahlung mindestens 10 Sekunden standhalten. Die Nutzer fordern mehr: Die Brille muß komfortabler werden und bei der Arbeit weniger hindern als manche gängigen Muster.

Schutzbrillen müssen einen Rundumschutz haben. Dadurch wird der Blick eingeengt. Ein enges Gesichtsfeld behindert "um-sichtiges" Handeln. Brillen mit Fenstern in den Seitenteilen vermeiden dieses Problem. Brillenträger sind gezwungen, zusätzlich zur Korrektionsbrille eine Korbbrille umzubinden. Ähnlich einem Tiefseetaucher kann man kaum zur Seite sehen und kämpft mit ständigem Beschlagen der Filtergläser. Manchmal rutscht die Brille, dann ist sie wieder zu fest geschnürt. Außerdem kann ihr großes Gewicht bei einigen Menschen mit der Zeit Nackenschmerzen verursachen. Hier hilft die persönliche, korrigierte Laserschutzbrille. Diese Investition ist besonders den Personen zu empfehlen, die häufig im Laserbereich arbeiten.

Laserschutzgläser gegen sichtbare Laserwellenlängen wie z.B. der des Argonlasers sind naturgemäß farbig. Der Arzt sieht deshalb das Therapiegebiet farbverfälscht. In diesem Fall ist die grüne Farbe abgeschwächt und die Farbe Blau fehlt ganz. Das Gewebe erscheint vorwiegend in Gelb-Rot-Tönen.

Hier ist durchaus ein attraktives Förderungsthema des Forschungsministeriums zu sehen. Ab diesem Jahr stehen beipielsweise Mittel bereit, um lasererzeugte Zersetzungsprodukte zu analysieren, ihre Toxizität festzustellen und den Einsatz von Absauganlagen zu begründen. Ein mindestens ebenso relevantes Schutzthema ist die Weiterentwicklung von Augenschutzmitteln; es bedarf der Grundlagenuntersuchungen von neuen geeigneten Filtermaterialien, beispielsweise von photosensitiven Gläsern, die ein gezielteres Abblocken der Laserstrahlung versprechen.

Laserschutzbrillen sind an die betreffenden Laser und an die vorgesehene Anwendung angepaßt. Wenn versehentlich eine falsche Laserschutzbrille aufgesetzt wird, wähnt man sich geschützt, in Wirklichkeit ist man gefährdet. Konkret besteht diese Gefahr, wenn in einem Laseroperationssaal wahlweise Nd:YAG- oder CO_2-Laser betrieben werden können und wenn zweierlei Schutzbrillen ausliegen. Um die Verwechslungsgefahr auszuschließen, sollte der Laserschutzbeauftragte ausschließlich Nd:YAG-Schutzbrillen bereithalten, da diese auch gegen den CO_2-Laser schützen. Umgekehrt schützt die CO_2-Brille <u>nicht</u> gegen den Nd:YAG-Laser.

Wegen des nur spezifisch wirksamen Schutzes sind Laserschutzbrillen kennzeichnungspflichtig. Wichtige Angaben betreffen die Wellenlängen, vor denen die Brille schützt und die Schutzstufe. Die Ziffer in der Schutzstufenbezeichnung gibt den negativen Zehnerexponenten des Abschwächungsfaktors an. Diese Zahl wird auch als "optische Dichte" des Filterglases bezeichnet. Beispielsweise läßt ein Glas mit der Schutzstufe L6A weniger als 10^{-6}, d.h. ein millionstel der auftreffenden Intensität hindurch. Der Laserschutzbeauftragte ist verantwortlich dafür, die richtige Schutzstufe festzulegen.

Reflexionsarme Instrumentenoberflächen

Müssen metallische Instrumente, die gemeinsam mit Laserstrahlen eingesetzt werden, matt und geschwärzt sein, damit Reflexe verhindert werden? Eine solche Beschichtung hilft nicht sicher bei Infrarotstrahlung.

Am besten streut eine sehr grob aufgerauhte Oberfläche, die mit Gold beschichtet ist. Leider sind nicht alle benötigten Instrumente mit dieser Beschichtung verfügbar. Falls der Arzt aus therapeutischen Gründen auf konventionelle Instrumente nicht verzichten will, sollte er möglichst solche aussuchen, die starke konvexe Krümmungen aufweisen; dadurch wird der unbeabsichtigt gespiegelte Strahl stark aufgefächert und nach kurzer Wegstrecke wirkungslos gemacht. Außerdem sollten Techniken bevorzugt werden, die es ganz vermeiden, daß sich Instrument und Strahl gleichzeitig kreuzen können.

Laserfeste Beatmungstuben

Ein haarsträubendes Risiko für den Patienten besteht in der Entzündungsgefahr brennbarer Beatmungstuben, wenn der Laser im Rachenraum eingesetzt wird. Die angereicherte Sauerstoffatmosphäre unterstützt die Verbrennung des Kunststoffs. Dieser kann zudem auch noch schmelzen, so daß in der ersten Notreaktion das heiße Material nicht einmal mit Sicherheit vollständig entfernt werden kann. Um diese Zwischenfälle auszuschließen, haben sich Metalltuben oder metallbeschichtete Tuben bewährt.

Klinischer Einsatz von Laserprototypen

Uns allen ist geläufig, wie rasch sich die Lasertechnologie fortentwickelt. Im Bereich der Medizin entstehen ständig Ideen von neuen Laseranwendungen. Konnte man noch vor wenigen Jahren neue medizin-technische Geräteprototypen im Rahmen der ärztlichen Verantwortung klinisch erproben, so ist dies mit Inkrafttreten der Medizingeräteverordnung MedGV ab 1986 nun nicht mehr so ohne weiteres möglich. Lasergeräte bedürfen grundsätzlich der Bauartzulassung, wenn sie an Patienten eingesetzt werden. Neue lasertechnische Anlagen, die als Versuchsmuster experimentell gute Ergebnisse brachten und nun in Form eines Prototyps sich klinisch bewähren sollen, benötigen eine Sondergenehmigung:

Der Hersteller des Prototyps kann beantragen, daß das Gerät klinisch am Menschen erprobt werden darf. Er muß allerdings die technische Unbedenklichkeit nachweisen. Die Erprobung ist auf einen festen Anwenderkreis beschränkt und mit höchstens drei Jahren befristet. Die Landesbehörde wird meistens einen Bericht zum Ende des Erprobungszeitraums fordern.

Es gibt noch eine weitere Ausnahmeregelung:
Liegen besondere Gründe vor, kann der Betreiber bei der zuständigen Landesbehörde den Antrag stellen, daß auf die Bauartzulassung verzichtet wird. Er muß dann nachweisen, daß die Sicherheit auf andere Weise gewährleistet ist. Dieser Nachweis wird voraussichtlich dann leicht fallen, wenn die Anforderungen der Sicherheitsnormen erfüllt werden, die für Lasergeräte und für elektromedizinische Geräte gelten. Es könnte sich als hilfreich erweisen, bei dem Begutachtungsverfahren eine Prüfstelle (z.B. eine TÜV-Stelle) einzuschalten.

Die Zukunft der MedGV dürfte offen sein; in Hinblick auf die europäischen Einigungsbestrebungen könnten sich ab 1993 abweichende gesetzliche Bestimmungen ergeben. Dabei wird die neue EG-Richtlinie über medizinische Geräte in deutsches Recht umzusetzen sein. Es ist nicht zu erwarten, daß die Nachweise, die vor einer klinischen Erprobung erbracht werden müssen, im künftigen geeinten Europa weniger umfangreich sein werden als derzeit in Deutschland.

Zusammenfassung:

Wie Laserschadensberichte der amerikanischen Arzneimittelbehörde zeigen, ist der Laserstrahlenschutz eine wichtige Aufgabe, die nicht vernachlässigt werden darf. Eine zentrale Maßnahme des Betreibers ist die Benennung eines sachkundigen Laserschutzbeauftragten. Lasergeräte und die notwendigen Schutzmaßnahmen werden im OP-Saal eher akzeptiert, wenn die obligatorischen Schutzbrillen bequem zu tragen sind. Sie sind deshalb sorgfältig auszuwählen. Bei den Instrumenten scheint sich eine grobkörnige vergoldete Beschichtung zu bewähren; vorrangig kommt es aber darauf an, dafür zu sorgen, daß der Laserstrahl Instrumente nicht trifft. Nicht zugelassene Laserprototypen dürfen nicht ohne weiteres am Menschen erprobt werden. Die klinische Erprobung ist gemäß Sonderverfahren nach MedGV möglichst in Zusammenarbeit mit einer Prüfstelle von der zuständigen Landesbehörde zu genehmigen.

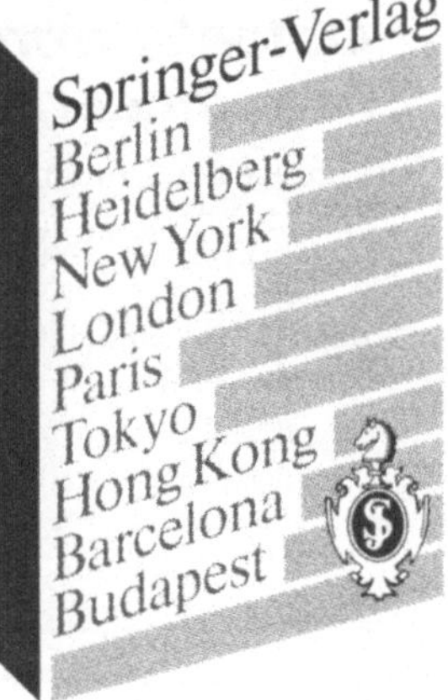
Springer-Verlag
Berlin
Heidelberg
New York
London
Paris
Tokyo
Hong Kong
Barcelona
Budapest